实用中医正骨手册

主编◎李小群

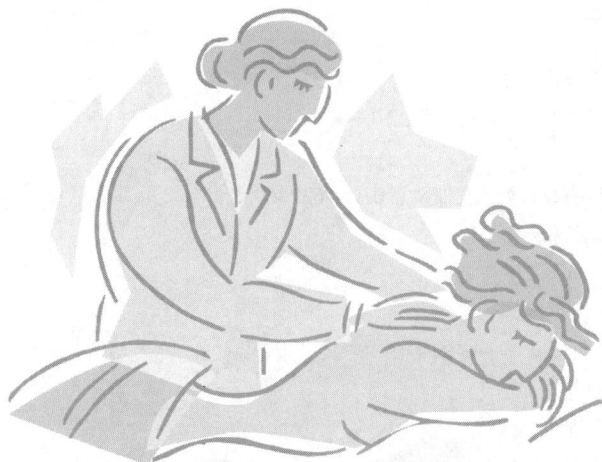

中国医药科技出版社

内 容 提 要

本书是一部实用的中医正骨手册。分为上下两篇。上篇论述理论基础,下篇按照骨折、脱位、筋伤、骨病、创伤急救五大类,分病种详述临床治疗。每病种包括临床表现,鉴别诊断,中医正骨整复、固定方法,中药内服外用,西医药物及手术治疗,营养配餐,预防调护等方面内容。条理清晰,图文并茂,实用性强,可供从事相关工作的人员参考使用。

图书在版编目(CIP)数据

实用中医正骨手册/李小群主编 . —北京:中国医药科技出版社,2013.6
ISBN 978 - 7 - 5067 - 5971 - 7

Ⅰ.①实… Ⅱ.①李… Ⅲ.①正骨疗法 - 手册 Ⅳ.①R274.2 - 62

中国版本图书馆 CIP 数据核字(2013)第 041522 号

美术编辑 陈君杞
版式设计 郭小平

出版 中国医药科技出版社
地址 北京市海淀区文慧园北路甲 22 号
邮编 100082
电话 发行:010 - 62227427 邮购:010 - 62236938
网址 www.cmstp.com
规格 787×1092mm $^1/_{16}$
印张 33 $^1/_2$
字数 658 千字
版次 2013 年 6 月第 1 版
印次 2013 年 6 月第 1 次印刷
印刷 北京地泰德印刷有限责任公司
经销 全国各地新华书店
书号 ISBN 978 - 7 - 5067 - 5971 - 7
定价 **59.80 元**

编委会

主　编　李 小群
副主编　屈　强　昝　强　王晓玲
编　委　吕正茂　董　博　聂爱迪
　　　　朱　超　姬领会　曹　斌
　　　　王红东　姚　洁　杨　锋

前　言

　　中医骨伤科学自 20 世纪 50 年代起就开始应用西医的诊断病名。长期以来，中医骨伤科临床研究工作一直停留在临床观察和临床病例报告上，随着现代科学技术的飞速发展，西医学的临床研究思路与方法也跨入了一个新的阶段，大大促进了中医骨伤科临床领域的发展。无论是基于骨伤科自身的发展需要还是医疗领域寻求最优效益的需求，都决定了在我国实行中西医结合之路是必然的。中西医结合可以理解为把中医学理论和西医学理论相联系，各取其优势，然后应用到疾病的诊治、康复过程中，在临床实践中优势互补，实现更好地为人类健康服务的目的。

　　在骨伤科临床研究中，辨病与辨证相结合，在西医诊断的前提下进行中医辨证论治，是目前中西医结合临床诊疗经常采用的方法。除了中医有辨证分型之外，西医的诊断中也有分型或分期，二者可相互补充，但不能彼此取代。

　　本书分为上、下两篇，上篇为基础类，包括疾病的病因病理、诊断、治疗、并发症四个章节。下篇包括骨折、脱位、筋伤、骨病及创伤急救五个章节，分别阐述各类常见病种。每个病症分为概述、临床表现与诊断、鉴别诊断、中医治疗、西医治疗、预防调护、营养配餐和结语等八个部分叙述；其中鉴别诊断篇尽量选编常见的容易混淆的疾病，避免误诊漏诊。中医治疗篇既注重基本原则、中西医基础治疗，又汲取了现代中西医治疗方面的新进展。除常见的中药辨证施治外，增加中成药和各种中医外治方法，特别增加了经过临床验证的民间简易疗法和偏方篇，为临床医生提供更多治疗方案选择的机会，有利于根据临床具体情况，对病情较轻、初起病变的患者进行更为便捷的处理，避免了医疗资源的浪费。本书的预防调护、食疗和结语篇从预防康复的角度很好地阐述了疾病发生发展的特性、预防和康复措施，强调发挥患者主观能动性的重要性。对各种骨伤科恢复期患者，中西医结合康复治疗措施被公认为是最好的选择。书后编有方剂索引，以便查索。

　　本书文字简明扼要，内容紧贴临床实践，编写遵循"实用、规范"的原则，具有很强的科学性和实用性，以期达到"示之以规矩"的目的。本书是骨伤科临床大夫案头的工具书，可供中医院校学生及各级骨科临床医师学习参考。

临床诊疗活动是一项难度较大的工作，尽管我们作了很大的努力，但由于编者水平有限，书中不妥甚至错误之处在所难免，恳请广大读者不吝批评指正。

编　者
2013 年 2 月于咸阳

目录

下篇　临床治疗 / 73

上　篇

基础知识

第一章 创伤的病因病理

第一节 病 因

病因是指疾病发生的原因。骨伤科疾病的病因有内、外因之分，"内因"即指人体的"正气"，是指机体各脏腑组织的生理功能、防御能力和精神因素；"外因"即"外损"，是指导致创伤发生的各种外在因素，如外力作用与邪毒感染等。机体遭受损伤时多是外因与内因的综合作用。

一、外因

骨伤科临床常见的外因有外来暴力、强力任重、邪毒感染等。其中外来暴力伤害是骨伤科的主要病因。

（一）外来暴力

急性损伤可由跌仆、坠堕、闪挫、压轧、拳击、殴打、金刃、枪弹等引起；慢性损伤常因长年累月的姿势不良、劳损等引起。根据外来暴力的性质不同，可分为直接暴力、间接暴力、肌肉收缩力和慢性劳损等四种。

1. 直接暴力

损伤发生在外力作用点的部位，如刀伤、挤压伤、撞击伤等。

2. 间接暴力

损伤发生在远离外力作用点的部位，如传达暴力、扭转暴力等。

3. 肌肉强力收缩力

肌肉紧张收缩亦可造成损伤，如股四头肌强力收缩引起的髌骨骨折等。

4. 慢性劳损

长期持续劳损引起的腰肌劳损，如长期徒步行走引起的第 2 跖骨疲劳骨折等。

（二）强力任重

由于不恰当地用力超过了人体本身的负担能力却强力忍受，导致人体局部气机不利、气滞血瘀，而出现疼痛，如岔气、闪腰等证。

（三）邪毒感染

细菌、损伤积瘀及六气侵袭等外来因素均可引起邪毒感染。

1. 细菌感染

如开放性损伤，因细菌感染引起骨髓炎或局部化脓性感染。

2. 损伤积瘀

外伤后局部瘀血，瘀肿阻塞经脉，积瘀化热成毒。

3. 外感六淫

损伤后外界风、寒、暑、湿、燥、火六淫乘虚侵袭人体，合而为病，引起局部反复发作疼痛。

二、内因

内因是指人体内部本身的一些影响因素，包括年龄、健康状况、解剖部位、结构、受伤姿势、骨骼是否原有病变等。同一形式的致伤暴力，因年龄、部位不同而伤情各异。

（一）生理特点

1. 年龄

小儿骨质较柔软，弹性较好，损伤后多出现青枝骨折，而老年人由于骨质疏松，稍遇外力则出现严重骨折，如跌倒臀部着地后出现股骨颈骨折，打喷嚏时出现肋骨骨折等。

2. 体质

身体强壮者筋骨则强壮，身体虚弱者则筋骨萎弱，因此对于外力的耐受，前者较后者大，损伤则轻。

3. 局部解剖结构

由于解剖上的特点，肢体受到传达暴力作用时，通常在松质骨与密质骨交界处，或活动与固定部位交界处发生骨折。

（二）病理因素

骨关节疾患、内分泌代谢障碍、遗传因素等与骨伤科疾病发生有关。

1. 骨关节疾患

骨关节本身病变如化脓性骨髓炎、骨结核、骨囊肿、骨巨细胞瘤等，常引起病理性骨折。

2. 内分泌代谢障碍

肾上腺皮质功能亢进或长期应用激素类药物后，容易发生骨折或使骨折愈合迟缓，因此，骨折患者忌用激素。

3. 遗传因素

如脆骨病、多发性骨软骨瘤病等与遗传因素有关。

第二节 病 理

一、中医对创伤病理的认识

人体是由脏腑、经络、气血、津液以及皮肉、筋骨等共同组成的一个整体。较轻的外伤以局部病变为主，较重的外伤则除局部病变外，还可导致脏腑、经络、气血的功能紊乱，引起全身反应。《正体类要·序》指出："肢体损于外，则气血伤于内，营卫有所不贯，脏腑由之不和。"

（一）创伤与筋骨的关系

筋相当于西医学中的软组织，筋为肝之外合，主要功能为连属关节，主司关节运动；骨为奇恒之府，为肾之外合，内藏精髓，起着支持人体与保护内脏的作用。

1. 伤筋

《灵枢·经脉》中指出："骨为干，脉为营，筋为刚，肉为墙，皮肤坚而毛发长。"因此，每当机体受到跌打损伤时，筋必首当其冲，受伤机会最多，大致可分为挫伤、扭伤、裂伤、劳损、断裂、错位等。

2. 伤骨

包括骨折和脱位两大类。骨折是指骨的连续性遭到破坏；脱位是指关节失去正常的解剖关系。骨与关节的创伤，必伴有其周围筋的创伤。

伤筋和伤骨，往往同时发生，在临床体征上有共同之处，即疼痛、肿胀、功能障碍，但各自又有其特有体征。治疗上常采用补益肝肾之法，促使受损之筋骨愈合，以达强壮筋骨之目的。

（二）创伤与气血的关系

创伤后气血的改变，既有局部的变化，又有全身的变化。《素问·阴阳应象大论》说："气伤痛，形伤肿。"损伤后，依据肿痛程度，亦可判断气血损伤程度。

1. 伤气

伤气是指人体受到外力作用后，气机运行失常而引起的气闭、气滞、气逆、气虚、气脱等表现。

2. 伤血

是指人体受到外力作用后，血的生理功能失常，血脉不得循经流注，血行不得宣通；或因损伤出血，溢于脉外所致。临床表现为瘀血、血热、血虚、亡血、血脱等。

3. 气血两伤

常有伤气、伤血两者的证候，临床表现较为多见，但常有所偏重。

（三）创伤与津液的关系

津液是机体一切正常水液的总称，具有滋润和濡养的功能。津液和气血关系密切，津血同源，津液是血液的重要组成部分；津液与气的关系，类似于血与气的关系。临床表现为津液不足、水液停聚等。

（四）创伤与经络的关系

经络是运行全身气血、联络脏腑肢节、沟通上下内外的通道。病理上亦是疾病传变的通道。经络受伤，气血循行受阻，可使其循行所经过的组织器官的功能失常，而出现相应的症状。

（五）创伤与脏腑的关系

脏腑是生化气血、通调经络、濡养筋骨皮肉、主司人体生命活动的主要器官。伤脏腑即内脏损伤，是最严重的损伤，是指外力作用后，人体脏腑功能失常或内脏本身受到器质性损伤。各脏腑中以肝、肾、脾、胃受创伤影响尤为常见，如应激性溃疡等。

二、西医对创伤病理的认识

机体受伤后，可发生一系列的病理反应。先是短周期的急性原始应激反应阶段，后是长周期的功能修复反应阶段。伤后局部病理变化过程，除了创伤造成的组织破坏和功能障碍外，主要是创伤性炎症和组织修复过程。伤后全身反应则是机体对各种刺激的防御、代偿或应激效应。

（一）局部病理

创伤性炎症

伤后数小时即可出现。损伤局部的小血管首先发生短暂的收缩，继而转变成扩张和充血；同时毛细血管壁的通透性增高，水、电解质和血浆蛋白可渗出至组织间隙内；另外，白细胞（中性粒细胞、单核细胞等）迅速从血管内皮细胞间逸出血管，进入组织间隙内。于是，伤口处的组织间隙和裂隙内，充满含有白细胞、红细胞、纤维蛋白、细胞碎片等的渗出液。

创伤性炎症产生过多时，可引起全身反应。如果创伤外加细菌污染、异物存留，炎症反应就迅速、剧烈。临床上具体表现为局部的肿胀、疼痛等，其程度和时限，取决于组织破坏及受污染的程度等，大多在伤后 2～3 天内达到最高峰，以后趋向减退。其中，肿胀为出血和充血、渗出所造成；疼痛为组织内压增高、缓激肽等引起。

（二）全身病理

创伤后的全身反应包括体温反应、神经内分泌系统的反应、代谢变化、重要器官的功能变化以及免疫功能变化等。

1. 体温反应

损伤发生后常伴有发热，这是因为一部分炎性介质（如肿瘤坏死因子、白介素等）作用于体温中枢的反应，一般情况下在 38.5℃ 以下。并发感染时体温可明显增高；体温中枢受累严重时发生高热或体温过低。

2. 神经内分泌系统的反应

神经内分泌系统的反应对较重伤员有重要的意义。由于创伤刺激、疼痛、精神紧张、失血、失液等，下丘脑–垂体轴和交感神经–肾上腺髓质轴可出现应激反应。前者的促肾上腺皮质激素、抗利尿激素、生长激素等释放增多，后者释放儿茶酚胺增多。当血容量减少时，肾素血管加压素醛固酮的释放增多。胰高糖素、甲状腺素等也可能在伤后增加。

3. 代谢变化

损伤后，机体的静息能量消耗增加，尤其在重伤之后，由于内分泌的影响，使分解代谢加速。分解代谢加快，一方面可以提供能量，为损伤的组织修复提供所需氨基酸等物质；另一方面可导致细胞群减缩、体重降低、肌无力、免疫力降低等，显然后者不利于机体恢复。因此，需要适宜的营养支持。

第二章 骨伤科疾病诊断

第一节 一般辨证诊断

诊断是治疗的先导，为了防止漏诊、误诊，必须通过望、闻、问、切、摸、量六诊，结合对骨与关节、肌肉、神经等系统的全面检查和影像学、肌电图、骨密度等现代检测手段及实验室检查，进行全面的了解、分析、综合，经过辨证得出及时、准确、全面的诊断。

临床常见的辨证方法有分期辨证、八纲辨证、脏腑辨证、卫气营血辨证等，但临床各有特点和侧重，运用时应相互结合、互相补充，有时尚需辨证与辨病相结合。

一、望诊

望诊是骨伤科疾病诊治过程中不可缺少的步骤，除对全身的神色形态等应作全面的观察检查外，对损伤局部及其邻近部位必须特别认真察看。如《伤科补要》中就明确指出"凡视重伤，先解开衣服，遍观伤之轻重"，要求暴露足够的范围。通过望全身、望损伤局部、望舌质苔色等方面，以初步确定损伤的部位、性质和轻重。

（一）望全身

包括望神色和望形态两个方面。首先要观察患者神态色泽的变化。《素问·移精变气论》指出"得神者昌，失神者亡"，说明神的存在关系到生命的根本，不可不加以重视。临床上往往根据患者的精神和色泽来判断损伤之轻重，病情之缓急。另外，要观察患者肢体形态的变化，此多为骨折、关节脱位以及严重伤筋的表现。如下肢骨折时，多数不能直立行走；上肢损伤时，多以健侧手臂扶持患侧的前臂，身体也多向患侧倾斜；腰部急性扭伤，身体多向患侧伛偻，且用手支撑腰部等姿势。

（二）望局部

1. 望畸形、望肿胀淤斑、望创口和望肢体功能四个方面

骨折或关节脱位后，肢体常出现明显的畸形。某些特殊的畸形对临床诊断有重要的决定性意义。如肩关节前脱位形成的"方肩"畸形；桡骨远端伸直型骨折形成的"餐叉"畸形；肘关节后脱位及伸直型肱骨髁上骨折形成的"靴样"畸形；髋关节后脱位的下肢"屈曲、内收、内旋"畸形；强直性脊柱炎的后突（圆背）强直畸形等。

其次，人体损伤，多伤及气血，以致气滞血凝，痰积不散，瘀血滞于肌表，则为肿胀、瘀斑。故损伤的轻重和性质，临床可根据肿胀的程度及瘀斑的色泽来判断。

肢体损伤后，多伴有功能的障碍，认真仔细地观察肢体功能，对临床诊治骨与关节的损伤有重要意义。常需要观察的项目有，上肢能否上举、下肢能否行走以及关节能否屈伸旋转等。

如为开放性损伤，须注意创口的大小、深浅，创缘是否整齐，创面污染程度，色鲜红还是紫暗以及出血多少等。如伤口已感染，应注意脓液排出是否通畅，脓液的色泽及稀稠等情况。若伤口周边紫黑，臭味特殊，有气体溢出者，可能为气性坏疽。

2. 望舌

又称"舌诊"，是中医诊断疾病的重要依据之一。它虽不能直接判断损伤的部位及性质，但因心开窍于舌，舌为心之苗窍，为脾胃之外候，所以它能反映人体气血的盛衰、津液的盈亏、病情的进退、病邪的性质、病变的深浅以及伤后机体的变化，对伤病的辨证和预后起着重要的作用。故《辨舌指南》中有"辨舌质，可辨五脏之虚实；视舌苔，可察六淫之深浅"。舌诊主要包括观察舌质和舌苔两方面的变化。大体上说，舌质的情况多反映气血的变化；舌苔的情况多反映脾胃、津液的变化。

正常人舌质一般为淡红色，如舌质淡白，为气血虚弱，或为阳气不足而伴有寒象；舌质红绛为热证，或为阳证。舌质鲜红，深于正常，称为舌红，若进一步发展成为深红色者为绛色。两者均主有热，而绛者热势更甚。多见于里热实证、感染发热、创伤或大手术后；舌质青紫，多为伤后气血运行不畅，瘀血凝聚。若舌之局部紫斑，表示血瘀程度较轻，或局部有瘀血，若全舌青紫表示血瘀程度较重，青紫而滑润，表示阴寒血凝，为阳气不能温运血液所致，绛紫而干表示热邪深重，津伤血滞。

舌苔的厚薄，与邪气的盛衰成正比。舌苔过少或无苔表示脾胃虚弱。舌苔厚腻为湿浊内盛，舌苔越厚则邪越重。从舌苔的消长和转化可测知病情的发展趋势。舌红光剥无苔属胃气虚或阴液伤，如老年人股骨颈等骨折时多见。白苔一般主寒。黄苔一般主热证，或里热证。

二、闻诊

闻诊是通过医生的听力和嗅觉观察患者病情的轻重、病变的所在。闻诊包括听声音和嗅气味两方面。前者凭听觉了解患者的语言、呼吸、咳嗽、啼哭声音等，在骨伤科检查方面，可结合触、摸，以及被动运动检查，注意有无响声或异常声音出现。后者凭嗅觉分辨患者分泌物或排泄物的气味来辨别病证的寒热虚实。

（一）骨擦音

骨擦音是骨折的特有体征之一。无嵌插的完全性骨折，当检查肢体时，由于骨折断端间互相摩擦，可以产生一种响声或摩擦感，称骨擦音（或骨擦感）。临床注意分辨骨擦音，不仅可以帮助判断是否有骨折存在，而且可以进一步分析骨折属于何种性质。正如《伤科补要·接骨论治》中记载："骨若全断，动则辘辘有声。如骨损未断，动则无声。或有零星败骨在内，动则渐渐之声。"若骨折经治疗后骨擦音消失，是骨折已连接的标志。但检查者不应片面追求骨擦音而增加患者痛苦。同时，为了避免骨折端对肢体周围组织的损伤，检查时动作应轻柔。

（二）入臼声

关节脱位在复位成功时，常能听到杵骨入臼时所发出的"格得"声，称为入臼声。如《伤科补要·髂骨寓骨骱失》所说："凡上骱时，骱内必有响声活动，其骱已上；若无响声活动者，其骱未上也。"故关节脱位复位成功的标志除能听到弹响声外，患者活动功能也随之改善。但是某些较小关节的错缝或半脱位复位成功时不一定有响声，或仅有细小的清脆声，如小儿桡骨头半脱位，临床应小心区别。

（三）听骨的传导音

骨的传导音也是诊断骨折的标志之一，多用于长管状骨的检查。检查时，在骨折近端置听诊器，而患肢远端用手或叩诊锤叩击骨性突出处，如上肢叩桡骨茎突，下肢叩击胫骨的内踝部。听其声音，若所听到的是清脆而响亮的共鸣声，则表示无骨折发生；如果所听到的是声音低沉破裂感或声音消失，则为骨折体征。可疑骨折时可与健肢相比较。但对裂纹骨折，健、患侧骨传导音差别较小难以区别，应结合其他体征进行分析，以免贻误诊断。

（四）听伤筋声

部分伤筋在进行检查时，可闻及特殊摩擦音或弹响声，临床常见的有如下几种。

1. 关节弹响声

关节内有游离体时，在活动关节时可有弹响。膝关节半月板损伤时，做膝关节旋转屈伸活动可发生较清脆的弹响。

2. 肌腱与腱鞘的摩擦音

肌腱周围炎在检查时常可听到象捻干燥的头发发出的声音，即"捻发"音，一般常见于有渗出的腱鞘周围。好发于前臂的伸肌群、大腿的股四头肌和小腿的跟腱部。屈指肌腱狭窄性腱鞘炎在做伸屈时可听到弹响声。这是该肌腱通过肥厚的腱鞘时所产生，故临床上把这种腱鞘炎称为"弹响指"。

3. 关节摩擦音

检查时一手放在关节上，另一手被动活动关节远端肢体，可听到关节摩擦音或摩擦感。慢性筋伤或亚急性关节疾患的关节摩擦音多比较柔和；骨关节退行性病变的关节摩擦音多比较粗糙。髌骨软化的患者在做屈伸时亦常可听到摩擦音。

4. 听啼哭声

此法主要应用于小儿患者，以辨别受伤之部位。小儿不能准确说明伤部病情，家长有时对受伤史不甚了解，医者检查患儿时，若触到损伤处，小儿常有啼哭加剧，声音增大，往往提示是损伤的部位。

5. 听创伤引起的皮下气肿摩擦音

创伤导致大片皮下组织有不相称的弥漫性肿胀时，应检查有无皮下气肿。如皮下组织中有气体存在，检查时都有一种特殊的摩擦音或摩擦感，将手指分开成扇形，轻按患部，稍施压力就能感到。最常见的创伤皮下气肿声，是肋骨骨折后断端刺破胸膜和肺脏，空气渗入皮下组织而形成。此外，这种摩擦音还可在创伤气性坏疽或手术缝合后的切口周围听到。

6. 闻分泌物及排泄物气味

损伤后如伤口感染，高热、剧痛，伤口气味异臭，或有气味从伤口逸出，可能系气性坏疽感染。若感染发热，局部红肿，脓液臭秽为实热；局部漫肿，脓液清稀为虚寒。二便、汗液清冷稀薄为虚寒；恶臭灼热为实热。

三、问诊

问诊是通过询问患者或知情人，了解疾病发生、发展、变化及现状的诊察方法，问诊在诊病过程中是必不可少的，占有重要地位。《景岳全书》中写到著名的"十问歌"，即"一问寒热二问汗，三问头身四问便，五问饮食六问胸，七聋八渴俱当辨，九问脉色查阴阳，十从气味章神见。"

1. 主诉

是患者就诊时陈述的最主要症状及其持续时间。主诉可以提示病变的部位、性质和促使患者前来就诊的原因。它往往是患者的主要痛苦和最需要解决的问题。骨伤科患者的主诉主要包括运动功能障碍、疼痛、麻木、畸形、瘫痪及持续时间。

2. 问受伤的原因

主要包括受伤暴力的性质（直接暴力还是间接暴力）、方向、强度和着力的部位。如患者是慢性损伤则还要询问患者的职业工种、生活场所的环境情况，是否潮湿、寒冷等。

3. 问受伤时的姿势和损伤部位

受伤时患者所处的姿势对判断损伤发生的部位有很大帮助，如：受伤时正在弯腰劳动，伤易发生在腰部；受伤时在高空作业，忽然坠地，足跟着地，则损伤可能发生在足跟、脊柱或头部；受伤时坐位着地，伤易发生在尾骶部、坐骨、耻骨或脊柱。另外，对损伤局部的情况应仔细询问，详细掌握，包括疼痛、肿胀以及肢体运动的程度。对开放性损伤要询问伤口的情况如：出血的情况和受伤时周围环境的情况。

4. 问受伤时间

问清楚受伤的具体时间（以判断属于急性还是慢性损伤），以及来院就诊前的就医情况（就诊医院情况、诊断、治疗过程）。

5. 问疼痛

疼痛出现的时间、部位、范围、性质、程度以及与外界因素的关系。借以判断疾病的性质和发展趋势。

6. 问肿胀

询问肿胀出现的时间，是伤后立即出现还是伤后逐渐形成；是先肿后痛还是先痛后肿。一般感染性疾病多是先有肿后有痛，外伤性疾病则是先有痛后有肿。如系增生性的肿物，则问清肿痛的先后更有必要，同时还要问肿物增长的速度。损伤肿痛与天气变化的关系。

7. 问畸形

肢体畸形多由骨关节的破坏、移位、增生或软组织的瘫痪、挛缩所致。应详细询问畸形发生的时间及演变过程。找出形成的原因，属外伤性、病理性或先天性等。

8. 问肢体功能情况

如有功能障碍，应问明功能障碍发生的日期、程度以及与损伤的关系。功能障碍是受伤后立即发生，还是受伤后经过一段时间才发生的，是长期存在还是间歇出现等。一般骨折、脱位后活动功能多立即丧失；筋伤大多过了一段时间，症状随着肿胀而逐步加重。长期存在多为损伤后的粘连；间歇出现多提示有某种因素存在，如患者体位、关节内游离体的位置等。

9. 问寒热

询问恶寒、发热的时间和程度，以及与损伤的关系。如损伤初期发热，多为血瘀化热，体温一般不超过38℃；而伤口化脓则为邪毒感染、热盛肉腐出现高热，体温常在38℃以上。

10. 问昏迷

严重受伤患者要询问受伤的过程中是否有昏迷或晕厥，昏迷或晕厥的时间长短，其间是否清醒过，醒后有否再昏迷以及现场急救的措施等。

另外对于患者本人的情况及家族情况也要详细询问。患者本人的姓名、性别、年龄、职业、婚否、民族、住址等都要询问。还要问家族成员或经常接触者有无各种传染性疾病或家族遗传性疾病。对于个人的嗜好也要了解。对于女性患者则应加问月经、怀孕等情况。这些内容不但有利于诊断时的参考，也利于建立完整的病历记录，便于查询、联系和随访。

四、切诊

脉诊是按脉搏，以此掌握机体气血、虚实、寒热等变化。损伤虽大多数属非脏腑发病，但"肢体损于外，则气血伤于内，营卫有所不贯，脏腑由之不和"，从而由外入里，影响整体，而出现脏腑气血功能的改变。损伤常见的脉象有以下几种：

伤科的脉法纲要，主要可归纳为以下几点：①瘀血停积者多系实证，故脉宜坚强而实，不宜虚细而涩；洪大者顺，沉细者恶。②亡血过多系虚证，故脉宜虚细而涩，不宜坚强而实；故沉小者顺，洪大者恶。③六脉模糊者，证虽轻，而预后恶。④外证虽重，而脉来缓和有神者，预后好。⑤在重伤痛极时，脉多弦紧，偶然出现结代脉，系疼痛而引起的暂时脉象，并非恶候。

（一）摸诊（触诊）

摸诊是通过医生双手触摸、按压损伤的局部或全身的一种检查方法，它可提供重要的诊断依据。《医宗金鉴·正骨心法要旨》说："以手摸之，自悉其情。"故摸诊可以对损伤部位的情况有较为明确的了解，尤其在缺少 X 线设备的情况下，更具有重要意义。

1. 摸诊的主要内容

（1）摸压痛处：根据压痛的部位、范围、程度来鉴别损伤的性质种类。直接压痛可能是局部有骨折或伤筋，而间接压痛（如纵轴叩击痛）常显示骨折的存在。长骨干完全骨折时，在骨折部多有环状压痛。骨折斜断时，压痛范围较横断为大。

（2）摸畸形：触摸体表骨突变化，可以判断骨折和脱位的性质、位置、移位方向以及呈现重叠、成角或旋转畸形等情况。

（3）摸肤温：从局部皮肤冷热的程度，可以辨识是热证或是寒证，及了解患肢血运情况。热肿，一般表示新伤或局部感染；冷肿，表示寒性疾患；伤肢远端冰凉、麻木、动脉搏动减弱或消失，则表示血运障碍。摸肤温时一般用手背测试较为适宜。

（4）摸异常活动：在肢体没有关节处出现了类似关节的活动，或关节原来不能活动的方向出现了活动。多见于骨折和韧带断裂。检查骨折患者时，不要刻意寻找异常活动，以免增加患者的痛苦和加重局部的损伤。

（5）摸弹性固定：脱位的关节保持在特殊的畸形位置，在摸诊时手中有弹力感。这是关节脱位特征之一。

（6）摸肿块：首先应区别肿块的解剖层次，是在骨骼还是在肌腱、肌肉等组织中，性质是骨性的或囊性的。还须触摸其大小、形态、硬度，边界是否清楚，推之是否可以移动。

2. 摸诊的主要方法

（1）触摸法：检查时应先从远端开始，逐渐移向伤处，稍加按压之力，细细触摸，用力要均匀，大小要视部位而定。古人有"手摸心会"之说，就是要求通过对伤处的触摸，做到心中有数，以辨明损伤的局部情况。这一方法往往在检查时最先使用，然后在此基础上再根据情况选用其他摸法。

（2）挤压法：用手挤压患处上下、左右、前后，根据力的传导作用来诊断骨骼是否折断。检查肋骨骨折时，常采用一手掌按胸骨，另一手掌按压相应的脊椎骨，进行前后挤压。检查骨盆骨折时，常采用两手挤压两侧髂骨翼。即胸廓和骨盆挤压试验。此法有助于鉴别是骨折还是挫伤。

（3）叩击法：本法是利用对肢体远端的纵向叩击所产生的冲击力来检查有无骨折的一种方法。如检查股骨、胫腓骨骨折，有时采用叩击足跟的方法。检查脊椎损伤时可采用叩击头顶的方法。检查四肢骨折是否愈合，常采用纵向叩击法。

（4）旋转、屈伸法：用手握住伤肢远端，作轻轻的旋转屈伸动作，以观察伤处有无疼痛、活动障碍及特殊的响声。如有，说明存在有骨与关节的损伤；关节内骨折者，可出现骨摩擦音。

（5）摇晃法：本法一手握住伤处，另一手握伤肢远端，作轻轻的摇摆晃动，结合问诊与望诊，根据患部疼痛的性质、异常活动、摩擦音的有无，判断是否有骨与关节损伤。

摸诊非常重视对比，所以我们要认真对待"望、比、摸"的综合应用。医者在摸诊时，须善于将患侧与健侧作对比，伤后与伤前对比，而后才能正确地分析通过摸诊所获得的资料的临床意义。

（二）量诊

早在《灵枢·经水》就有"度量"的记载，《仙授理伤续断秘方》亦提出要"相度患处"。量诊即用软尺测量患肢的长短和粗细，并与健侧对比分析，以助诊断，正确的指导治疗。测量的结果应做详细的记录，以便于观察治疗效果。

1. 测量的常用方法

（1）肢体长短测量方法

①上肢长度：从肩峰至桡骨茎突（或中指尖）。

②上臂长度：肩峰至肱骨外上髁。

③前臂长度：肱骨外上髁至桡骨茎突。

④下肢长度：髂前上棘至内踝下缘；或脐至内踝下缘。

⑤大腿长度：髂前上棘至膝关节内缘。

⑥小腿长度：膝关节内缘至内踝。

（2）肢体周径测量方法：两肢体取相应的同一水平测量，测量肿胀时取最肿处，测量肌萎缩时取肌腹部。如下肢常在髌上 10～15cm 处测量大腿周径，在小腿最粗处测定小腿周径等。通过肢体周径的测量，以了解其肿胀程度或有无肌肉萎缩等。

量诊的临床意义在于：长于健侧、短于健侧常为骨折、脱位的标志；粗于健侧有畸形且量之较健侧显著增粗者，多属骨折、关节脱位等重证，如无畸形而量之较健侧粗者，多系伤筋肿胀等。细于健侧可为陈伤误治而成筋肉萎缩，或有神经疾患而致肢体功能降低或丧失，引起废用性萎缩。

2. 测量的注意事项

（1）量诊前应注意有无先天畸形和陈旧性损伤，防止与新伤混淆。

（2）患肢与健肢须放在完全对称的位置上，如患肢在外展位，健肢必须放在同样角度的外展位。

（3）定位要准确，可在起点与止点做好标记，带尺要拉紧。

第二节　检查方法

骨科物理检查要求：①全身与局部并举。②充分暴露检查部位。③不遗漏体征：形态、功能、疼痛、特殊检查。④检查动作规范、手法轻柔。⑤准备检查用具。

一、骨伤物理检查

骨关节运动检查法。

（一）关节功能活动范围检查法

关节的功能活动范围是指各关节从中立位运动到各方位最大角度的范围。唐·蔺道人《仙授理伤续断秘方·口诀》中提出"相度损处"，即诊断骨伤科疾病应运用"度量"的方法。全身各关节都有其正常的生理活动范围，在肢体发生疾病或损伤时，其活动范围可发生变化，活动度减少或增大，也可出现超越生理活动范围的异常活动度。在测量时应注意关节周围附加组织活动对活动范围的影响。

目前临床上常用的关节活动度的记录方法有两种：①中立位为 0°法：即以每个关节的中立位为 0°计算。②邻肢夹角法：即关节相邻肢段所构成的夹角计算。国际上通用的方法为中立位 0°法，本书亦采用中立位 0°法记录。

人体各关节活动的正常范围如下：

1. 脊柱关节

（1）颈部：中立位为面向前，眼平视。活动度为：前屈 35°～45°，后伸 35°～

45°，左右侧屈各 45°，左右旋转各 60°～80°。

（2）腰部：中立位为直立，腰伸直自然体位。活动度为：前屈 90°，后伸 30°，左右侧屈各 30°，左右旋转各 30°（固定骨盆，以两肩连线与骨盆横径所成的角度计算）。

2. 上肢关节

（1）肩关节：中立位为上肢自然下垂，前臂指向前方。活动度为：前屈 90°，后伸 45°，内收 20°～40°（肘尖达腹中线），外展 90°，内旋 80°，外旋 30°，上举 90°。

（2）肘关节：中立位为肘关节伸直，掌心向前。活动度为：屈曲 140°，过伸 0°～10°，旋前（掌心向下）90°，旋后（掌心向上）80°～90°。

（3）腕关节：中立位为手与前臂成直线，掌心向下。活动度为：背伸 35°～60°，掌屈 50°～60°，桡偏 25°～30°，尺偏 30°～40°。

（4）手指关节：掌指关节中立位为手指伸直，活动度为：掌指关节伸直为 0°，屈曲 60°～90°；近节指间关节伸直为 0°，屈曲 90°；远节指间关节伸直为 0°，屈曲 60°～90°。

拇掌指关节中立位为拇指靠近食指伸直，活动度为：外展 40°；对掌，不易量出度数，注意拇指横越手掌中心的程度；屈曲，拇掌指关节 20°～50°，指间关节 90°；内收，伸直位与食指桡侧并拢。

3. 下肢关节

（1）髋关节：中立位为髋关节伸直，髌骨向上。活动度为：屈曲 145°，后伸 40°，外展 30°～45°（固定骨盆），内收 20°～30°（固定骨盆），外旋 40°～50°，内旋 40°～50°。

（2）膝关节：中立位为膝关节伸直。活动度为：屈曲 145°，过伸 10°，外旋 20°。

（3）踝、足关节：踝关节中立位为足与小腿呈 90°角，而无足内翻或外翻；足部中立位不易确定。活动度为：踝关节背伸 20°～30°，跖屈 40°～50°，内翻 30°，外翻 30°～35°；跖趾关节背伸约 45°，跖屈约为 30°～40°。

（二）特殊检查

1. 颈部特殊检查

（1）前屈旋颈试验（Fenz 征）：先令患者头颈部前屈，再左右旋转活动，若颈椎处出现疼痛即为阳性，提示颈椎骨关节病，表明颈椎小关节多有退行性变。

（2）头部叩击试验：患者正坐，医生以一手平置于患者头顶，掌心朝下，另一手握拳叩击头顶部的手背。若患者感觉颈部疼痛，或疼痛向上肢放射，则为试验阳性。多用于颈椎病或颈部损伤的检查。对根性疼痛厉害者，检查者用双手重叠放于头顶、向下加压，即可诱发或加剧症状。当患者头部处于中立位或后伸位时出现加压试验阳性称之为 Jackson 压头试验阳性。

（3）椎间孔挤压试验（压顶试验、Spurling 试验）：将患者的头转向患侧并略屈曲，检查者左手掌垫于患者头顶，右手握拳轻叩左手背。当出现肢体放射性疼痛或麻木感时，即为阳性。阳性者提示有神经性损伤，常见于神经根型颈椎病。

（4）椎间孔分离试验：又称引颈试验。与挤压试验相反，检查者肚腹顶住患者枕部，双手托于颌下，向上牵引，若患者原有根性症状减轻，则为阳性，多提示根性损害。

（5）臂丛神经牵拉试验（Eaten 征）：患者端坐，医生一手握住患者病侧手腕，另一手放在患者病侧头颈部，双手向相反方向推拉。若患者感到疼痛并向上肢放射，即为阳性。用于颈椎病的检查。如牵拉同时再迫使患肢作内旋动作，则称为 Eaten 加强试验。但应注意，除颈椎病根性压迫外，臂丛损伤、前斜角肌综合征者均可阳性。

（6）上肢后伸试验（挺胸、肋锁试验）：检查者一手置于健侧肩部起固定作用、另一手握于患者腕部，并使其逐渐向后、外呈伸展状，以增加对颈神经根牵拉，若患肢出现放射痛，表明颈神经根或臂丛有受压或损伤。

（7）深呼吸试验（Adson 征）：患者坐位，昂首转向患侧，深吸气后屏住呼吸，检查者一手抵患者下颌，给以阻力，一手摸患侧桡动脉。动脉搏动减弱或消失，则为阳性。表示血管受挤压，常见于前斜角肌综合征等。

（8）吞咽试验：检查时患者坐正，令患者作吞咽动作，如出现吞咽困难或颈部疼痛为阳性。临床上常见于颈椎结核、咽后壁脓肿，或有颈椎骨折、脱位，亦可能为肿瘤。

2. 胸部特殊检查

胸廓挤压试验：分前后挤压和侧方挤压。前者医生一手扶住后背部，另一手从前面推压胸骨部，使之产生前后挤压力，后者医生两手分别放置胸廓两侧，向中间用力挤压，此时，胸部出现疼痛，即为阳性。用于肋骨骨折或胸肋关节脱位的检查。

3. 腰骶部特殊检查

（1）托马斯征（Thomas 征）：被动运动检查时，患者仰卧，将一侧大腿屈在胸前，另一条腿伸直平放，若患者伸直的腿不能平放在床或伸直下肢时身体向前移动，导致腰部前凸或胸椎从床上抬起时为阳性。常见于髋关节疾病等。根据大腿与床面的角度，借以判断关节挛缩程度。

（2）直腿抬高试验：患者仰卧，双下肢并拢伸直，检查者一手压患膝，一手托足跟，抬高肢体至患者疼痛而不能继续抬高为阳性，记录其角度。正常时，两下肢抬高80°以上无疼痛感；当下肢抬高角度降低（低至70°以下），且下肢出现放射性疼痛时为阳性。常为腰椎间盘突出症。

（3）健腿直腿抬高试验（又称法捷斯坦试验即 Fajcrsztajn 征、Radzikowski 征）：方法同"直腿抬高试验"，只是健侧下肢抬高，患肢出现疼痛。这是由于健侧神经根轴牵拉硬膜囊向远端移动，从而使患侧的神经根也随之向下移动。常见于较大或中央型腰椎间盘突出症或腋下型椎间盘突出症。

（4）直腿抬高加强试验（又称足背伸试验、Bragard 征等）：直腿抬高至下肢出现放射痛时，降低抬高角度5°左右，使疼痛消失，然后再使足背伸，可引起下肢放射痛再次出现。常为腰椎间盘突出症。

（5）屈髋伸膝试验（Laseque 征）：患者仰卧，屈髋、膝，于屈髋位伸膝时，引起患肢痛或肌肉痉挛者为阳性。这也是腰椎间盘突出症的表现之一。

（6）屈颈试验（又称 Linder 试验）：患者仰卧，检查者一手按其胸部，一手按其枕后，屈其颈部，若出现腰部及患肢后侧放射性疼痛则为阳性。提示坐骨神经受压。

（7）股神经牵拉试验：患者俯卧、屈膝，检查者将其小腿上提或尽力屈膝，出现大腿前侧放射性疼痛者为阳性。见于股神经受压，多为腰 3/4 椎间盘突出症。

（8）骨盆回旋摇摆试验：患者仰卧，双手抱膝，极度屈髋屈膝。检查者一手扶膝，一手托臀，使臀部离开床面，腰部极度屈曲，摇摆膝部，腰痛者则为阳性。多见于腰部软组织劳损或腰椎结核。

（9）仰卧挺腹试验：患者仰卧，作抬臀挺腹的动作，使臀、背部离开床面，出现患肢放射痛即为阳性。或于挺腹的姿势下作咳嗽动作，或术者用手压迫患者的腹部或两侧颈静脉引起腿部放射痛则皆为阳性。

（10）腘神经压迫试验：患者仰卧，将患侧髋、膝关节皆屈曲到 90°，然后逐渐伸直膝关节直到出现坐骨神经痛为止。此时将膝关节稍屈曲，坐骨神经痛则消失，以手指压迫股二头肌腱内侧的腘神经，如出现腰至下肢的放射痛即为阳性。

（11）股神经牵拉试验：患者俯卧，患腿膝关节屈曲 90°，术者将小腿上提，出现大腿前面疼痛即为阳性。在 L2～3、L3～4 椎间盘突出症时，本试验为阳性；而 L4～5、L5～S1 椎间盘突出症时，本试验为阴性。

（12）Naffziger 征（颈静脉压迫试验）：患者站位、坐位或卧位，压迫颈静脉时引起患肢疼痛，有时麻感较疼痛感为著。患者疼痛或麻木感可由上往下发展，也可由下往上出现；体位不同，此征感觉可不一样，以站位症状最明显。

4. 骨盆环特殊检查

（1）骨盆挤压及分离试验：患者仰卧位，检查者双手将两侧髂棘用力向外下方挤压，称骨盆分离试验。反之，双手将两髂骨翼向中心相对挤压，称为骨盆挤压试验。能诱发疼痛者多为阳性，见于骨盆环骨折。

（2）"4"字试验（又称 Fabere 或 Patrick 征）：患者仰卧，患肢屈髋屈膝，并外展外旋，外踝置对侧大腿上，两腿相交成"4"字，检查者一手固定骨盆，一手于膝内侧向下压。若骶髂关节痛，则为阳性。阳性者提示骶髂关节劳损、结核、致密性骨炎和强直性脊柱炎。

（3）床边试验（又称 Gaenslen 征）：患者仰卧位，患侧靠床边使臀部能稍突出，大腿能垂下为宜。对侧下肢屈髋、屈膝，双手抱于膝前。检查者一手扶于髂嵴，固定骨盆，另一手将垂下床边的大腿向地面方向加压，如能诱发骶髂关节处疼痛则为阳性。说明骶髂关节有疾患。

（4）伸髋试验（又称 Yeoman 试验）：患者仰卧位，屈膝 90°，检查者一手压住患侧骶髂关节，一手向上提起患侧小腿，如能诱发骶髂关节部位疼痛，则为阳性，其意义同"4"字试验。

（5）梨状肌紧张试验：患者仰卧位，将患肢伸直并作内收内旋动作，如坐骨神经有放射性疼痛，再迅速将患肢外旋，疼痛随即缓解为阳性。用于梨状肌综合征的检查。

5. 肩部特殊检查

（1）杜加征（Dugas 征）：患肢肘关节屈曲，手放在对侧肩关节前方，如肘关节不能与胸壁贴紧为阳性；或肘部能先靠紧胸壁，然后再将手搭对侧肩，若不能搭到对侧肩上则为试验阳性。两种方法均表示肩关节脱位。

（2）直尺试验（又称比 Hamilton 征）：以直尺置于上臂外侧，一端贴紧肱骨外上髁，另一端如能贴及肩峰，则为阳性，提示肩关节脱位。

（3）肱二头肌长头紧张试验（Yergason 征）：患者屈肘，前臂旋后，检查者给以阻力，当有肱二头肌长头腱炎时，结节间沟区有疼痛感。

（4）肩关节外展上举试验（又称"疼痛弧"试验）：患者上肢外展 0°～60°不痛，60°～120°疼痛，再上举 120°～180°反而不痛，即为阳性，提示冈上肌肌腱炎、肩关节撞击综合征。

（5）冈上肌腱断裂试验：当肩外展开始的 30°～60°时，可以看到三角肌用力收缩，但不能外展举起上臂，越用力，肩越高耸，但如果帮助患者外展到这范围以外，三角肌便能单独完成其余的外展幅度。30°～60°范围内的主动外展障碍，为阳性征，提示冈上肌腱断裂。

（6）叶加森征（Yergason's sign）：患者屈肘 90°，前臂旋前，检查者一手托住肘后，另一手握住患者手腕部，使其前臂保持在旋前位。患者作抗阻力前臂旋后动作。此时，肩前部结节间沟内产生局限性疼痛者为阳性。用于检查肱二头肌长头腱鞘炎。

（7）勒丁顿（Ludington）征：患者双手十字交叉，双肩外展上举，手掌放于枕后部，嘱患者主动收缩肱二头肌（手掌与头部对抗用力）。此时结节间沟内产生疼痛为阳性。用于检查肱二头肌长头腱鞘炎。

（8）肱二头肌抗阻试验：患者坐位，上臂下垂，前臂旋后。术者一手置于患肢肘后，扶住患肢。另一手握住患肢腕部，嘱咐患者用力屈肘，同时术者握腕部的手对抗用力，如患者感上臂或肩前疼痛者为阳性。表明有肱二头肌或肱二头肌长头腱损伤。

（9）肱三头肌抗阻试验：患者站位或坐位，患肢肩关节前屈并上举，肘关节屈曲。术者一手扶持患肘以固定，另一手握患肢腕部并向下压，嘱咐患者对抗阻力伸肘，患者感肩后部或上臂疼痛为阳性。表明有肱三头肌损伤或肱三头肌末端病。

6. 肘部特殊检查

（1）腕伸肌紧张试验（又称 Mill 征）：患者伸直患侧肘关节，前臂旋前，检查者将患侧腕关节屈曲，若患者肱骨外上髁区疼痛，则为阳性，提示肱骨外上髁炎（图28 页）。

（2）Huter 线与 Huter 三角（又称肘三角）：正常情况下，肘关节伸直时，肱骨外上髁、肱骨内上髁和鹰嘴突在一条直线上；肘关节屈曲时，三者成一等腰三角形。肱骨髁上骨折时，三者关系不变；肘关节后脱位时，三者关系改变。

（3）肘关节外展内收试验：患者肘关节置伸直位。检查者一手握住肘关节上方，一手握前臂外展或内收前臂，若肘关节被动外展内收，出现异常侧方运动，提示侧副韧带撕裂、外髁骨折、内上髁骨折或桡骨小头骨折（正常肘关节伸直位时无侧向运动）。

（4）屈腕抗阻试验：患肘微屈或伸直位，前臂旋后，术者一手握患前臂中部，另一手压在患手掌上，嘱患者对抗屈腕时，肱骨内上髁处疼痛为阳性。表明为肱骨内上髁炎或屈肌附着点损伤。

（5）前臂旋前抗阻试验：患肘屈曲90°，前臂旋后位，术者一手握住肘上部固定，另一手握持腕上部，令患者前臂旋前抗阻时，肱骨内上髁处疼痛为阳性。用于检查肱骨内上髁炎或屈肌附着点损伤。

（6）腕背伸抗阻试验：患肘伸直前臂旋后位，术者一手握患前臂中部，另一手压在患手背上，嘱患者对抗伸腕时，肱骨外上髁处疼痛为阳性。用于检查网球肘。

（7）前臂旋后抗阻试验：患者屈肘90°，前臂旋前，检查者一手托住肘后，另一手握住患者手腕部，使其前臂保持在旋前位。患者作抗阻力前臂旋后动作。此时，肱骨外上髁部产生局限性疼痛者为阳性。用于网球肘的检查。

7. 腕部特殊检查

（1）握拳尺偏试验［芬克尔斯坦（Finkelstein）试验］：患者握拳（拇指埋于拳内），使腕部尺偏，桡骨茎突处出现疼痛为阳性。阳性者提示桡骨茎突狭窄性腱鞘炎。

（2）腕关节尺偏挤压试验：患者腕关节置于中立位，检查者将其尺偏并挤压，若下尺桡关节处疼痛为阳性。提示三角软骨盘损伤，尺骨茎突骨折。

（3）Phalen试验：即屈腕压迫试验。患者两肘搁在桌上，前臂与桌面尽量垂直，两腕掌屈，掌背相贴，与健侧对比，患肢出现症状加剧者为阳性。用于腕管综合征正中神经受压的检查或尺管综合征尺神经受压的检查。

（4）压脉带试验：用血压计气囊带缚于患上臂，将气囊充气到收缩压与舒张压之间，使手充血1分钟，手部症状加剧者为阳性。

8. 髋部特殊检查

（1）足跟叩击试验：直腿抬高，用拳叩击足跟，髋部疼痛为阳性。提示髋关节负重部位关节面破坏，且为晚期或股骨颈嵌插骨折。

（2）髋关节承重功能试验（Trendelenburg试验）：裸露臀部，两下肢交替持重和抬高，注意骨盆的动作，抬腿侧骨盆不上升反下降，为阳性。轻度时只能看出上身摇摆。阳性者提示：①持重侧不稳定，臀中肌、臀小肌麻痹和松弛，如小儿麻痹后遗症或高度髋内翻。②骨盆与股骨之间的支持性不稳，如先天性不稳，如先天性髋脱位，股骨颈骨折。

（3）托马斯（Thomas）征：患者仰卧，髋关节如果有屈曲畸形，即腰有前凸不能贴于床上。此时如果将患者健肢屈髋、屈膝并使之靠近腹壁时，由于骨盆上旋，腰椎的代偿性前凸被矫正，则患侧髋的屈曲畸形即被显示出来，患侧下肢膝关节后方不贴近床面时为阳性。同时可测量和记录屈髋的度数。常用于髋关节一过性滑膜炎、髋部扭挫伤等的检查。

（4）下肢短缩试验（Allis征）：患者仰卧，屈髋屈膝，两足平行置于床面，比较两膝高度，不等高为阳性。提示较低一侧股骨或胫骨短缩，或髋关节后脱位。

（5）望远镜试验（Dupuytren 征）：患者仰卧，检查者一手握膝，一手固定骨盆，上下推动股骨干，若觉察有抽动和音响即为阳性，提示小儿先天性髋关节脱位。

（6）髂胫束试验（Ober 征）：患者健侧卧位，健侧屈髋屈膝，检查者一手固定骨盆，一手握踝，屈患髋膝达 90°后，外展大腿并伸直患膝，大腿不能自然下落，并可于大腿外侧触及条索样物；或患侧主动内收，足尖不能触及床面，则为阳性，提示髂胫束挛缩。

（7）蛙式试验（Ortolani 征）：见于小儿先天性髋关节脱位。小儿仰卧，双髋外展，两腿分开，患侧膝关节不能接触床面；如能，则先有一滑动声响，此为暂时复位标志。

（8）髂坐线（Nelaton 线）：患者侧卧，髂前上棘到坐骨结节的连线正好通过大转子的最高点。否则为阳性，提示髋关节脱位或股骨颈骨折。

（9）髂股三角（Brvant 三角）：患者仰卧位，自髂前上棘向床面作垂线，测大转子与此垂线的最短距离。比较两侧这一距离，正常时应相等。连结大转子与髂前上棘，构成直角三角形。

（10）大转子髂前上棘连线（Shoemaker 线）：左右大转子的顶点与同侧的髂前上棘作连线，其延长线相交于腹正中线上。若患侧大转子上移，则两线交于中线旁的健侧。

（11）肢体"4"字试验（Patrick' stest）：患者仰卧，健肢伸直，患肢屈膝，髋稍外展，足放于健肢外侧。术者一手固定健侧骨盆，另一手下压患肢膝部并展髋，膝向外转并能靠近床者为正常，髋关节疼痛不能靠近床面者为阳性。常用于髋关节扭挫伤、骶髂关节损伤、髋关节滑膜炎、小转子髂腰肌末端病等的检查。

9. 膝部特殊检查

（1）浮髌试验：用于检查膝关节腔内是否有积液。患者仰卧，患肢伸直，股四头肌放松，检查者一手按压髌上囊，压向膝部，使囊内液体受挤压后流入髌骨下，另手拇、中指固定髌骨内外缘，食指轻压髌骨后快速松开，可觉察到髌骨浮起（即有漂浮感），此为阳性。正常膝内液体约 5ml，当膝内液体达 50ml 以上时，方为阳性。

（2）髌骨摩擦试验（Soto - holl 征）：患者仰卧位，伸膝，检查者一手按压髌骨，使其在股骨髁关节面上下活动，出现摩擦音或疼痛者为阳性。见于髌骨软化症。

（3）回旋挤压试验（McMurray 试验）：患者仰卧，检查者一手拇指及其余四指分别按住膝内外间隙，一手握住足跟部，极度屈膝。在伸屈膝的过程中，当小腿内收、外旋时有弹响或合并疼痛，说明内侧半月板有病变；当小腿外展、内旋时有弹响或合并疼痛，说明外侧半月板有病变。

（4）研磨试验（Apley 征）：患者俯卧，屈膝 90°，检查者双手握患肢足部，左腿压住患腿，旋转提起患膝，若出现疼痛，则为侧副韧带损伤；将膝下压，再旋转，若出现疼痛，则为半月板损伤；轻微屈曲时痛，则为半月板前角损伤。

（5）膝关节侧向挤压试验（Bochler 征）：用于检查膝关节侧副韧带损伤。患者仰卧，膝伸直，肌肉放松，检查者一手按住膝关节外侧，一手握住踝关节向外拉，使内侧副韧带承受外展张力，此时膝内侧有疼痛感或有侧方活动，说明内侧副韧带损伤。同理，若膝关节外侧副韧带承受内收张力时，膝关节外侧有疼痛感或有侧方活动，说明外侧副韧带损伤。

（6）抽屉试验：患者仰卧，屈膝，检查者双手握住膝部之胫骨上端，向后施压，胫骨后移，则提示后十字韧带断裂；向前施压，胫骨前移，则提示前十字韧带断裂。

（7）过伸试验（又称 Jones 试验）：患者仰卧，伸膝，检查者一手固定膝部，一手托起小腿，使膝过伸，出现疼痛者可能是半月板前角损伤、髌下脂肪垫肥厚或损伤、股骨髁软骨损伤。

（8）半月板重力试验：用于盘状半月板和侧副韧带。患者健侧卧位，患肢伸直外展，并自动伸屈膝关节，如膝内有响声或疼痛加强，说明内侧半月板损伤；若膝外侧痛，说明外侧副韧带损伤。若膝内疼痛减轻，说明病变在外侧半月板；若膝内侧痛减轻，说明内侧副韧带损伤。假如患侧卧位，则相反。

（9）肌警觉试验（Lannelongue 征）：膝关节结核时，关节活动受限，平衡功能遭到破坏，因此步态停滞、不连贯。

（10）交锁症：患者取坐位或仰卧位，嘱患者做膝关节屈伸活动，若膝关节突然出现疼痛，不能屈伸为阳性，当慢慢屈伸旋转关节使交锁解除后又能活动。日常生活中，当爬坡、上楼时，经常突然在某一角度有物嵌住，不能屈伸活动并有疼痛时，称为交锁现象。常见于膝关节半月板损伤或关节内有游离体的患者。

（11）拉赫曼（Lachman）试验：患者仰卧位，术者将患者膝关节屈曲 10° ~ 30°，一手固定大腿远端，另一手抓住小腿上端，在患者肌肉放松的情况下，尝试使胫骨向前移动，如果胫骨向前移超过 0.5cm（与健侧对比），则为阳性。表示前交叉韧带损伤或缺损。

（12）膝关节后抽屉试验（posterior drawer test, PDT）：患者平卧位屈膝 90° 屈髋 45°，检查者在固定骨盆和足部的前提下，前后推拉胫骨近端。应在旋转中立位、外旋 15° 和内旋 30° 的三种体位下重复进行检查。有时 PDT 阳性会误认为 ADT 阳性，因为 PCL 损伤后自然体位下胫骨上端后沉，以此为起点作 PDT 会误认为 ADT 阳性。因此必须对比双侧胫骨结节隆起的高度。

（13）膝关节后沉征：屈髋、膝各 90°，检查者以手托患者双足，如发现胫骨上端后沉，则为后沉征阳性，相当于 PDT 阳性。

（14）髌腱紧张压痛试验：令患者膝关节伸直，术者一拇指放在髌尖下，另一手掌根放在前一拇指指背上，患者感拇指下面明显疼痛。令患者放松股四头肌，用与前相等的压力压迫时，疼痛减轻者为阳性。用于髌骨周缘腱附着处损伤的检查。

10. 足跟部特殊检查

（1）前足横向挤压试验：患者取坐位或仰卧位，检查者用手自前足两侧挤压前足引起疼痛，提示跖骨骨折、跖间肌损伤。

（2）捏小腿三头肌试验（Thompson 征）：患者仰卧（或俯卧位，足垂床缘下），检查者以手捏其三头肌肌腹，如有足屈曲，为正常；反之，则提示跟腱断裂。

（3）跟轴线测量：正常人站立位时，跟骨纵轴线与跟腱纵轴线重叠。当足出现内翻或外翻畸形时，则跟腱纵轴线向内或外偏斜，并记录其偏斜角度。

（4）踝关节前抽屉试验：检查者一手握小腿，另一手握足跟在踝稍跖屈位，使距骨向前错动，如果有距骨前移位为阳性，说明有距腓前韧带和跟腓韧带断裂。

（三）肌肉检查法

1. 肌容积

观察肌肉有无萎缩及肥大，测量肢体周径，判断肌肉营养状况。

2. 肌张力

指静息状态下肌肉紧张度。检查方法是嘱患者肌肉放松，用手触摸肌肉硬度，并测定其被动运动时的阻力及关节运动幅度。亦可叩击肌腱听声音，声音高者肌张力高，声音低者肌张力低。

（1）肌张力增加：触摸肌肉时有坚实感，作被动检查时阻力增加。可表现为：①痉挛性。在被动运动开始时阻力较大，终末时突感减弱，称为折刀现象，见于椎体束损害。②强直性。指一拮抗肌张力增加，作被动运动时，伸肌与屈肌肌力同等增加，如同弯曲铅管，称为铅管样强直，见于椎体外系损害者。如在强直性肌张力增加的基础上又伴有震颤，作被动运动时可出现齿轮顿挫样感觉，故称齿轮样强直。

（2）肌张力减弱：触诊肌肉松软，被动运动时阻力减低，可表现感觉过伸。见于周围神经、脊髓灰质前角病变。

3. 肌力 指肌肉主动收缩的力量。

（1）肌力评级标准，目前通用的是 Code 六级分法：

0 级：肌力完全消失，无活动。

Ⅰ级：肌肉能收缩，关节不活动。

Ⅱ级：肌肉能收缩，关节稍有活动，但不能对抗肢体重力。

Ⅲ级：肢体能对抗肢体重力使关节活动，但不能抗拒外来阻力。

Ⅳ级：肢体能对抗外来阻力使关节活动，但肌力较弱。

Ⅴ级：肌力正常。

（2）肌力检查方法：在关节主动运动时施加阻力与之对抗，测定其肌力，并进行双侧对比。

（四）神经检查法

骨伤科疾病常常合并神经系统的损伤。神经功能的检查在骨伤科疾病诊断中具有相当重要的作用。神经系统检查对伤病的诊断、治疗、疗效观察等具有重要意义。

感觉检查

检查患者时应在安静的室内进行，温度适宜，检查部位要充分暴露，说服患者耐心合作。

（1）浅感觉：包括痛觉、温度觉、触觉，三者中以痛觉检查为主。检查时最好嘱患者闭上眼睛。在肢体上检查注意两侧对比。

①痛觉：用针尖或其他尖锐的东西轻刺皮肤，确定有无痛觉过敏或减退、消失区域。

②温度觉：以内盛冷水（5～10℃）和热水（40～45℃）两个试管或水瓶，分别

接触患者皮肤，询问患者对冷热的感觉情况。

③触觉：用干燥的小棉花条絮轻触患者皮肤，问其感觉情况。

（2）深感觉（本体感觉）：包括位置觉和震动觉，两者中以位置觉检查为主。

①位置觉：嘱患者闭目，检查者轻轻地捏住患者的手指或足趾的两侧，作屈伸运动，然后让患者回答被捏住的指或趾的名称及被搬动的方向。

②震动觉：将震动的音叉置于患者骨突起部位皮肤上，询问患者有无震动及持续时间。

（3）综合感觉（皮层感觉）：在浅、深感觉正常的情况下，为了鉴别、判断是否存在大脑皮层的损害，可进一步作下述各项检查，故又称皮层感觉。

不作常规检查。检查均在患者闭目情况下进行。

①皮肤定位觉：用手指或笔杆等物轻触患者皮肤，让患者用手指出受刺激的部位。

②二点辨别觉：用两脚规分别以一脚或两脚接触皮肤，看患者能否辨别是一点还是两点刺激。另外，还要测定患者感知两点刺激的最小距离。正常两点辨别觉的最小距离：指尖 3~8mm，手掌 8~12mm，手背 30mm，前胸 40mm，背部 40~70mm，上臂及大腿 75mm。

③体表图形觉：用笔杆在患者皮肤上划三角形或圆等几何图形或数字，询问患者能否辨别出来。

④实体觉：让患者触摸放于手中的物体，说出物体的形态、大小及名称。

⑤重量觉：以体积相同而重量不同的物体置于患者手中让患者指出何者轻或重，以测定辨别重量的能力。

（4）感觉检查的临床意义

①神经干损伤：受损伤的神经感觉分布区，浅、深感觉均有障碍。常伴有该神经支配的肌肉瘫痪、萎缩和自主神经功能障碍。

②神经丛损伤：该神经丛分布区的浅、深感觉均受影响，感觉减弱或消失，常伴有疼痛。感觉障碍的分布范围较神经干型的要大。

二、影像学检查法

（一）X线检查

骨组织是人体中的硬组织，含钙量高，X线不易穿透，与周围软组织形成良好的对比条件，在X线检查时能显出清晰的影像。因此，X线检查是骨伤科临床疾病检查、诊断的重要手段之一。X线检查不仅可以明确骨与关节伤病的部位、范围、性质、程度和周围软组织的关系，为治疗疾病提供可靠地参考，还可在治疗过程中指导骨折脱位的手法整复、牵引、固定和观察治疗效果、病变的发展以及预后的判断等。此外，还可利用X线检查观察骨骼生长发育的情况，以及观察某些营养和代谢性疾病对骨骼的影响。

X线检查虽有不少优点及重要的使用价值，但并不是完美无缺的，不少病变的X线征象往往比临床症状出现得晚，还有，由于投照位置不佳或放射线量异常使得影像质量不高看不清病变，因此对 X 线检查不可单纯依赖，它仅是辅助诊断手段而已。

1. X 线检查常规位置

适用于骨、关节的所有部位。

（1）正位：后前位或前后位。X 线球管在患者的前（后）方即为前后（后前）位。

（2）侧位：X 线球管置于患肢或身体的侧方。

（3）斜位：骨质有重叠时，有时申请斜位片。常用于掌骨、跖骨、骶髂关节和脊柱（显示椎间孔或椎板病变）。

2. X 线特殊检查位置

（1）轴位：常用于髌骨、跟骨、肩胛骨喙突、尺骨鹰嘴、腕关节和足跖趾关节。

（2）双侧对比 X 线片：儿童骨质骨骺损伤时有发生，难以诊断，常利用健侧对比来判断损伤程度。肩锁关节半脱位，踝关节韧带松弛等，有时也要对比方能作出诊断。

（3）开口位：颈 1～2 正位被门齿和下颌重叠，无法看清，只有在张口位摄片方可显示。常用于寰枢椎脱位、齿状突骨折、齿状突发育畸形等的诊断。

（4）动态 X 线检查：脊柱疾病常用，如为了了解椎间盘退变情况、椎体间稳定情况等，令患者过度屈曲和过度伸展时，拍摄脊柱侧位片，对诊断有很大帮助。另外，对于足部疾患，常摄足负重位片，以观察足弓及拇外翻情况。

（5）断层摄影检查：常用于骨关节结核、骨髓炎、骨肿瘤、椎体爆裂性骨折等疾病的诊断。

（二）CT 检查

CT（Computed Tomography）即电子计算机放射线断层扫描的简称。CT 扫描是以一束细窄的 X 线，射线穿过人体，由于各组织对 X 线吸收程度的不同，射线到达检测器，使检测器获得不同的信息量，通过信号转换与贮存装置及电子计算机转换，构成被检查部位的横断层面图像，在电视荧屏上显示，可供直接阅读，也可拍片保存。

CT 能从横断面了解人体，临床常用于椎间盘突出症、椎管狭窄症、椎管内肿瘤等疾病的诊断。对于普通平片不能满意显示的脊柱、骨盆等部位骨折，CT 也能做到准确定位，同时判断其受伤程度。

CT 检查方便、迅速，且不需要搬动患者，易为患者所接受，但由于其切层太薄，不利于大范围检查，另外，设备价格昂贵，检查费用较高，因此要掌握其适应证。

（三）MRI 检查

磁共振成像术（Magnetic Resonance Imaging，MRI）是继 CT 后临床放射学领域中又一重大成就。它是利用人体组织磁性特征，运用磁共振原理测定各组织中运动质子的密度，进行空间定位已获得运动中原子核分布图像的一种检查方法。磁振成像术具有无辐射损害，成像参数多，软组织分辨能力高和可随意取得横断面、冠状面或矢状面断层图像等独特优点。

MRI 可获得三维结构图像，因此对软组织伤病及脊柱疾病的诊断有很重要的作用，可很好的显示血肿、韧带、肌腱等，利于对软组织伤病病情的判定，从而给出及时准确的治疗方法。临床常用于四肢关节软组织损伤性疾病的诊断和椎管内外疾患的诊断。

（四）放射性核素检查

放射性核素检查骨和关节疾病，主要是将能被骨骼和关节浓聚的放射性核素或标记化合物引入体内，由扫描仪或 γ 照相机探测，使骨骼和关节显影成像。

放射性核素骨与关节显像在骨与关节疾病早期诊断上具有重要价值，其最主要的优点在于发现骨、关节病变上有很高的灵敏性，临床常用于骨肿瘤性质的判定、骨瘤转移与否、隐性骨损伤的诊断、移植骨成活的判断、缺血性坏死的诊断、骨髓炎的早期诊断等。

三、其他检查法

（一）肌电图

神经肌肉兴奋时可发生生物电位变化，用同心轴单、双心针电极插入肌肉，用电极把肌肉所产生的生物电位引导出来，经过捡拾、放大，可显示一定的波形，这种波形称为肌电图。

临床常用于检查神经与肌肉疾患，对下运动神经元疾病及肌原性疾病的诊断价值较大，并可作为评定肌肉功能的指标，对判定治疗效果亦有一定的参考价值。

（二）体感诱发电位（somatosensory evoked potential，SEP）

是电流刺激周围神经干时，通过向心传导引起中枢神经的电活动，在脑皮质的相应感觉区出现可被测定、放大及记录的感觉诱发电位。

临床常用于判断脊髓损伤的程度和脊髓损伤的预后、各种脊柱伤病（如脊髓内或脊髓外肿瘤及结核压迫）的检测、判断周围神经损伤的程度和预后以及脊柱手术的术中监护等。

（三）关节造影

关节造影，是为了进一步观察关节囊、关节软骨和关节内软组织的损伤状况和病理变化，将造影对比剂注入关节腔并摄片的一种检查。

临床常用于肩关节、腕关节、髋关节、膝关节和椎管脊髓病变的诊断。

（四）骨密度测定

骨密度（bone mineral density，BMD）测定，是确定骨骼健康状况的一种最佳检查方法。骨密度测定可以鉴别骨质疏松症，预防骨折风险，监测骨质疏松症的治疗效果。不同的骨密度测定方法可以测量不同部位的骨密度，如髋部、脊椎、腕部、手指、胫骨及足跟等。

（五）关节镜检查（arthroscopy）

关节镜是由光学系统、光导纤维和金属鞘三部分组成，临床应用于关节内疾病的检查、诊断与治疗。它使医务人员可在直视下对关节内进行检查和各种手术操作。使用关节镜检查时应在手术室内按无菌手术原则进行。操作人员需要经过严格的训练，不同的关节内检查和手术有不同的操作方法和具体注意事项。

现临床主要用于膝关节疾病的诊断、观察疾病的变化以及治疗，随着科技的发展，器械的改进，正在逐步的用于其他关节，如肩关节、肘关节、腕关节、髋关节等的检查。它仅有的一个绝对禁忌证是关节僵直，因为它妨碍关节镜的操作。

第三章 治 疗

中西医结合治疗骨伤科疾病是从整体观念出发，正确贯彻动静结合、筋骨并重、内外兼顾、医患合作的治疗原则。因此，在中西医结合骨伤科的治疗中，既要重视局部情况，更要重视机体整体的情况，把局部与整体、内治与外治、功能锻炼与休息固定辩证地统一起来，运用辨病治疗或辨证治疗的方法采取有针对性的治疗措施，予以治疗。临床上可根据病情的需要，正确地选用手法、手术、固定、练功、内外用药等多项治疗措施。

第一节 手法治疗

手法是医者用手施行各种式式，直接作用于患者体表的特定部位，以进行治疗疾病的一种技术操作。中医传统手法对骨伤科疾病的治疗有着丰富的经验和严格的要求。如《医宗金鉴·正骨心法要旨》所言："夫手法者，谓以两手安置所伤之筋骨，使仍复于旧也。"由此可见，中医把手法视为恢复所伤之筋骨原有的形态和功能的重要方法。

手法具有整复移位、消瘀散结、松解关节粘连、保健强身的作用，它是促进肢体功能恢复的重要方法，有时可起到药物治疗不易达到的效果。《医宗金鉴·正骨心法要旨》说："手法者，诚正骨之首务哉。"

临床上根据手法的作用，将其分为治骨手法和治筋手法两大类。治骨手法又分为整骨手法和上髎手法两类。手法操作时应做到及时、稳妥、准确、轻巧而不加重损伤。

一、整骨手法

整复、固定和功能锻炼，是治疗骨折的三个基本步骤。骨折整复的目的在于使移位的骨折端恢复正常或接近正常的解剖位置，为重建骨骼的支架作用创造条件。骨折整复的标准有二，即解剖复位和功能复位，解剖复位是指骨折的畸形和移位完全纠正，恢复了骨的正常解剖关系，对位、对线完全良好；功能复位是指骨折在整复后，无重叠移位，或仅有轻微的重叠移位，旋转、成角畸形基本得到矫正，肢体力线基本正常，长短大致相等，骨折愈合后，肢体功能可以恢复到满意程度，不影响患者在生产和生活上的活动需要。

清·吴谦《医宗金鉴·正骨心法要旨》总结为摸、接、端、提、按、摩、推、拿八法（旧八法），现经过古代文献整理，结合西医学，通过实践，总结出新整骨八法。

（一）手摸心会

是施行手法的首要步骤，且贯穿于整复过程的始终。在骨折整复前，术者必须用手仔细地在骨折端触摸，先轻后重，由浅入深，从远到近，结合患者肢体的实际情况和 X 线片上显示的骨折端移位的方向，在术者脑中对于各种情况进行联贯起来的思索，构成一个骨折移位的立体形象，以达到"知其体相，识其部位，一旦临证，机触于外，巧生于内，手随心转，法从手出"的目的。

（二）拔伸牵引

主要是克服肌肉拉力，矫正重叠移位，恢复肢体的长度。按照"欲合先离，离而复合"的原则，由两助手分别握住骨折远近段，按肢体原来位置，即顺畸形方向进行拔伸，把刺入骨折部周围软组织内的骨折断端慢慢地拔伸出来，然后将骨折远端置于与骨折近端一致的方向进行牵引，使重叠的骨折端拉开，为施行其他手法打好基础。牵引力的大小因人、因部位而定，必要时行骨牵引，如股骨干骨折。

（三）旋转回绕

主要用于矫正有旋转及背向移位的骨折。旋转手法施用于牵引过程中，以远段对近段，使骨折的远近两段恢复在同一轴线上。回绕手法多用于骨折断端之间有软组织嵌入的股骨干或肱骨干骨折，或背对背移位的斜面骨折。回绕时注意避免损伤血管神经。手法时应先加重牵引，使骨折端分开，嵌入的软组织常可自行解脱，然后放松牵引，施行手法。

（四）屈伸收展

多用于有移位及成角畸形的关节附近的骨折，或关节内骨折。因为关节附近骨折的近关节的骨折段太短，不易用手握持固定，而且受单一方向的肌肉牵拉，因此，在操作时，在牵引的基础上，只有将远侧骨折段辖同与之形成一个整体关节远段肢体，采用或屈、或伸、或收、或展的手法，共同牵向近侧骨折段所指的方向，以便能配合其他的手法用来矫正骨折的成角和移位（如单轴性关节中的肘关节、膝关节）。伸直型肱骨髁上骨折，需在拔伸牵引下屈肘，而屈曲型则需在拔伸牵引下伸肘。对多轴关节，如肩关节附近的骨折，一般在三个平面上移位（矢状面、冠状面及水平面），复位时要改变几个方向，才能将骨折复位。如肱骨外科颈内收型骨折，应先在内收内旋位拔伸牵引，而后外展，再前屈上举至头顶，最后内旋叩紧骨折，慢慢放下上举的肩关节，才能矫正骨折断端的嵌插重叠、向外向前的成角及旋转移位。

（五）成角折顶

用于矫正肌肉丰厚的横断或锯齿形骨干骨折。重叠畸形经牵引，不能矫正者，即以两拇指并列抵压骨折突出的一端，以两手其余四指重叠环抱骨折下陷的一端，在牵引下，两拇指用力挤按突出的骨端，并使骨折处的成角加大，估计骨折远近段断端的骨皮质已经对顶相接，再突然用环抱的四指将下陷的骨端猛向上提，进行反折，同时拇指继续下按突出的骨端，这样便能矫正移位的畸形。

（六）端挤提按

重叠、旋转、成角畸形矫正后，侧方移位就成为骨折的主要畸形。对侧方移位，可用拇指直接用力，作用于骨折断端迫使就位。以人体中轴为界，内、外侧移位（即左、右移位）用端挤手法；前后侧移位（即上、下移位）用提案手法。操作时，用一手固定骨折近端，另一手握住骨折远端或外端内挤或上提下按。部位要准确，用力要适当，着力点要稳。

（七）夹挤分骨

用于矫正并列部位的双骨折移位，如尺桡骨、胫腓骨等。骨折段因骨间膜的牵拉而成角移位及侧方移位致互相靠拢时，术者可用拇指及食、中、示指由骨折部的两面（掌背面或前后面），夹挤两骨间隙，使骨间膜张开，靠拢的骨折断端便分开，这样并列的双骨折就能象单骨折一样一起复位。

（八）摇摆触碰

在横形或锯齿形骨折整复时，断端之间仍可能留有裂隙，用该法可使骨折面紧密接触。术者两手固定骨折部，让牵引骨折远端的助手沿骨干纵轴方向左右或上下稍稍摇摆骨折远端，使骨擦音变小直至消失。若骨折发生在干骺端，则可沿纵轴轻叩骨折远端这有利于骨折端的紧密对合，整复可更加稳定。

二、整复脱位手法

关节脱位或称脱骱，亦称脱臼、出髎。整复关节脱位的手法谓之"上骱"、"上髎"。对急性外伤性关节脱位，应争取在适当的麻醉下早期手法复位。对绝大多数关节脱位的患者都可以通过闭合手法复位而获得满意的效果，即使某些合并有骨折的脱位，在关节脱位整复后骨折也随之复位。对陈旧性脱位在2个月以内者，如无外伤性骨化性肌炎、骨折、明显的骨质疏松等并发症，仍可试行手法复位或先行持续牵引后手法复位治疗。

正确的手法复位，可不使关节周围软组织再受损伤，对功能的恢复有着重要的意义。上骱手法从总的原则上与正骨手法相一致，但有其特点。清·胡廷光《伤科汇纂·上髎歌诀》说："上髎不与接骨间，全凭手法及身功，宜轻宜重为高手，兼吓兼骗是上工，法使骤然人不觉，患如知也骨已拢。"突出强调拔伸牵引力量与手法灵巧的重要性。手法复位时，应根据各关节的不同结构和脱出的方向和位置，灵活选用拔伸牵引、屈伸收展、旋转回绕、端提挤按等手法，利用杠杆原理将脱位的骨端轻巧地通过关节囊破裂口返回至原来位置。

三、治筋手法

治筋手法，又称理筋手法，俗称按摩推拿疗法。治筋手法在筋伤疾病的治疗中运用十分广泛。筋伤早期，恰当地运用手法，能收到舒筋活络，宣通气血，解除肌肉痉挛、消肿止痛的良好效果。筋伤后期，手法是治疗筋伤的重点。手法具有调和气血，疏通经络，剥离粘连的作用，它是损伤后期功能恢复治疗中不可缺少的环节，能取得药物治疗不易达到的效果。

手法应用必须遵循辨证施治的原则，因人有老少，体有强弱，伤有轻重，证有虚实，肌肉有厚薄之不同，受伤组织有皮肉、筋骨、关节之分，治疗部位有大小之别。手法的轻重须适宜，以不引起患者剧烈疼痛为度。一般在急性损伤或损伤早期，手法以轻柔为主。在临床上，凡新伤肿胀较重或伴有肌肉断裂者，多不主张在局部按摩，以免加重组织损伤。陈伤治疗，除重点使用理筋手法外，有关节粘连者，应注意及时施以关节功能活动手法。肢体经络寒凝湿滞，患处喜热畏寒，遇冷痛加重者，应加强搓、摩等手法，以温煦肌肤，透达腠理。

治筋手法可分为理筋手法和关节活动手法两大部分。目前国内有不同流派上百种手法。将各种手法进行分门别类，确定其施术机制，将诸多治筋手法归纳为20种基本手法，即推法、拿法、按法、摩法、捋顺法、弹拨法、归挤法、搂法、戳法、揉捻法、搓法、散法、点穴法、击打法、振法、屈伸法、旋转法、摇法、扳法、抖法等。

第二节　固定方法

固定是治疗骨伤科疾病的一种重要手段。骨折整复后，必须进行固定，方能使已整复的骨折继续保持在良好的位置，直至骨折端愈合，关节脱位整复后和急性筋伤，为了有利于筋肉、关节囊的修复，常也需要进行固定。某些骨关节疾病，如骨关节结核、化脓性骨髓炎以及矫形术后和关节融合术后，亦需采用固定。固定的方法有外固定和内固定两种。

一、外固定

（一）夹板固定法

小夹板局部外固定治疗骨干骨折已有几千年的历史，积累了丰富的临床经验，随着现代科学技术的发展，夹板的规格已统一化，治疗上已趋于标准化，使并发症的产生大大减少。

1. 夹板

是采用不同的材料，如杉树皮、柳木板、硬纸板等内加衬垫制作而成，这是因为这些材质具有一定的可塑性、韧性、弹性和易透性。对于手指、足趾、掌骨、跖骨等小骨的骨折，或婴幼儿的骨折，可使用小竹片、硬纸板或铝板。夹板固定的优点是取材方便，一般不需固定上、下关节，便于早期进行功能锻炼。同时，利用功能锻炼时肌肉的收缩力，使肢体直径增大，夹板和固定垫与肢体间的压力增大，产生固定力和一定程度的侧方挤压力，有一定程度的逐渐矫正侧方移位的作用。

夹板局部外固定是从肢体的生理功能出发，根据肢体运动学的原理，通过①布带对夹板的约束力。②夹板对骨折断端的弹性固定力。③纸压垫的效应力。④充分利用肌肉收缩活动时所产生的内在动力。⑤骨折端的啮合力，使肢体内部动力因骨折所致的不平衡重新恢复到平衡。其固定的原则是：①应用力量相等而方向相反的外固定力，抵消骨折端的移位倾向力。②以外固定"装置"的杠杆来对抗肢体的内部杠杆。③通过外固定装置和患者的自觉活动与努力，可把肌肉收缩活动由使骨折移位的消极因素转变为维持固定、矫正残余畸形的积极因素。

夹板的长度随患者肢体长度而选定，分超关节固定和不超关节固定两种。所用夹板宽度总和应小于患肢周径。约为患肢周径的4/5，使每块夹板之间留有间隙。《仙授理伤续断秘方》指出："凡夹缚用杉木皮数片，周围紧夹缚，留开皆一缝。"夹板过宽过窄，均可影响固定的可靠性。夹板的厚度一般为 2～4mm，股骨的夹板可以稍厚一些。

2. 固定垫

利用固定垫所产生的压力或杠杆力，作用于骨折部，以维持骨折断端在整复后的良好位置。固定垫的制作，可选用质地柔软、有一定弹性及支持力、能吸水、可散热的毛边纸或棉花片。压垫应具有一定的大小和厚薄，大小和厚薄决定固定时作用力的大小。常用的固定垫有平垫、塔形垫、梯形垫、高低垫、葫芦垫、横垫、合骨垫、分骨垫等，使用时应根据骨折再移位的倾向力而定。

常用的固定垫放置法有三种。一垫固定法：直接压在骨折片或骨折部位上。多用于移位倾向较强的撕脱性骨折分离移位、或较大的骨折片，如肱骨内上髁骨折、外髁骨折（空心垫），桡骨头骨折（葫芦垫）等。二垫固定法：将两垫分别置于两骨折端原有移位的一侧，以骨折线为界，不能超过骨折线。适用于有侧方移位倾向或有残余侧方移位的骨折。三垫固定法：一垫置于骨折成角移位的角尖处，另两垫置于尽量靠近骨干两端的对侧，三垫形成加压杠杆力。用于成角倾向或残余成角移位的骨折。

固定垫的作用仅限于防止再移位的发生，临床上不可依赖固定垫进行矫正复位，否则，加压过度可造成皮肤压疮甚至肢体缺血坏死。

3. 扎带

扎带的约束力是夹板外固定力的直接来源，捆扎的松紧一般以布带捆扎后能在夹板上左右移动 1cm 为标准（临床证明约为 800g），最为适宜。一般选取 1.5～2.0cm 宽的双层布带 3～4 条，用以捆绑夹板。

捆扎方法为：依次捆扎中间、远端、近端，捆扎时两手须将布带对齐，平均用力，缠绕两周后打结，活结扎在前侧或外侧，便于调整松紧。

4. 夹板固定的适应证和禁忌证

（1）适应证

①四肢闭合性骨折，股骨干骨折因大腿肌肉有较大的收缩力，常配合骨牵引。

②四肢开放性骨折，创口较小经处理者。

③四肢陈旧性骨折适合于手法复位者。

（2）禁忌证

①较严重的开放性骨折。

②难以整复的关节内骨折。

③不易牢靠固定部位的骨折。

5. 夹板固定步骤

（1）受损部位外敷药或用棉花包绕，厚薄、范围要适宜。

（2）放置固定垫：将选好的固定垫准确地放置在肢体的适当部位，最好用胶布予以固定。

（3）安放夹板：按照各部骨折的具体要求，依次安放选定的夹板。夹板安放妥当后，由助手用两手扶托固定。

（4）布带捆扎：注意松紧程度。捆扎的太紧则压伤肢体，影响患肢血液循环，太松不能起到固定的作用。

6. 夹板固定后的注意事项

（1）麻醉未消退前，因患肢肌肉无力，患者自己不能控制患肢，搬动患者时，要注意防止骨折再移位。

（2）抬高患肢，以利肢体肿胀消退。

（3）将患肢关节固定在有利于骨折稳定和功能恢复的适当位置，并注意观察肢端血运，如颜色、温度、感觉及肿胀程度等。特别在骨折后4天内更应注意。

（4）经常调整布带的松紧度。一般在复位固定后的3～5日内，因复位的继发性损伤，部分浅静脉回流受阻，局部损伤性反应，患肢功能活动未完全恢复，夹板内压力有上升趋势。应每日将布带调整一次，保持扎带在夹板上左右有1cm的正常移动度。以后夹板内压力日渐下降，要注意防止布带过松。2周后肿胀消退，夹板内压力趋向平稳。

（5）骨折复位后，应定期检查夹板与固定垫的位置，如有移动，应及时调整。

（6）定期作X线透视或照片检查，了解骨折是否再发生移位。特别是在复位后2周内要勤于复查，若再发生移位，应再次进行复位。一般遵循：固定后3天、7天、10天复查拍片。

（7）注意有无固定的疼痛点。若疼痛点固定在压垫处、夹板两端或骨突处，应及时进行检查，防止产生压迫性溃疡。

（8）指导患者进行功能锻炼，并督促其使用正确的练功方法。练功必须遵守不增加损伤为前提，以恢复肢体固有的生理功能为中心，以主动练功为主，循序渐进，持之以恒地坚持练习。

7. 夹板解除时间

复查X线片，达到临床愈合标准后，可予以解除。

（二）石膏外固定法

石膏固定是骨伤科外固定方法之一，已有百余年历史，适用于全身各处。它是利用熟石膏（$Ca_2SO_4 \cdot H_2O$）遇水接触后，即很快吸收水分而硬固的物理性质，制作成石膏绷带缠在肢体上，从而起到固定作用。其优点是固定坚强，搬动便利；但缺点是弹性小，石膏固定后，变成一个坚硬的外壳，当肌肉收缩时，石膏壳不能随着肢体一起活动。尽管制作时比较合适，但当早期肿胀消退或晚期肌肉收缩时，石膏与肢体之间就有一定的空隙，骨折往往在石膏内变位。石膏绷带又常需固定骨折上下两关节，影响功能锻炼，甚至发生关节强直。因此，过去大部分四肢骨折用石膏固定的，在我国现在差不多为夹板固定所代替，石膏绷带在骨折治疗上已大大缩小其使用范围。但目前对于关节内骨折，手术切开复位后的骨折，骨与关节结核，化脓性骨髓炎、矫形术后以及关节融合术后，仍需采用石膏固定。

常用石膏绷带类型如下。

1. 分类

（1）石膏托：将石膏绷带按需要长度折叠成石膏条带固定肢体的一侧，即石膏托。一般上肢石膏托需用10cm宽的石膏绷带10~12层，下肢石膏托需要15cm宽的石膏绷带12~15层。石膏托的宽度一般以能包围肢体周径的2/3左右为宜。操作时，将做好的石膏条带叠好放入温水中，直至没有气泡，完全浸透，取出轻挤两端，放在石膏台上铺开抹平后，放置在衬棉上，连同衬棉置于伤肢的背侧或后侧，衬棉侧接触皮肤，并用手托贴于肢体上，用绷带包缠固定，达到固定肢体的目的。浸透的石膏绷带应立刻使用，否则会变硬，如勉强使用，由于石膏层间不能紧密接触，影响固定效果。

（2）石膏夹板：按照做石膏托的方法制作二条石膏带，分别于被固定肢体的伸侧及屈侧，按上法用绷带包绕而成。

（3）石膏管型：指用石膏绷带与石膏条带结合包缠固定肢体的方法。亦即在石膏夹板的基础上将纱布绷带改为石膏绷带，作均匀而螺旋式移动，卷带边相互重叠1/3~2/3，切忌漏空。同时不断用手抹平和塑形，使每层之间紧密相接。使前后石膏形成一个整体，适用于上肢和下肢。通常应注明固定日期及拆除日期。

（4）躯干石膏：指采用石膏条带与石膏绷带相结合包缠固定躯干的方法，常用的躯干石膏有头颈胸石膏、石膏围领、肩人字石膏、石膏背心、石膏腰围及髋人字石膏等。

2. 注意事项

（1）石膏绷带包扎前，应将肢体尽量置于功能位置。暴露肢端，利于观察血循。

（2）在石膏固定的过程中，应以手掌托扶石膏，切忌用手指压迫，以免该处凹陷，局部压力增大，而造成压迫性皮肤溃疡。

（3）石膏固定完成后，要维持体位直至完全干固，防止活动过早而折断。为加速石膏的干固，可用电吹风或红外线灯泡烘干。

（4）患者须用软垫垫好石膏。注意保持石膏清洁，勿使污染。变动体位时，应保护石膏，避免折断或骨折错位。同时应注意外露部位的保温。

（5）石膏固定期间，患者应定期行X线摄片检查。

3. 石膏的拆除

主要针对管型石膏，常用的工具有长柄石膏剪、短柄石膏剪、石膏刀、石膏锯、撑开器、电锯等。

二、持续牵引法

持续牵引法是通过牵引装置，沿肢体长轴或躯干纵轴利用作用力和反作用力原理（悬垂之重量为作用力，身体重量为反作用力），使骨折、脱位得以复位、固定。持续牵引既是一种固定的方法，又是一种整复的方法，它可以克服肌肉的收缩力，矫正重叠移位和肢体的挛缩，可使软组织痉挛与局部疼痛得到缓解。抬高床脚可加大牵引力，或者用支架（如托马斯架）上端的圆圈抵住骨盆的坐骨结节，作为牵引时的反作用力的支撑点。常用的牵引种类有皮肤牵引、牵引带牵引和骨牵引。

（一）皮肤牵引

是用胶布贴于伤肢的皮肤周围，连接牵引重锤，通过滑车进行牵引。其牵引力是通过皮肤，间接牵开肌肉的收缩力而作用于骨骼的。皮肤牵引简单易行，安全无痛苦，但牵引的重量有限，故牵引力较小。皮肤牵引多用于下肢。

1. 适应证

（1）小儿下肢骨折。

（2）老年人肌肉萎缩的不稳定型的下肢骨折。

（3）防止或矫正髋、膝关节屈曲、挛缩畸形。

2. 术前准备

（1）皮肤准备：在牵引部位剃毛，用清水洗净，以免影响胶布粘合力，并用酒精消毒，防止偶因皮肤牵引而致皮肤感染。

（2）皮肤牵引装置的准备：根据患者肢体的粗细，取宽约 6～8cm 的胶布，长度为从骨折线上方约 4cm 至足底长的二倍，再加 20cm，后者为绕过足底巾在木板上和留出空隙的长度，在胶布的中段贴上方形木板，并将胶布末端撕开约 10～30cm。方形木板的宽度约较两踝稍宽一些，中间有一孔，并穿入牵引绳，以备牵引。

（3）其他用品：准备复方安息酸酊一瓶，绷带数卷，牵引支架一个，牵引重量若干。

3. 操作步骤

（1）在骨突起处，如内踝、外踝、腓骨小头等，要用棉花或纱布垫好保护，不使胶布直接贴该处，以免压迫皮肤形成坏死。

（2）在患肢两侧皮肤涂一层复方安息酸酊，以增加皮肤粘性，并可防止皮肤发生水疱。

（3）将预先准备好的胶布，从超过骨折线以上 4cm 处起平整的贴于肢体内、外侧皮肤上。为了适应肢体形状，可在其边缘上剪一些斜形水口。

（4）胶布外面用绷带自下而上地缠绕固定。但不要盖住上端，以便观察胶布有无滑脱。

（5）将患肢置于牵引架上，系上牵引重量，通过滑车进行牵引，其重量应根据患者年龄、体重和骨折移位情况而定。开始用 2～3kg 左右，以后根据情况调节牵引重量，但一般不超过 6kg。牵引时间最多不超过 5～6 周。

（二）骨牵引术

骨牵引是在患肢远端的选定部位，在无菌条件及局部麻醉下，将骨圆针、克氏针或牵引钳穿入骨骼内，系上牵引装置进行牵引的方法。骨牵引为直接牵引，牵引后便于检查患肢。因牵引力是直接作用于骨骼，故可承受较大的牵引重量，牵引力较大，而且阻力小，并可持久，是持续牵引最常用的方法。

1. 适应证

（1）多用于肌肉发达的成年人及需要较长时间或较大重量的牵引。尤其是不稳定性骨折、开放性骨折、骨盆骨折、髋臼骨折及股骨头坏死晚期需人工假体置换者。

（2）颈椎骨折、严重环枢关节半脱位者。

2. 准备器械

消毒的骨圆针、手摇钻（或电钻）、金属锤子。牵引架、牵引弓、牵引绳、滑车和牵引重量。

3. 牵引部位

（1）尺骨鹰嘴牵引：适用于难以复位或肿胀较重的肱骨髁上骨折，粉碎型肱骨下端骨折。体位：患者仰卧，屈肘90°，前臂中立位。进针点：尺骨鹰嘴尖端下2cm，尺骨嵴旁开一横指处。方向：由内向外，注意保护尺神经。牵引重量：2～5kg。

（2）颅骨牵引：适用于有移位的颈椎骨折脱位。体位：剃光头发后，取仰卧位，头下垫一沙袋，将头放正。进针点：二乳突之间向上画一连线（额状线），再从鼻根到枕外隆凸画一头颅矢状直线，以此两线交叉点为中心点，在离中点两侧等距处（约5～6cm）为牵引点。或者，由两侧眉分外缘向颅顶画两条平行的矢状线，两线与上述额状线相交的两点为牵引点。方向：钻头在颅骨表面斜向内侧约45°角。深度：用安全钻头，成人约4mm，儿童约3mm。牵引重量：第1、2颈椎一般用4kg，以后每下一椎增加1kg。

（3）股骨髁上牵引：适用于需要牵引力量较大的股骨干骨折、转子间骨折、髋关节中心性脱位以及骨盆骨折合并骶髂关节脱位的患者。体位：患者仰卧位膝后垫枕，膝关节屈曲40°位。进针点：髌骨上缘一横指处引一横线，再由腓骨小头前缘向上述横线引一垂线，二线之交点为穿刺点或者在内收肌结节上方2cm处进针。方向：由内向外。牵引重量：体重的1/6～1/8。

（4）胫骨结节牵引：适应证同股骨髁上牵引。体位：仰卧，患肢用枕头垫起。进针点：胫骨结节最高点向后2cm和向下2cm处。方向：由外向内侧穿针。

（5）跟骨牵引：适用于胫腓骨不稳定性骨折、膝关节屈曲挛缩畸形者。体位：小腿下方垫一沙袋使足跟抬高。进针点：自内踝尖部和足跟后下缘相连线的中点处，由内向外侧穿针。方向：由内向外，针与踝关节面呈倾斜15°，即内侧进入口低，外侧出口处高。牵引重量3～5kg。

骨牵引注意事项：保持牵引绳与肢体长轴方向一致。牵引期间，应鼓励患者经常进行功能锻炼，以防止肌肉萎缩，关节僵直，增强体质，促进骨折愈合。并注意加强护理，防止压疮的形成。

（三）牵引带牵引

牵引带牵引，是利用牵引带系于患者肢体某一部位，再用牵引绳通过滑轮连接牵引带和重锤对患部进行牵引。这种牵引对骨折和脱位有一定的复位和固定作用，还可缓解和治疗软组织痉挛、疼痛和挛缩。根据使用部位不同，有枕颌、骨盆、上肢和下肢牵引带。

1. 枕颌带牵引

适应用于颈椎病、颈椎间盘突出症和无移位的颈椎骨折与脱位等。体位：仰卧位或坐位。使用方法：将枕颌带套在患者下颌和枕骨粗隆部，捆好扎带，用扩张器将两带分开，栓好牵引绳，连结砝码作滑动牵引，每次20～30分钟，每日1～2次。方向：牵引角度在牵引的治疗中起着极其重要的作用。一般对颈型、神经根型颈椎病患者进行牵引时，头颈宜前屈约30°；椎动脉型颈椎病患者多采用垂直位牵引。无关节交锁的颈椎骨折，采用头颈略后伸的卧位牵引。伸直型骨折采用中立位卧位牵引。牵引重量一般不超过 3 ~ 5kg。

2. 骨盆兜悬吊牵引

适用于骨盆骨折合并耻骨联合有明显分离，髂骨翼骨折向外移位，严重的骶髂关节分离。体位：仰卧位。使用方法：将骨盆牵引兜放于腰及臀后部，于带之两端各穿一横木棍，并以绳索系于棍的两端，用铁丝"S"状钩挂于两侧牵引绳上悬吊于床架上，然后通过滑轮进行牵引。牵引重量：以能使臀部稍离开床面即可。

3. 骨盆带牵引

适用于腰椎间盘突出症、腰椎小关节紊乱症、腰肌劳损等。体位：仰卧位。使用方法：有两种，一为用骨盆牵引带包托于骨盆，两侧各一个牵引带，每侧牵引重量约10kg（即每侧牵引的重量约为体重的 1/5 左右），足跟一端床架略为抬高（约15°）便于对抗牵引；二为利用机械大重量间断牵引，即用胸部固定带固定胸部，将两侧腋部向上，对抗牵引，另用骨盆带包托进行牵引。牵引重量：5 ~ 12kg。每天牵引一次，每次牵引 20 ~ 30 分钟。

三、骨外固定器固定

外固定疗法的应用始于 19 世纪中叶。骨外固定是将骨圆针或带螺纹的骨针经皮钻入骨折远、近两端的骨骼，再用一定类型的金属、塑料等材料制成的杆或框架结构加以连接，使骨折端得到固定的疗法。

（一）骨外固定器的适应证

（1）不稳定的新鲜骨折；开放与感染骨折，有利于创口换药和观察病情。

（2）软组织损伤肿胀严重的骨折。

（3）陈旧骨折：骨折畸形愈合、延迟愈合或不愈合。

（4）关节融合术或矫形术后。

（5）下肢短缩施行延长术后。

（二）禁忌证

小儿骨折、稳定性骨折、瘫痪肢体的骨折不宜应用。

（三）注意事项

（1）避免神经、血管等重要组织的损伤。

（2）严格遵守无菌技术操作，应在手术室内进行手术操作。

（3）保持针孔部位清洁干燥。

（4）随时检查固定针有无松动。

四、内固定

内固定是在骨折复位后，用金属内固定物维持复位的一种方法。有两种植入法：一是切开复位后植入；二是闭合复位后，在 X 线透视下植入。《仙授理伤续断秘方·口诀》指出："凡伤损重者，大概要拔伸捺正，或取开捺正"。

（一）切开复位及内固定的适应证

（1）骨折断端间嵌有软组织组织，经多次整复仍不能使其离开骨断端，在复位时无骨摩擦音，或有神经嵌入骨断端应采取手术治疗。

（2）关节内骨折累及关节面，采用闭合复位不能恢复关节面平整，并影响关节功能，可采用手术治疗。

（3）合并血管、神经损伤或肌腱、韧带完全断裂的复杂骨折，在探查或修复血管、神经、肌腱及韧带时同期施行内固定。

（4）开放性骨折，在 6~8 小时之内清创，如伤口污染较轻且清创彻底者，可同时行内固定，否则延期进行。火器伤、电击伤禁忌内固定，应选用适当外固定支架进行治疗。

（5）多发性骨折和多段骨折，为了预防严重的并发症，便于护理和患者的早期活动，可以选择多发骨折的重要部位进行适当的内固定。

（6）手法复位外固定不能维持复位后的位置而可能影响骨折愈合者，可采用内固定，如股骨颈囊内骨折。

（7）陈旧性骨折畸形愈合造成功能障碍者，在矫形术的同时应施行内固定。

（8）骨折不愈合，骨缺损在行植骨术的同时应进行内固定。

（二）并发症

（1）骨折延迟愈合或不愈合。

（2）骨感染。

（3）关节及周围组织粘连。

（4）内固定失败：发生内固定物弯曲变形、折断、松动或脱出而导致内固定失败。

（三）内固定的种类

1. 缝合线内固定

缝合线包括金属、尼龙线、丝线等。髌骨骨折、尺骨鹰嘴骨折、趾骨骨折、肱骨内外髁骨折、胫骨嵴骨折常用缝合线固定。

2. 钢针内固定

主要用于短小骨的骨折或近关节的骨折，如掌骨、指骨骨折或跖骨、趾骨骨折、肱骨内外髁骨折。

3. 螺丝钉内固定

主要用于关节内骨折的固定和管状骨的斜形骨折，固定螺钉应当与骨干垂直，手术后需要外固定。

4. 髓内针内固定

主要用于较大的骨折，如股骨、肱骨、尺骨、桡骨及胫骨的横断骨折和螺旋骨折。根据髓内针的形态可分为 V 形针、三角针、梅花针、圆形针、四边形针等。

5. 钢板螺丝钉内固定

适应于骨干骨折。钢板应当够长，骨干直径大的，钢板应当相应的长些。骨折线的两端应当各有 2~3 枚螺钉，螺钉方向应当与骨干垂直，以穿透两侧皮质为度。

6. 特殊内固定针

如股骨颈骨折用的三翼钉、加压螺丝钉，转子间骨折用的鹅头钉、Jweet 钉、

Ender 钉，以及各种特异接骨钢板和棒等。

第三节　练功疗法

练功疗法又称功能锻炼，古称导引。张介宾曾说："导引，谓摇筋骨，动肢节，以行气血也。"它是通过肢体自身的运动来防治骨伤科疾病，促使肢体功能得到锻炼，从而加速骨伤疾病康复的一种治疗方法。

练功疗法是贯彻以"动静结合"为治疗原则的一项重要手段，是治疗骨伤疾病的主要治疗方法之一，尤其是在损伤后遗症的治疗中占有重要的地位，对骨关节疾病和骨关节手术后的康复也有很好的作用，也是伤残患者重新获得生活和工作能力的重要途径。因此，它不仅是骨伤科中的重要疗法之一，在现代康复医学中也占有相当重要的地位。

一、练功疗法的原则

（1）练功活动应以不加重局部组织的损伤为前提。
（2）练功活动应以恢复和增强肢体的固有生理功能为中心。
（3）练功活动应以徒手锻炼、主动锻炼为主，以器械锻炼、被动锻炼为辅。

二、练功疗法的分类

徒手练功（分局部和全身）、器械锻炼两种。骨伤科以局部锻炼为主，全身锻炼和器械锻炼为辅。

三、练功疗法的作用

（1）活血化瘀、消肿定痛，促进伤部肿胀的消退和加速骨折愈合。
（2）濡养患肢关节筋络，防止肌肉萎缩，促进关节功能的恢复。
（3）避免关节粘连和骨质疏松。
（4）防止骨质疏松。
（5）有利于伤残患者重新获得生活和工作能力。

四、练功的注意事项

（1）制订练功计划，鼓励患者自觉地、主动的进行练功。
（2）医师认真地指导练功。
（3）练功应循序渐进，持之以恒，坚持练功。
（4）避风寒，保温暖。

五、各部位练功术式

1. 颈项部练功法

与项争力；往后观瞧；颈项侧弯；前俯后仰；回头望月；颈椎环转。

2. 腰背部练功法

按摩腰眼；前屈后伸；左右侧屈；风摆荷叶（腰部旋转）；转腰推碑；仰卧起坐；俯卧背伸（飞燕点水）；仰卧拱桥；摇椅活动。

3. 上肢练功法

上提下按；双手托天；左右开弓；按胸摇肩；双臂旋转；弯肱拔刀；双肩外展；屈肘挎篮；箭步云手；手指爬墙；反臂拉手；旋前旋后；抓空增力。

4. 下肢练功法

举腿蹬足法；仰卧举腿；旋转摇膝；行者下坐；左右下伏；屈膝下蹲；四面摆踢；搓滚舒筋；侧卧外摆。

第四节　中药疗法

中药疗法是中医骨伤科的重要疗法之一，它是在辨证论治的基础上具体贯彻内外兼治，即局部与整体兼顾的主要手段。《正体类要·序》述："肢体损于外，则气血伤于内，营卫有所不贯，脏腑由之不和，岂可纯任手法，而不求之脉理，审其虚实，以施补泻哉？"中药在骨伤科方面的应用可以促进肿胀的消退、疼痛缓解、软组织修复、骨折愈合和功能恢复，特别是大面积软组织损伤应用中药治疗更显优势。骨伤科的中药治疗分内治法和外治法两类，临床可根据病情有针对性地选用。

一、内治法

内治法是通过内服药物以达到全身治疗的方法，故亦可称为药物内服法。局部皮肉筋骨损伤或疾病，亦可导致气血、津液、脏腑、经络的功能紊乱，外伤与内损、局部与整体之间有着密不可分的关系。所以，在诊治过程中，应从整体观点出发，以四诊八纲为依据，对皮肉筋骨、气血津液、脏腑经络之间的生理病理关系加以分析，根据疾病的虚实、久暂、轻重、缓急以及患者的内在因素等情况，选用不同的治法，实施正确的治疗。骨伤科常用三期辨证论治法：

（一）初期治法

适应于骨伤疾病早期而致的蓄血、瘀血和出血等病证，以"下"、"消"法为主，常用的治法有攻下逐瘀法，行气消瘀法，活血止痛法、软坚散结法和调血止血法等。

1. 攻下逐瘀法

本法适用于筋骨损伤早期蓄瘀证。症见胸腹胀满、大便不通、腹胀、舌红、苔黄厚、脉数的内热燥实患者。常用方剂有桃仁承气汤、鸡鸣散、大成汤、黎洞丸等。

攻下逐瘀法属于"下"法，常用苦寒通下以攻逐瘀血，通泄大便，排除积滞的治法，药性相当峻猛，临床不可滥用。对年老体弱、气血虚衰、失血过多，素有宿疾者及妇女妊娠，产后及月经期间应当禁用或慎用。

2. 行气消瘀法

本法适用于损伤早期，气滞血瘀、局部肿痛，无里实热证，或宿伤而有瘀血内结，或有某种禁忌而不能猛攻急下者。症见：损伤后肢体胀痛、聚散无常、游走不定，可因呼吸、咳嗽等动作而加剧疼痛；或疼痛稍有固定、经久不愈，痛处拒按，多呈胀痛或刺痛，局部可有青紫瘀斑或血肿等症状。常用方剂有：以消瘀活血为主的复元活血汤、活血止痛汤、活血化瘀汤；以行气为主的柴胡疏肝散、加味乌药汤、金铃子散；以及行气活血并重的膈下逐瘀汤、顺气活血汤、血府逐瘀汤等。

行气消瘀法属"消"法，有消散和破散的作用。行气消瘀方剂一般并不峻猛，对于禀赋体弱或妊娠、月经期间不宜使用破散者，可酌情使用。

3. 清热凉血法

适用于筋骨损伤后热毒蕴结于内引起血热错经妄行者。若因血热妄行者，治宜凉血止血，方用十灰散、四生丸等；出血兼有瘀滞者应当配伍活血祛瘀之品，可用田三七、蒲黄等，以防止留滞；若因脾阳不足所致的出血证，宜用温阳止血，方用黄土汤等；若突然大出血者，宜补气摄血，方用独参汤、当归补血汤等，以防气随血脱；损伤失血严重者，还应当结合输液、输血等疗法。

清热凉血法属"消"法，是用性味寒凉药物以清泄邪热而止血的一种治法。清法须量人虚实而用。

4. 开窍通关法

是用辛香走窜，开窍通关的药物，以治疗标证的救急方法。常用方剂有苏合香丸、安宫牛黄丸、紫雪丹、至宝丹、行军散等。

（二）中期治法

损伤诸症经过初期治疗，肿痛减轻，但瘀肿尚未消尽，即可改用中期的各种治法。中期治法以"和"法为主，常用的治法有：和营止痛法、接骨续筋法、舒筋活络法等。

1. 和营止痛法

适用于损伤中期，虽用"消"、"下"法治疗，而仍有瘀凝气滞，肿痛尚未消尽，而继续用攻下之法又恐伤正气者。常用方剂有和营止痛汤、定痛和血汤、正骨紫金丹、和营通气散、七厘散等。

2. 接骨续筋法

适用于骨折中期，骨位已正，筋已理顺，瘀肿渐消，筋骨已有连接但未坚实，尚有瘀血未去的患者。瘀血不去则新血不生，新血不生则骨不能合、筋不能续，故主要作用接骨续筋药，佐以活血化瘀之药，以起到活血化瘀、接骨续筋的作用。常用方剂有续骨活血汤、新伤续断汤、接骨紫金丹等。

3. 舒筋活络法

适用于损伤肿痛稳定后而有瘀血凝滞、筋膜粘连的伤筋中期，或兼有风湿，或受伤之处筋络发生挛缩、强直，关节屈伸不利等证，或气血不得通畅，肢体痹痛者。常用方剂有舒筋活血汤、蠲痹汤、独活寄生汤等。

（三）后期治法

损伤后期治疗较常用的有三种方法，主要以补养为主，包括补气养血、补养脾胃及补益肝肾三种补法。

1. 补气养血法

适用于内伤气血，外伤筋骨，以及各种损伤后期长期卧床不起的患者，出现筋骨萎弱，创口经久不愈，损伤肿胀不消，身体日渐虚弱，舌淡、苔薄、脉弦细弱的患者。常用的方剂四君子汤、四物汤、八珍汤、十全大补汤等。

2. 补养脾胃法

适用于损伤后期，损伤日久、耗伤正气、气血脏腑亏损，或长期卧床，缺少活动，而导致脾胃虚弱、运化失职、饮食不消、营养之源日绌的患者。常用的方剂有补中益气汤、参苓白术散、健脾养胃汤、归脾汤等。

3. 补益肝肾

适用于筋骨及腰部损伤的后期，骨折迟缓愈合，骨病筋骨萎缩，骨质疏松，以及老年体弱，肝肾虚损的患者。因肝主筋，肾主骨、主腰脚。常用方剂有壮筋养血汤、生血补髓汤、六味地黄丸、金匮肾气丸、健步虎潜丸、左归丸、右归丸等。

二、外用药物

外用药物是指对病变部位的局部用药。骨伤科外用药物种类较多，内容丰富，其临床应用剂型主要有敷贴药、搽擦药、熏洗药和热熨药等类型。因局部用药，药力可直达病所，取效迅速，疗效确切。

（一）敷贴药

是将药物制剂直接敷贴在病变局部，使药力发挥作用，可收到较好的疗效。常用的有药膏、膏药、药散。

1. 药膏

又称敷药或软膏。

（1）药膏的配制：将药物碾成细末，然后选用蜂蜜、饴糖、香油、酒、醋、水、鲜药汁或凡士林等，调和均匀如厚糊状，按损伤部位的大小摊在相应的棉垫或桑皮纸于敷于患处。为减少药物对皮肤刺激和换药时容易取下，可在药面加一张极薄的棉纸。

（2）药膏的种类：消瘀退肿止痛类、舒筋活血类、接骨续筋类、温经通络类、消热解毒类、生肌拔毒长肉类。

（3）临床应用注意事项：①换药的时间可根据病情的变化、肿胀消退的程度、天气的冷热来决定，一般是2～4天换药一次，后期患者亦可酌情延长。古人的经验是"春三、夏二、秋三、冬四"。生肌拔毒长肉类应根据创面情况，每隔1～2天换药一次，以免脓水浸淫皮肤。②药膏一般应随调随用。凡用水、酒、鲜药汁调敷药时，因其易蒸发，所以应勤换药。用饴糖调敷的药膏，室温下药膏容易发酵，霉雨季节易发霉，故一般一次不宜调料太多。③少数患者对外敷药膏后过敏而产生接触性皮炎，皮肤奇痒或有丘疹水疱出现时，应注意及早停药，并给予脱敏药物外擦。

2. 膏药

古称薄贴，是中医外用药中的一种特殊剂型。

（1）膏药的配制：是将药物碾成细末，配合香油、黄丹或蜂蜡等基质炼制而成。

熬膏药肉：将药物配齐浸于植物油中，主要用香油，即芝麻油。通过加热熬炼后，再加入铅丹，又称黄丹或东丹，其主要成分为四氧化三铅，也有用主要成分为一氧化铅的密陀僧制膏的。经过"下丹收膏"制成膏药，以老嫩合度，富有粘性，烊化后能固定于患处，贴之即粘、揭之易落者为佳。膏药熬成后浸入水缸中浸泡数天，再藏于地窖阴暗处以去火毒，可减少对皮肤的刺激，防止发生接触性皮炎。

摊膏药：用时将膏药肉置于小锅中用文火加热烊化，然后摊在膏药皮纸或布上备用，摊膏时应注意四面留边。

膏药内掺药的用法：一是熬膏药时将药料浸在油中，使有效成分溶于油中；二是将小部分具有挥发性，不耐高温的药物（如乳香、没药、樟脑、冰片、丁香、肉桂等）先研成细末，待膏药在小锅中烊化后加入，搅拌均匀，再摊膏药。贵重的芳香开窍药物，或特殊需要增加的药物，临贴时可加在膏药上。

（2）膏药的种类

橡皮膏药：现代市售的橡皮膏药，是以橡胶为主要基质，与树脂、脂肪或类脂性辅料与药物混合后，摊涂在布或其他裱背材料上而制成的外用制剂，如伤湿祛痛膏等。

黑膏药：①治损伤与寒湿类：适用于损伤者，有坚骨壮筋膏；适用于风湿者，有狗皮膏、伤湿宝珍膏等；适用于损伤兼风湿者，有万灵膏、万应膏、损伤风湿膏等；适用于陈伤气血凝滞筋膜粘连者，有化坚膏等。②提腐拔毒类：适用于创面溃疡者，有太乙膏、陀僧膏，一般常在创面另加药粉。

（3）膏药的临床应用注意事项：①骨伤科膏药的配伍多数由较多的药物组成，有的专攻一证，有的照顾全面，适应多种疾患。②膏药遇温则烊化而具有粘性，能粘贴在患处，应用方便，药效持久。使用时将膏药烘烤烊化后趁热贴于患处，但须注意湿度适当，以免烫伤皮肤，一般3~5天换药一次。③一般多用于肢体筋伤、骨折后期或患有筋骨痹痛者，对于新伤初期肿胀不明显者，亦可应用；用于创面溃疡者，一般常在创面上另加药粉，如九一丹、生肌散等。④对含有丹类药粉的膏药，由于X线不能穿透，所以X线检查时宜取下。

3. 药散（又称掺药）

（1）药散的制作：是将药物碾成极细的粉末，收贮瓶内备用。

（2）药散的种类：止血收口类、祛腐拔毒类、生肌长肉类、温经散寒类、活血止痛类。

（3）药散的使用：使用时将药散掺撒在膏药或软膏上，外敷贴患处，或直接掺撒在创口上。

（二）搽擦药

将药物制成液状药剂，直接涂擦或配合推擦手法使用在患部的一种外用药物剂型。

搽擦药的种类如下。

1. 酒剂

指外用药酒或外用伤药水，是用药与白酒、醋浸制而成，一般酒醋之比为8:2，也有单用酒或乙醇溶液浸泡。常用的有活血酒、舒筋药水等。具有活血止痛、舒筋活络、追风祛寒作用。

2. 油膏与油剂

用香油把药物熬煎去渣后制成油剂，也可加黄蜡收膏而成油膏，具有温经通络、消散瘀血的作用。适用于关节筋络寒湿冷痛等证，也可在手法及练功前后作局部搽擦。常用的有伤油膏、跌打万花油、活络油膏等。

（三）熏洗湿敷药

1. 热敷熏洗

古称淋拓、淋渫、淋洗与淋浴，是将药物置于锅或盆中加热煮沸后，先用热气熏蒸患处，候水温稍减后用药水浸洗患处的一种方法。冬季：可在患肢上加盖棉垫，使热能持久，每日2次，每次20～30分钟。适用于关节强直拘挛、酸痛麻木或损伤兼夹风湿者。多用于四肢关节的损伤，对腰背部可视具体情况而酌用。根据熏洗澡药的功用可分为：活血散瘀类、温经通络类。

使用熏洗法应注意：①伤处红肿热痛者不用。②熏洗时防止烫伤患处。③熏洗后伤部注意保暖，并适当结合练功。

2. 湿敷洗涤

古称溻渍、洗伤等。多用于创伤。是将药物制成水溶液，供创口或感染伤口湿敷洗涤用。常用野菊花煎水、2%～20%黄柏溶液以及蒲公英鲜药煎汁等。

（四）热熨药

热熨法是一种借助物理热疗促进药物吸收的局部治疗方法。临床上常选用温经散寒、祛风止痛、行气活血的中药，加热后用布包裹，热熨患处。适用于风寒湿型的筋骨疼痛、陈旧性损伤、腹胀痛、尿潴留等症。主要用于腰背躯体部位，亦可用于四肢肌肉丰厚处和关节周围，主要有下列几种。

1. 熨药

又称腾药。将药置于布袋中，扎好袋口放在锅中，蒸气加热后熨患处，适用于各种风寒湿肿痛证，常用的有正骨烫药。

2. 坎离砂

又称风寒砂。系用铁砂加热后与醋水煎成的药汁搅拌后制成。临床用时加醋少许拌匀置布袋中。坎离砂加醋后，可慢慢地产生化学变化而发热，发热的温度慢慢升高，最高可达80～90℃，用于热熨患处。适应于慢性腰痛和关节炎症。

3. 简便热熨药

如用粗盐、黄砂、米糠、麸皮、吴茱萸等炒热后装入布袋中，热熨患处，简便有效。适用于各种风寒湿型筋骨痹痛、陈旧性损伤、腹胀痛、尿潴留等症。

（五）中药离子导入

是通过直流电疗机将药物离子引入人体的一种局部治疗方法。此法由于兼有直流电的电疗和药物的双重作用，目前已在临床上广泛应用，成为常用的中药外用疗法之一，对骨关节的慢性损伤性疾病疗效较好。

第五节 手术疗法

手术疗法是治疗骨伤科疾病的重要手段之一。在我国医学历史上运用手术疗法治疗骨伤科疾病已有两千多年的历史，曾有过辉煌的成就，作出过卓越的贡献。

手术是骨伤科中的一项重要治疗方法，但不是治疗骨伤病的惟一方法。医生应做那些非做不可的手术，而不是做那些你想做和能做的手术。要根据患者的具体情况，结合技术设备条件，慎重选择治疗方案，严格掌握手术适应证。

一、清创术

清创术是用于处理新鲜污染创口的一种手术方法。清创术必须在创口未发生感染之前进行，一般为受伤后 6~8 小时之内进行。清创的目的是通过止血，清除创口污染及异物，切除失去活力的组织，修复损伤的组织和器官，防止感染，使创口顺利地愈合。

1. 适应证

对于急性开放性损伤患者应尽早进行清创术。

2. 注意事项

（1）施行清创手术前应先剃除创口周围皮肤的毛发，再用生理盐水或肥皂水清洗创口周围皮肤的污垢，常规消毒后方可用大量等渗盐水冲洗创口，彻底清除血凝块、组织残渣和异物，并进一步止血。

（2）扩创时应按组织层次有序地进行，即按顺序由浅及深，从皮肤、皮下组织、筋膜、肌肉、骨骼等层次进行清创。

（3）污染不严重的创口，清创彻底后可作一期缝合。

二、骨移植术

骨移植术是利用患者自身健康骨（自体骨）或其他健康者的新鲜骨以及经合理保存的骨库骨（同种骨）移植于患者身体上需要植骨部位的一种手术。主要使用于治疗骨折不连接、骨缺损或关节植骨融合等，以促进骨折愈合。

适应证

（1）骨折不愈合或延迟愈合。

（2）骨肿瘤切除或刮除术后和骨感染所造成的骨缺损。

（3）融合关节，用植骨方法加固关节，以达到关节稳固，消除症状及治愈疾病的目的。

（4）修补关节，用植骨方法加固关节，以防再脱位。如先天性髋脱位的髋臼造盖术等。

三、截骨术（切骨术）

截骨术是截断骨骼、改变力线，以矫正畸形，而达到治疗目的的手术。截骨术有楔形截骨术、旋转截骨术和移位截骨术等。可以通过改变长骨干的角度、方位后重新对合以矫正成角、旋转畸形,通过进行骨延长或骨缩短矫正下肢不等长,进行移位截骨以改善下肢的负重力线和功能。

适应证

(1)各种骨关节畸形:如肘关节内翻畸形,膝关节内、外翻畸形,髋关节的各种畸形和足部的各种畸形,通过截骨术可矫正畸形。

(2)髋关节及膝关节骨关节炎:骨关节炎患者有局部疼痛,通过截骨术可改变力线或关节接触面,同时可以改善髓腔内较高静脉压而达到减轻症状的目的。

(3)适用于某些迟缓愈合或不愈合的病例,通过截骨术促进骨折愈合。如股骨颈骨折后,通过股骨转子部截骨,消除或减少骨折断端间的剪力以促进愈合。

(4)适用于脱位、半脱位的不稳定关节,通过截骨矫正力线,加强关节的稳定性。

四、截肢术

是将一个病废的肢体从骨骼部位切断,叫做截肢术;从关节间软组织处切断则称为关节离断术。两者均系当肢体遭受严重损伤或破坏并危及生命时,为了保全患者生命、改善功能,而采取的治疗措施。但前者易于日后装配义肢,应用较多。因此,截肢术的平面选择、手术设计,既要照顾病情,也要考虑保留残肢功能恢复。

适应证

(1)肢体遭到严重的损伤,如无法修补的血管损伤,且伴有广泛的软组织辗挫伤。

(2)肢体患有严重感染,危及人的生命时,如严重的气性坏疽。

(3)不能治疗的残肢,尤其是伴有神经或血循环障碍,以及肢体有明显的坏死者。

(4)肢体恶性肿瘤不宜行局部切除,用其他疗法医治无效者。

(5)肢体先天性畸形。

五、关节融合术

关节融合术又称关节固定术。是使一个已失去功能或将要失去功能的关节,用手术的方法使其在最大的功能位置上骨性强直,达到解除关节疼痛,矫正关节畸形,以及改善患肢荷重功能的目的。关节融合术是一种比较复杂的手术,手术方案应根据各部位手术的要求,作全面考虑,尽量争取一次手术成功。关节融合术可分为关节内融合术,关节外融合术和关节内、外融合术。

适应证

(1)由于外伤、炎症、退行性病变等原因发生对应关节面不对称,关节面破坏,引起严重的关节功能障碍;或顽固性关节疼痛经非手术疗法无效,又不适合施行其他手术来保留关节者。

(2)成人全关节结核,关节面严重破坏,估计不能保留关节功能,宜在病灶清除术的同时施行关节融合术。

（3）因神经、肌肉病变而产生关节畸形或关节的不稳定，固定局部关节可改善功能者，宜施行关节融合术。

（4）关节病变并有畸形，关节功能不能保持者，可行关节融合术，并同时矫正畸形。

（5）脊柱先天性或后天性畸形（如半椎体、脊柱侧弯），为预防畸形发展，稳定脊柱，宜施行脊柱融合术，或施行矫形术后同时施行融合术。

六、关节成形术

关节成形术是恢复关节活动及控制关节的有关的肌肉、韧带及软组织功能的一种手术。随着人工关节置换术的广泛应用，关节成形术的手术适应证已大大地缩小，但在某些病例仍不失为一种治疗手段。

适应证

（1）类风湿关节炎造成多发性的关节强直，可对部分关节行关节成形术。

（2）创伤后造成骨缺血性坏死、塌陷、关节破坏、关节疼痛及活动障碍，可行关节成形术，以改善功能及缓解症状。

（3）急性感染后，或创伤合并感染造成骨性强直而病变已静止者。

七、人工关节

人工关节是用一些生物材料或非生物材料制成的关节假体，用以替代病变的关节结构，恢复关节功能。目前，人工关节置换是治疗关节强直，严重的骨性关节炎，因外伤或肿瘤切除后形成关节骨端大块骨缺损等的一种有效方法。用于制作人工关节的生物医学工程材料有金属材料（如钴铬钼合金），高分子聚乙烯，陶瓷材料，炭质材料等。最早为人工股骨头置换术之应用，随后相继出现人工全髋关节置换术，膝、肩、肘、腕、踝等关节的置换术。下面仅介绍人工股骨头置换术的适应证。

适应证

人工股骨头置换术具有关节活动较好，可早期下地活动，减少老年患者长期卧床并发症等优点。但由于仍存在一定的并发症，所以应严格掌握手术适应证。具体适应证如下。

（1）65 岁以上，髋臼无病变的股骨颈头下型骨折不愈合。

（2）各种原因所致股骨头无菌性坏死，髋臼完整者。

（3）股骨颈良性肿瘤。

（4）转移病所致股骨颈病理性骨折时，为了减轻患者痛苦也可行此置换术。

第六节　其他疗法

一、针灸疗法

是运用针刺或艾灸人体相应的穴位，从而达到治疗疾病的一种方法。针灸具有调和阴阳、舒筋活络、活血祛瘀、行气止痛、祛风除湿等作用。针灸在骨伤科疾病的治疗中应用的范围很广。一般新伤取穴"以痛为腧"，或结合邻近取穴，在疼痛剧烈处进针可收到止痛消肿，舒筋活络等效果；陈伤主要是以循经取穴为主，辨证论治。若因损伤而致昏厥不省人事者，可取人中、十宣或涌泉等穴急救。

针灸的内容和方法很多。常用的针法有毫针法、电针法、水针法和耳针法等，灸法有艾条灸和温针灸等，在应用时就根据临床病证的不同选择使用。

二、小针刀疗法

小针刀疗法是以中医针刺疗法和西医学的局部解剖、病理生理学知识为基础，与现代外科手术和软组织外科松解理论相结合而形成的一崭新的治疗方法。这种治疗方法痛苦少、方便经济、见效快。它以痛为腧，用小针刀刺入病所，以治疗肌肉、筋膜、韧带、关节滑膜等软组织损伤方面的疾病。

1. 适应证

主要适用于肌肉、筋膜、韧带等软组织损伤后因粘连而引起的固定性疼痛，韧带积累性劳损，各种腱鞘炎、滑囊炎以及跟骨痛等。

2. 禁忌证

主要的禁忌证为有发热症状的患者，有严重心脏病的患者，施术部位有皮肤感染以及患有疖肿，施术部位有重要的神经血管或重要的器官而无法避开者，患有血液性疾病的患者，以及年老体弱或高血压病患者，均宜禁用或慎用小针刀治疗。

3. 小针刀手术八法

①纵行疏通剥离法。②横行剥离法。③切开剥离法。④铲磨削平法。⑤疤痕刮除法。⑥骨痂凿开法。⑦通透剥离法。⑧切割肌纤维法。

三、封闭疗法

封闭疗法是根据不同疾病，将药物注射于某一特定部位或压痛点的一种方法。它具有抑制炎症的渗出，改善局部营养状况，消肿止痛等作用。此法只要诊断明确，适应证选择合适，注射部位准确，可取得明显疗效。

1. 适应证和禁忌证

身体各部位的肌肉、韧带、筋膜、腱鞘、滑膜的急慢性损伤或退行性变所引起的局部疼痛性疾病，都适合应用封闭疗法。有时也可用于某些疼痛性疾病的诊断与鉴别诊断。

封闭疗法对于骨关节结核、化脓性关节炎及骨髓炎、骨肿瘤禁止使用。全身状况不佳、心血管系统有严重病变者应慎用，以防发生意外。

2. 常用药物

（1）1%～2%普鲁卡因3～5ml（使用前必须作皮试）或0.5%～1%利多卡因2～6ml，类固醇类药物（醋酸强的松龙12.5mg，每周1次；曲安奈德5～10mg，每周1次；地塞米松5～10mg，3天1次）

（2）中药制剂，常单独使用。

①复方当归注射液2～6ml，隔日1次，10次为一疗程。

②复方丹参注射液2～6ml，隔日1次，10次为一疗程。

③威灵仙注射液2～6ml，隔日1次，10次为一疗程。

3. 封闭方法

压痛点封闭；腱鞘内封闭；椎管内硬膜外封闭；神经根封闭。

四、物理疗法

物理疗法是利用各种物理因子（如电、磁、声、光、冷与热等）作用于机体，引起机体内一系列生物学效应，从而达到调节、增强或恢复各种生理功能，影响病理过程，以达到康复目的的一种疗法。还被广泛的应用于疾病的诊断，如肌电图、超声波、红外线热象图等。

1. 物理疗法的治疗作用

物理疗法在疾病的治疗和康复中具有十分重要的作用。它具有因物理因子直接引起局部组织的生物物理和生物化学变化的直接作用，以及因物理因子作用人体后而引起体液改变，或通过神经反射，或通过经络穴位而发挥的间接作用。物理疗法对骨伤科疾病治疗的主要作用如下。

（1）消炎作用。

（2）镇痛作用。

（3）减少疤痕和粘连的形成。

（4）避免或减少并发症和后遗症。

2. 物理疗法的种类

（1）电疗法：包括直流电疗法、低频脉冲电疗法、中频脉冲电疗法和高频电疗法。

（2）光疗法：凡是应用白光或人工光源治疗疾病的方法称为光疗法。现代应用人工光源的有可见光、红外线、紫外线和激光等。用于消炎、镇痛治疗的多选用红外线、紫外线。

（3）超声波疗法。

（4）磁疗法。

（5）温热疗法。

（6）冷疗法。

第四章　严重损伤后的合并症

第一节　局部合并症

一、感染伤口的处理

近年来，由于急救系统逐渐健全，创伤患者的运输条件有所改善，急救复苏比较及时，生理监测比较全面，严重创伤早期死亡率有所下降。但是创伤后局部创口早期未得到及时治疗，创口的感染会逐渐扩散，将对患者的生命构成威胁。后期因并发骨髓炎、全身感染、败血症等疾病，导致残疾、死亡的比率仍然很高。因此，积极治疗创伤后感染，是提高创伤急救成功率的重要措施。

【病因】

（1）全身因素：如年龄、营养状态、伤前疾患（如糖尿病）等；创伤后引起的全身性紊乱，对感染的发生也有密切关系。

（2）局部因素：创伤感染有别于其他感染，因感染大都来源于组织损伤和污染，故局部条件就更为重要。如损伤部位、伤口的性质与类型、伤口暴露的时间、伤口内细菌数量。

【临床表现与诊断】

（1）创伤后，伤口未得到及时治疗，暴露时间超过 8 小时或更长时间，局部出现红、肿、热、痛、功能障碍等典型症状。

（2）早期感染范围小或位置深，局部症状可不明显；后期感染范围大或位置浅，这些症状可很明显。

（3）感染轻微的可没有全身症状。感染较重的常有发热、头痛、全身不适、乏力、食欲减退、白细胞计数增高。病程较长时，可出现营养不良、贫血、水肿等。感染严重可发生感染性休克。

【治疗】

一方面根据伤口感染程度和全身反应情况以药物作全身治疗，另一方面需要进行伤口换药。换药的目的是为了充分排出脓液，随时清除坏死组织防止炎症扩散，使肉芽组织健康生长，以争取二期愈合，或为以后的缝合或植皮作准备。

（1）伤口小而且感染较轻的，可用四黄散煎水外洗或湿敷，亦可用等渗透盐水或 0.2% 呋喃西林等溶液湿敷。

（2）伤口深而脓多，或化脓趋势明显的，此多因引流不畅所致。首先应改善引流，用清热解毒、化脓排脓之中药如四黄散加白芥子、王不留行等煎水浸泡伤口，或伤口内置入胶管进行冲洗。

（3）肉芽生长良好，又无感染，为缩短愈合时间可考虑植皮术。

（4）对已感染的开放性骨折，除须注意已感染的创口治疗原则外，还须兼顾骨折的治疗原则。用夹板或开窗石膏管或托板固定，或作持续骨牵引，或外固定器固定，并抬高患肢。良好的引流和切实有效的固定可有利于控制感染的蔓延和减轻肿胀及疼痛。

（5）必要时，通过中医辨证用药，以促进机体气血流通，和营生肌；也可治疗创伤所引起的各种兼症和变症，促进创口早日愈合。

二、周围大血管损伤

周围血管损伤在战争中十分常见。在平时，由于工农业生产、交通事故等所致损伤引起的血管伤也并非少见，常与四肢骨折、脱位及神经伤同时发生。周围血管创伤的主要危险是致命的大出血和肢体缺血坏疽。严重血管损伤后，伤员可立即死于大出血。而幸存的血管损伤患者，早期处理失当，亦会引起严重的大出血及远端肢体的缺血症状，不仅会丧失肢体，甚至可危及生命。因此在处理骨折脱位时，应当重视。

【病因病理】

包括直接或间接暴力。

（1）直接暴力：除由尖锐的武器或物件，如火器伤、玻璃及刀的割刺伤及血管外，尚有钝性暴力伤，如重物挤压、车轮压扎、骨折端压迫及绷带、止血带、石膏、小夹板等，均可使血管壁受到严重挫伤。

（2）间接暴力：虽然血管本身未受到直接损伤，但由于暴力的传导，致使血管发生过度伸展、严重扭曲或过度牵拉而致撕裂。如骨盆骨折时的髂内、髂总血管，膝关节骨折脱位时的腘动脉，因血管贴近骨骼行走并有分支固定，极易在骨折错位或关节脱位时被撕破。血管损伤多指主要动脉，大静脉损伤亦可出现大出血。

【分类】

1. 完全断裂

完全断裂的血管两断端回缩痉挛，如血管口径较小，则可自然止血，口径大者失血多，撕裂伤者切割者容易产生血栓而自然止血。

2. 部分断裂

血管裂口可为纵型、斜型及横型，后者因血管壁收缩，裂口加大不易闭合，失血甚至比完全断裂者还多。

3. 血管挫伤

外力造成血管壁的不全破裂，初时血管痉挛而血流障碍，血栓形成，栓子脱落可阻塞远端动脉；继则薄弱处膨胀或慢慢破裂，形成动脉瘤。

【临床表现与诊断】

早期诊断是取得及时治疗的关键。根据伤情及伤后患者表现，可提示有大血管损伤。下列征象有助于确定血管损伤。

1. 大出血及/或急骤失血

开放性损伤，伤口喷射性或搏动性出血，血色鲜红者。闭合性损伤，伤处迅速肿胀，患者有失血或失血性休克表现者，在其周围血肿处可触到搏动，并听到血管杂音。

2. 肢体远端缺血表现

肢体远端疼痛，皮肤苍白，皮温下降，毛细血管充盈迟缓，针刺指（趾），无活动性出血。表浅动脉摸不到，肢体感觉运动障碍。

3. 多普勒（Doppler I）探测

利用多普勒可测血供行程、血流、口径，是一项无伤害的检测手段。

4. MRI 检查

MRI 可单独显示动脉的行程、口径，也是一项无伤害的检查。

5. 血管造影

血管造影可发现断裂处、假性动脉瘤、动静脉瘘。目前可用 Doppler I 或 MRI 显影，造影已很少应用。

总之，根据搏动性伤口出血或不断增大的血肿，结合低血容量休克和伤肢急性动脉供血不足症状，多可立即作出周围血管损伤的诊断。个别疑难病例可作 X 线动脉造影检查。同时，要查清是否合并有骨折、脱位及神经损伤，以便采取相应的治疗措施。

【治疗】

大血管损伤的治疗，可分急救处理和最终手术处理，分述如下。

1. 急救处理

血管损伤急救处理原则是紧急的暂时止血，以避免重度休克和死亡。

（1）止血：开放性创伤的活跃性出血，应立即压住血管近端以控制出血。常用的止血方法有：①间接手压法。②加压包扎法。③加垫屈肢止血法。④填塞止血法。⑤止血带法。⑥钳夹止血法。⑦血管结扎法等。使用止血带法的，不宜用绳索等作止血带，除非远端已不能保留；用宽橡皮止血带或气性止血带时应在明显部位标明时间，定时开放。

（2）包扎：目的是为了保护伤口，减少污染，加压包扎还有止血作用。包扎的材料可用急救包、三角巾、四头带及其他可用的衣服布料等。包扎时，注意尽量使用无菌敷料，不可用手接触伤口，包扎范围应超出伤口边缘 5～10cm。包扎时，注意动作要轻柔，松紧要适度，不应影响肢体血循环。可根据伤部不同选择合适的敷料进行包扎。

（3）固定：凡四肢骨折、关节脱位或大面积软组织损伤而疑有血管损伤者，皆应予固定，有减少疼痛、防止继发血管损伤作用。

（4）转送：经过止血、包扎、固定后，应及时转运后送，以便进一步治疗。在转送搬动中，应多使用担架、急救车或其他现代化运输工具，以求迅速、安全到达医疗单位。

（5）抗休克：失血应当输血，但一时难以供上，故应先输液，如等渗盐水、葡萄糖液、右旋糖酐、706 代血浆等，然后创造条件输血。一般不宜用升压药和血管收缩药物，以免增加失血和加重血管痉挛。

2. 手术处理

开放性出血，应立即准备清创并作血管结扎或修补。闭合性出血，如远端有缺血表现，应积极检查，确定血管损伤性质，备好血源后及时切开止血。考虑为动脉瘤者，应及早行摘除手术。以往遇大出血，以结扎血管为主。结扎血管可导致肢体远端坏死并被迫截肢，故现已着重于血管修复。

（1）血管修复：对重要血管结扎后远端肢体有血运障碍者，应尽量修复。行裂口修补，对端缝合。手术应保持修复后的血管张力，有软组织包被。张力过大者，可取静脉倒转移植，以修补缺损。

（2）血管结扎：下列情况可考虑血管结扎：①结扎后远端血运无障碍者，如血管分支、掌动脉弓等。②主要动脉破裂，当时无条件恢复。③远端肢体损伤严重，修复已无可能，或患者经不起修复手术，应果断结扎或截肢，以挽救患者生命。

三、周围神经损伤

造成骨折的暴力和骨折断端的余力，都可使附近的神经遭受不同程度的损伤，从牵拉、挤压以至完全断裂。了解神经损伤的生理、病理以至修复过程，对妥善处理骨关节损伤至关重要。

平时多为各种开放伤及闭合伤，战时多见于火器伤。临床常见伤因有锐器伤、撕裂伤、火器伤、牵拉伤、挤压伤、神经挫伤等。

【临床表现与诊断】

1. 神经断裂

临床表现为运动、感觉完全丧失并伴有营养性改变。不完全断裂多表现为不完全瘫痪。由于未断裂部位也受到震荡、挫伤或牵拉，故伤后数日至数周内可出现完全瘫痪，以后部分恢复。如为横断损伤，须及时吻合神经断端。

2. 轴突断裂

神经轴突断裂，但鞘膜完整，表现为神经完全性损伤，有变性改变，可自行恢复。多发生于挤压伤或较轻的牵拉伤，一般宜观察一段时间，然后再考虑探查手术。

3. 神经失用

神经轴突和鞘膜完整，但功能丧失，表现为运动瘫痪和感觉减退，而电生理反应正常，营养正常，因神经受压或挫伤引起，大多可恢复。但如神经持续受压，使神经传导功能中断，也可造成完全性甚至永久性瘫痪，应及时手术，解除神经压迫。

4. 神经刺激

为四肢神经受到不完全损伤所引起的疼痛。多发生在正中神经及胫神经，可出现灼性神经痛、四肢血管舒缩功能紊乱和营养改变等。

5. 临床检查

受伤远侧的运动及感觉主要是痛觉，它可反映有无神经损伤以及损伤的部位、性质和程度。

（1）损伤部位检查：检查有无伤口。如有伤口，应检查其范围和深度，软组织损伤情况，有无感染以及有无骨折脱位。如伤口已经愈合，需观察瘢痕情况和有无动脉瘤、动静脉瘘形成等。

（2）肢体姿势：桡神经伤后出现腕下垂。尺神经伤后有爪状指。正中神经伤后出现"猿手"畸形。腓总神经伤后出现足下垂。

（3）肌力检查：根据肌肉瘫痪程度判断神经损伤情况。

（4）感觉检查：神经的感觉纤维在皮肤上有一定的分布区，检查感觉减退或消失的范围，可判断是何神经损伤。检查时应避开相邻神经的重叠支配区，以免造成假象。神经的固有支配区感觉功能是否正常是判断神经损伤后功能恢复的关键。

感觉功能障碍也可分为 6 级（$S_0 \sim S_5$）：

S_0 级：完全无感觉。

S_1 级：深感觉存在。

S_2 级：有痛觉及部分触觉。

S_3 级：痛觉及触觉完全。

S_4 级：触觉完全，且有两点区别感，但距离较远。

S_5 级：与健侧及周围相比，感觉正常。

（5）反射检查：根据神经损伤的程度，出现腱反射减退或消失。

（6）营养改变：神经损伤后，其支配区皮肤温度低、无汗、光滑、萎缩，指甲起嵴，呈爪状弯曲。无汗或少汗区一般与感觉消失的范围相符合。

6. 神经干叩击试验（Tinel 征）

神经损伤后或损伤神经修复后，在相应平面轻叩神经，其分布区会出现反射痛和过电感，这是神经轴突再生较髓鞘再生快，神经轴突外露，被叩击时出现的过敏现象。

7. 肌电图检查

肌电图可记录肌肉静止及不同程度自主收缩时所产生的动作电位及声响变化，分析肌肉、运动终板及其支配神经的生理和病理状况。

【治疗】

临床检查确定了损伤情况后，即可制定非手术治疗或手术治疗计划。

（1）非手术治疗的目的是为神经和肢体功能的恢复创造条件，也是防止肌肉萎缩和关节僵硬的治疗措施，伤后和术后均可采用。而神经损伤后手术修复治疗的时机很重要，原则上愈早愈好，但时间不是绝对的因素，晚期修复也可取得一定的疗效。神经修复的效果，青年人较老年人好，纯感觉和纯运动神经较混合神经为好，近末梢较近中枢为好，早期修复较晚期修复为好。

（2）闭合性损伤多为牵拉伤，神经不会全断，可先非手术治疗，观察修复情况再定。肢体骨折引起的神经的神经损伤，将骨折复位固定，解除骨折端对神经的压迫。

开放性创伤神经多为撕裂伤或断裂伤，临床检查有神经损伤或疑有神经损伤者，应手术探查，做一期缝合或二期修复。

（3）为防止瘫痪的肌肉过度牵拉，可用适当夹板将瘫痪肌肉保持在松弛位置，可预防肌肉失去平衡而引起畸形。若关节僵硬或挛缩，尤其是手部，神经虽有所恢复，肢体功能也不会满意，亦可进行物理疗法，如按摩、电刺激等方法保持肌肉张力，减轻肌肉萎缩，防止肌肉纤维化。

四、骨筋膜室综合征

又称筋膜间隔区综合征、深筋膜综合征、筋膜间室综合征等。骨筋膜室是由骨、骨间膜、骨间隔和深筋膜形成的一个相对封闭的骨筋膜间区。室内容物有肌肉、血管与神经。骨筋膜室综合征是由于骨间室内容物的增加、压力增高，致间室内容物主要是肌肉与神经干发生进行性缺血坏死，最终形成瘢痕挛缩，失去功能，是肢体损伤的严重合并症。本病主要发生在四肢的骨筋膜间隙内。

【病因病理】

凡可使骨筋膜室内容物体积增加、压力增高或使筋膜间隙区的容积减小致其内容物体积相对增加，使血液供应受到障碍而引起组织缺血，都有可能发生本病。

1. 骨筋膜室容量减少

损伤或骨折后使用绷带、石膏、夹板不当，包扎过紧；醉酒、昏迷、塌方等对肢体产生的长时间挤压；肿胀的关节过度屈曲；手术时筋膜缝合过紧等。

2. 骨筋膜室内容物体积增加

挤压造成肌肉渗出、水肿；缺血造成肌肉缺氧、反应性水肿；因静脉回流障碍产生的淤血、渗出；剧烈运动产生的组织充血；因骨折、肌肉撕裂造成的出血等。

【临床表现与诊断】

1. 好发部位

在上肢多发生于前臂掌侧及背侧筋膜间隙，下肢多发生于胫后深间隙及胫前间隙，手内骨间肌间隙也是可以发生骨筋膜综合征的部位。

2. 疼痛及功能障碍是临床上主要症状

早期，患肢表面潮红，远端肢体呈半屈曲状，出现进行性的疼痛，固定或处理后减轻不会减轻疼痛，直至肌肉完全坏死之前，疼痛持续加重而不缓解，肢体远端主动活动时疼痛加重。晚期主要表现为肢体挛缩畸形及神经干损伤。

3. 肢体肿胀是最早的体征

在前臂、小腿等处，由于有较坚韧的筋膜包绕，肿胀不甚严重，但皮肤肿胀明显，常起水疱。肌腹处明显压痛是筋膜间隙内肌肉缺血的重要体征。

4. 骨筋膜间室综合征的诊断贵在"早"字

早期诊断的依据是：①患肢有挤压史，肿胀，剧痛。②筋膜间隙张力增高，压痛明显。③肌肉活动障碍。④筋膜间隙内肌肉被动牵拉痛。⑤神经功能障碍，但感觉障碍早于运动障碍。若具有①③④项，即可确定诊断。

【治疗】

骨筋膜综合征的后果是十分严重的，且修复困难，因此要求早期诊断，早期治疗。

（1）早期采用制动，适当抬高患肢，严密观察，静脉快速注射20%甘露醇等方法，虽可使某些骨筋膜室综合征缓解，但对于本病的治疗，宁可失之于切开过早，而不可失之于延误。

（2）早期充分切开深筋膜是中断其恶性循环的有效措施，24 小时之内切开者肌肉功能多可恢复。

（3）手术方法：一般选用局麻，也可用臂丛或硬膜外麻醉，手术禁用止血带。

①前臂筋膜切开减压术：前臂筋膜间隙区高压以掌侧为主，主要切开掌侧。切口以长"S"形较间断切开彻底。切开后肌肉膨出，颜色逐渐变红，一般不需向深层探查。如腕部亦涉及，则应切开腕横韧带。切口以无菌凡士林纱布覆盖，无菌包扎，全身应用抗生素，待消肿后作二期缝合。

②小腿筋膜切开减压术：小腿有四个筋膜间隔区，切口需在前及内侧两处进行。前侧切口可向外牵拉皮肤，同时切开腓骨肌间隙；内侧切口可同时分开浅、深两个间隙，注意一定要敞开深筋膜间隙，因为这是缺血坏死最易发生的部位。

第二节　全身合并症

一、创伤性休克

创伤性休克是由于机体遭受严重创伤刺激和组织损害，通过"血管－神经"反射引起的以微循环障碍为特征的急性循环功能不全，以及由此导致组织器官血流灌注不足、缺氧和内脏损害的综合征。

创伤性休克属于中医脱证的范畴，系由损伤使血液及津液大量耗损，而致本元不固，形成"气随血脱"、"气随液泄"的病变。其典型的临床症状是血压下降、脉细数无力、四肢湿冷、呼吸浅速、尿量减少、意识障碍等。

【病因病理】

引起休克的原始发病因素虽有所不同，但有效循环血量的锐减却是它们共同点。创伤性休克多因严重损伤，使血浆或全血丧失至体外，加上损伤部位的出血、水肿和渗出到组织间隙的体液不能参与循环，可使循环血量大减。又因受伤组织逐渐坏死或分解，产生具有血管抑制作用的蛋白分解产物，如组织胺、蛋白酶等，引起微血管扩张和管壁通透性增加，也使有效血量进一步减少，组织更加缺血、缺氧。

微循环障碍性休克的基本发病环节，近年来对休克机制的研究已由微循环水平进入到细胞、亚细胞和分子水平。休克的主要病理生理表现为，因严重广泛组织血流灌注不足而致细胞损伤、代谢障碍、凝血功能失常，乃至后期发展为多器官功能严重不全。

休克早期，当有效循环血量锐减时，机体应激，通过神经－体液系统反应，血中儿茶酚胺显著增加，导致全身小动脉与小静脉强烈收缩，心率加快以维持心输出量。心输出量重新分配，使皮肤、腹腔脏器、肾和肌肉血流量减少，以维持生命的重要器官——心和脑的血液供应。此期虽动脉血压维持在近平常水平，但脉压变小，微循环灌注不足，导致组织缺血、缺氧。

休克进一步发展，小动脉持续收缩，毛细血管灌注不足，组织缺血缺氧加重，局部酸性代谢产物增多，血管对儿茶酚胺的反应逐渐减退。再由于细菌毒素、组织胺和蛋白分解产物的直接作用，使小动脉和微动脉的紧张降低，前毛细血管松弛，大量毛细血管同时开放，血管床容积骤然增大，导致回心血量、心排出量和血压进行性降低。此时心、脑也缺血、缺氧，重要的生命脏器损伤加重，出现心功能不全、急性肾功能衰竭、肺功能衰竭等。另一方面，由于血流淤滞、血浆外渗、血液浓缩、红细胞聚集，可造成弥漫性血管内凝血（DIC）。

在休克晚期，组织细胞缺氧和代谢性酸中毒等继续发展，使细胞浆和线粒体的结构受到破坏，溶酶体膜破坏，造成细胞不可逆损害，最后导致多系统器官功能严重不全。

【临床表现与诊断】

1. 休克代偿期

患者精神紧张，或有烦躁不安。面色、皮肤苍白，口唇和甲床可有紫绀，前额及手足心出冷汗，四肢湿冷。脉搏增快，呼吸深而快，血压正常，可有偏高或稍偏低，脉压减少，尿量少。这是由于机体的代偿作用，患者中枢神经系兴奋性提高，交感神经活动增加的表现。

2. 休克抑制期

患者神志淡漠，反应迟钝，甚至可出现神志不清，口唇肢端发绀，出冷汗，脉搏细数，血压下降，脉压差更缩小。重度休克时，全身皮肤黏膜明显紫绀，呼吸急促，脉搏摸不清，血压测不出，四肢冰冷，无尿，甚至昏迷。

3. 休克晚期

可发生 DIC 和广泛的内脏器质性损害。前者引起出血，可有皮肤、黏膜和内脏出血、消化道出血。后者可发生心力衰竭、急性呼吸衰竭、急性肾功能衰竭、脑功能障碍和急性肝功能衰竭等。

4. 诊断要点

（1）有诱发休克的严重损伤、失血等病因。

（2）低血压：一般收缩压 < 10.7kPa（80mmHg），脉压 < 2.67kPa（20mmHg）。高血压患者，收缩压较原水平下降30%以上者。

（3）其他表现：神志模糊，面色苍白，皮肤湿冷，脉细数，尿少（<20ml/h）等。

5. 辨证要点

（1）气脱：神情昏倦，面色清白，目视不明，息微失声，汗出肢冷。舌质淡白润，脉细微弱。

（2）血脱：神情淡漠或烦躁，面色苍白，目涩无神，动则汗出，心悸气短，头晕目暗。舌质淡白而干燥，脉沉微或芤或细数欲绝。

（3）阴脱：神情恍惚或烦躁不安，面色潮红，两眶内陷，皮肤皱褶，身热心烦，口渴欲饮，少尿或无尿。舌红干燥，脉细数。

（4）阳脱：神智昏愦，冷汗淋漓，四肢厥冷，面赤唇紫，口开目闭，手撒遗尿。舌淡或紫，脉微欲绝或散大无根。

【检查方法】

1. 一般监测

包括神志、表情、面色、肢体的温度、色泽、汗液、呼吸情况，以及损伤局部情况等。通过对患者一般监测，常可有助于判断休克是否存在其演变情况。

2. 测量血压

应定期测量血压和进行比较。休克代偿期，因血管代偿性的收缩，可使血压维持或接近正常，若血压逐渐下降，收缩压低于12kPa（90mmHg），脉压小于2.67kPa（22mmHg）是休克存在的依据。血压回升，脉压增大，表明休克有好转。

3. 切脉

脉细数常出现在血压下降之前，有时血压虽然仍低，但脉搏清楚，手足温暖，往往表示休克趋于好转。休克指数［脉率/收缩期血压（以mmHg计算）］可以帮助判定有无休克及其程度。指数为0.5，一般表示无休克，超过1.0~1.5，表示存在休克，在2.0以上，表示休克严重。

4. 中心静脉压

中心静脉压是了解血容量多少的最理想的方法。切开上肢头静脉或颈外静脉，或经锁骨下静脉穿刺，将塑胶管置于上腔静脉内，可测定中心静脉压。中心静脉压的正常值为6~12cmH$_2$O。如低于6cmH$_2$O时，表示血容量不足；如超过15cmH$_2$O时，常表示有心功能不全，静脉血管床过度收缩或肺循环阻力增加；高达20cmH$_2$O以上时，提示有充血性心力衰竭。如因条件限制不能测中心静脉压时，可观察颈外静脉，如有萎陷，亦说明有血容量不足。

5. 实验室检查

（1）血常规检查：常规作血红蛋白和红细胞检查，可了解失血程度。在感染时白细胞可升高。

（2）测定血电解质：测定钾、钠、氯，了解电解质有无紊乱。

（3）二氧化碳结合力：休克时多合并代谢性酸中毒，二氧化碳结合力降低。

（4）尿液检查：测定尿量及比重，以了解血容量和肾功能，如尿量少而比重高时，表示血容量不足；如尿量少而比重低时，提示有肾功能障碍。

（5）DIC的实验室检查：血小板计数低于80×10^9/L，纤维蛋白少于1.5g/L，凝血酶原时间较正常延长3秒以上，以及鱼精蛋白副凝固试验阳性，即可确诊为DIC。

【鉴别诊断】

晕厥常与休克相混淆。晕厥是由于强烈的精神刺激（悲伤、恐惧、剧痛等）引起短暂性血管舒缩功能失调而产生的一过性脑缺血。临床上表现为面色苍白、肢体发凉、出冷汗、甚至意识模糊等类似休克的现象，但经卧床休息后可自行恢复。

【治疗】

（一）治疗思路

休克是一种危重急症，一旦确诊，必须立即采取有效的综合措施。创伤性休克常合并有失血，因此及时有效地控制活动性出血，补充血容量，改善微循环，增强组织和器官的氧合血液灌流量仍是重要的治疗手段。休克的并发症如肺功能衰竭、急性肾功能衰竭和心功能不全是引起死亡的主要原因，故应及时识别，早期处理。

（二）一般性措施

（1）患者应平卧，保持安静，注意保暖，但不能加温，就地进行抢救，避免多搬动或远距离转送。

（2）尽早消除病因，给予止血、止痛，包扎伤口，固定骨折。有急性大出血应尽快控制活动性大出血，有时还需手术止血。

（3）保持呼吸道的通畅，吸氧，尽快建立静脉通路，及时补充血容量。

（4）针刺入中、涌泉、足三里、内关、太冲等穴，能提高血压。

（5）严密观察病情。主要观察的项目有：患者的意识和表情、皮肤色泽、肢端温度、呼吸、脉搏、血压、尿量及必要的血液学检查等。

（三）治疗方法

1. 补充血容量

补足有效循环血量是抗休克治疗的基本措施。常用的补液种类有全血、血浆、右旋糖酐，电解质溶液（晶体、平衡盐液）和各种浓度的葡萄糖溶液等。全血是治疗创伤性休克最为理想的胶体溶液，但在急性出血时，尚需一定的配合时间，往往不能应急。故临床上一般先输右旋糖酐或平衡盐液。低分子右旋糖酐为一种血浆增量剂，能提高血浆渗透压，扩充血容量，在成人，每日总量不宜超过 1000ml。近年来，临床上趋向使用低分子 706 代血浆，该药性能稳定，具有较好的扩容和减低血液黏稠度的效果。

输入血液和液体的量与速度，可根据休克的轻重程度与临床表现，以及尿量等客观指标随时行行调整。必要时，应测定中心静脉压，根据其变化来调节补液量。

2. 血管活性药物的应用

补充血容量后，如血压仍不稳定，可使用血管活性药，以调整血管舒缩功能，改善微循环。

（1）血管收缩药：是一组具有收缩血管作用的药物，可以增加外周循环阻力，增加回心血量，使血压升高。在休克早期，由于血压骤降，可一面扩容，一面应用小剂量血管收缩药物维持血压，以保证心脏血液供应。但缩血管药物应用后，可加重组织的血液灌注不足，使其缺氧加重，对机体重要的内脏器官，尤其是肾脏易产生不良作用，因此不能反复使用。

常用的血管收缩剂有去甲肾上腺素和间羟胺（阿拉明）。去甲肾上腺素的剂量为 2～8mg 加入 5% 葡萄糖溶液 500ml 内静脉滴注，注意防止药液漏出血管外，以免引起组织坏死。间羟胺的剂量为 10～20mg 加入 5% 葡萄糖溶液 100ml 内静脉滴注。

（2）血管扩张药：是一组对微血管有明显扩张作用的药物，以扩张微血管改善微循环，提高组织器官的血液灌注量，使血压回升。血管扩张药物的使用，必须在没有大血管出血，补足有效血容量的基础上使用，否则将会加剧循环血量的不足，使休克恶化。常用的血管扩张药有：

①α－受体阻滞剂：a. 苄胺唑啉：作用快而短暂。一般用 5～10 加入 5% 等渗盐水或葡萄糖溶液 100～250ml 内静脉滴注。b. 苯苄胺：剂量为 0.5～10mg 加入 5% 葡萄糖液 100～250 内静脉滴注，40～60 分钟内滴完，作用可持续 48 小时。

②β-受体兴奋剂：a. 异丙肾上腺素：常用量为 1mg，加入右旋糖酐或其他溶液 250~500ml 内静脉滴注。本药可引起心率增快和心率不齐，应予注意。b. 3-羟酪胺：用量为 20mg 加入 5% 葡萄糖 500ml 内静脉滴注，每分钟约 20 滴。本药不宜大量使用，因可导致心律失常。

③抗胆碱药：a. 阿托品：每次 1~3mg 加入 5~10ml 葡萄糖液中静脉推注，根据病情可每 15~30 分钟一次。b. 山莨菪碱：每次 10~20mg，每 15~30 分钟静脉推注一次。

3. 纠正酸中毒

休克常合并有酸中毒，而酸中毒存在时休克亦不易纠正，故须及时治疗。如休克患者经扩容及血管活性药物的应用，休克依然存在，均应考虑有代谢性酸中毒存在。应立即测定二氧化碳结合力或做血气分析。一般以保持血浆二氧化碳结合力不低于 18mmol/L（40% 容积）为原则。常用的碱性药物为 5% 碳酸氢钠溶液，一般按提高血浆二氧化碳结合力的 0.45mmol/L（1 容积）约需 5% 碳酸氢钠溶液 0.5ml/kg，根据血浆二氧化碳结合力的测定值进行计算，开始先给 1/3~1/2 量，以后再按临床表现和重复化验检查的结果再酌情补给，以免过量。

4. 肾上腺皮质激素

抢救休克，是否常规应用激素，尚无统一意见。但主张用于感染性休克、过敏性休克等。

5. 防治并发症

休克的并发症往往是死亡的原因。主要的并发症是心功能不全、急性肾功能衰竭和呼吸衰竭，应及时识别，早期处理。

（1）心功能不全：休克时心脏血供量减少，可出现心脏功能代偿不全。临床表现为气急，双肺可闻及干、湿性啰音，心率快而无力，心律不齐等，或出现颈静脉怒张、肝脾肿大等。患者出现心功能不全时应减慢输液速度，纠正酸中毒。电解质紊乱，给予利尿、扩血管药物。中心静脉压高而动脉压低时，可考虑使用洋地黄制剂，如毛花苷 C 等。

（2）急性肾功能衰竭：如果血容量已基本补充，血压回升接近或已基本正常，又无心功能不全的证据，而每小时的尿量仍少于 20ml，应考虑急性肾功能衰竭的可能。此时宜快速静滴 20% 甘露醇 100~200ml，如无反应，再静脉推注呋塞米 80mg。确实无尿液增加时，应按急性肾功能衰竭处理。

（3）呼吸衰竭：休克时输液过量，肺血管的痉挛、肺泡表面活性物质的减少以及肺血管栓塞、DIC 等原因，使通气/灌流比例失调，易发生呼吸衰竭。休克患者呼吸频率超过 35 次/分钟，有缺氧的临床表现，特别是体循环血流动力恢复，血压回升后，反而出现呼吸系统症状加重者，应考虑呼吸衰竭的可能，按呼吸衰竭处理。

（四）中医药治疗

1. 内服药

（1）气脱：治宜益气固脱。方用独参汤，亦可以黄芪、白术代之。若汗多不止者，加黄芪、五味子以益气敛汗。

(2) 血脱：治宜益气养血。方用当归补血汤或对愈汤。若面色苍白，出血不止者，加仙鹤草、藕节、侧柏叶、地榆等，以养血止血；若心悸不宁，加酸枣仁、远志、五味子，以养血安神；若眩晕目暗者，加首乌、山萸肉，以养血补肝肾。

(3) 阴脱：治宜救阴固脱。方用生脉散、固阴煎加减。

(4) 阳脱：治宜回阳救逆。方用参附汤。若手足湿冷者，加干姜以增强附子回阳救逆之力；若冷汗不止者加龙骨、牡蛎潜阳敛汗。

2. 针剂

(1) 阴脱：可选用参麦注射液或生脉注射液 20ml，加 25% 葡萄糖注射液 20ml，每隔 10～15 分钟，静脉注射，连续 3～5 次；或以参附注射液 50～100ml，加 5% 葡萄糖注射液 250～500ml，静脉滴注，直到病情好转。

(2) 阳脱：可选用参附注射液 8ml，加 25% 葡萄糖注射液 20ml，静脉注射，继以参附注射液 50～100ml，加 5% 葡萄糖注射液 500ml，静脉滴注。

3. 针灸

(1) 电针：取人中、素髎或加内关、涌泉。轻者取单穴，重者取双穴或三穴，电压 6～9V，频率 100～120 次/分。

(2) 耳针：取肾上腺、皮质下、心等，两耳交叉取穴，间歇留针 1～2 小时。

(3) 艾灸：用艾条灸关元穴 15 分钟，或艾条灸气海穴数十壮，以复阳气。

【研究进展】

创伤性休克的病理生理机制及治疗的研究一直是医学研究中的重大课题。对创伤失血性休克后可发生缺血再灌注损伤已有认识。在创伤失血休克时，机体的组织和器官不仅因缺血可造成损伤，在缺血组织再灌注损伤后还可引起一系列复杂的反应，使组织细胞损伤持续存在并加重。许多研究者从细胞分子学水平提出了各种可能的机制来解释缺血再灌注损伤的致病过程，为缺血再灌注损伤的防治提供依据。

近十余年来，对创伤性休克后发生脓毒性休克以及它们之间的内在联系的研究有了明显的进展。现已证明，创伤失血性休克增加了机体对感染的易感性。正常人对肠道菌移位有很强的抵抗力，重度休克后肠道微生态、机械屏障和通透性均有改变，从而促使细菌移位至血液中，细菌及其内毒素随血流扩散至全身出现脓毒血症，这可能是创伤失血性休克转化为脓毒性休克的重要原因。研究还证明，与脓毒血症有密切关系的细胞因子，如 IL－1、IL－6、IL－8 及 TNF－α 等也是脓毒性休克早期的关键介质，这些因子可复制出脓毒血症。这些细胞因子的产生，主要是由于肠道菌及其内毒素进入血循环与单核巨噬细胞相互作用的结果。已有研究表明：给予相应的拮抗剂或阻断剂则可明显减轻脓毒血症。鉴于肠源性菌血症、内毒素血症在创伤失血性休克中的作用，研究和应用清除肠道致病菌，补充肠道正常菌群，中和内毒素将在防治不可逆性休克中有着重要的意义。

对休克复苏液的研究，在增强复苏液的效应和增强氧的释出以满足代谢的需要方面进行了较多的研究。近年来，临床上用低分子右旋糖酐偶可引起严重的过敏反应而趋向使用低分子 706 代血浆，该药性能稳定，具有较高的扩容和减低血液黏稠度的效果。有研究结果证明，应用高渗盐水（7.5% NaCl）明显优于林格氏液或等渗盐水。输入少量（4ml/kg）可有明显的血浆增量效应，且能降低颅内压，但其缺点是作用时间短，有可能导致出血增多。高渗盐水右旋糖酐（7.5% NaCl/6% 右旋糖酐70）用于休克的复苏，不但具有较好的扩容，还能改善血流动力学及抗血栓的作用。

中药针剂，如参附注射液、生脉注射液、参麦注射液等，近些年来在防治休克中已有较多的应用，它可起到稳定血压和改善机体状态的效应。中药枳实注射液用于抗休克亦取得了好的疗效。枳实是治疗厥逆证的四逆散的成分之一，据研究，枳实注射液含羟福林和 N－甲基酚胺，有升高血压、增加冠状血管灌流和降低外周阻力的作用。实验和临床研究还表明，丹参等中药有防治 DIC 的作用。此外，在利用中医中药的理论保护肠道黏膜屏障功能，防止感染，防治休克及 MODS 的研究工作，也受到国内学者的瞩目。

二、脂肪栓塞综合征

严重创伤、骨折后，髓腔脂肪经骨折处侵入血循环，造成以肺为主的器官内毛细血管栓塞，出现呼吸困难、脑缺氧及皮肤黏膜出血点，称脂肪栓塞综合征（Fat Embolism Syndrome，FES）。本病死亡率较高，是一种严重的创伤并发症。

【病因病理】

脂肪栓子的来源，目前有机械学说和化学学说两种。

1. 机械学说

严重创伤，尤其是长管骨骨折时，以及创面大、髓腔操作多的人工关节置换手术后，被破坏的脂肪细胞及脂滴，在局部压力增高的情况下，经破裂的静脉侵入血流，引起不同程度的毛细血管床的堵塞，造成脂肪栓塞综合征。

2. 化学学说

认为机体在创伤，骨折后的应激反应使血管内出现高凝状态，血中脂肪微粒的凝集状态发生改变，因而使微粒凝集成大的脂肪球，形成栓子。在脂酶的作用下，脂肪栓子水解释出的脂肪酸刺激肺间质，形成肺间质水肿、肺泡内出血、肺不张和纤维蛋白沉积，形成化学性肺炎。

对于脂肪栓子的来源，尽管有机械说和化学说两种学说，但从病理上讲，最终是因为血流中形成了足够体积的脂肪滴，致使重要脏器血管栓塞。

【临床表现与诊断】

（一）分型

脂肪栓塞综合征的临床表现差异很大，可分为暴发型、临床型（完全型）、亚临床型（不完全型）三型。

1. 暴发型

特点是伤后早期出现脑部症状，迅速发生昏迷、谵妄、手足抽搐等症状，可于1～3 日内死亡。由于肺部 X 线不显示阳性征，临床诊断困难，常在尸检时才能确诊。

2. 临床型

一般在伤后有 1～3 天的潜伏期，可无任何症状。以后出现高热，呼吸困难，出现出血点。症状迅速加重，可出现神经系统症状、脑部症状，表现为神志不清，昏睡甚至昏迷，瞳孔大小不一，对光反射消失。化验检查可见血小板减少，血沉快，血红蛋白低。胸部X线摄片可见斑状阴影，甚至暴风雪样表现。

3. 亚临床型

即有脂肪栓塞综合征的部分症状和体征，此型临床最多见。症状和体征一般轻微，有的仅有低热，轻度心动过速和呼吸次数略有增加。临床上容易忽略，多数可以自愈。如处理不当，搬运、骨折固定不牢或整复骨折手法粗暴，会迅速转为暴发型或临床型而死亡。

（二）诊断要点

（1）主要指标：①皮下出血点。②非胸部外伤引起的呼吸困难等肺部症状和胸片。③非颅脑外伤引起的脑部症状。

（2）次要指标：①动脉血氧分压低于6.5kPa（50mmHg）。②血红蛋白下降。

（3）参考指标：①脉快，心动过速。②高热。③血小板减少。④血沉快。⑤尿中脂肪滴及少尿。⑥血清脂肪酶上升。⑦血中出现游离脂肪滴。

脂肪栓塞综合征须主要指标两项以上，或主要指标一项及次要指标或参考指标4项以上方可确诊。

（三）辨证要点

1. 瘀血犯肺

呼吸急促、胸中塞闷，或内热烦闷、入暮潮热，或胸痛如针刺而有定处，口唇青紫、面色暗红或青紫。舌质暗，苔腻，脉涩或弦紧。

2. 腑实气逆

呼吸困难，喘促不宁，痰涎壅盛，发热不恶寒，腹满便秘，烦躁不安。舌红苔黄腻，脉滑数或沉数。

3. 肺气虚衰

喘促短气，语言无力，咳声低微，自汗畏风，面色苍白。舌淡，脉细弱。或见面赤口干，咽喉不利，盗汗，舌红苔少或剥脱，脉细数。

【检查方法】

1. 肺部X线征象

可见双侧肺部密度增高，表现为广泛的粟粒状、绒毛状、斑点状，或所谓"暴风雪"状阴影。这些改变有时局限在肺的下叶或肺门附近。

2. 出血点

伤后2~3日内，在颈部、前胸部及肩部腋窝等处，呈现红色、圆形、针尖大小的散在性的皮肤出血点。

3. 实验室检查

血液气体分析，若动脉血氧分压低于6.5kPa（50mmHg）时，则提示有发生本病的可能。血小板急速减少，甘油三酯和β-脂蛋白水平降低，对本病的诊断有一定的辅助作用。

4. 活检

诊断脂肪栓塞最可靠的方法是经皮穿刺肾组织活检，可发现肾小球脂肪栓子。

【治疗】

(一) 治疗思路

治疗的重点是支持生命，保护肺、脑等重要受累器官，对症治疗，预防治疗，预防感染，防治休克。对骨折肢体以充分的固定，减少断端的错动，调整机体的应激反应，减少脂肪栓子的来源。采取有针对性的提高血液乳化脂肪的能力，中和及清除栓塞组织中的游离脂肪酸是今后需要探讨的治疗措施。

(二) 一般性措施

(1) 严密观察呼吸、脉搏、体温、血压、瞳孔的变化，记 24 小时出入量。

(2) 观察皮肤出血点和伤肢血运情况。

(3) 保持呼吸道的通畅，动态地观察胸部 X 线征和血气分析。

(4) 骨折肢体要作充分的外固定，搬动时应不加重损伤。骨折手法整复时操作要轻巧，开放复位时，髓腔要清理，打髓内针不可用力过猛。

(三) 治疗方法

1. 呼吸支持疗法

是治疗脂肪栓塞综合征的最基本的治疗措施。轻症患者用鼻管或面罩给氧，保持氧分压 9.3 ~ 10.6kPa（70 ~ 80mmHg）即可，重症患者应迅速建立通畅气道。短期支持者可行气管插管，长期者行气管切开，用呼吸器辅助或控制呼吸。

2. 保护脑及神经系统功能

头部用冰袋或冰帽降温，以减少耗氧量，保护脑组织。使用脱水疗法防治脑水肿，并可使用镇静剂，采用冬眠疗法。

3. 药物的应用

(1) 低分子右旋糖酐：能提高血浆胶体渗透压，增加血容量，降低血液黏稠度，改善微循环血流速度，并有利尿作用。常用量每日 500 ~ 1000ml，静脉滴注。有肺水肿、严重脱水、血小板减少、充血性心力衰竭和肾功能衰竭的患者禁用。

(2) 肾上腺皮质激素：可减轻肺损害，对机体有保护作用。常用药物有氢化可的松 100 ~ 300mg/d，地塞米松 20 ~ 40mg/d。一般用药 3 ~ 5 天。

(3) 抑肽酶：是一种蛋白酶抑制剂，影响脂肪代谢，可降低骨折创伤后一过性高脂血症，能防止脂栓对毛细血管的毒性作用，稳定血压。首剂可用 20 万 U，以后 8 ~ 12 万 U，静脉注射 3 ~ 6 天。

(4) 肝素：可起到抗凝及澄清血脂的作用，故可作为防治脂肪栓塞综合征的一种药物。常规用量为 125mg/次，静脉注入，每 4 ~ 6 小时 1 次。治疗期间需检查出凝血时间。

(5) 乙醇：以 5% 葡萄糖液配成 5% 的乙醇溶液 1000ml 缓慢静脉滴注，在 12 小时内输完。乙醇有抑制脂酸，分解脂栓为游离脂肪酸的作用，并能使毛细血管扩张。

(6) 其他药物：伤后要注射止痛剂或镇痛剂以充分镇静止痛，以广谱抗生素防治感染，静脉给予高营养合剂。

（四）中医药治疗

1. 内服药

（1）瘀血犯肺：治宜活血化瘀，益气救肺。方用血府逐瘀汤合二味参苏饮。有外伤局部瘀肿者，加用血竭散；局部见瘀斑者，加服失笑散。

（2）腑实气逆：治宜活血化瘀，通腑降逆。方用陷胸承气汤。气急喘促，加葶苈子、枇杷叶、海浮石以泻肺平喘；热毒炽盛，加知母、黄芩清泻肺热；痰热壅盛，加石膏、杏仁清热宣肺。

（3）肺气虚衰：治宜补益肺气。方用参归鹿茸汤。肺阴虚加用生脉散；肺肾气虚而衰者，给予参附汤。

2. 注射药

（1）活血化瘀类

复方丹参注射液：12ml，加入5%葡萄糖注射液300ml，静脉滴注。

川芎嗪注射液：200mg，加入5%葡萄糖注射液100ml，静脉滴注。

（2）益气固脱类

生脉注射液：20ml，加入25%葡萄糖注射液20ml，每隔10~15分钟静脉推注，连续3~5次；或以50~100ml，加5%葡萄糖注射液250~500ml，静脉滴注。

参附注射液：8ml，加25%葡萄糖注射液20ml，静脉推注。或以50~100ml，加入5%葡萄糖注射液500ml，静脉滴注。

3. 针灸治疗

常用穴位有人中、十宣、肺俞、内关、中府、合谷透鱼际、足三里、三阴交等，每次选用1~3穴位，手法用强刺激之泻法，留针半小时或不留针。

【研究进展】

脂肪栓塞和脂肪栓塞综合征是两个不同的概念，脂肪栓塞是病理诊断名词，指肺或外围血循环中存在脂肪滴，见于几乎所有长骨骨折和髋、膝关节置换术中患者。FES是继发于脂肪栓塞的一组临床综合征，临床上可以根据病史和临床表现作出诊断。印氏认为皮下瘀点是重要的诊断指标，动脉血气分析对早期诊断很有价值（$PaO_2 < 60mmHg$），视网膜病变的发现颇具特点，出现早、持续时间长，眼底改变特异，便于观察，应反复动态观察。邱氏等认为出现不能解释的高热和不能解释的血红蛋白下降即是FES的开始。

目前FES的早期诊断缺少迅速而敏感的特殊性的方法。新近研究早期诊断FES的方法有：①用支气管肺泡灌注法发现肺内有脂肪滴证据。②周围血中检查脂肪球。③用脉冲血氧计检测氧－血红蛋白（$Hb - O_2$）饱和度的改变。④用经食管心动描计图检测心脏内脂肪栓等。然后，这些方法诊断FES的敏感性和特殊性都不是完全可靠，而且可能发生诊断技术的并发症。

Oing－Shan从FES动物实验模型证实，用橙红油（Oil red orange）染色能发现周围血中的脂肪滴，阳性率高。骨髓脂肪滴注射静脉后2小时，取静脉血样品立即置液氮快速冰冻，再冰冻切片厚7mm，用橙红油染色，阳性率为100%，8小时为85.5%，24小时为78%。如经股动脉插入导管至肺动脉，取肺动脉血检查，阳性率更高。此法用于临床，即能早期发现血流中的脂肪滴，对及时治疗、阻止发生临床型 FES 有重要意义。

随着内固定技术的发展与广泛应用，人们对于多发伤中长骨骨折的处理逐渐倾向采取积极的态度。对多发伤中长骨骨折的治疗与 FES 的关系提出了不同的观点，其主要争论焦点为：①长骨骨折的治疗是否应在 24 小时内进行。②行髓内针固定治疗是否应行髓腔扩大。③同时合并严重胸部创伤时是否应行髓腔扩大及髓内钉固定。

FES 尚无特效的治疗方法，目前主要根据其病理生理改变和临床表现，采取针对性或支持性治疗措施。支持呼吸功能，纠正低氧血症是主要治疗措施。早在 70 年代开始，肾上腺皮质激素已被广泛应用治疗 FES，其药理作用可能是抑制炎症反应，降低血浆游离脂肪酸和提高 PaO_2 等。多主张早期大剂量用药。但以何种剂量为宜，尚缺乏对比观察。又由于 FES 的诊断方法标准不一，FES 发生难以预测，激素用量不同以及增加感染等不良作用，激素的作用逐渐受到质疑。过去静脉内使用酒精、肝素、低分子右旋糖酐、白蛋白、抑肽酶，其疗效尚未肯定，有学者认为尚无确切推荐使用价值。

用中医中药改善肺的换气功能，我国学者进行了深入的研究。曾有报道，应用益气活血针剂对阻塞性肺疾患换气功能的影响进行了临床实验研究，研究结果显示：中药对改善阻塞性肺疾患的换气功能有明显的作用。这为我们今后应用中药预防和治疗 FES 提供了新的思路。

三、急性呼吸窘迫综合征

急性呼吸窘迫综合征（Acute Respiratory Distress Syndrome，ARDS）是急性呼吸衰竭的一种类型，常继发于多发性创伤、骨折、严重感染、休克和大手术后。主要表现为急性进行性呼吸困难和顽固性低氧血症。其病理特征有肺血管内皮和肺泡的损害，肺间质水肿以及其后继发的其他病变。本综合征曾有"休克肺"、"伤后肺功能不全"、"泵肺"等不同名称，自 20 世纪 70 年代以来一直称之为"成人呼吸窘迫综合征"，但本征亦可发生在青少年，且为急性发病，故称为急性呼吸窘迫综合征。本征属中医的"暴喘"范畴。

【病因病理】

引起急性呼吸窘迫综合征的因素很多，各种严重损害都可引起肺功能和肺组织改变。临床上常见的致病因素有：严重创伤性休克，伤后感染，输液过量，输错血型，脂肪栓塞，大手术后的 DIC、误吸、氧中毒等。

急性呼吸窘迫综合征的病理改变，初期主要是肺泡毛细血管膜的损害，毛细血管通透性增强、肺间质水肿。1～2 天内，肺重量异常增加，轻度的可使肺重量较正常增加约 50% 以上，重度者可使肺重量增加达正常 3～4 倍。进入肺泡内的纤维蛋白原与肺泡内脱落的上皮细胞碎片结合形成"透明膜"，造成肺泡气体交换的严重障碍。另外，由于肺泡和肺血管内皮受到损伤后，肺泡表面的活性物质减少，引起广泛的肺泡萎陷，这更进一步加重了肺部的气体交换的障碍。同时，肺内往往有弥漫性血管内凝血现象。在进展期时，肺间质炎症加重，可并发感染，后期肺实质纤维化，微血管闭塞。

【临床表现与诊断】

急性呼吸窘迫综合征多在严重创伤、休克稳定后数小时至数天后才出现，临床表现如下。

（一）分期

1. 初期

患者呼吸加快，有呼吸窘迫感，可无明显呼吸困难和紫绀，但用一般的吸氧法不能得到缓解，肺部病理学检查和X线摄片可无明显异常。

2. 进展期

患者有明显的呼吸困难和紫绀，呼吸道分泌物增多，肺部有啰音，X线胸片有广泛性点、片状阴影。多数患者有意识障碍，如烦躁、谵妄或昏迷。体温可升高，白细胞计数增多。此时必须气管插管加以机械通气支持，才能缓解呼吸困难症状。

3. 后期

患者陷入深昏迷，心律失常，心跳变慢乃至停止。此时实行心、肺、脑复苏术鲜有效果。

（二）诊断要点

（1）具有可引起急性呼吸窘迫综合征的原发疾病。

（2）呼吸频数（>28次/分）或呼吸窘迫。

（3）低氧血症 $PaO_2/FiO_2 < 8kPa$（60mmHg），$PaO_2/FiO_2 \leq 26.6kPa$（200mmHg）。

（4）胸片示肺纹增多、模糊，散在肺间质及肺泡病变。

（5）排除左心衰竭和慢性疾患。

以上除第四项外，余项均需具备方可诊断。

（三）辨证要点

1. 瘀血犯肺

多见于外伤至暴喘者。外伤之后有外出血或内出血，随后喘促气逆，胸高息粗，鼻翼煽动，口唇、指甲青紫。舌色紫暗，脉涩。

2. 水饮泛肺

多见于外伤之后，水饮泛溢，上逆犯肺。暴发喘促气逆，胸高息粗，鼻翼煽动，咳吐白痰，胸闷呕恶。舌苔白腻，脉弦滑。

3. 肺气虚衰

损伤胸肺后又复感外邪，暴发喘促气急，气粗息高，发热恶寒，咳嗽痰黄黏稠，不易咳出，大便秘结，尿黄。舌红苔黄而干，脉洪数。

4. 热入营血

多见于外伤后瘀血化热，热毒内陷，暴发喘促气急，气粗息高，高热不退，头痛，心烦急躁，呕恶，继而喘促加重，神昏谵语，抽搐、痉厥，皮肤发斑。舌质红绛，舌苔黄糙，脉洪数。

【检查方法】

（一）胸部 X 线检查

初期可正常，随着病情的发展，出现多种改变。有间质性及肺泡性液体潴留，后期 X 线显示广泛实变，两肺野呈弥漫性肺泡浸润的磨砂玻璃阴影，有时可见大片斑状阴影。

（二）实验室检查

对 ARDS 的诊断和病情判断有重要意义。

1. 动脉血氧分压（PaO_2）

正常参考值为 12kPa（90mmHg）。在吸入室内空气的条件下，$PaO_2 < 8$kPa（60mmHg），可以判断有呼吸衰竭。

2. 氧合指数（PaO_2/FiO_2）

由于 PaO_2 可随所吸氧浓度（FiO_2）增加而增高，已用呼吸机支持时，应以 PaO_2/FiO_2 的数值表示呼吸衰竭的程度，有 ARDS 时，$PaO_2/FiO_2 \leqslant 26.6$kPa（200mmHg）。

3. 动脉血 CO_2 分压（PaO_2）

正常参考值为 5.3kPa（40mmHg）。ARDS 早期，呼吸率加快，或用呼吸机过度换气，可使 $PaCO_2$ 降低 <4.8kPa（60mmHg）。进展后期，$PaCO_2$ 增高，揭示病变加重。

【鉴别诊断】

1. 左心衰竭

多见于先天性心脏病，风湿性心脏病，心肌炎等。表现为中至重度呼吸困难，端坐呼吸，发绀，咳白色或粉红色泡沫痰，发病初期双肺可闻及啰音，X 线摄片显示心影增大。

2. 肺水肿

多见于各种全身感染，吸入毒气，肺栓塞等。表现为严重呼吸困难，端坐呼吸，发绀，咳嗽剧烈，咳出大量白色或血痰，双肺下野或全肺可听到大、中、小湿性啰音。X 线摄片显示肺野弥漫小片影，边缘模糊，重叠或融合成片。

【治疗】

（一）治疗思路

急性呼吸窘迫综合征，预后较为严重，重在早期预防及治疗。一旦确诊，处理必须及时果断，除继续治疗原发疾病或创伤外，应采取积极措施消除肺间质水肿，克服肺泡萎陷，使肺泡满意扩张以增加肺功能残气量，改善与保护组织的灌注。还应积极防止危及生命的并发症的发生。

（二）一般性措施

（1）对有严重创伤、休克、大手术和严重感染患者，必须严密观察，特别注意呼吸情况，定时做血气分析，做到早期诊断，及时处理。

（2）保持呼吸道通畅，排出痰液，用人工呼吸器进行辅助换气。

（三）治疗方法

1. 呼吸治疗

主要的方法是用呼吸机和氧气，施行定容、定压的人工呼吸，以纠正低氧血症和改善肺泡换气功能。

发病初期，以鼻管或面罩吸入高浓度氧，对轻度缺氧可以改善症状。进展期需插入气管导管，使用呼吸机，常选用的方法有间断正压换气（IPPB），呼气终末正压换气（PEEP）及间断换气通气（IMV）。

为了迅速纠正低氧血症，使用呼吸机开始时可用较高浓度的氧（约80%左右），逐步使氧浓度降低在40%左右，以避免高浓度氧加正压对肺的损害。吸呼气的时间比例要掌握在1∶2左右。

2. 维护循环

注意保持体液平衡，患者若有低血容量，必须及时输液以支持循环。为防止输液过量加重肺间质的肺泡水肿，应监测出入量，以了解体液是否有潴留，必要时应用中心静脉压测定。输液应以晶体为主，补充电解质可以检测血电解质结果为依据。适当给予蛋白质或血浆，但不宜过早过多应用胶体液，因毛细血管通透性增强而促使胶体液进入肺间质，加重肺水肿。输液量应控制在每天1500ml，出入量保持轻度负平衡，必要时可用利尿剂辅助，但亦应观察是否有血容量不足。

3. 防治感染

因脓毒症是急性呼吸窘迫综合征最常见的原因，且急性呼吸窘迫综合征发生后易并发感染。因此，应用抗感染治疗是必要的。一般可先用大剂量青霉素（500万~800万U）静脉滴注，配以庆大霉素。对已有明显感染者，应根据临床表现，估计致病菌的类别，选用恰当的广谱抗生素，或根据细菌培养及药敏试验的结果，选择抗生素。

4. 皮质激素疗法

早期应用大剂量皮质激素，可抑制毛细血管的通透性，刺激肺泡壁Ⅱ型细胞产生肺表面活性物质，防止肺泡萎陷，减少肺内分流，减轻肺泡水肿，能增加心肌收缩力，减低外周阻力，改善末稍循环，纠正低氧血症。常用药物为甲泼尼龙，每天80mg，连用3天。

（四）中医药治疗

1. 内服药

（1）瘀血犯肺：治宜逐瘀通腑，益气救肺。方用桃核承气汤合二味参苏饮。

（2）水饮泛肺：治宜宣肺渗湿，活血化瘀。方用宣肺渗湿汤。若神急衰竭，面色白，脉沉细弱，加用红参20g或高丽参10g，另炖兑服。若四肢厥冷，脉微欲绝，血压下降，加熟附子、干姜、甘草以回阳救逆。

（3）痰瘀化火：治宜清火化痰，泄热降火。方用清金化痰汤，并送服牛黄承气丸以助通腑泄热，清肺降火之功。

（4）热入营血：治宜清营解毒凉血。方用犀角地黄汤。若热毒内盛，呼吸困难，神昏谵妄，躁扰不安，寒战高热者，可用清瘟败毒饮，并送服安宫牛黄丸或局方至宝丹；亦可用梅花点舌丹，具有清热解毒，消除痈肿之功。

2. 中成药治疗

（1）开窍醒脑类

①清开灵注射液：40～60ml，加入等渗液500ml中，每日1次，静脉滴注。

②醒脑静注射液：20ml，加入等渗液250ml中，每日1次，静脉滴注。

③安宫牛黄丸至宝丹：每次1丸，每日2次，口服。

（2）活血化瘀类

①丹参注射液：每次4ml加入25%葡萄糖20ml，静脉推注，或8～16ml，加入等渗液250ml中，每日2次，静脉滴注。

②舒血宁注射液：每次4ml，每日2次，肌内注射。

（3）清热解毒类

①双黄连粉针剂：每次60mg/kg，加入等渗液250ml中，每日1～2次，静脉滴注。

②六神丸：每次10粒，每日3～4次，口服。

3. 针灸

针刺大椎、风门、人中、肺俞，手法为点刺，不留针，起针后加火罐。喘而欲脱者，加内关，三阴交，急灸气海、关元穴。

【研究进展】

自1967年Ashbaugh首先报道12例成人急性呼吸窘迫，于1971年将这种表现为急性起病的呼吸功能衰竭，命名为成人呼吸窘迫综合征（ARDS）。由于ARDS可以发生在各种年龄段，包括儿童在内，不限于成人，1994年由欧美危重病医学及胸科专家召开的联席会议，提出将ARDS中的"A"由成人（adult）改为急性（acute），称之为急性呼吸窘迫综合征。

1994年欧美共识会议提出新的诊断标准。主张以$PaO_2/FiO_2 \leq 26.6kPa$（200mmHg）作为ARDS的诊断标准，PEEP水平不再被列为诊断标准。我国学者认为，该诊断标准主要局限于临床参数，缺乏反映急性炎症反应的生物化学、免疫学等方面的参数，因此有片面性。

吴氏等强调，凡疑有ARDS倾向的患者需严密监测，提倡应用创伤性ARDS发生指数公式来监测分析，公式$I = PF - (N + T + F + M + X)$。I：发生指数；PF：呼吸指数$PaO_2/FiO_2$（氧分压/吸入氧浓度）之值，$PaO_2$必须以kPa为单位；N：中枢神经系统损伤；T：胸外伤；F：骨折；M：输液和输血量；X：X光胸部平片。再将伤情用数值代入公式中，计算I值，若I > 10.95%不发生ARDS。I < -2，90%发生ARDS。I值在 -2～10之间，有呼衰的可能，但95%不发生ARDS。

ARDS的治疗目前尚无有效措施，治疗属于支持性的。针对临床表现为进行性呼吸窘迫和顽固性低氧血症的特点，采用传统正压机械通气仍是ARDS的主要治疗手段，仅在治疗策略和方式上有所进展。在通气策略上不以血气正常为最终目标，争取维持：①吸入氧浓度（FiO_2）不超过 0.6。②氧饱和度（PaO_2）不低于 90%。③平台压不超过 $35cmH_2O$，以免发生容积伤。在患者治疗体位方面，患者多为仰卧位。有的学者研究认为，俯卧位对 ARDS 低氧血症有明显改善作用，两者亦可结合治疗。

为提高疗效，探索对 ARDS 采用中医药治疗，已取得了可喜的成绩。李氏等用活血化瘀的神农 33 号注射液和清心泻肝药清开灵注射液，静脉滴注治疗 ARDS，提高了疗效，为 ARDS 的治疗研究提供了新的途径。

四、挤压综合征

凡肢体受于重物长时间挤压致肌肉发生缺血、坏死，一旦压迫解除，继而引起局部组织渗出、肿胀，伴有肌红蛋白尿、高血钾和急性肾功能衰竭为特点的全身性改变者，称为挤压综合征（Crush Syndrcine or Compression Syndrome，CS）。又称挤压性急性肾功能衰竭综合征。

【病因病理】

常发生在重大自然或人为灾害中，如地震、房屋倒塌、矿井塌方事故、车祸等，一旦伤员被解救，压力被解除，即可发生挤压综合征的典型表现。有时由于昏迷或醉酒沉睡，压迫自身肢体时间较长，亦可引起挤压综合征。

挤压综合征的主要病理变化是肌肉缺血坏死和肾脏损害。

1. 局部

肌体受到重物挤压时，肌肉内的血液循环受阻或完全断绝，局部组织缺血、缺氧。当压力解除后，受压局部毛细血管通透性增加，大量电解质、血浆、红细胞渗入组织中，造成局部肿胀、血栓形成，缺氧急剧加重，继而发生肌纤维变性、断裂、坏死和溶解。如发生在封闭的筋膜室中，则腔室内压力升高更快，肌肉坏死和溶解更为迅速。

2. 全身

肌肉坏死后释放出大量分解产物，其中主要为肌红蛋白、钾、肌酸及肌酐等，压力被解除后，这些分解产物通过循环再建或侧支循环而进入体循环，引发一系列全身反应，其中突出的表现为肾脏损害，严重者可致急性肾功能衰竭。

严重挤压伤后导致肾缺血、肾损害的原因，除因受伤肌肉缺血坏死，血浆渗入组织间隙，造成有效血容量不足，肾血流量减少之外，另一个重要的原因是，严重挤压伤后，组织分解产生的毒性物质，如肾上腺素、去甲肾上腺素、5-羟色胺、组织胺、血管紧张素等，刺激肾血管发生强而持久的反射性痉挛性收缩，导致肾缺血。此外，大量的肌红蛋白、细胞破坏释放出的钾、磷、镁等离子随血流恢复进入血液循环中，最终导致肾小管堵塞，产生少尿或无尿，形成急性肾功能衰竭。

【临床表现与诊断】

（一）局部表现

受伤部位有压痕，迅速肿胀，并持续增剧，皮肤发硬，有水疱，片状红斑及皮下淤血，远端皮肤发白发凉。

（二）全身表现

1. 休克

由于血浆大量渗出且急剧，可出现明显休克症状。但有部分患者仅有脉压变小而休克表现不明显。

2. 肌红蛋白尿

多在伤后 1 ~ 2 次排尿时出现茶褐色或棕红色肌红蛋白尿。肌红蛋白尿持续时间不等，一般为 12 ~ 24 小时，持续时间愈长，发生急性肾功能衰竭的机会愈高。

3. 急性肾功能衰竭

（1）少尿期：24 小时尿量不足 400ml（每小时少于 17ml）为少尿，24 小时尿量 <10ml 则为无尿。少尿期一般为 7 ~ 14 天，超过 1 个月者预后不良。尿中出现蛋白和管型，血钾和血尿素氮增长甚速。少尿后和不控制入水量很快可发生水中毒。短期内死亡的病因大多是高血钾症、肺部并发症和 DIC 等。

（2）多尿期：经治疗后，一般为 7 ~ 14 天进入多尿期，尿量增加至每日 400ml 以上，但此时肾小管浓缩功能尚未恢复，溶质潴留不能排出，尿素氮继续上升。患者常死亡于心血管并发症、电解质紊乱和感染。

（3）恢复期：尿量逐渐恢复正常，但肾小管功能仍未完全复原，尿比重仍在 1.020 以下，经数月或更长时间方能恢复正常，部分患者转为慢性肾衰。

（三）辨病要点

（1）有肢体或躯干受挤压的外伤史。

（2）伤处局部疼痛、肿胀严重，皮肤青紫或瘀斑、变硬，邻近健康皮肤出现水疱，感觉障碍，活动功能受限。

（3）全身症状与急性肾功能衰竭症状相似，早期可有休克。

（4）尿隐血试验阳性，尿肌红蛋白试验阳性，尿比重增高，血钾、非蛋白氮、尿素氮均增高。

（四）辨证要点

1. 瘀血内阻

小便短赤，滴沥不畅，大便闭结，小腹胀满，局部肌肤瘀肿紫斑。舌红绛苔黄，脉涩或数。

2. 湿热蕴结

小便灼热，短赤不畅，头胀昏沉，口苦口黏，渴不多饮，胸腹痞闷，大便秘结，舌质红，苔灰白或黄，脉数。

3. 脾肾阳衰

小便清长，面浮身肿，腰以下尤甚，脘腹胀闷，纳减便溏，神疲肢冷，面色灰带或白。舌体胖大，舌质淡，脉沉细或沉迟无力。

【检查方法】

1. 血液化验

包括检验钾、钠、氯、二氧化碳结合力、尿素氮、非蛋白氮、肌酸肌酐酶等。

同时应检查血小板、出凝血时间、凝血酶原时间等。亦应做转氨酶等肝功能检查。

2. 尿化验

包括检验尿常规、比重、肌红蛋白等。

【治疗】

（一）治疗思路

处理原则是及早防治休克，早期切开减压，尽早采用透析疗法，防治多器官功能不全。

（二）一般性措施

（1）伤肢制动，但不应抬高，不应按摩，不应热敷。

（2）伤肢就暴露在凉爽的空气中（冬季应防冻伤），或用凉水降低肢体温度。

（3）开放性伤口活动性出血应止血，但禁用加压包扎，更不能用止血带。

（4）对疑有挤压综合征的伤员，均可给予碱性饮料（8克碳酸氢钠溶于1000～1200ml水中，再加适量糖），以利尿和碱化尿液，预防肌红蛋白在肾小管中沉积。不能进食者可静脉滴注5%碳酸氢钠150ml。

（三）治疗方法

1. 及早防治休克

因大量水分和血浆渗入外伤局部组织间隙，患者常有低血压或休克表现，即使无休克的患者也应尽快补液，以加速排除毒素。可给予等渗盐水、5%葡萄糖盐水、平衡盐液、血浆等，如无大量失血应尽量避免应用全血。如已发生少尿者，应严格限制补液量，每日400～600ml基础量，外加显性排出量，日总量不超过1000ml。每日应输入高渗糖300～400ml，以减低蛋白消耗和控制血钾增长。

2. 早期切开减压

有筋膜室内高压时，可早期切开减压，防止肌肉进一步坏死。移除坏死组织并引流，减少肌红蛋白、钾、乳酸等有害物质吸收血液。改善肢体循环，减少对肾脏的损害，有利于肢体功能的恢复。

3. 碱化尿液和利尿

为防止酸中毒，应在补液中加入5%碳酸氢钠150ml。在补足液体时，应用20%甘露醇150ml快速输入，每日1～2次，以增加尿量，保护肾小管功能。

4. 积极防治急性肾功能衰竭

一旦发生急性肾功能衰竭时，应及早进行透析疗法，不可犹豫，一般首选腹膜透析，必要时采用血液透析。

（四）中医药治疗

1. 内服药

（1）瘀血内阻：治宜逐瘀攻下，活血利水。方用大成汤。小便不通者，可加大腹皮破气行水；神昏者，可加安宫牛黄丸清热开窍。

（2）温热蕴结：治宜清热利湿。方用甘露消毒丹。热盛者，如用三黄泻心汤；湿盛者，加用三仁汤；大便秘结甚者，加用大黄通腑泄热。

（3）脾肾阳衰：治宜温补脾肾，利水清肿。方用济生肾气丸，加服紫河车粉。

小便清长者，去车前子、泽泻，加用缩泉丸、菟丝子以温肾祛寒，固涩小便；五更泄者，加用四神丸以温补脾阳，涩肠止泻。

2. 外敷药

局部肿胀疼痛者，可选用双柏散、消瘀止痛药膏、消肿散等。有肾衰者，可用复方大蒜软膏（大蒜油 4.8ml，二甲亚砜 60ml，芒硝 600g，人工麝香 0.03g，甘油 200ml，大黄 300g，羧甲基纤维素 70g，蒸馏水 800ml，调成软膏），取 50～70g 分成两份，分别敷贴于双肾区，每日 1～2 次，每次敷贴 6 小时，4～7 日为一疗程。葱白敷关元，甘遂末敷神阙穴以逐水。

3. 药物透析

中药理疗与透析疗法联合应用。取板蓝根 30g，大青叶 30g，黄芩 9g，蒲公英 9g，金银花 9g，萹蓄 9g，大蓟 9g，车前子 9g，泽泻 9g，煎汁在肾区透热治疗。

4. 灌肠降浊

（1）温肾益气法：制附子 15～30g，酒大黄（后下）15～30g，黄芪 30～60g，芒硝 10～30g，益母草 15～30g，煎法 200ml，早晚各 1 次，保留灌肠。胃热上逆者，重用生大黄、芒硝；胃寒停饮者，重用附子、肉桂；血压偏高者，加生石决明 30g、生牡蛎 30g。

（2）化湿清热法：生大黄（后下）15～30g，六月雪 15g，徐长卿 12g，皂荚子 9g，生牡蛎（先煎）30g，浓煎取汁 100ml，保留灌肠，每日 1 次。热盛者，可加蒲公英 30g。

【研究进展】

挤压综合征与筋膜室综合征，两者具有相同的病理基础和临床表现，1975 年 Mubarak 等提出筋膜室综合征与挤压综合征属于同一病变范畴的观点。不过，挤压综合征系人体肌肉丰厚部位受挤压，当解压后出现肌红蛋白血症、肌红蛋白尿、高血钾和急性肾功能衰竭等全身表现。而筋膜室综合征系指某部位受到挤压，出现因缺血而引起的肢体局部症状和体征，实际上是属挤压综合征病理过程的一部分。

已有研究证明，挤压伤可引起组织缺血，当重新恢复血供时，有可能形成再灌流损伤，其中氧自由基起着重要的作用。结果显示：缺血时间越长，组织损伤越重，再灌流后损伤进一步加重，以灌流 24 小时最为严重。甘露醇对肢体缺血再灌流损伤有保护作用，它可以明显地抑制体内生成自由基的反应。

挤压综合征的治疗分全身和局部两部分。局部治疗是在出现筋膜室综合征时切开减压引流，使部分毒素排出体外，减轻肾脏负担。当发现患肢毒素释放所致全身中毒表现，危及生命者必须截肢。全身治疗应及时纠正休克，尽早使用碱性药物和利尿剂。一旦急性肾功能衰竭诊断成立，早期使用透析疗法可降低死亡率。

中药结肠灌肠法近似透析，部分中药可以通过结肠壁迅速吸收而起全身治疗作用。临床研究证明，其疗效与透析机疗效相同，不仅可减少透析次数，且具有方法简便，重复率高，有效率较高的特点。其中中药结肠灌注 1 号（大黄、黄芪、丹参、红花）得到国内许多学者重复运用研究，均取得良好疗效。中药治疗，主要是通腑泻下法的研究颇受重视，常用的治法有通腑泄热，解毒清热，祛湿逐水，行气化瘀等。通腑泄热多以大黄为主的复方，大黄具有荡涤肠胃、推陈致新、活血化瘀及泻火解毒之功，有利于肾功能的恢复。有报道对挤压综合征后遗留腰腿痛，采用腰段硬膜外滴注加按摩治疗而收到较好的效果的。

临床治疗

第一章 骨 折

第一节 概 论

骨的完整性或连续性遭到破坏，称为骨折。由暴力作用引起的，称外伤性骨折；因骨骼本身有病变（骨髓炎、骨结核、骨肿瘤等）引起的；称病理性骨折。临床以外伤性骨折为多见。创伤骨折不仅骨组织受到破坏，而且骨断端周围的筋肉亦同时受到损伤，甚至骨折端穿出皮肤或黏膜形成开放性损伤，或同时伴发神经、血管和内脏的损伤。

骨折的概念，古人很早就有所认识，甲骨文已有"疾骨"、"疾胫"、"疾肘"等病名；《周礼·天官》记载了"折疡"；汉·马王堆出土的医籍也记载了"折骨"；骨伤这一病名出自唐朝王焘的《外台秘要》。

中医防治骨折已有几千年历史，经过历代医家的发展整理和不断提高，积累了丰富的经验。中医对骨折的治疗始终贯穿整体观念，强调筋骨治疗并重，骨折对位与功能恢复并重，内治与外治并重，固定与活动并重。对骨折的复位、固定、用药及功能疗法等都有成套的方法和原则。实践证明，应用这些方法和原则，能够取得骨折对位好、愈合快、功能恢复早、后遗症少等优良效果。

一、骨折的原因与分类

（一）骨折的原因

1. 直接暴力

直接暴力引起的骨折，常发生在暴力直接作用的部位，如棍棒击伤，重物砸伤，车轮轧伤，利刃火器伤等。这类骨折多呈横断、粉碎和凹陷，骨折周围软组织损伤较重，包括血管、神经伤和开放性损伤。

2. 间接暴力

间接暴力又叫传导暴力，所引起的骨折不在作用力的部位。如俯卧跌倒手掌按地常引起上肢近关节部位的骨折（如桡骨下端、肱骨髁上、肱骨外科颈等处）；失足滑倒身体旋转或投掷手榴弹甩动太猛、可引起胫腓骨和肱骨螺旋骨折；由高坠落臀部着地，多引起胸腰段脊椎屈曲型压缩骨折。间接暴力引起的骨折多为嵌插、斜行、螺旋或压缩型，骨折周围的软组织损伤较轻，合并血管、神经损伤和开放伤的机会较少（图 1–1）。

3. 肌肉牵拉

肌肉骤然收缩，可拉断肌肉附着处的骨质。如股四头肌猛烈收缩可引起髌骨骨折，肱三头肌猛烈收缩会引起尺骨鹰嘴骨折，前臂屈肌猛烈收缩会引起肱骨内上髁骨折。剧烈咳嗽时肋间肌收缩会引起肋骨骨折。这类骨折多不规则，而且是闭合性，损伤程度相对较轻（图1-2）。

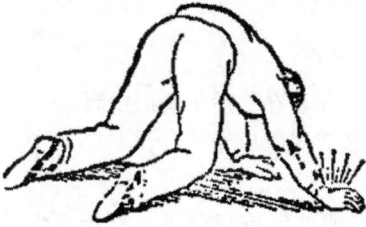

图1-1　间接暴力所致骨折

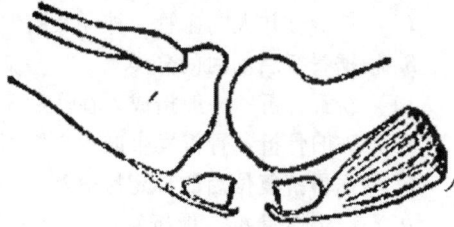

图1-2　肌肉牵拉所致骨折

4. 持续性劳损

某些特殊部位的骨骼，由于长期反复经受低能负荷的作用，会发生疲劳性骨折。如长途跋涉行军途中会发生第2、3跖骨骨折、胫腓骨骨折或股骨颈骨折。这类骨折多无移位，但愈合缓慢。

5. 其他因素

机械外力是造成骨折的主要原因，但骨折的发生也与患者的年龄、体质、解剖部位的结构特点以及骨骼原来有否病变等内在因素有关系。如老年人气血日渐亏损，肝肾不足，筋肉萎缩。骨质疏松脆弱，动作迟缓，应变能力差，跌倒后常引起桡骨下端、股骨颈、股骨粗隆间、脊椎骨等部位的骨折。壮年人气血旺盛，筋肉丰满，骨质坚强，动作灵便，遇到同样外力时，不容易引起骨折。青少年正在生长发育期，长骨端骨骺未曾闭合，是个潜在弱点，所以常见骨骺骨折。儿童幼阳之体，筋肉柔弱，天生好动，但平衡失稳，骨质柔韧，可发青枝骨折。颈椎5、6，胸椎11、12，腰椎1、2因活动范围相对较大，故容易发生骨折脱位。骨皮质与骨松质的交接处容易发生骨折。有病的骨骼如肿瘤、脆骨症、骨质疏松症等，在日常生活行动中如上下楼梯、过门槛，甚至在床上翻身等也会引起骨折。

（二）骨折的分类

骨折分类的目的，是便于诊断和治疗，目前分类的方法很多，但是单项分法都比较片面，临床上常将各单项的分法综合运用。现将各项分法介绍如下。

1. 根据骨折端是否与外界相通分类

（1）闭合性骨折：骨折处皮肤黏膜完整，骨折断端不与外界相通。

（2）开放性骨折：骨折附近的皮肤黏膜破裂，骨折端与外界相通。

2. 根据骨折程度分类

（1）不完全性骨折：骨的完整性或连续性仅有部分遭到破坏。

（2）完全性骨折：骨的完整性或连续性全部遭到破坏。

3. 根据骨折数目分类

（1）单一骨折：限于一处骨折。

（2）多发骨折：一骨两处或多骨同时骨折。

4. 根据骨折后有否合并重要组织及脏器损伤分类

（1）单纯骨折：单一或多发骨折，不合并大的血管、神经及脏器损伤。

（2）骨折合并大的血管、神经及脏器损伤。

5. 根据骨折后的时间分类

（1）新鲜骨折：一般指成人在伤后 3 周以内，儿童在伤后 2 周以内者。

（2）陈旧骨折：骨折发生成人 3 周以后，儿童 2 周以后者。

6. 根据骨折复位后的稳定性分类

（1）稳定性骨折：骨折复位后加适当外固定即可保持对位者，称稳定性骨折。如横断骨折、青枝骨折、嵌插骨折等。这类骨折因骨折端吻合严密，临床愈合较快。

（2）不稳定骨折：骨折复位后虽加外固定也不易保持对位者，称不稳定性骨折。如斜形骨折、螺旋骨折、粉碎性骨折等。这类骨折常需配合牵引维持对位或配合其他固定器具，而且骨折端吻合欠佳，愈合比较缓慢。

7. 根据受伤前骨质是否健康分类

（1）外伤性骨折：骨折前骨质健康，结构正常，骨折纯属外来暴力引起。

（2）病理性骨折：骨折前骨质已有病态，显示破坏、疏松、脆弱等，失去正常结构，正常生活中遇轻微外力即可引起骨折。

8. 根据不同年龄分类

（1）产伤骨折：婴儿出生时助产不当，常引起四肢骨折。

（2）骨骺分离与骨折：只能发生在骨骺出现以后和封闭之前这个期间，故多见于儿童和青少年。

（3）老年骨折：老年人骨质萎缩、疏松、脆性大，较小的外力即可引起骨折，如行走跌倒臀部着地，多引起股骨颈骨折。若为停经后的中老年妇女还会引起脊柱压缩性骨折。

9. 根据骨折线的形态分类（图 1 - 3）

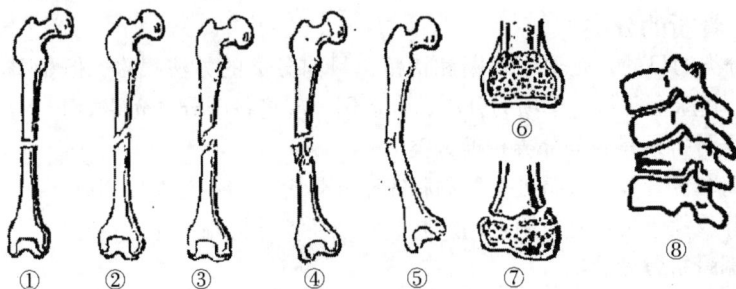

图 1 - 3　骨折的种类

①横断骨折　②斜形骨折　③螺旋骨折　④粉碎骨折
⑤青枝骨折　⑥嵌插骨折　⑦骨骺分离　⑧压缩骨折

（1）横断骨折：骨折线与骨干纵轴接近垂直。

（2）斜形骨折：骨折线与骨干纵轴斜交成锐角。

（3）螺旋形骨折：骨折线呈螺旋形。

（4）粉碎骨折：骨碎裂成3块以上，称为粉碎骨折。骨折线呈"T"形或"Y"形时，又称为"T"折或"Y"形骨折。

（5）青枝骨折：多发生于儿童。仅有部分骨质和骨膜被拉长、皱折或破裂，骨折处有成角、弯曲畸形，与青嫩的树枝被折时的情况相似。

（6）嵌插骨折：多发生在长骨干骺端密质骨与松质骨交界处。骨折后，密质骨嵌插在松质骨内，可发生在股骨颈、肱骨外科颈等处。

（7）裂缝骨折：或称骨裂。骨折间隙呈裂缝或线状，形似瓷器上的裂纹，常见于颅骨、肩胛骨等处。

（8）压缩骨折：松质骨受压缩而变形，如脊椎骨及跟骨等。

（9）骨骺分离：发生在骨骺部位，使骨骺与骨干分离，骨骺的断面可带有数量不等的骨组织、故骨骺分离亦属骨折之一种。常见于儿童和青少年。

二、骨折诊断要点

骨折的诊断要运用望、闻、问、切、摸、量，结合现代影像学的检查，把收集到的全部资料，进行归纳、分析、辨别、判断，从而得到骨折的部位、性质及有无合并伤等的正确结论。在诊断过程中要防止只看表浅伤，不注意骨折；只看到一处伤，不注意多处伤；只注意骨折局部，不顾全身伤情，只顾检查，不顾患者痛苦和增加损伤。

（一）询问病史

1. 创伤原因

主要了解暴力的方式（跌倒、打击、坠落、碰撞、挤压、辗轧等），暴力的性质（直接、间接、牵拉、劳损）、暴力的大小、速度、方向，施暴物体的形状、性质，作用时间的长短以及患者的受伤姿势和体位等。了解创伤原因后，可以大概掌握受伤部位和伤情的轻重。

2. 伤后情况

主要了解伤后患者有否昏迷、休克、呼吸困难等危急症状。如果有昏迷或继发昏迷，要注意颅脑损伤；出现休克多是内外大出血或为创伤惊吓、疼痛刺激引起；呼吸困难多为颈椎或胸部创伤所致。

3. 现场处理

现场处理包括止痛、止血、伤口包扎、临时固定肢体、临时用药给氧等措施。这些处理关系到患者运送途中的安全和病情的转归，同时对以后的检查具有重要意义。

4. 长途转运

凡长途转运的患者，往往伤势严重，如开放性骨折合并大血管破裂绑扎止血带的患者是否按时放松止血带、脊柱骨折脱位的患者在移动过程中方法正确与否等，都关系到病情的发展与预后。

（二）临床表现

骨折的临床表现与受伤机制、受伤部位、受伤程度以及伤后病理生理改变等多种因素有关。从骨折原因多方位的分类法中，就可以看出其复杂性，但总起来说不外乎全身表现和局部表现。

1. 全身表现

（1）休克：是创伤骨折常见的合并症，如骨盆骨折、多发性骨折、脊柱骨折脱位和严重的开放性骨折等，都会因广泛的软组织损伤或大的血管损伤而大量出血，血容量减少和创伤疼痛刺激使患者表现出一系列症状。如：面色苍白，四肢发凉，出冷汗，周身无力，表情淡漠或烦躁不安，脉细数，血压下降等。休克患者应尽早采取有效措施，如止痛、止血、伤肢固定、输液、输血、给氧、保暖、保持呼吸道通畅等。

（2）体温升高：骨折患者一般都会因血容量不足而减少皮肤的血液供应，加上局部软组织损伤后分解产物的排泄吸收，就会引起全身发烧，这种发烧一般在38.5℃左右，随着肿胀消退，体温也随之恢复到正常。但应注意是否合并其他疾病。

2. 局部症状

分一般症状和特有症状。

（1）一般症状：疼痛、肿胀、功能障碍。

疼痛：骨折部位都有不同程度的疼痛与压痛，疼痛最明显的部位多为骨折处。对肿痛明显的患者就诊时，应注意患肢的血运和皮肤感觉情况，防止有神经血管的损伤。医生检查伤肢时，因患者疼痛且行动不便，应帮助患者脱衣，暴露检查部位。对疑有骨折的患者，应先做临时固定，再护送到放射科检查，以减少疼痛。一般关节脱位的患者，复位后疼痛即应缓解，功能部分或完全恢复；骨折则不能。骨折患者经整复固定后疼痛较治疗前应有明显的减轻，若疼痛非但未减轻反而加剧，应察看痛在何处，思考和分析疼痛原因，而不能像传话筒那样只把患者的主诉传给医生或简单的对症给止痛药。例如，有时痛可能因石膏打得不合适，夹板外固定的患者布带捆扎过紧所致，这些都不是吃止痛药能解决的；对于后者只需将布带重新捆扎即可。上述情况如不及时发现并正确处理病因，只给止痛药，则往往导致循环障碍，组织压损等严重后果。

肿胀：肿胀是损伤后的一种症状，是由于伤处血瘀气滞，经络阻塞，而在伤肢远端形成的。当肢体遭受外力的打击后，软组织因出血在伤后几小时会出现明显肿胀。1～3日内达到高峰。患者就诊时，应注意观察患肢的血运、皮肤感觉和手指活动情况，防止因过度肿胀对神经、血管造成压迫而致血循障碍，血液循环障碍又使肿胀加剧，致患肢青紫，感觉麻木，皮肤苍白，指端静脉充盈缓慢且剧烈疼痛。发现上述情况应立即予以处理。

功能障碍：骨折后，伤肢出现功能障碍或功能丧失，是最常见症状，其原因是多方面的，如剧烈疼痛，肌肉反射性痉挛；肌肉失去附着或失去骨骼的杠杆作用；神经、血管、肌肉、肌腱等组织损伤等。

（2）特有症状：畸形、异常活动、骨擦音。

畸形：骨折后因受暴力作用方向的影响及肌肉收缩，肢体重力、搬运的影响，可使骨折端发生不同程度与方向的移位，因而使伤肢形成各种畸形。临床上常见的骨折畸形有成角、侧方、重叠、分离、和旋转移位等（图1-4）。

异常活动：骨干部的完全性骨折，可出现好似关节一样的可动性，表现为非关节部位的假关节现象。

骨擦音：骨折端相互摩擦、碰撞所发出的粗糙声音或感觉。由于骨膜上的神经十分丰富，骨摩擦时会给患者增加痛苦并加重损伤，所以不应为检查而摆动伤肢检查有无骨擦音。

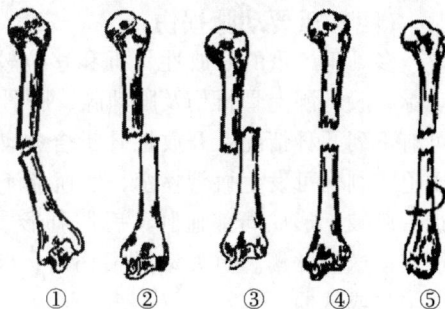

图1-4　骨折的移位
①成角移位　②侧方移位　③重叠移位
④分离移位　⑤旋转移位

畸形、异常活动、骨擦音是骨折的三大特有症状，具有确切的诊断价值。一般来说，这三大症状，只要有一种出现，临床上便可以初步诊断为骨折。

三、骨折并发症

受暴力打击后，除发生骨折外，还可能有各种全身或局部的并发症，有些并发症可能短时间内影响生命，必须紧急处理；另一些需要与骨折同时治疗；有的则需待骨折愈合后处理。因此，必须做周密的全身检查，确定有无并发症，然后决定处理方法。

（一）外伤性休克

多由于严重创伤刺激或大量出血所致，常见于多发性骨折、出血多的骨折或合并内脏损伤的骨折。

（二）感染

开放性骨折如果不及时清创或清创不彻底，有发生化脓性感染或厌氧性感染的可能。

（三）内脏损伤

1. 肺损伤

肋骨骨折可合并肺实质损伤或肋间血管破裂，引起血胸或闭合性气胸、开放性气胸、张力性气胸、血气胸等。

2. 肝、脾破裂

暴力打击胸壁下段时，除可造成肋骨骨折外，还可发生肝或脾破裂，特别在有脾肿大时更容易破裂，形成严重内出血和休克。

3. 膀胱、尿道、直肠损伤

耻骨和坐骨支同时破裂时，容易导致后尿道损伤，若此时膀胱处于充盈状态，则可被移位的骨折端刺破，这种膀胱损伤多为腹膜外损伤。骶尾骨骨折还可并发直肠损伤。

（四）重要动脉损伤

多见于严重的开放性骨折和移位较大的闭合性骨折，如肱骨髁上骨折伤及肱动脉，股骨髁上骨折伤及腘动脉，胫骨上段骨折伤及胫前或胫后动脉。动脉损伤可有下列几种情况：开放性骨折合并动脉破裂则鲜血从伤口喷射流出；由于骨折压迫或刺伤可发生血管痉挛，使血流不畅或完全不通，导致血栓形成；动脉被骨折端刺破，形成局部血肿，后期可形成假性动脉瘤，若动、静脉同时被刺破，可形成动、静脉瘘。重要动脉损伤后，肢体远侧疼痛麻木、冰冷、苍白或紫绀，脉搏消失或减弱。

（五）缺血性肌挛缩

这是筋膜间隔区综合征产生的严重后果。上肢多见于肱骨髁上骨折或前臂双骨折，下肢多见于股骨髁上或胫骨上端骨折。上下肢的重要动脉损伤后，血液供应不足或因包扎超过一定时限，前臂或小腿肌群因缺血而坏死。神经麻痹，肌肉坏死，经过机化后，形成瘢痕组织，逐渐挛缩而形成特有的畸形——爪形手、爪形足，可造成严重的残疾。

（六）脊髓损伤

多发生在颈段和胸、腰段脊柱骨折脱位时，形成损伤平面以下的截瘫。

（七）周围神经损伤

早期可因骨折时神经受牵拉、压迫、挫伤或刺激所致。后期可因外固定压迫、骨痂包裹或肢体畸形牵拉所致。神经损伤后，其所支配的肢体范围即可发生感觉障碍、运动障碍，后期出现神经营养障碍（图1-5）。

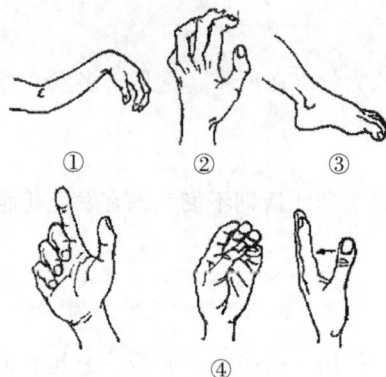

图1-5 周围神经损伤畸形
①桡神经损伤 ②尺神经损伤 ③腓总神经损伤 ④正中神经损伤

（八）脂肪栓塞

是少见而严重的骨折并发症。成人骨干骨折，髓腔内血肿张力过大，骨髓脂肪侵入血流，形成脂肪栓塞堵塞血管，可以引起肺、脑等重要脏器或组织的缺血，因而危及生命。

（九）坠积性肺炎

下肢和脊柱骨折，须长期卧床，致肺功能减弱，痰涎积聚，咳出困难，引起呼吸系统感染，老人常因此而危及生命。故患者在卧床期间应多做深呼吸，或主动按胸咳嗽帮助排痰，并注意练功活动。

（十）压疮

严重损伤昏迷或脊椎骨折并发截瘫者，某些骨突部位（如尾骶、枕后和足跟等处）受压，而致局部循环障碍，组织坏死，形成溃疡，经久不愈。故应加强护理，做好预防。对压疮好发部位要保持清洁，给予定时翻身、按摩，或局部加棉垫、毡垫或空气垫圈等，以减少压迫。

（十一）尿路感染

骨折长期卧床或合并截瘫者，长期留置导尿管，若处理不当，可引起逆行性尿路感染，发生膀胱炎、肾盂炎等。故要在无菌条件下，定期换导尿管和冲洗膀胱，并鼓励患者多饮水，保持小便通畅。

（十二）损伤性骨化（骨化性肌炎）

关节内或关节附近骨折脱位后，因损伤严重、急救固定不良、反复实行粗暴的整复手法和被动活动，致使血肿扩散或局部反复出血，渗入被破坏的肌纤维之间，血肿机化后，通过附近骨膜化骨的诱导，然后钙化、骨化。在 X 线照片上可能见到骨化阴影。临床上以肘关节损伤容易并发，常可严重影响关节活动功能。

（十三）创伤性关节炎

关节内骨折整复不良或骨干骨折成角畸形愈合，以致关节面不平整或关节面压力状况改变，可引起关节软骨面损伤。

（十四）关节僵硬

严重的关节内骨折可引起关节骨性僵硬。长期外固定可引起关节周围软组织粘连和肌腱挛缩，而致关节活动障碍。因此，对关节内骨折并有积血者，应尽量抽净。固定的范围和时间要恰到好处，并早期进行关节的练功活动。

（十五）缺血性骨坏死

骨折段的血供障碍可发生缺血性骨坏死。以股骨颈骨折并发股骨头坏死、腕舟骨腰部骨折并发近侧段坏死为多见。

（十六）迟发型畸形

少年儿童骨骺损伤，可影响该骨关节生长发育，日后逐渐（常需若干年）出现肢体畸形。肱骨外髁骨折可出现肘外翻，尺神经受牵拉而出现爪形手畸形。

在治疗骨折时，对这些并发症应以预防为主，如果已经出现则应及时诊断和妥善治疗，这样，大多数并发症都是可以避免或治愈的。

四、骨折的愈合

骨折愈合的过程，是按照一定的规律进行的，整个过程是持续渐进的，一般可分为以下 3 个时期。

（一）血肿机化期

骨折后，因骨折本身及邻近软组织的血管损伤出血，在骨折部形成血肿，血肿于伤后 6 ~ 8 小时即开始凝结成血块。随着红细胞的破坏，纤维蛋白的渗出，毛细血管的增生以及成纤维细胞、吞噬细胞、异物巨细胞的侵入，血肿逐渐机化，肉芽组织再演变成纤维结缔组织，使骨折断端初步连接在一起，这就叫纤维性骨痂，约在骨折后 2 ~ 3 周内完成。

（二）原始骨痂期

充填在断骨两端之间血肿机化而形成的纤维结缔组织，大部分转变为软骨，软骨细胞经过增生、变性、钙化而骨化，称软骨内骨化。软骨内骨化过程复杂而缓慢。

骨折后 24 小时内，骨折断端处的外骨膜开始增生、肥厚，外骨膜的内层即生化层，成骨细胞增生，产生骨化组织，形成新骨，称骨膜内骨化。新骨的不断增多，紧贴在骨皮质的表面，填充在骨折断端之间，称外骨痂。与此同时，骨折断端髓腔内的骨膜也以同样的方式产生新骨，充填在骨断端的髓腔内，称为内骨痂。骨性骨痂主要经骨膜内骨化形成，其次为软骨内骨化形成，它们的主要成分为成骨细胞和成软骨细胞。内外骨痂沿着皮质骨的髓腔侧和骨膜侧向骨折线生长，彼此会合。外骨膜在骨痂形成中有着较大的重要性，因此在治疗中任何对骨膜的损伤（如粗暴手法复位、手术整复等）均对愈合不利。

骨痂中的血管、破骨细胞和成骨细胞侵入骨折端，一面使骨样组织逐渐经过钙化而成骨组织，一面继续清除坏死骨组织。当内外骨痂和中间骨痂（经软骨内骨化形成的骨痂）会合后，又经过不断钙化，其强度足以抵抗肌肉的收缩、成角和旋转力时，则骨折已达临床愈合，一般约需 4 ~ 8 周。如 X 线摄片显示骨折线模糊，周围有连续性骨痂，则可解除外固定，加强患肢的活动锻炼。

（三）骨痂改造期

随着成骨细胞的增加，新生骨小梁也逐渐增加，且逐渐排列规则和致密，同时骨折端的坏死骨也逐渐被吸收和清除，使骨折部位产生骨性连接。一般需要 8 ~ 12 周才能完成。以后，随着肢体的活动和负重力线的需要，通过成骨细胞和破骨细胞的相互作用，吸收不需要的骨痂，不足部位则不断生出新的骨痂并不断得到加强，使原始骨痂被改造为永久骨痂，骨髓腔也重新再通，恢复骨的原来形状。但骨折痕迹在组织学和放射影像上的完全消失，还需要更长的时间。

五、骨折的临床愈合标准

（一）骨折临床愈合标准

（1）局部无压痛，无纵向叩击痛。

（2）局部无异常活动。

（3）X 线片显示骨折线模糊，有连续骨痂通过骨折线。

（4）功能测定：在解除外固定情况下，上肢能平举 1kg 达 1 分钟，下肢能连续徒步行走 3 分钟，并不少于 30 步。

连续观察 2 周骨折处不变形，则观察的第一天即为临床愈合日期。异常活动及功能测定必须慎重，以不发生变形或再骨折为原则。

（二）骨折的骨性愈合标准

（1）具备临床愈合标准的条件。

（2）X 线片显示骨小梁通过骨折线（表 1 - 1）。

表 1 - 1　成人常见骨折临床愈合时间参考表

上肢	愈合时间（周）	下肢	愈合时间（周）
锁骨骨折	4 ~ 6	股骨颈骨折	12 ~ 24
肱骨外科颈骨折	6 ~ 8	股骨粗隆间骨折	8 ~ 12
肱骨干骨折	6 ~ 8	股骨干骨折	8 ~ 12
肱骨髁上骨折	4 ~ 6	髌骨骨折	6 ~ 8
肱骨髁间骨折	6 ~ 8	胫腓骨骨折	8 ~ 12
尺、桡骨干骨折	6 ~ 8	踝部骨折	6 ~ 8
桡骨下端骨折	4 ~ 6	距跟骨折	8 ~ 12
掌、指骨骨折	4 ~ 6	舟跖趾骨折	8 ~ 12

六、影响骨折愈合的因素

认识影响骨折愈合的因素，以便利用对愈合有力的因素和避免对愈合不利的因素。

（一）全身因素

1. 年龄

骨折愈合速度与年龄关系密切，小儿的组织再生和塑形能力强，骨折愈合速度较快，如股骨干骨折的临床愈合时间，小儿需要 1 个月，成人往往需要 3 个月左右，老年人则更慢。

2. 健康情况

身体总是动员体内一切力量促进骨折愈合的。身体强壮，气血旺盛，对骨折愈合有利；反之，慢性消耗性疾病，气血虚弱，如糖尿病、重度营养不良、钙代谢障碍、骨软化症、恶性肿瘤或骨折后有严重并发症者，则骨折愈合缓慢。

（二）局部因素

1. 断面的接触

断面接触大则愈合较易，断面接触小则愈合较难，故整复后对位良好者愈合快，对位不良者愈合慢，螺旋形、斜形骨折往往也较横断骨折愈合快，若有肌肉、肌腱、筋膜等软组织嵌入骨折断端间，或因过度牵引而使断端分离，则妨碍了骨折断面的接触，愈合就更加困难。

2. 断端的血供

组织的再生，需要足够的血液供给，血供良好的松质骨部骨折愈合较快，而血供不良的部位骨折则愈合速度较慢，甚至发生延迟连接、不连接或缺血性骨坏死。例如，胫骨干下1/3的血供主要依靠由上1/3进入髓腔的营养血管，故下1/3部骨折后，远端血供较差，愈合迟缓。股骨头的血供主要来自关节囊和圆韧带的血管，故头下部骨折后，血供较差，就有缺血性骨坏死的可能。腕舟骨的营养血管由掌侧结节处和背侧中央部进入，腰部骨折后，近段的血供就较差，愈合迟缓。一骨有数段骨折愈合速度也较慢（图1-6）。

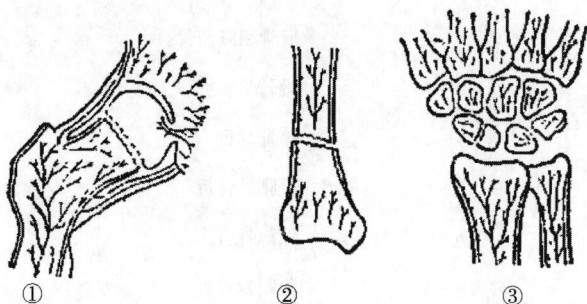

图1-6 因血供差易发骨不愈合的部位
①股骨颈囊内骨折 ②胫骨干下1/3骨折 ③腕舟骨骨折

3. 损伤程度

有大块骨缺损的骨折或软组织损伤严重、断端形成巨大血肿者，骨折的愈合速度就较慢。骨痂的形成，主要来自外骨膜和内骨膜，故骨膜的完整性对骨折愈合有较大影响，骨膜损伤严重者，愈合也较困难。

4. 感染的影响

感染引起局部长期充血、组织破坏、脓液和代谢产物的堆积均不利于骨折的修复，迟缓愈合和不愈合率大为增高。

5. 固定和运动

固定可以维持骨折端整复后的位置，防止软组织再受伤和血肿再扩大，保证修复作用顺利进行。但固定太过使局部血运不佳，骨代谢减慢，骨质疏松，肌肉萎缩，对愈合不利。如果能在保证骨折不再移位的条件下，进行上、下关节练功，从而使患肢肌肉有一定的生理舒缩活动，局部循环畅通，则骨折可以加速愈合。

6. 医源性因素

是指医者对疾病处理不当所致。

（1）医嘱不明：①未对患者作耐心细致的解释和说服工作。②对患者未作功能锻炼方法上的指导或指导不够，检查不及时，故未能取得患者主动的很好配合，致不能达到预期效果。

（2）复位不良：医者技术不高或责任心不强，致骨折复位不佳，骨折端接触不多，成角未纠正，影响了骨痂的爬行通过而影响愈合。

（3）治疗不当：①粗暴的检查和搬动肢体：致使骨折再移位和新生骨痂的剥离。检查时，手法要轻、稳，凭指下感觉，切勿进行粗暴的摇摆晃动，尽量避免不必要的打开固定进行检查。搬动患肢时，要平托患肢，使骨折端避免剪力和扭旋力。②不合理的过早运动：活动锻炼是要有原则的，必须在保证骨折对位和促进愈合的前提下，尽早地循序渐进地做有利保护骨折端嵌插的生物应力活动，避免出现折端的剪力或扭旋力活动。更不能给予锻炼功能而忽略了骨折愈合的要求，或当骨折尚未达到临床愈合的程度而过早地进行无原则的活动，否则，必然会给骨折的愈合带来不良影响，致骨痂连续性中断而影响骨折愈合。

第二节　上肢骨折

上肢是人体劳动操作的主要部分。锁骨、肩胛骨是上肢与躯干连系的枢纽，通过上臂、前臂作为杠杆和手部的操作而体现其功能。上肢的功能要求是"灵活性"，特别是手部各关节的灵活活动更为重要。

一、锁骨骨折

锁骨，又名"锁子骨"、"缺盆骨"。《医宗金鉴·正骨心法要旨·锁子骨》中说："锁子骨经名柱骨，横卧于两肩前，起缺盆之外，其两端外接肩解"。锁骨是有两个弯曲的长骨，位置表浅，桥架于胸骨与肩峰之间，为惟一联系肩胛带与躯干的支架，以支持上肢多项功能的完成。锁骨细而长，有两个弯曲，呈"〰"形状（幼儿时没有弯曲）。肩峰端扁平，稍向后弯曲，为松质骨组成。

胸骨端呈三棱柱状，稍向前弯曲，有骨腔，骨质较坚密。中外 1/3 交界处易发生骨折。幼年患者尤为多见（图 1-7）。

锁骨的外上方有斜方肌附着，外下方有三角肌附着。由喙锁韧带与肩胛周围相连，由肋锁韧带与第一肋骨相连。内下方有胸大肌附着，内上方有胸锁乳突肌附着，由胸锁韧带与肋锁韧带与躯干相连。各组肌肉和韧带对锁骨骨折后折端的移位有重要的关系。

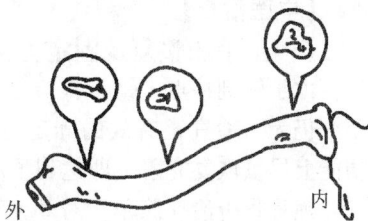
图 1-7　锁骨解剖形态

《医宗金鉴·正骨心法要旨》记载："击打损伤，或骑马乘车，因取物偏坠于地，断伤此骨。"锁骨骨折多因肩部外侧或手掌先着地跌倒，外力经肩锁关节传至锁骨而发生，以短斜形骨折为多。骨折后，内侧段可因胸锁乳突肌的牵拉向后上方移位，外侧段则由于上肢的重力和胸大肌牵拉而向前下方移位。直接暴力多引起横断或粉碎性骨折，临床少见。骨折严重移位时，锁骨后方的臂丛神经和锁骨下动静脉可能合并损伤。

【临床表现与诊断】

（1）有外伤病史。多因肩部外侧或手掌先着地跌倒，外力经肩锁关节传至锁骨而发生，以短斜形骨折为多。

（2）由于锁骨位于皮下，骨折后局部压痛及肿胀均较明显，特别骨折移位严重者，骨折端局部畸形、压痛、肿胀特别明显，甚至骨折端可隆起于皮下，触摸即可发觉，有时可有骨擦音。伤侧上肢不能自主用力上举和后伸。幼儿多为青枝骨折，局部畸形及肿胀不明显，但活动伤侧上肢及压迫锁骨时，患儿啼哭叫痛。

（3）锁骨骨折的典型体征是伤员的痛苦表情，头偏向伤侧以缓解胸锁乳突肌的牵拉作用，同时用健侧手托住伤侧前臂及肘部，以减少伤肢重量牵拉引起骨折端移位的疼痛（图1-8）。

（4）实验室及其他检查：X线摄片可帮助确诊骨折类型。但需及时检查有无锁骨下神经和血管的损伤，特别是直接暴力引起的锁骨骨折绝不要忽略。

【鉴别诊断】

1. 肩锁关节脱位

局部肿胀较轻或无肿胀，翘起高突畸形更为明显，位置偏外侧，位于肩锁关节处。翘起端触之光滑，当以一手按压翘起端，一手托向上时，畸形便可消失。

2. 胸锁关节脱位

图1-8 锁骨骨折姿势

局部肿胀较轻或无肿胀，畸形明显，翘起端偏内侧，位于胸锁关节处，触之光滑，压之有滑动感，畸形容易消失。

3. 臂丛神经瘫痪

婴幼儿锁骨骨折不愿活动上肢，易与臂丛神经瘫痪相混淆。臂丛瘫痪者，其锁骨仍完整，同时还可出现肩部内收内旋、肘部伸直畸形。

【中医治疗】

（一）手法整复及固定方法

由于解剖特点，锁骨骨折复位不难，而固定却不易。外固定方法虽然很多，但至今仍无一种真正有效的固定方法，故能求得外观上无畸形、平复、不影响美观，功能上尽量恢复完善，即达到了治疗目的。

锁骨骨折治疗简单，对幼儿青枝骨折仅用三角巾悬吊，有移位的骨折，用8字绷带或双圈固定1～2周即可。对少年或成年人骨折有重叠移位或成角畸形者，采用以下治疗方法。

1. 手法整复

患者取坐位，用1%普鲁卡因5～10ml注入骨折部血肿内，嘱患者双手插腰，双臂外旋后伸挺胸。术者立于患者背侧，左足踏在座凳上，膝前顶于患者两肩胛骨间，双手把住两肩的前外侧，向背侧徐徐扳拉，嘱患者挺胸，后伸肩部，外旋上肢，可在骨折端轻轻提拉、按压，直至骨折部畸形消失，双侧锁骨等长为止，不必强求骨折解剖对位（图1-9）。

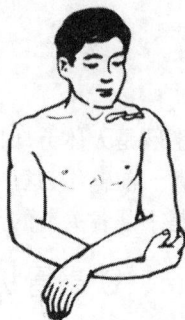

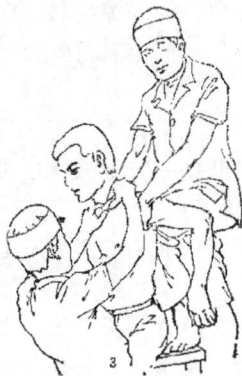

图 1-9 锁骨骨折手法整复

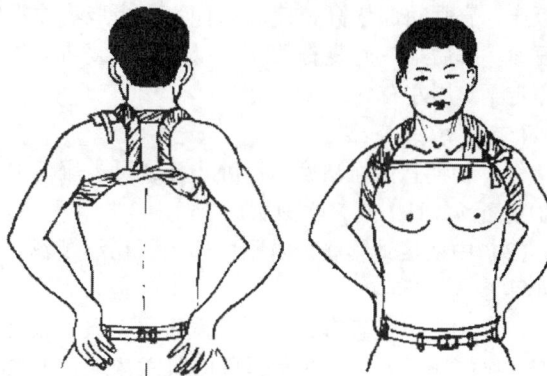

图 1-10　锁骨骨折双圈固定法

2. 固定方法

（1）双圈固定：将高低垫厚的一端放于锁骨上窝内，紧压近端骨折段，使之向下，向前。薄的一端搭于锁骨上，以胶布 2 条将纸垫固定于皮肤上。然后外盖平垫，凹面向颈侧，亦用胶布 2 条固定。将事先准备好大小合适的棉圈分别套在两侧肩部，患侧棉圈须压住纸垫，从背后紧拉固定圈，用短布带先将固定圈后下部紧紧扎住。用另一条短布带松松扎住两圈的后上部，用长布带在胸前部缚住两圈前方。胸前及背侧上方两带的作用主要是防止固定圈滑脱，不能过紧，特别是前侧布带，过紧则使肩部前屈，失去固定作用，最后在患侧腋窝部的圈外再加缠棉垫 1~2 个，加大肩外展，防止肩部下垂，维持骨折对位（图 1-10）。

（2）"8"字形石膏固定：术者将棉垫或纸垫压垫于两骨折端两侧，并用胶布固定；两侧腋窝用棉垫垫妥，即进行"8"字形石膏绷带固定，并将石膏的两腋部修理合适，以免引起血管或神经受压。如患者两手及前臂有麻木感，桡动脉摸不到时，表示布带过紧，压迫血管神经，应适当放松，至解除症状为止（图 1-11）。

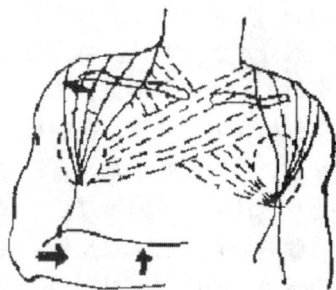

（3）闭合穿针内固定：采用颈丛或局部浸润麻醉。患者仰卧位，后肩适当垫高，

图 1-11　锁骨骨折"8"字形石膏固定

常规消毒患肩，铺无菌巾，在电视透视下进行无菌操作，医者用一手拇指和其余四指构成钳形钳持远折段，并用力向前提起使远折端明显翘于皮肤下，用 1 枚直径 2mm 克氏针经皮自远折端有内向外逆行刺入远折段骨髓腔，从肩后外侧穿出皮肤，至针尾与断面平齐时为止，然后行手法复位。戴无菌手套的助手可扶持露于皮外的克氏针上下前后摆动协助对位，当触摸骨嵴连续并用 X 线核对复位满意后，将克氏针顺行击入或钻入近折段骨髓腔 3~4mm，剪短并捏弯外露钢针，埋于皮下或露于皮外均可，消毒包扎两针眼。外用绷带"8"加强固定，用颈腕带悬吊前臂于胸前。

自固定之日开始，练习握拳，伸屈肘关节，双手插腰后伸肩部活动，每晚平卧硬板床，肩胛间部垫高，使肩后伸。如患肢麻木、疼痛、苍白、肿胀等症状，应随时复诊。术后第一周复查两次，以后每周复查一次，四周解除外固定。粉碎骨折延长固定至 6 周左右。

（二）辨证分型

（1）初期宜活血祛瘀、消肿止痛，可内服活血止痛汤或肢伤一方加减，也可用活血止痛汤，日 1 剂，水煎服。

（2）中期接骨续筋，内服可选用新伤续断汤、续骨活血汤、肢伤二方、三七接骨丸等。

（3）中年以上患者，易因气血虚弱，血不荣筋，并发肩关节周围炎，故后期宜重养气血、补肝肾、壮筋骨，可内服六味地黄丸或肢伤三方。儿童患者骨折愈合迅速，如无兼症，后期不必用药。

（三）中医外治

早期可外敷消瘀止痛膏或双柏散，中后期外敷接骨续筋药膏，外贴坚骨壮筋膏等治疗。

【西医治疗】

锁骨骨折合并神经血管压迫症状，畸形愈合影响功能和骨折不愈合者，运用切开整复内固定手术。骨质缺损不愈合者，应同时植骨固定。一般在局麻下进行手术，常用的固定方法如下。

1. 髓内针固定法

患者仰卧位，沿锁骨骨折处做横形切口，依次切开皮肤，皮下组织，筋膜，然后切开骨膜做骨膜下连同颈阔肌一起剥离，向两侧牵开。如果是暴露肩峰段时，将斜方肌和三角肌向两侧推开，如果是暴露胸骨段时，将骨膜连同胸锁乳突肌锁骨头和胸大肌分别上下推开。牵开骨折端先探查血管神经，如血管神经受压应先解除压迫，有血管神经破裂应进行修补缝合。最后观察骨折断端有无缺损。有缺损者，应采取髂骨植骨填充间隙，在放植骨之前，先将髓内针（克氏针）由骨折远端用手钻逆行钻出，然后放好植骨，自针之外端再做顺行钻入，直至将植骨及骨折近端坚强固定为止。针尖不可露出过长，针尾应做弯曲埋于皮下，并在骨折端附近放植骨片。缝合骨膜、筋膜、皮下及皮肤。注意手术过程中应保护血管神经切勿损伤。术后用三角巾悬吊，四周后练习活动，待骨折愈合后局麻下拔除固定针。

2. 接骨板固定法

解剖暴露同上述术式，待骨折对位良好，植骨放妥后，选择长短适宜的四孔接骨板，按锁骨外形弯成一定弧度，放于锁骨的前侧。用纱布放于锁骨骨折的背侧，保护神经血管，然后进行钻孔，用螺丝钉固定，钉尖不超出对侧骨皮质长度 1 ~ 2 螺纹即可。术后用三角巾悬吊，骨折愈合后，接骨板如无妨碍可不取出。对大斜面骨折有时可用不锈钢丝做内固定器材。

【预防与调护】

（1）固定后，要经常检查外固定松紧度及小压垫的作用是否有效，如不适，随时调整。

（2）功能锻炼：初期可作腕、肘关节屈伸活动，练习用力握拳动作和腕、肘关节屈伸活动，以促进气血流通，防止前臂肿胀。中后期逐渐做肩部练功活动，重点是肩外展和旋转运动，防止肩关节因固定时间太长而致功能受限制，在骨折骨性连接前，严防做抬臂动作。（具体锻炼方法见附。）

【结语】

有移位的锁骨骨折，虽然可设法使其复位，但实际上没有很好的方法维持复位状态，最终锁骨总要残留一定的畸形外形，但并不影响肩关节的功能。一般固定4～6周，大多数病例均可达到愈合。部分患者由于固定时间较长、功能锻炼不够，有并发肩周炎的可能。

二、肩胛骨骨折

肩胛骨，俗称"锨板子"，古称"饭匙骨"、"琵琶骨"。《伤科补要》记载："肩胛者，髃骨之末，成片骨也。"肩胛骨位于躯干的两侧，为一三角形扁骨，可分为肩胛骨体部、肩峰、肩关节盂、喙突、肩胛冈五部分，其后方肩胛冈上窝有冈上肌附着，肩胛冈下有冈下肌、小圆肌、大圆肌附着，其前方有肩胛下肌附着。肩胛骨被众多肌肉包裹、保护、故骨折较为少见，且骨折多发生于体部。

多为直接暴力所致，如挤轧、打击、坠垫等。由于肩胛骨局部有肌肉和筋膜包裹，一般移位不甚，骨折多呈劈裂、或粉碎形。若外力过大，可合并肋骨骨折和胸腔脏器损伤。

【临床表现与诊断】

（1）有明显外伤史。多为直接暴力所致，如挤轧、打击、坠垫等。

（2）致伤局部常有明显肿胀及皮肤的擦伤或挫伤，有明显压痛及肩部运动障碍。同时要注意检查有无肋骨骨折或胸腔脏器伤症状及体征。

（3）根据骨折部位不同可有如下不同临床表现。

①肩胛体骨折：局部皮肤常有伤痕或皮下血肿，压痛范围广泛，有移位骨折者可扪及骨擦音，合并肋骨骨折者有相应症状（图1-12）。

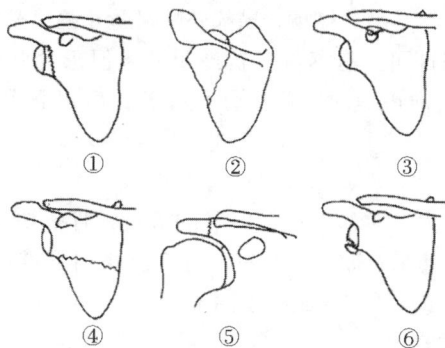

图1-12 不同部位肩胛骨骨折
①肩胛颈骨折 ②肩胛冈骨折 ③喙突骨折
④肩胛体骨折 ⑤肩峰骨折 ⑥肩胛盂骨折

②肩峰骨折：局部可扪及骨擦音和骨折端的异常活动，肩关节外展活动受限。

③肩胛盂骨折：腋部肿胀青紫，肩关节内、外旋转时疼痛加剧。

④肩胛颈骨折：一般无明显畸形，移位严重者肩部塌陷，肩峰隆起，外观似肩关节脱位的"方肩"畸形。

⑤肩胛冈骨折：常与肩胛体骨折同时发生，症状与之相似。

⑥喙突骨折：局部可扪及骨折块和骨擦音，肩关节外展或抗阻力内收屈肘时疼痛加重。

（4）体征：患者常用健侧手托持患侧肘部，以保护患部。

（5）X 线摄片检查：由于肩胛骨体部骨质薄，无移位的体部骨折线多不明显，应仔细观察肩胛骨的内外缘骨皮质是否失去连续性，骨小梁有无断裂或阶梯样改变，寻找肩胛上缘有无断裂。肩胛体部的重叠骨折，常显示为条状的致密白线，应加以辨别。如疑有肩胛颈骨折，肩胛盂或喙突骨折时，必要时应拍摄肩部轴位片或切位片。

【中医治疗】

（一）辨证分型

（1）早期气滞血瘀较甚，治宜活血祛瘀、消肿止痛，内服可选用活血止痛汤，或肢伤一方加泽兰、三七。

（2）中期宜和营生新、接骨续损，内服可选用生血补髓汤、壮筋养血汤。

（3）后期宜补气血、补肝肾、强筋骨，内服用六味地黄丸、肢伤三方。

（二）中医外治

初期可外敷消肿止痛膏、双柏膏。中期外敷接骨膏。后期外敷万应膏、坚骨壮筋膏。解除固定后，适当选用疏经活络中草药熏洗或热熨伤处，如海桐皮汤、五加皮汤等。

（三）手法整复及固定方法

1. 肩胛骨体部骨折

因移位不甚，一般不需手法整复。局部外贴接骨止痛膏药，屈肘 90°，以腕颈带或三角巾悬吊患肢 4 周即可。有移位骨折严重者，但未合并肋骨骨折和内脏损伤，可于背部缓缓按压，或推挤捏对，贴接骨止痛膏，后以腕颈带或三角巾悬吊 4 周即可。

2. 肩峰骨折

多无移位或移位不大。对移位比较明显的骨折，骨折块多向上移位。用外展推肌复位法。患者仰卧，患肢外展 45° 左右，将骨折块向下推挤复位。在此位置维持 2~3 周后，改为腕颈带或三角巾悬吊固定 4 周。

3. 肩胛颈及肩胛盂骨折

一般无明显移位或移位不大的肩胛颈骨折，不需手法整复，可用三角巾悬吊伤肢，尽早做伤肢功能锻炼。严重移位的肩胛颈骨折，可在局麻下，牵引手法整复，再用外展架固定 4 周；或使伤员卧床牵引，将伤肢外展及外旋 70°，牵引重量 2.5~4kg，争取于 2~3 日达到骨折端整复，在持续牵引 3~4 周后，改用三角巾悬吊伤肢，做伤肢功能锻炼。

4. 喙突骨折

极为罕见，多并发于肩锁关节脱位或肩关节脱位。前者，由于锁骨向上移位，牵拉喙锁韧带，造成喙突撕脱性骨折，骨折块向上移位。后者，由于肩关节脱位时，喙突受肱桡肌和肱二头肌短头牵拉，造成喙突撕脱骨折，骨折块向下移位。治疗以处理肩锁关节脱位和肩关节脱位为主，对喙突骨折不必特殊治疗。

【预防与调护】

（1）骨折整复后，要检查外固定的松紧度，及时给予调整。

（2）有移位的肩胛颈骨折施行外展皮肤牵引时，牵引重量需使患肩稍抬起离床，复位满意后，牵引重量可酌减。牵引时还需注意患肢血运情况。

（3）肩胛骨骨折为临近关节骨折或关节内骨折，应早期进行功能锻炼，以避免发生肩关节活动受限、功能障碍。固定后进行手指、腕、肘等关节的屈伸活动和前臂旋转的功能锻炼，注意肩胛颈骨折时，早期禁止作患侧上肢提物和牵拉动作。2～3周后可用健手扶持患肢前臂做肩关节轻微活动。后期逐渐加大肩关节活动幅度。解除固定后，做肩关节的各方向主动活动。老年患者，更应鼓励积极进行功能锻炼。

【结语】

由于肩胛骨周围肌肉丰厚，血运丰富，骨折较易愈合。肩胛体部骨折，即使骨质畸形愈合，一般不致引起症状。肩胛盂骨折，因肩关节非负重关节，即使不能完全复位，只要骨折愈合，关节有一定的活动范围，肩关节可保留其相当功能。肩峰骨折时若复位不良，肩峰肱骨头间隙变窄，肩外展活动受限。

三、肱骨外科颈骨折

肱骨外科颈位于解剖颈下 2～3cm，相当于大、小结节下缘与肱骨干的交界处，为疏松骨质和致密骨质交界处，最易发生骨折。此种骨折临床较为常见，各种年龄均可发生，老年人较多。紧靠肱骨外科颈内侧有腋神经向后进入三角肌内，臂丛神经、腋动静脉通过腋窝，严重移位骨折时可合并神经血管损伤。

肱骨外科颈骨折多为间接暴力所致，跌倒时手掌或肘部着地，暴力向上传导至肱骨上段形成剪力或扭转力，作用于肱骨外科颈部而致骨折。直接暴力，如跌倒时肩部着地，或受暴力的直接打击亦可发生骨折，但较少见。可发生于儿童或成人，但以成人特别是老年人较多见。根据暴力的大小、方向及作用部位等的不同，可发生以下几种类型的骨折（图 1－13）。

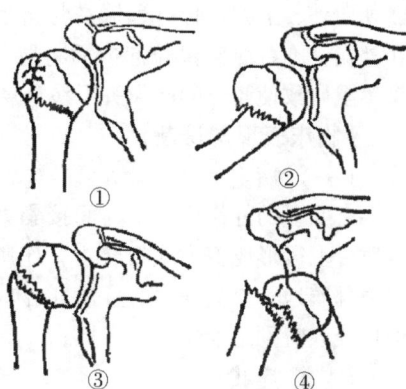

图 1－13　肱骨外科颈骨折
①裂纹骨折　②外展骨折　③内收骨折
④肱骨外科颈骨折合并肩关节脱位

1. 无移位骨折

包括裂纹骨折、无移位嵌入型骨折。裂纹骨折多因直接暴力所造成，但暴力较轻，只产生肱骨大结节与外科颈裂纹骨折，多为骨膜下骨折，故骨折无移位。如肩外部受到直接打击，或跌倒时肩部碰撞地面。若跌倒时手掌着地，较小的间接暴力向上传达，而致肱骨外科颈骨折，两骨折端相互嵌插，而无其他移位，则为无移位的嵌入型骨折。

2. 外展型骨折

上臂在外展位跌倒时，身体向伤侧倾斜，手掌着地，暴力沿上肢纵轴向肩部冲击而致骨折。骨折后，远折段除少数病例在骨折部外缘有不同程度的嵌入外，一般骨折远、近段都有不同程度的侧方移位和成角移位。骨折近段受冈上肌、冈下肌牵拉，呈轻度外展、外旋移位；骨折远段的近端受背阔肌、大圆肌、胸大肌牵拉向内、向前、向上侧方移位，骨折远段的中、上部受三角肌牵拉向上缩短移位，骨折两断端呈向内、向前成角畸形，有时伴有肱骨大结节撕脱骨折。

3. 内收型骨折

跌倒时上臂在内收位，手掌或肘部着地，外力沿上肢纵轴向肩部冲击，加以肌肉牵拉，致骨折产生内收型移位。如骨折近段受冈上肌、冈下肌牵拉而呈轻度外展、外旋移位，肱骨大结节向肩峰靠拢，因骨折线多由外上方斜向内下方，骨折端在内收位相互嵌插，或骨折远端向外侧方移位，或有缩短重叠移位，因背阔肌、胸大肌、大圆肌和三角肌的牵拉使骨折远段向上缩短移位和向外成角移位。

4. 肱骨外科颈骨折合并肩关节脱位

临床上较为少见。当患肢在外展外旋暴力的作用下，除可引起外展型的肱骨外科颈骨折，肱骨头还可以在暴力的持续作用下，冲破关节囊，向前下方移位形成肩关节脱位。站立时，由于上肢自然下垂，形成肱骨头的关节面朝向内、下方，骨折面朝向外、上方，骨折远端在骨折近端的外侧，骨折远端面朝上方。由于骨折远段在外侧受胸背肌肉牵拉向内而将肱骨头向内挤压，以及肩胛盂、喙突、肌腱、关节囊等阻碍致使脱位的肱骨头不易整复，故治疗困难，若处理不当，可造成严重残废。

【临床表现与诊断】

（一）病史

有明显的外伤史。多为间接暴力所致，跌倒时手掌或肘部着地，暴力向上传导至肱骨上段形成剪力或扭转力，作用于肱骨外科颈部而致骨折。直接暴力，如跌倒时肩部着地，或受暴力的直接打击亦可发生骨折，但较少见。可发生于儿童或成人，但以成人特别是老年人较多见。

（二）症状

根据骨折部位不同，有不同表现。

1. 无移位骨折

肩部肿胀，相当于肱骨外科颈处有明显压痛，无畸形，肩关节功能障碍。

2. 外展型骨折

肩部肿胀，疼痛，压痛明显，多数有大片瘀血斑，甚至可遍布上臂及肘部，这是老年气虚，不能收摄所致（组织松弛，止血作用延迟所致）。肩前内侧，相当于喙突水平，能触到骨折远折端的骨嵴，畸形明显。三角肌止点处，向内凹陷。上臂下段外展，呈翼状，不能贴近胸壁。

3. 内收型骨折

肩部肿胀、疼痛、压痛明显，于肩外上侧有突起畸形，正位看，上臂下段内收，相当于喙突水平的外、前侧有高突畸形，局部可触到向前外侧移位的远折端，一般瘀血不明显。此种类型骨折，有时可合并皮肉嵌夹于两折端之间的远折端下面，由于远折端向前上方刺插所致，临床表现肩前外侧高突畸形的顶点处，呈皮肉凹陷，或有点状瘀血斑，局部皮肉推拉时不能移动。

4. 肱骨外科颈骨折合并肩关节脱位

肩部肿胀甚剧，青紫瘀斑也较严重，肩峰下呈凹陷，上臂上段外侧可摸到突起的骨折远端，在腋下可摸及肱骨头，但无弹性固定的体征。

(三) 实验室及其他检查

拍摄正位及穿胸X线片可确定骨折类型及移位情况。

【鉴别诊断】

1. 肩关节脱位

肩关节脱位肿胀、疼痛均较轻，肩部呈方肩畸形，肩关节盂空虚，在肩前内下方可触及圆形肱骨头，畸形姿势呈弹性固定，不能改变，局部仅有轻度瘀斑或无瘀斑，X线显示肩关节脱位。

2. 肩部挫伤

肩部挫伤为直接暴力所致，局部皮肤有擦伤、瘀斑、肿胀，压痛局限于着力部，无环形压痛及纵轴叩击痛，X线片显示无骨折。

【中医治疗】

(一) 辨证分型

初期肿胀严重者，可内服活血祛瘀之剂，方用活血疏肝汤或活血消肿汤，每日1剂，水煎服。开放性骨折，治以活血清热解毒，方用解毒饮或仙复汤，每日1剂，水煎服。

中期肿胀已消退，治以活血通经接骨，方用活血灵或桔术四物汤，每日1剂，水煎服，同时配服三七接骨丸或接骨丹。

后期骨折已愈合，解除固定后，关节僵凝，活动受限，仍感困疼，治以活血止痛，通经活络利节之剂，方用养血止痛丸。

老年患者，由于气血亏虚，可加服补气血，益肝肾之品，方用加味益气丸与养血止痛丸同服。

(二) 手法整复及固定方法

肱骨外科颈骨折治疗，应遵循动静结合、内外兼治、筋骨并重和医患合作的原则，根据骨折不同类型采用不同的处理方法。对于无移位的裂纹骨折或嵌入骨折不需整复，仅用三角巾悬吊伤肢于胸前1~2周即可。外展型骨折有嵌入，而仅有轻度成角及侧方移位者，可不复位。骨折嵌入较多，骨折端较稳定，亦可用三角巾将患肢悬吊于胸前2~3周即可。以上三种类型骨折，做好固定后，即可作早期的患肢功能锻炼。对移位较大的骨折，严重影响肩关节功能活动者，则需要作骨折复位、有效固定，特别对青壮年伤员应使骨折移位整复满意。对于有软组织嵌入骨折端，难以手法复位，或治疗时间较晚已不能用手法整复的青壮年患者，应行手术切开复位治疗。

1. 手法整复

手法复位的关键是矫正骨折的向前成角与移位。手法复位时间越早越好，整复应在局部麻醉或臂丛麻醉下进行。患者仰卧位，肘关节屈曲至90°，前臂中立位，肩关节外展45°（外展型）或70°（内收型）、前屈30°，助手一手屈曲肘关节90°挽住伤者前臂，另一只手握住前臂，缓慢牵引。同时，另一助手用一布带绕过伤者腋窝并胸前及后背健侧牵引，作为对抗牵引，以纠正缩短移位和旋转移位。然后根据骨折类型采用下述不同的复位手法。

（1）无移位骨折：无需整复，仅外贴接骨止疼膏药，腕颈带悬吊4周即可。

（2）外展型骨折：采用牵拉推挤按压内收复位法。患者仰卧，一助手用宽布带穿过患侧腋下，向上牵拉肩部，另一助手持患肢腕关节上方，先顺势向远端牵拉。术者站于患侧，用双手或扳拉骨折远折端向外向后，同时牵臂的助手，在用力牵拉的情况下，使患臂内收、前屈、横过胸前，使之复位。若患者肌肉力量过强，或折端嵌插过紧而不易牵开者，可并用足蹬复位。即患者仰卧，一助手用宽布带穿过患侧腋下向上牵拉，一助手站于健侧骨盆外侧处，一助手手持患肢腕关节上方，先顺势向远端牵拉，然后在牵拉的情况下将患肢内收经过身前，交给健侧骨盆处所站立的助

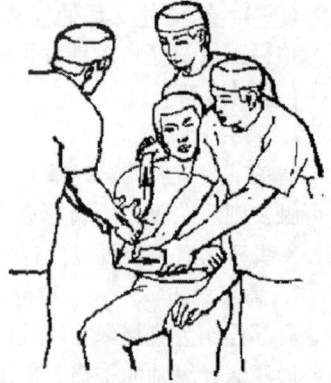

图1-14　外展型骨折复位手法

手。此助手将一足经过胸前，用足跟蹬住远折端的内前侧使向后向外，同时用力向健侧牵拉患肢。术者站于患侧，用手维持骨折端，待骨折端牵开后，亦扳远折端向外向后，即可复位（图1-14）。

（3）内收型骨折：助手将患肢处于外展70°位置，伤肢拔伸牵引，术者两拇指压住骨折部向内推，同时助手使患肢加大外展位至超过90°以矫正向外的成角及骨折远段向外的侧方移位。接着术者一手置于患肩后部，固定骨折近端，另一手顶住骨折远端的前侧并向后推压，助手在拔伸下将患肢上臂逐渐前屈达90°以矫正向前成角及向前侧方移位。术者再用双手固定好已复位的骨折端，由助手将患肢上臂向近侧端推顶，或叩击肘后的尺骨鹰嘴处，使骨折端相互嵌插，然后逐渐将患肢放下，作伤肢固定。

（4）肱骨外科颈骨折合并脱位：先整复骨折，再整复脱位，反之亦可。患者平卧，患肢轻度外展，用一宽布带经过患侧腋窝，将布带两端系在健侧的床脚上，在两布带间用一木块撑开，助手用两手握持患肘腕部，轻轻用力拔伸，术者用两拇指自腋窝将肱骨头向外上推顶，其余各指按住肩部以作支点，使肱骨头纳入关节盂。

若脱位整复成功，术者用双手固定好肩关节，助手外展拔伸牵引，术者再按骨折的类型予以整复。

此外，亦有主张助手将患肢置于外展90°～150°的位置上，用骨折远端指向对准骨折近端的纵轴方向，拔伸10～20分钟，用以解除骨折远端对肱骨头的挤夹，为肱骨头进入关节盂打开通道。复位时，助手作轻力拔伸，医者两拇指从患侧腋部的前、后侧伸向腋窝，向上、向后、向外顶住肱骨头的前、下缘，两手第2～5指按住近肩峰处作支点，助手在原处外展位上将患肢作顺、逆方向捻转法加摇晃法等活动，并逐渐内收患肢，医者可感觉到肱骨小头复位感，然后整复肱骨外科颈的骨折移位。另外，还有主张将患肢置于上举位拔伸下进行手法整复者。

2. 固定方法

（1）夹板固定：①超肩关节夹板固定：肱骨外科颈骨折属近关节骨折，复位后外固定容易再移位，如采用超关节的夹板固定，能有效地抵消肌力的牵拉，维持骨折的稳定性。在整复后持续牵引下，将棉垫3～4个放在骨折部周围，短夹板放在内侧。若内收型骨折，大头垫应放在肱骨内上髁的上部；若外展型骨折，大头垫应顶住腋窝，并在成角处放一平垫，三

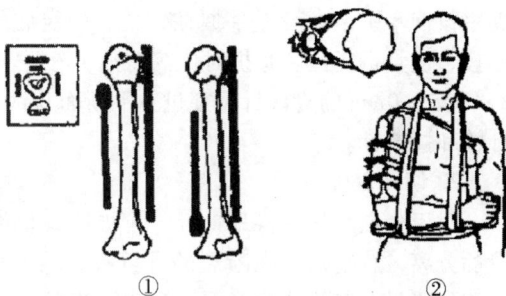

图1－15　肱骨外科颈骨折夹板固定
①压垫放置位置　②夹板固定外观

块长夹板分别放在上臂前、后、外侧，常规捆扎打结，并用三角巾悬吊患肢于胸前。②夹板配合牵引或外展支架：适合于移位明显的内收型骨折，除夹板固定外，加皮肤牵引3周，肩关节于外展前屈位，或配合外展支架。③外展高举皮肤牵引法：适合于儿童外科颈各型骨折，不用外固定。将患肢置于外展高举90°～140°，前屈15°～20°位置，纵向牵引，重量一般为2～4kg。对内收斜形骨折或粉碎性骨折经牵引后自行复位，其他型骨折可适当予以手法整复（图1－15）。

（2）石膏固定：青壮年患者可用披肩石膏加压塑形固定，对无移位或嵌入成角未超过15°者，不复位，以塑形石膏托固定2～3周。老年患者，用超肩关节石膏夹固定。上石膏前要在肩部和上肢处外包以衬垫，石膏量度为超肩关节约10cm起经肩峰到达肘窝止，按所需要的长度反复重叠、反折厚约12层。把量度好的石膏泡浸温水后按固定的体位塑形，边做边用手涂抹，使之平整，最后用绷带包扎好。

（三）其他疗法

1. 推拿疗法

外科颈骨折后期，往往有关节粘连。按摩时先用手指或手掌在肩上轻轻回旋揉动，或用手掌、大小鱼际、掌根在皮肤上摩擦，力量要均匀，如此反复约20分钟，松解粘连，软化瘢痕，手法动作要轻巧。然后术者一手固定关节，一手握住远端肢体，缓慢、均衡、持续地作适当的被动屈伸或外展内收运动，以患肩感觉微痛为度，切忌暴力。如此反复多次，每次活动的次数可逐步增加。

2. 熏洗疗法

肱骨外科颈骨折去除固定后，常用热敷熏洗的方法淋洗肩部，以舒利关节筋络，疏导腠理，疏通气血，活血止痛。可采用海桐皮汤或上肢损伤洗方，药物有透骨草、威灵仙、苏木、钩藤、桂枝、鸡血藤、络石藤等，将药物置于锅中加水煮沸，先用热气熏蒸肩部，待水温稍减后用药水浸洗患处，每日 2 次，每次约 30 分钟。

【西医治疗】

1. 针拨复位

对于难复性、不稳定性肱骨外科颈骨折，可采用手法加针撬复位法。患者仰卧位，臂丛麻醉后常规消毒，用两枝骨圆针分别于肱骨头上方前内、前外两处斜行打入肱骨头作把手，在电视 X 光机监测下，用一支 3.5mm 的克氏针插入骨折间隙。两助手拔伸牵引，术者左手握住针栓，固定肱骨头，右手抓住插入折端的克氏针，做撬拨，使骨折复位。骨折对位满意后，在肱骨干上段距骨折线 3cm 处外、后侧钻入 2～3 支 3.0mm 的克氏针，穿过上下断面并钻入肱骨头内，针尾埋于皮下，最后拔除针栓和撬拨针。

2. 切开复位

对于少数肱骨外科颈骨折合并肱骨头脱位，手法复位失败；或在青少年有合并骨骺分离，软组织夹在断裂的骨折端，难于复位与固定时，需作切开复位。部分骨折移位明显，肩关节功能严重障碍的青壮年患者，为最大限度恢复肩关节功能，亦应考虑手术治疗。

手术步骤：于高位臂丛麻醉下，患者仰卧位，伤肩垫高，自肩锁关节前下方沿锁骨外 1/3 向内到三角肌和胸大肌之间，转向外下延伸，作弧形切口，长 12～14cm，切开皮肤、皮下组织和深筋膜，在三头肌和胸大肌之间分离，保护头静脉，将三角肌向外翻开，胸大肌向内牵开，立即显露肱二头肌长头肌，清除局部血块，即可查清骨折端位置和肱骨头脱位位置，助手牵引伤肢，协助医者整复，观察骨折端对位的稳定性情况，可选用螺丝钉固定，或克氏针交叉固定，检查清洗伤口放置负压引流逐层缝合伤口。术后伤肢用外展架固定于外展 60°～70°，前屈 30°～45°。1～2 天拔引流条，10～14 天拆除缝线，4～6 星期拆除外展支架。

肱骨外科颈骨折的内固定方法多种多样，有钢丝加螺钉内固定，记忆合金骑缝钉内固定，T 型钢板内固定等。选材时应视患者年龄、体质、骨折情况、切口大小等不同而选用相应的内固定物。

【预防与调护】

（1）骨折复位和固定后，应立即开始作适当的功能活动，如肩部固定时间过长或锻炼不恰当、不及时，尤其是老年患者易产生肩部软组织粘连，肩关节僵凝，必须作长时间的后续治疗，才能好转。

（2）锻炼方法：早期作抓空增力的五指锻炼和上翘下钩、左右摆掌等腕关节的锻炼。中期仍可作上述锻炼，并作肘关节的各方向锻炼，拆除外固定后可作双手托天、白猿献果等肩肘关节的锻炼，并可配合中药熏洗，更能促进肩关节功能恢复。

【结语】

肱骨外科颈骨折为近关节骨折，两折端面积较大，复位后接触面积较广，易于嵌插，属于稳定型骨折，加上血液循环丰富，易于愈合。但肩关节的关节囊和韧带比较松弛，骨折后容易发生软组织粘连和结节间沟不平滑，致将来肩关节活动受限。

四、肱骨干骨折

《左传》已有"三折肱知为良医"的记载，说明早在春秋时代对肱骨干骨折已有认识。肱骨干骨折系指肱骨外科颈以下 1～2cm 至肱骨髁上 2cm 之间的骨折。占全身骨折的 1.31%。可由直接暴力、传达暴力或杠杆作用所造成。30 岁以下成年人较多见。骨折好发于骨干的中部，下部次之，上部最少。中 1/3 处骨折容易合并桡神经损伤。

肱骨干为一长管状骨，上部较粗，自中 1/3 以下逐渐变细，至下 1/3 渐成扁平状，并稍向前倾。腋神经自腋部发出后，绕肱骨中段后侧，沿桡神经沟，紧贴肱骨内后向前外斜行而下。故肱骨中下 1/3 处骨折易合并桡神经损伤。肱骨的营养动脉在中部穿入；肱动脉、肱静脉及尺神经在背侧下行。

肱骨干周围有许多肌肉附着：三角肌抵止于肱骨干外侧的三角肌粗隆；胸大肌止于肱骨大结节嵴；背阔肌止于小结节嵴；肱骨干前后有肱二头肌、肱三头肌、喙肱肌和肱肌等，由于以上肌肉的牵拉作用，在不同平面的骨折可造成不同的移位（图 1－16）。

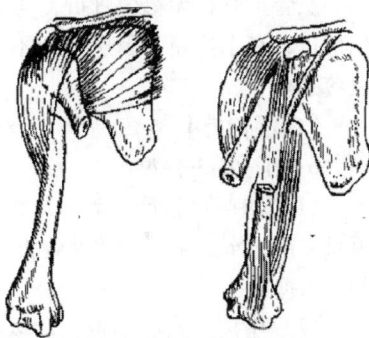

图 1－16　肱骨干骨折的不同类型

1. 直接暴力

如打击伤、挤压伤或火器伤等，骨折多发生于中 1/3 处，多为横形骨折、粉碎性骨折或开放性骨折，有时可发生多段骨折。

2. 传导暴力

如跌倒时手或肘部着地，地面反击暴力向上传导，与身体跌倒时体重下压暴力相交叉于肱骨干某处，即发生斜形骨折或螺旋形骨折，多发生于肱骨中下 1/3 处，此种骨折尖端易插入肌肉，影响手法整复。

3. 旋转暴力

如掷手榴弹、标枪等物或翻腕比赛等扭转前臂时，多可引起肱骨中下 1/3 处骨折，所引起的肱骨骨折多为典型的螺旋型骨折。

肱骨干骨折后，由于骨折部位肌肉附着点不同，可发生以下典型的骨折移位情况：如骨折发生于三角肌止点以上者，近侧端受胸大肌、大圆肌和背阔肌的牵引作用向内侧移位；远侧骨折端因三角肌的牵引作用而向外上移位；如骨折发生于三角肌止点以下者，近侧骨折端因受三角肌、喙肱肌的牵引作用而向外、向前移位，骨折远折端因受肱二头肌、肱三头肌的牵引作用而发生向上重叠移位；如骨折发生于下 1/3 部，由于患者常将手前臂吊胸前，引起骨折远端内旋移位，手法整复时应注意纠正。

【临床表现与诊断】

（一）病史

多有明确的外伤史。如打击伤、挤压伤或火器伤等或如跌倒时手或肘部着地所致。

（二）症状

上臂肿胀，可延及前臂和手部，疼痛，骨折部压痛明显，局部有明显的环形压痛和纵向叩击痛，患肢不能抬举，无移位的裂缝骨折和骨膜下骨折者，患臂无明显畸形；有移位者，皮肤可出现淤血斑，患臂有缩短、成角或旋转畸形，有异常活动和骨擦音，甚至可触及骨折端，患臂功能活动障碍。注意检查有无合并神经、血管损伤。

（三）实验室及其他检查

X 线正、侧位片示：可见不同类型骨折。

【鉴别诊断】

上臂扭挫伤

肱骨干骨折无移位骨折，与上臂软组织损伤有相似之处，但后者压痛局限于损伤部位，有牵拉痛，因疼痛而不愿活动患肢，无环形压痛及纵向叩击痛。X 线片可以鉴别。

【中医治疗】

（一）辨证分型

（1）初期肿胀严重者，可内服活血祛瘀之剂，方用活血疏肝汤，活血消肿汤，每日 1 剂，水煎服。开放性骨折，治以活血清热解毒，方用解毒饮或仙复汤，每日 1 剂，水煎服。

（2）中期肿胀已消退，治以活血通经接骨，方用活血灵或桔术四物汤，每日 1 剂，水煎服，同时配服三七接骨丸或接骨丹。

（3）后期骨折已愈合，解除固定后，关节僵凝，活动受限，仍感困疼，治以活血止痛，通经活络利节之剂，方用养血止痛丸。

（4）老年患者，由于气血亏虚，可加服补气血，益肝肾之品，方用加味益气丸与养血止痛丸同服。

（二）手法整复及固定方法

无移位的肱骨干骨折仅用小夹板或石膏固定 3～4 周，早期进行功能锻炼即可；有移位的肱骨干骨折宜及时行手法整复，夹板、石膏固定。此型骨折复位要求较低，不要轻易切开复位内固定，但也要避免反复多次整复；闭合性骨折合并桡神经损伤者，可行手法整复，夹板、石膏固定，密切观察 2～3 个月，大多数可逐渐恢复，若未见恢复征象，可手术探查。

手法复位及外固定法适用于肱骨干各种类型骨折。一般在局部麻醉或臂丛麻醉下，均能达到解剖或接近解剖的复位。夹板只固定骨折局部，肩、肘关节仍可活动，不但保证了肩、肘关节功能，而且可以吸收肢体活动时所产生的应力，大大减少了肢体活动对骨折部的剪力作用。除非骨折断端分离或夹有软组织，骨折不会延迟愈合或不愈合。

1. 复位方法

患者坐位，两助手沿身体纵轴对抗牵引。一人用布带通过腋窝向上牵引，一人握持前臂在中立位向下牵引。除重叠移位较多的横断骨折，牵引力可稍大外，一般牵引力不宜过大，否则易引起过牵。待重叠移位完全矫正后，术者双手分别握两骨折段，根据骨折移位情况进行整复（图 1-17）。

（1）上 1/3 骨折（骨折线在三角肌止点以上）：术者站于患侧，两拇指抵住骨折远段外侧，其他四指环抱近段内侧。在维持牵引下，两手四指首先托提近段向外，使与远段微向外成角，继而拇指由外侧推骨折远段向内，即可复位。

（2）中 1/3 骨折（骨折线在三角肌止点以下）：两手拇指抵住骨折近段外侧，其他四

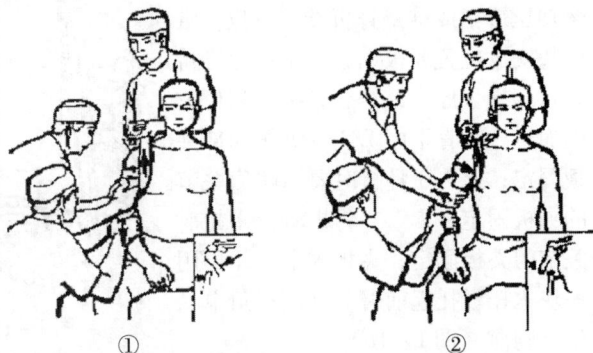

图 1-17　肱骨干骨折复位法
①上 1/3 骨折复位法　②中 1/3 骨折复位法

指环抱骨折远段内侧。在维持牵引下，两拇指推近段向内，同时联手四指拉远段向外，使骨折两断端内侧平齐，并微成角。两拇指在向内推，两手四指再向外拉，纠正成角。术者捏住骨折部，助手徐徐放松牵引，使骨折两断端相互接触。微微摇摆下骨折段可听到或摸到骨折断端摩擦音。声音逐渐变小，直至消失，骨折断端也趋向稳定，骨折即基本复位。

（3）下 1/3 骨折：多为螺旋或斜面骨折，整复时，不要牵引，仅需轻微力量牵引，矫正成角畸形，将两斜面挤紧捺正，并将螺旋面扣上。两骨端可留少许重叠，这样可加大两骨折段的接触面，有利于骨折愈合。

在骨折复位过程中，如发现骨折端复位后有弹性样的再移位，或医者两手掌对压整复骨折端可勉强对位，但两手稍放松时，骨折端又再移位，应考虑骨折端间有软组织嵌入，可用轻柔的摇晃或回旋手法，使嵌入软组织脱出，再行复位。若仍未能解除嵌入的软组织，可考虑手术切开复位内固定。粉碎性骨折，易损伤桡神经，手法复位时要根据骨折片移位的情况，在牵引和对抗牵引情况下进行稳准的手法复位。肱骨干骨折引起上臂严重肿胀，或在其他医院已行过手法整复者，不宜再行手法复位，最安全的办法是用尺骨鹰嘴克氏针持续牵引，使上臂肿胀消退，或使用中药使血肿解退等，待肿胀基本消退后再行手法复位外固定治疗。

2. 外固定方法

（1）上肢石膏＋外展架固定：骨折端复位后于牵引情况下，用上肢石膏加压塑形固定，使骨折端不至再移位，再用外展架固定。如为非稳定性骨折，在外展架上可行持续牵引。

（2）"U"形石膏固定：多用于稳定性中、下 1/3 骨折复位后，将石膏绷带做成

长石膏条，使伤肢屈肘90°，用石膏条绕过肘关节，经上臂前后侧交接于肩部，外用绷带包扎，加压塑形固定骨折端，并用三角巾悬吊前臂。

（3）夹板固定：骨折端移位整复后，在牵引情况下用夹板固定，如骨折端仍有轻度侧方或成角移位者，或防止骨折端再移位时，均可用纸压垫加压矫正或维持骨折端的对位。纸压垫安放位置要根据三点挤压力维持骨折端复位原则，结合骨折端移位方向而定。肱骨干中1/3骨折作局部夹板固定；上1/3骨折时要用超肩关节的夹板固定；下1/3骨折时，用超肘关节的夹板固定，夹板固定后，再用一块木托板托起前臂，并用三角巾悬吊于胸前（图1-18）。

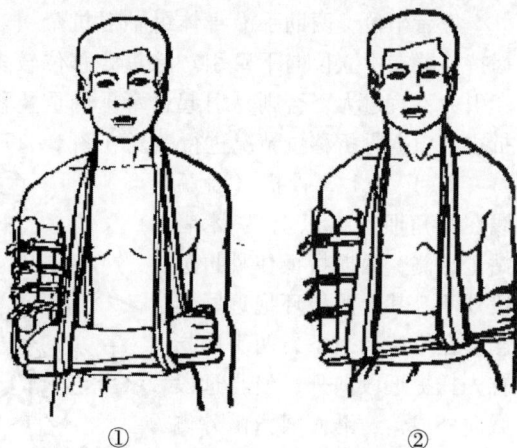

图1-18 肱骨干骨折夹板固定法
①中段骨折固定法 ②下段骨折固定法，

（4）经皮穿针固定：肱骨干骨折因受诸多肌肉牵引，极不稳定，虽易复位，但难以保持，故经皮穿针固定有一定优势，对双节段骨折者尤为明显。经皮穿针固定的进针点有从大结节、鹰嘴窝及骨的折端等不同部位，医者可根据各自的熟练程度而采用相应方法。所选针具要有足够长度，一般直径为4~5mm。穿针固定只起到"内夹板"作用，可维持对位，并不能控制旋转，故还需配合坚强的外固定。

（5）单臂外固定器：适于肱骨中下段不稳定形骨折，是一种介于外固定与内固定之间的具有固定和治疗作用的治疗手段。可避免手术内固定引起的诸多并发症如骨不连、骨延迟愈合等。穿针时注意针孔的选择，避免损伤桡神经。由于单臂外固定抗旋转力和前后方弯曲不强，骨折仍易发生再移位，可通过选择靠近折端进针、针间增宽及连接杆尽可能靠近皮肤等方法，减少骨折再移位，当然也可以选用其他外固定器固定。

（三）叩击法

患者坐或卧位，对有重叠移位者稍行对抗牵引，力量不宜过大，以防断端分离。根据骨折移位程度及移位方向施行端提、挤按、捺正等手法使之复位。术后局部敷药膏，棉纸包裹后用杉树皮夹板（上1/3骨折超肩关节，下1/3骨折超肘关节）固定。稳定型骨折自固定后即可进行叩击手法治疗。方法是：术者与患者相对而坐，用左手固定骨折远端，助手站立患侧，一手固定骨折近端，另一手掌从肩部顺肱骨干向下按压，术者右手握拳，用小鱼际侧在鹰嘴部沿肱骨纵轴向上叩击5~6下。1周左右摄片复查，若有移位及外固定过松应及时调整，待骨折临床愈合即停止叩击。不稳定型骨折一般在伤后2周左右开始进行叩击治疗。

本法不仅适用于肱骨干横形骨折者，对粉碎性骨折、多段骨折、短斜形骨折有分离移位者等，疗效亦极理想。但应注意做到：一触（骨折端有良好的对位接触面）；二稳（骨折两端及断面要稳定）；三叩（叩击力要稳重深沉）。对不稳定型骨折使用叩击法，还需掌握时间，一般在纤维骨痂形成后方可运用。

【西医治疗】

1. 钢丝和螺丝钉内固定

多用于切开复位后长斜形和较大骨片的内固定。单独使用时固定不够坚强，除少数较稳定骨折外，往往需要配合外固定。

2. 钢板内固定

钢板要有足够的长度和固定螺钉。长度要有骨干横径的 5～6 倍，最短是长四孔或六孔钢板，最少四枚螺钉固定方够有效的控制剪刀活动。钢板应放置在张力侧（外侧）以免折弯；当钢板一端固定后在另一端固定之前，要再一次确定复位情况以确保断端没有分离后再固定另一端，以减少骨折不愈合率。

3. 各种髓钉及半浸入式固定

在手法复位的基础上穿入 V 形、三棱形、圆形（Ender）针等髓内固定。优点是骨膜剥离少、可早期活动、可作患肢主动加压活动（肘部顶于桌上，用身体下压，每天 50～100 次）。有利于愈合。近年来特制的外固定支架也可用于肱骨干，如经皮骨内穿针外上支架，固定可靠，复位准确，又有撑开或加压的作用，值得推荐。

近年来，开放性肱骨干骨折日益增多，多为机器及车祸伤。对于软组织损伤轻，皮肤无挫伤，血供完整，伤口污染不明显的此类骨折，不论伤口大小均可清创后按闭合骨折处理，一般不作内固定。对于皮肤挫伤，失去血供，有一定的污染及肌肉损伤的此类骨折处理重点清除一切坏死组织及闭合伤口，骨折行内固定，而对于软组织和皮肤大量缺损和挫灭的开放性骨折，治疗十分困难。其重点是彻底消除一切无生机的组织，消灭死腔和缺损，同时行合理的内固定。肱骨干骨折与全身长骨干骨折相比，严重开放伤较少，对复位程度畸形大小的要求较低，只要能正确掌握清创及内固定技术，一般能取得较好的效果。

【预防与调护】

（1）固定后即可作屈指、掌、腕关节活动，有利于气血畅通。肿胀开始消退后，患肢上臂肌肉应用力作舒缩活动，加强两骨折端在纵轴上的挤压力，防止断端分离，保持骨折部位相对稳定。

（2）手、前臂肿胀时，可嘱患者每日自行轻柔抚摸手和前臂。

（3）若发现断端分离时，术者可一手按肩，一手按肘部，沿纵轴轻轻挤压，使骨断端逐渐接触，并适当延长木托板悬吊日期，直到分离消失、骨折愈合为止。

（4）中期除急需初期的练功活动外，应逐渐进行肩、肘关节活动。

（5）骨折愈合后，应加强肩、肘关节活动，并配合药物熏洗，使肩、肘关节活动功能早日恢复。

【结语】

一般情况下，成年人固定 6～8 周，儿童固定 3～5 周，骨折即可牢固连接，预后良好。上臂容许有 20°向前成角和 30°内翻成角畸形而不影响功能。肱骨中、下 1/3 骨折是延迟愈合和不愈合的好发部位，固定时间要适当延长。

五、肱骨髁上骨折

肱骨髁上骨折是指肱骨内、外髁以上 2cm 范围内的肱骨骨折，是儿童最常见的骨折，好发年龄是 5～12 岁，占儿童肘部骨折的 60%～70%。

肱骨下端扁而宽，前有冠状窝，后有鹰嘴窝，两窝之间仅有一薄层骨质，故髁上部比较薄弱，该处又是肱骨自圆柱形转变为三棱状的改变部位，为应力上的弱点，故易发生骨折。肱骨内、外两髁稍前屈，并与肱骨纵轴形成向前 30°～50°的前倾角，骨折移位可使此角发生改变，在前臂完全伸直和旋后时，上臂与前臂纵轴之间有 10°～15°的外翻，为正常提携角，骨折移位可使提携角改变而呈肘内翻或肘外翻畸形。

肱动脉和正中神经、肱静脉从上臂的下段内侧逐渐向肘窝部前侧，由肱二头肌腱膜下通过而进入前臂，桡神经通过肘窝前外方并分成深、浅两支进入前臂，深支与肱骨外髁部较接近；尺神经紧贴肱骨内上髁后方的尺神经沟进入前臂。故骨折端向前方移位时易合并血管神经的损伤，严重者出现缺血性挛缩。缺血性肌挛缩早期可出现肢体持续性疼痛、麻木、冰冷、紫绀或苍白，肿胀明显，继而出现典型畸形，即掌指关节过伸而指骨间关节屈曲。

肱骨髁上骨折多由间接暴力所致。根据暴力方向和受伤机制不同，可见肱骨髁上骨折分为伸直型和屈曲型两种，其中伸直型最多见，约占髁上骨折的 95%；屈曲型较少见约占 5%（图 1-19）。

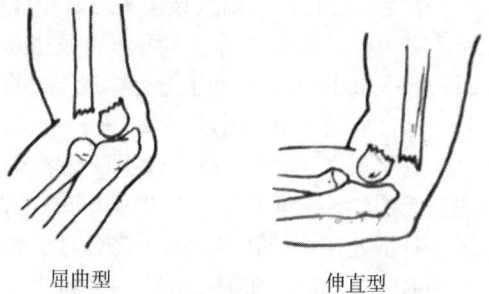

屈曲型　　　　伸直型

图 1-19　肱骨髁上骨折

1. 伸直型

跌倒时，肘关节半屈或全伸位，手掌着地，暴力经前臂向上传递达肱骨下端，将肱骨髁推向后上方，同时由上向下的体重和冲力，将肱骨干下部推向前下方，使肱骨髁上最薄弱处发生骨折，骨折线从前下方斜向后上方。

（1）伸直桡偏型：外力自肱骨髁部的前内侧，骨折后骨折远端有向后、向外侧移位和向内的成角移位。同时兼有使肱骨由内向外的旋转移位的暴力，造成两骨折端的外侧部分产生一定程度的压缩或形成小碎骨片，骨折近段端的外侧骨膜剥离，这种骨折不易发生内翻畸形。

（2）伸直尺偏型：外力来自肱骨髁部的前外侧，肱骨髁受力作用，使肱骨髁上骨折的远侧端向尺侧和后侧移位，内侧骨质可能部分被压缩，外骨膜有时尚完整。此型骨折的内移和内翻倾向大，骨折移位时必须加以整复，以避免肘内翻畸形。

2. 屈曲型

跌倒时，肘关节在屈曲位，肘尖先着地，暴力经过尺骨鹰嘴把肱骨髁由后下方推向前上方，造成肱骨髁上屈曲型骨折，骨折线由后下方斜向前上方，骨折远端向前向上移位，骨折处向后成角畸形，但很少并发血管、神经损伤，骨折端亦可发生侧方移位和旋转移位。

同时，肱骨髁上骨折的移位，多数伴有远折端的旋转移位。伸展型骨折，以尺偏型为例，当身体向患侧倾倒，致肱骨髁上骨折，使远折端向尺侧移位的同时，由于桡骨头的推顶力而致远折端同时外旋，占75%；位于中立位不旋转者占20%；内旋者，仅占5%。并且，伴有旋转外力者，骨折线多为横断型。屈曲型骨折，当后肘着地而致骨折时较多数为肘后内侧着地，故伴有远折端向外旋转者，相对较为多见。

暴力大时，肱骨髁上骨折后，外力继续作用，可致骨折尖锐的近折端向下刺破肘前的皮肤，形成开放性骨折，间或也可损伤肘部的血管和神经，但都极少见。

【临床表现与诊断】

（一）病史

有明确的外伤史。

（二）症状

无移位骨折肘部疼痛、肿胀、肱骨髁上处有环形压痛，肘关节活动功能受限。

有移位骨折时肘部疼痛、肿胀较明显，肿胀严重者会出现张力性水疱，肘后三角关系正常（肘关节屈曲时，肱骨内、外上髁和尺骨鹰嘴处构成一个等腰三角形）。伸直型骨折肘部呈半伸位，肘后突起，呈靴形肘畸形，在肘前可扪及突出的骨折近端。伸直尺偏型骨折肘尖偏向内侧；伸直桡偏型骨折，肘尖偏向外侧。

若骨折移位明显、严重时，有时会合并有血管、神经的损伤，必须检查手部的感觉、运动，桡动脉搏动和指端血循环情况。临床上出现相应的症状和体征，如正中神经损伤，出现拇、示指末节指间关节屈曲力减弱；桡神经损伤会出现虎口区感觉障碍，拇指、腕关节背伸无力的情况；出现血循环障碍伴有疼痛难忍、麻痹、苍白、桡动脉搏动消失等征象，则是缺血性挛缩的表现。

（三）实验室及其他检查

拍摄X线片可明确诊断骨折及骨折类型。

【鉴别诊断】

1. 肘关节脱位

肘关节脱位有弹性固定的表现，肘后三角发生改变，即肘关节屈曲时肱骨内、外髁与尺骨鹰嘴不成等腰三角形，X线摄片可明确诊断。

2. 肱骨远端骨骺分离

肱骨远端骨骺分离与肱骨髁上骨折临床特点十分相似，惟有骨骺分离者其压痛点偏下。X线摄片有助于诊断。

【中医治疗】

（一）辨证分型

三期分治同其他骨折，肿胀严重或起有水疱者，应大剂量内服活血消肿、清热解毒、利湿通经之品，方用活血疏肝汤或仙复汤、解毒饮等。

（二）中药外治

外敷三黄散，有水疱者，进行水疱穿刺后，外敷以酒精纱布。解除固定后，外洗以活血舒筋，通经利节之剂，方用苏木煎、伸筋汤，熬水温洗患肢。每日2次，忌熏洗。

(三) 手法整复及固定

1. 手法整复

(1) 无移位的青枝骨折、裂纹骨折，或有轻度前后成角移位、无侧方移位的骨折，不必整复，可置患肢于屈肘 90°位，用颈腕带悬吊，或用杉树皮制成的直角托板加肘部"8"字绷带固定 2～3 周即可。

(2) 手法整复：本病复位要求较高，必须获得正确的复位，复位时注意矫正尺偏移位，尤其是倾斜，以防止肘内翻。一般在局麻或臂丛麻醉下整复。

①伸直型骨折：患者仰卧位或坐位，一助手固定上臂，一助手牵前臂腕关节上方，向远端牵拉，上下对抗 3～5 分钟，使重叠移位完全矫正后，术者站于患侧，用双拇指抵于鹰嘴后侧向前推，余指环抱近端前侧向后拉，同时令远端助手牵引下屈肘关节（图 1－20）。

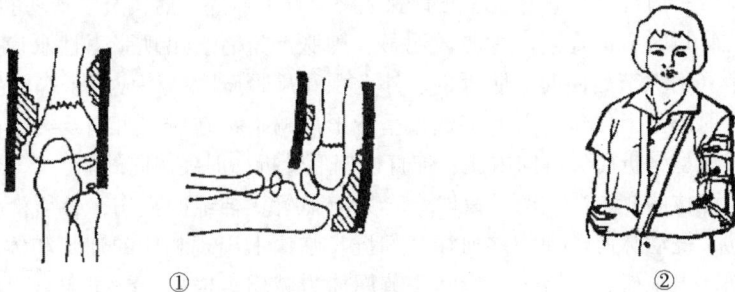

图 1－20　伸直型骨折固定法
①压垫法　②夹板固定

②伸直尺偏型：在牵拉与反牵拉的情况下，术者一手推远折端向外，一手挤近折段向内，然后以双手虎口部扣住折端，维持折端不再侧方移位的情况下，双手拇指相叠，横置于骨折的近折端前方，其他四指于肘后提远折端向前，同时令牵臂的助手将前臂极度旋前的情况下，术者再矫正前后移位，牵拉屈肘。若远折端合并内旋者，令牵臂的助手将前臂旋后的情况下矫正前后移位，牵拉屈肘即可复位。

③伸直桡偏型：在牵拉与反牵拉的情况下，术者一手推远折端向内，一手挤进折端向外。先矫正侧方移位，然后以两手的拇指横置于或重叠于骨折的近折端前方，向后按压，其他四指于肘后提远折端向前，同时双手的虎口扣住骨折端，使不能再向侧方移位。令牵臂的助手在牵拉的情况下，将肘关节屈曲，即可复位。此型骨折，复位后稳定，只要真正复位，即不会再变位。

④屈曲型骨折：两助手牵引同"伸直型"。术者双手环握骨折端，双拇指于近折端后侧向前托，交叉用力，使折端向前成角对位后，远端助手牵引下屈肘 90°～100°，即可复位。

2. 外固定方法

(1) 小夹板固定：复位后行夹板超肘关节固定，夹板长度应上达三角肌中部水平，内、外侧夹板下达超肘关节，前侧夹板下至肘横纹，后侧夹板至鹰嘴下。为防止并发肘内翻畸形，尺偏型骨折可在骨折近端及骨折远端内侧分别加一塔形垫。伸直型宜屈肘于100°～130°固定，屈曲型宜半屈肘于40°～60°位固定。骨折远端内旋者可加后侧长夹板90°位前臂旋后固定，用颈腕带悬吊患肘。

（2）石膏固定：骨折轻度移位或青枝骨折，可单用石膏托固定，屈肘至90°；移位严重者，复位后用石膏托前后固定。固定期注意肢端血运。

（3）用厚纸板重叠4层，肘部弯曲部剪开1cm，浸水塑形做成90°半圆筒状，稍干后使用。长度视患者手臂长度，近端在腋后皱折，下端至腕横纹。根据骨折不同类型采用相应的手法整复，复位满意后维持位置，支架内侧合理放加压垫后用绷带固定。屈肘90°前臂旋后固定，肘部用绷带作"8"字包扎固定，交叉部在肘前，用三角巾悬吊于胸前；屈曲型骨折，术后肘关节伸直固定2周，逐渐改为半屈曲位固定。伸直固定纸夹不剪开，待改成半屈曲位时再剪开，每周透视1次，3～4周后去夹板。

（4）闭合穿针固定：①经内、外髁交叉固定。整复后，肘部常规消毒、铺巾，用直径2mm左右克氏针于外髁的外后下方经皮刺入抵住骨皮质，调整进针方向为前后正中，向内上倾斜45°左右，用锤击或克氏钻将钢针钻入远折端，此时用X线透视核对骨折对位无误后再将克氏针击入远折端，抵住内侧骨皮质，出现实音时要将远折端用力外翻，保持外翻张力位将钢针击透内侧骨皮质2～3mm。另取1枚同样的克氏针以内髁至高点向外上呈45°左右钻入远、近折端，与前1枚克氏针交叉固定，检查复位及固定满意后，剪短折弯针尾，包扎针眼，前后石膏托固定肘关节于90°位。②经外髁交叉固定，第1枚针进行及固定方法同上，第2枚针进针点选在距第1枚针周围0.5～1cm处，进针后与第1枚针交叉穿出折端内侧骨皮质固定。而后用前后石膏托固定。

（5）牵引固定：严重移位或肿胀者，可用尺骨鹰嘴骨牵引以整复固定，肩外展60°，患肢抬高20°，重量1～2.5kg。

【西医治疗】

经手法复位失败者可以施行开放复位。临床需要开放复位者比较少见。手术操作：臂丛麻醉。手术取外侧切口，暴露骨折端并将其复位，应用克氏针贯穿骨折远侧和近侧骨折端。内侧做一切口并贯穿一枚克氏针。二枚克氏针呈交叉状。针尾可以埋于皮下或裸于皮下。上肢石膏固定在肘关节功能位。四周拆除石膏并拔除克氏针，进行功能锻炼。

【预防与调护】

在固定一开始，即需作伸指握拳及腕部的伸屈活动锻炼，以促进血液循环和通经消肿，畅骨舒筋，利于骨折愈合，功能恢复。解除固定后，最好避免被动的按摩活动，强力粗暴的按摩活筋更须禁忌，因可造成肘部新的损伤和形成血肿机化，伸指形成骨化性肌炎，骨质增生和关节的粘连挛缩，影响肘关节的功能恢复。故肘关节的功能疗法，以自主锻炼为主，配合恰到好处的被动按摩活筋力量。恰到好处的表现：①被动伸屈活动达患者能忍耐限度，稍痛而又痛得不厉害，说明既起到舒筋作用，又未造成新损伤。②按摩活筋后有困痛感，稍休息后，不再形成新的肿胀，而是感到舒服，疼痛减轻，功能活动有进步。按摩活筋力量太过的表现：①按摩活筋进行强屈强拉伸，疼痛不能忍受，甚至使患儿大哭大闹的程度。②经按摩活筋后，肿胀更甚，甚至局部发烧，疼痛，虽经休息亦不减轻。③经休息后功能非但未好转，反而障碍更甚，关节强硬。

早期做易筋功，即在肘、肩关节不活动的情况下，作上臂、前臂的肌肉舒张、收缩活动，及活动手指的"抓空增力"、"五指起落"，腕关节的"上翘下钩"、"左右摆掌"，肩关节的耸肩等锻炼动作，在 7～10 天内不作肘关节的屈伸活动。中期可适当加大运动量，如做肘关节的屈伸活动和前臂的旋转活动。但应注意屈曲型骨折肘关节不能做过度屈曲活动动作，伸直型骨折肘关节不能做过度伸展活动动作。后期骨折临床愈合后，可作"双手托天"、"弯肱拔刀"、"体后拉肩"等活动。

【结语】

肱骨髁上部为接近骨松质部位，血液供应丰富，无移位及复位固定良好的骨折，一般都能按时愈合。肘部暂时性僵硬通过积极主动练功及应用熏洗疗法，多能得到满意的恢复。

此外，肱骨髁上骨折还需注意有无并发骨化性肌炎。为防止骨化性肌炎的发生，骨折早期、中期要固定牢固；在进行功能锻炼时，以主动活动为主，不宜做强力拉、拔等被动活动，以免加重骨化。若骨化严重影响肘关节功能者，可考虑手术切除。

六、肱骨外髁骨折

肱骨外髁骨折，属于关节内骨折。多发生于 5～10 岁的儿童，其发病率略次于肱骨髁上骨折，占全身骨折的 4.35%，是一种常见病。骨折块通常包括肱骨外髁、肱骨小头骨骺，乃至滑车外侧部分及干骺端骨质。如果治疗不当，可遗留肘部畸形并引起功能障碍。

肱骨外髁骨折多是间接暴力造成。跌倒时手掌撑地，前臂多处于旋前，肘关节稍屈曲位，暴力沿前臂传至尺桡骨上端，由于桡骨头的撞击和尺骨半月切迹的斧刃楔入力，致使肱骨外髁产生骨折并将骨折块推向后、外上方。亦有少数病例为直接暴力所致，跌倒时患肢呈肘关节屈曲、肩关节内收位，肘部后外侧着地，暴力由

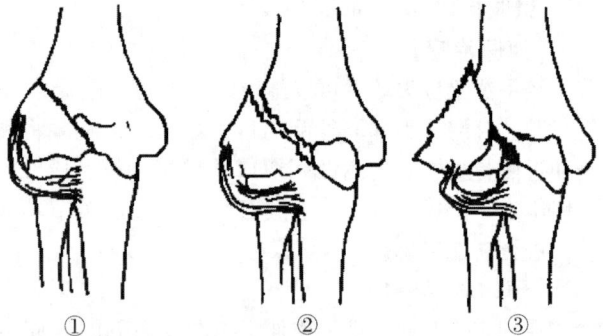

图 1 - 21　肱骨外髁骨折
①无移位骨折　②轻度移位骨折　③翻转移位骨折

后外方向前内方撞击肱骨外髁而发生骨折。由于肘关节在致伤瞬间所处的位置不同，骨折块移位的方向和大小有明显不同，根据骨折块移位的情况，可分为无移位骨折、轻度移位骨折和翻转移位骨折 3 种（见 1 - 21）。

【临床表现与诊断】

（1）多有明确的外伤史。多为间接暴力导致，如跌倒，肘关节微屈以手按地，暴力沿桡骨向上传导等。

（2）患肘肿胀，尤以外侧为甚，局部高突，患肢下垂，肘关节微屈，功能障碍。肘外侧局限性疼痛。有移位者，可触及移动的骨折块活动感和骨擦音。

（3）X线征象：正侧位片可见明显的骨折线或骨折块移位或翻转移位程度、类型和大小及其停留部位。肘后三角关系异常。成年人骨折线或骨折块显示清楚，对移位的判断也比较容易，儿童期肘部的骨化中心出现和闭合时间相差颇大，在X线表现，仅是外髁的骨化中心移位，在诊断时，必须加以注意。

【鉴别诊断】

肱骨远端全骺分离

好发于学龄前儿童，其临床表现为肘关节普遍肿胀和周围性压痛，外形似肘关节后脱位和肱骨髁上骨折，肘后关系正常。

【中医治疗】

（一）中成药

三期分治同其他骨折，肿胀严重或起有水疱者，应大剂量内服活血消肿、清热解毒、利湿通经之品，方用活血疏肝汤或仙复汤、解毒饮等。

（二）中药

外敷三黄散，有水疱者，进行水疱穿刺后，外敷以酒精纱布，解除固定后，外洗以活血舒筋，通经利节之剂，方用苏木煎、伸筋汤，熬水温洗患肢。每日2次，忌熏洗。

（三）手法整复及固定

1. 手法复位

因为肱骨外髁骨折，属于关节内骨折。骨折块小，不易捏持，且移位程度和移位方向复杂，因而在手法复位时比较困难。

（1）轻度移位骨折：患者坐位或仰卧位，助手握持患侧上臂下段，术者一手握前臂下段，屈曲患肘，前臂旋后，另一手拇指按在骨折块上，其余四指扳住患肘内侧，两手向相反方向用力，使患肘内翻，加大关节腔外侧间隙，同时拇指将骨折块向内推挤，使其进入关节腔而复位。术者再用一手按住骨折块作临时固定，另一手将患肘作轻微的屈伸活动。以矫正残余移位，直到骨折块稳定且无骨擦音为止。

（2）翻转移位骨折：患者坐位或仰卧位，术者先用拇指将骨折块向后推按，使之变成后移翻转型，然后助手握持患肢上臂，术者右手置于患肘外侧，左手握持患肢腕部，置肘关节于屈曲45°，前臂旋后位，加大肘内翻使关节腔外侧间隙增宽，腕关节尽量背伸以使前臂伸肌群松弛，术者以右手食指或中指扣住骨折块的滑车端，右手拇指扣住肱骨外上髁端，先将骨折块稍平行向后方推移，再将滑车端推向后、内下方，把肱骨外上髁推向外上方，以矫正残余移位。然后用拇指将骨折块向内挤压，并将肘关节伸屈、内收、外展，以矫正残余移位。

2. 固定方法

有移位骨折闭合整复满意后，肘关节伸直，前臂旋后位，肱骨外髁处放一固定垫，尺侧肘关节上、下各放一固定垫，四块夹板从上臂上段到前臂中下段，肘关节伸直而稍外翻固定 2 周，以后改为屈肘固定 1 周，骨折临床愈合后解除固定。

【西医治疗】

手术治疗

手术操作在臂丛麻醉下，肘关节外侧切口，由肱三头肌和肱桡肌及桡侧伸腕长肌之间暴露骨折线，即有淤血溢出，并可见骨折块。清除骨折处血肿，辨认清楚骨折块各个方位和外髁骨质缺损形状是否相符。然后将肘关节屈曲使伸肌腱松弛，用手巾钳夹住骨块，使其准确对位，在手巾钳把持下，用两枚细的克氏针交叉固定，最后检查骨折处的关节面是否光滑，如对位不满意应重新复位固定，直达解剖复位。术后在肘关节屈曲 90° 位置用石膏托固定。三周后拔针，拆除石膏托。

【预防与调护】

有移位骨折在复位一周内，可作手指轻微活动，不宜作强力前臂旋转、握拳、腕关节屈伸活动。一周后，逐渐加大指、掌、腕关节的活动范围。解除固定后，开始进行肘关节屈伸、前臂旋转和腕、手的功能活动。

【结语】

骨折后经闭合复位或切开复位，只要骨折对位好，骨愈合过程是顺利的。但由于患者多是儿童，骨骺正在发育过程中，因暴力的损伤，易并发骨折愈合后期发育紊乱，继发性引起肘外翻畸形。如出现迟发型尺神经损害，可作尺神经前移术。

七、肱骨内上髁骨折

肱骨内上髁骨折，多见于 7~8 岁的儿童、青少年。因为肱骨内上髁骨骺 7 岁出现，18 岁闭合，故骨折多为撕脱性，合并肘关节脱位时易并发尺神经损伤。

肱骨内上髁骨折多由间接暴力所致，当肘关节伸直位以手掌撑地摔倒，上肢处于外展位，体重及肘关节正常的携带角，造成了肘关节的外翻应力，前臂屈肌群骤然收缩，导致内上髁骨折。如暴力继续作用，则可合并肘关节脱位。

【临床表现与诊断】

（1）有跌倒或投掷用力过猛等受伤史，伤后肘关节内侧疼痛、肿胀、压痛明显，或有皮下淤斑。

（2）肱骨内上髁正常隆起消失，肘后三角关系改变，可扪及骨擦音及骨折块，肘关节活动受限。

（3）实验室及其他检查：X 线片可协助确诊。但 6 岁以下儿童内上髁骨骺尚未出现，X 线检查大多阴性，应根据临床表现诊断。

【分类】

根据骨折块移位程度，可将骨折分为 Ⅰ 度：裂纹骨折或仅有轻度移位；Ⅱ 度：骨折块有分离和旋转移位，骨折块被屈肌向前下方牵至肘关节间隙水平；Ⅲ 度：骨折块旋转移位，被吸入肘关节腔内，夹于肱骨滑车和尺骨半月切迹关节面之间；Ⅳ

度：骨折块有旋转移位并伴有肘关节向外侧脱位，骨折块骨折面朝向滑车，并伴有尺神经牵拉伤（图 1-22）。

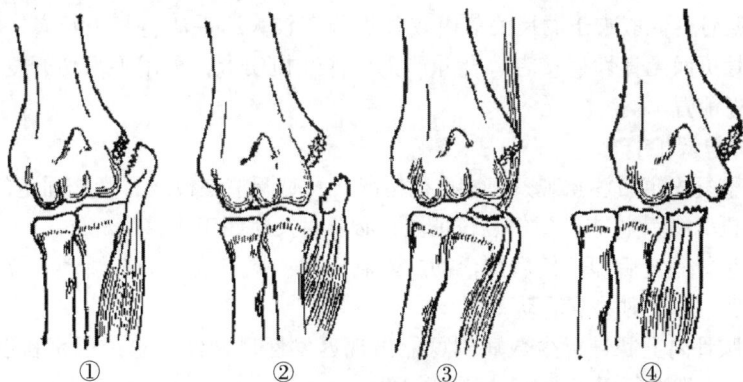

图 1-22 肱骨内上髁骨折
①Ⅰ度 ②Ⅱ度 ③Ⅲ度 ④Ⅳ度

【鉴别诊断】

单纯肘关节脱位

临床上有将Ⅳ度骨折诊为单纯肘关节脱位，漏诊了肱骨内上髁骨折。整复后将Ⅳ度骨折转变为Ⅲ度骨折。肘内侧扪到活动的骨块及正常内上髁轮廓的消失有助于Ⅳ度骨折的诊断，X 线片可明确诊断。

【中医治疗】

（一）辨证分型

按骨折三期辨证论治。后期可合并用中药熏洗肘关节用上肢洗剂、海桐皮汤等。若合并尺神经损伤者，加威灵仙、地龙等通经活络药物。

（二）手法整复及固定

对于Ⅰ度骨折，可用肘"8"字绷带包扎固定屈肘 90°位 2 周，或用石膏托或小夹板加压垫固定屈肘 90°位 2 周。

1. 手法整复小夹板或石膏外固定法

对Ⅱ度骨折，可屈肘 90°，屈腕使前臂屈肌松弛后，术者用拇指、食指将骨折块向上、后方推挤，整复骨折，用小夹板加压垫或石膏托固定患肢屈肘 90°位 3~4 周。对Ⅲ度骨折，可先使患肘伸直并伸直腕关节，同时推挤肘关节外侧，加大肘关节内侧间隙，利用屈肌力量拉出骨折块，然后按Ⅱ度骨折处理。对Ⅳ度骨折，可先整复关节脱位。然后按Ⅱ度骨折处理。

2. 钢针拨正复位法

对经手法整复失败的Ⅱ度、Ⅲ度、Ⅳ度骨折，可在无菌操作下，通过 X 线透视用钢针拨正使骨折对位，直接用克氏针经皮固定，针尾留于皮下，术后用石膏托固定屈肘位 3~4 周。对Ⅲ度骨折亦可用钢针拨出嵌在关节内的骨折块，然后再行手法整复小夹板加压垫或石膏托固定于屈肘 90° 3~4 周。

【西医治疗】

手术疗法

对于肱骨内髁嵌夹于肱尺关节内或骨折分离较大，手法整复失败者、陈旧性肱骨内上髁骨折而无骨性连接者、合并严重尺神经损伤者，可用手术切开复位。必要时作尺神经前置术。

【预防与调护】

（1）整复固定后注意观察患肢血循情况，及时调整夹板或石膏托固定的松紧度，3～5天内摄X线片检查，了解复位情况，必要时及时纠正再移位。

（2）整复固定后即开始肩部活动，限制屈肘、握拳及肘关节活动。解除固定后开始进行手、腕及肘关节活动。

（3）肱骨内上髁骨折少数病例可能出现迟发性尺神经压迫或因牵拉引起麻痹，一旦发现应立即进行手术探查，妥善处理。

【结语】

肱骨内上髁骨折预后一般良好，但治疗不当如复位后再移位，固定不牢靠，练功活动不当等可引起骨折不愈合及肘关节功能障碍。有时骨折会损及骨骺，影响发育，导致肘关节畸形，亦可因骨痂生长，包埋尺神经，继发引起尺神经损伤。

八、尺骨鹰嘴骨折

尺骨鹰嘴位于尺骨上端，呈弯曲状，形似鹰嘴。鹰嘴突与冠状突相连而构成半月切迹。半月切迹关节面与肱骨滑车关节构成肱尺关节，为肘关节屈伸活动的枢纽。尺骨鹰嘴为松质骨，其上附着有肱三头肌，该肌具有强大的伸肘力，骨折后往往造成骨折块的分离移位。大部分尺骨鹰嘴骨折为关节内骨折，若处理不当，日后可发生创伤性关节炎。

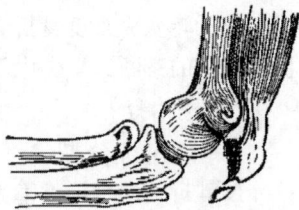

图1-23 尺骨鹰嘴骨折

直接暴力或间接暴力均可造成尺骨鹰嘴骨折，但多数为间接暴力所致。跌倒时肘关节处于半伸位，掌心着地，由上向下的重力和由下向上传达的暴力集中于尺骨半月切迹，同时肘关节突然屈曲，肱三头肌反射性急剧的强烈收缩，造成尺骨鹰嘴撕脱骨折（图1-23）。

【临床表现及诊断】

（1）有明确外伤史。

（2）伤后尺骨鹰嘴部疼痛，压痛明显，局限性肿胀，肘关节屈伸活动障碍。骨折分离移位时，在局部可扪及向上移位的鹰嘴骨折片和明显的骨折间隙，可扪及骨擦音或骨擦感，肘关节不能主动伸直或对抗重力。关节内积血时，鹰嘴两侧凹陷隆起。患者多以健侧手掌托住患臂，肘关节多成半屈曲位。

（3）肘关节正、侧位X线平片可显示骨折类型和移位度。

【鉴别诊断】

肘籽骨及成人骨骺线未闭合者

鹰嘴顶端可存在籽骨，位于附近的肱三头肌腱内，称肘籽骨，其骨面光滑，与鹰嘴顶点之间有轻度间隙，可为双侧性。成人的骨骺线未闭合，多见于女性，常为双侧性。对骨折诊断有怀疑时，可拍摄健侧 X 线片对照，有助于明确诊断。

【中医治疗】

（一）辨证分型

按骨折三期辩证用药。初期宜活血祛瘀、消肿止痛，可内服正骨紫金丹、和营止痛汤或桃红四物汤。中期宜和营生新、接骨续损，可内服生血补髓汤或壮筋养血汤。后期宜补气血、养肝肾、壮筋骨，可内服补肾壮筋汤、六味地黄丸或肢伤三方加减等。

（二）中医外治

外敷定痛膏或万灵膏。解除固定后，可用八仙逍遥汤或上肢损伤洗方熏洗。

（三）手法整复及固定

无移位骨折或老年人粉碎性骨折移位不显著者，不必整复，用超肘关节夹板或石膏托固定 3 周即可。

1. 手法复位

若肘关节内积血较多，肿胀严重，应在无菌操作下先抽净关节内积血。患者取仰卧位或坐位，肘关节呈 30°～40°微屈位。助手握持患肢前臂，术者立于患肢外侧，面向患肢远端，先按摩肱三头肌等上臂诸肌，再以双手拇指向下推按鹰嘴，迫使其向远端靠拢，并令助手缓慢轻度的屈伸患肘数次，使半月切迹关节面平整。

2. 固定方法

整复后，在尺骨鹰嘴上端置一块开口向下的抱骨垫，防止再向上移位，并用前、后侧超肘夹板或石膏固定肘关节于屈曲 0°～20°位 3 周，以后再逐渐改为屈肘 90°位 1～2 周。对已经施行内固定或肱三头肌成形术者，可固定肘关节于屈曲 20°～60°位 3 周。

3. 功能锻炼

无移位或轻度移位者，通过主动功能锻炼，可获得迅速而良好的功能恢复。有移位者 3 周内只做手指、腕关节屈伸活动，禁止肘关节屈伸活动，第 4 周以后逐步作肘关节主动屈伸锻炼。粉碎性骨折且关节面不平整者，通过肘关节的屈伸活动，使关节面磨造塑形，保持光滑，避免遗留创伤性关节炎。

【西医治疗】

1. 西药治疗

消炎、镇痛、止血或对症处理。

2. 手术治疗

对于开放性骨折及移位较大者，可切开复位。手术操作：臂丛麻醉，患肢置于胸前。取肘后侧切口，自鹰嘴顶点上方 3.0cm，向下沿尺骨鹰嘴内侧至尺骨嵴，长约 5.0～6.0cm，切开皮肤即可暴露骨折端，清除关节内积血。沿尺骨嵴切开骨膜并向两侧剥离，确定骨折类型，将肘关节略伸展约120°~130°位置，放松三头肌，骨折两端常能靠拢复位，如果张力较大仍有分离移位，可用两把巾钳将骨折端钳夹将骨折端复位。应用内固定有钢丝张力带、螺丝钉等。

【预防与调护】

复位固定后，抬高患肢，以利于肿胀消退。应经常检查夹板固定，初期每2~3天调整固定松紧度或重新夹缚；中期每星期检查1~2次。定期做X线摄片复查，如发现骨折再移位，应及时纠正。

【结语】

无移位骨折及移位不明显者，预后较好，经早期功能锻炼肘关节功能可迅速恢复。分离移位者，如复位不良，且无早期功能锻炼，晚期可发生创伤性关节炎及肘关节功能障碍。故要求对位良好，且加强患肢功能锻炼，防止后遗症的发生。

九、孟氏骨折

孟氏骨折即为尺骨上1/3骨折合并桡骨头脱位。该损伤可见于各个年龄组，但以儿童和少年多见。

孟氏骨折的机制颇为复杂，直接暴力和间接暴力都可能造成。各型损伤机制也不尽相同。骨折类型，通常按照损伤机制和X线表现，即尺骨骨折成角与桡骨小头移位方向作为分类依据。

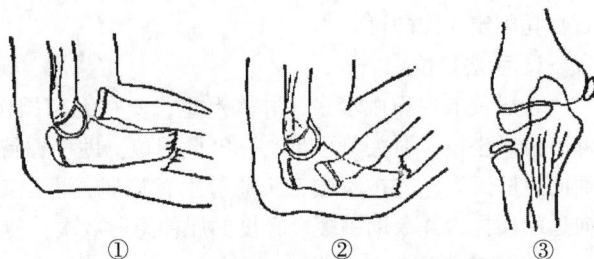

图1-24　尺骨上1/3骨折合并桡骨头脱位
①伸直型　②屈曲型　③内收型

临床上分为三型：①伸直型：跌倒时，肘关节呈伸直或过度伸展，前部旋后位。特点是尺骨上、中1/3骨折向掌侧成角，伴有桡骨头前脱位。②屈曲型：当暴力作用时，肘关节呈微屈状，前臂旋前位置，外力通过肱骨干向下、后方向传导，地面反作用力自手掌向上传导，尺骨近侧可先发生骨折。特点是尺骨上、中段骨折，向背侧成角，桡骨头向后脱位。③内收型：在暴力作用的瞬间，肘关节呈伸展位，前臂旋前位。骨折向桡侧成角，桡骨头向桡侧脱位（图1-24）。

【临床表现与诊断】

（1）有外伤史。

（2）伤后局部肿胀、疼痛、骨折及脱位处压痛明显。有时可见尺骨成角畸形，肘关节及前臂功能受限。桡骨头向外侧脱位者易合并桡神经损伤。儿童上1/3骨折易合并桡骨头脱位。

（3）实验室及其他检查：X光摄片可明确诊断。

【中医治疗】

（一）辨证分型

按骨折三期辨证治疗。初期瘀肿较甚，治宜活血祛瘀、消肿止痛，内服可选用桃红四物汤，瘀肿较甚可加三七。中期宜和营生新、接骨续损，内服可选用新伤续断汤。晚期宜养气血，壮筋骨，内服补肾壮筋汤。

（二）手法整复及固定

1. 手法整复小夹板固定法

应用手法治疗新鲜闭合性孟氏骨折是一种有效而简便的治疗措施。尤其小儿肌肉组织较纤弱，韧带和关节囊弹性较大，容易牵引分开，桡骨头也易还纳。尺骨近端无移位或轻度移位者，复位更较容易。原则上先整复桡骨头脱位，后整复尺骨骨折，由助手拔伸牵引矫正重叠移位，用推挤桡骨头并屈曲或伸直或外展肘关节整复桡骨头移位，再进行分骨，端提挤按手法整复尺骨骨折。

（1）伸直型：屈肘90°，前臂旋后，术者以拇指自前向后按压桡骨小头，同时将前臂做旋转动作，有时可听到桡骨小头复位声或有复位感。由于牵引和桡骨的支撑作用，尺骨骨折成角移位可同时获得复位。若骨折未能复位，可将肘关节屈曲略小于90°，在维持桡骨头复位的情况下将尺骨骨折复位。

（2）屈曲型：牵引时将肘关节自90°略加伸展达120°～130°，术者拇指向前按压桡骨小头，然后将向后成角的尺骨骨折复位。

（3）内收型：牵引方法与伸直型相同。术者拇指加压方向应自外向内。此型多发生年龄较幼者，尺骨骨折多在近端青枝骨折，移位不明显，但若偏歪会阻碍复位，故要加压整复。

2. 固定

除常规夹板固定外，还可做前臂复位外固定器固定疗法，按常规程序操作。要点：患者平卧，肩外展70°，屈肘，前臂旋后60°位，在桡骨茎突上2cm水平由尺侧向桡侧穿克氏针一枚，另一枚由尺侧向桡侧穿过尺骨鹰嘴，将碟形压板及弧形压板置于桡骨头脱位部位。术后两周进行适当的肘部练功疗法。

（三）功能锻炼

基本上与桡、尺骨干双骨折相同。在观察过程中，密切注意尺骨骨折向桡侧成角的倾向及桡骨头有无再脱位，发现移位立即纠正，最初2周只做握拳活动，2周后经X线透视如无移位，即可开始逐步作小云手等锻炼。

【西医治疗】

手术治疗

对陈旧性骨折畸形愈合者，成人可行桡骨头切除术，儿童则切开整复桡骨头，环状韧带重建，尺骨骨折复位内固定。

【预防与调护】

复位固定后，密切注意患肢血运情况及患者自我感觉，及时调整夹板松紧度。适当的腕部掌指关节活动可减轻患肢远端肿胀。外固定换药时，避免将夹板和压垫的位置弄错，导致骨折重新移位，影响治疗效果。

【结语】

手法复位者，可因环状韧带的不完全愈合而造成桡骨头的习惯性脱位，也可有骨折迟缓愈合及不愈合发生。

十、尺、桡骨双骨折

前臂骨由尺骨、桡骨组成。尺骨上端粗而下端细，是构成肘关节的重要部分。桡骨上端细而下端粗，是构成腕关节的重要部分。两骨均稍向外侧弯曲，中间有骨间膜相连。正常时尺骨是前臂的轴心，通过桡尺上、下关节及骨间膜与桡骨相连，桡骨绕尺骨旋转可达150°，前臂肌肉分为伸肌群、屈肌群和旋前肌、旋后肌，骨折后由于肌肉的牵拉，常出现重叠、成角、旋转及侧方移位等。骨间膜是致密的纤维膜，几乎连接桡、尺骨的全长，其松紧度随着前臂的旋转而发生变化。前臂处于中立位时，两骨近平行，骨间膜最大，骨间膜紧张，上下松紧一致，对桡、尺骨起稳定作用；当前臂旋转位时，骨间膜较松弛，上下松紧度不一致，两骨稳定性降低。骨间膜的纤维方向由尺骨下方斜向桡骨上方。

桡尺骨干双骨折是临床上常见的前臂损伤之一，多见于儿童或青壮年，在儿童多见青枝骨折，可由直接暴力、间接暴力、旋转暴力所造成，骨折线可在同一平面或不同平面（图1-25）。

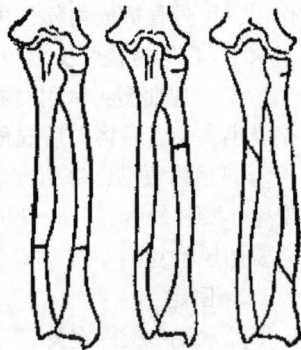

图1-25 不同类型的尺、桡骨双骨折

【临床症状及诊断】

（1）有明确的外伤史。如打击、挤压、碰撞等或跌倒时手掌着地的传达暴力以及前臂被旋转机器绞伤所造成的旋转暴力等造成的骨折，伤后局部疼痛、肿胀、前臂旋转功能丧失。

（2）有移位的完全骨折，前臂可有短缩、成角或旋转畸形，局部压痛明显，有纵向叩击痛、骨擦音或异常活动。儿童青枝骨折仅有成角畸形，其他症状不显著。若骨折后患肢疼痛剧烈、肿胀严重，手指麻木发凉，皮肤发绀，被动活动手指疼痛加重，应考虑前臂筋膜间隔区综合征。

（3）实验室及其他检查：X线平片可确定骨折类型、移位方向以及有无上、下桡尺关节脱位等。

【中医治疗】

（一）辨证分型

按骨折三期辨证论治，初期治宜活血祛瘀、消肿止痛，选用活血止痛汤、肢伤一方或桃红四物汤加减，对肿胀严重者，重用三七、木通等药物；中期和营生新、接骨续损，选用生血补髓汤、肢伤二方、驳骨丹或八厘散；后期宜养气血、补肝肾、壮筋骨，内服补骨壮筋汤或肢伤三方。

（二）中医外治

早期外敷双柏膏、消肿止痛膏或跌打万花油；中期用接骨膏或接骨续筋药膏；

后期解除固定后，若前臂旋转功能有障碍者，外用舒经活络方加强局部熏洗，方可用海桐皮汤、骨科外洗二方，以促进关节活动功能的恢复。

（三）手法整复及固定

前臂的主要功能是旋转，对手部功能的发挥起着至关重要的作用。桡、尺骨干双骨折可发生重叠、成角、旋转及侧方移位等，若治疗不当，可因发生桡、尺骨交叉愈合而影响旋转功能。故对桡、尺骨干双骨折的复位要求较高，要求解剖对位，治疗原则主要是恢复前臂的旋转功能。

1. 手法复位

患者平卧，在臂丛麻醉或局麻下，肩外展 90°，肘屈曲 90°。一助手握患肢肘上部，另一助手握患侧手掌大、小鱼际，先顺势拔伸牵引数分钟，牵引时应根据骨折远端对近端的原则，以矫正骨折重叠、成角和旋转畸形。对桡、尺骨上 1/3 骨折，前臂远端须置于旋后位拔伸牵引，中 1/3 或下 1/3 骨折，骨折前臂远端须置于中立位或略旋后位牵引。术者用双手拇指与其余四指在桡、尺骨之间用力夹挤，使两骨分开。

桡、尺骨干双骨折破坏了前臂的稳定性。手法复位时，应先复位较稳定的骨折，通过骨间膜的联系，再复位不稳定的骨折则比较容易。若桡、尺骨干双骨折在上 1/3，则先整复尺骨；骨折在下 1/3，则先整复桡骨；骨折在中 1/3 处，应根据两骨干骨折的相对稳定性来决定。

2. 固定方法

在维持牵引下，局部外敷消肿止痛类药膏，而后用绷带松松缠绕 3~4 层。若复位前桡、尺骨相互靠拢者，可采用分骨垫放置在两骨之间。若骨折原有成角畸形，则采用三点加压法，分骨垫不能卷得太紧，以免引起皮肤受压坏死。各垫放置妥当后，依次放上掌、背、桡、尺侧夹板，掌侧板由肘横纹至腕横纹，背侧板由鹰嘴至腕关节或掌指关节，桡侧板由桡骨头至桡骨茎突，尺侧板自肱骨内上髁下达第 5 掌骨基底部，掌背两侧夹板要比桡尺两侧夹板宽，夹板间距离约 1cm。缚扎后，再用有柄托板固定，屈肘 90°，三角巾悬吊，前臂原则上放置在中立位，固定至临床愈合，成人为 6~8 周，儿童 3~4 周（图 1-26、1-27）。

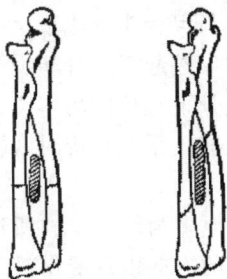

图 1-26　分骨垫放置法

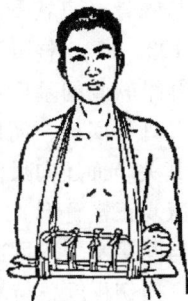

图 1-27　夹板固定外观

（四）功能锻炼

早期鼓励患者做握拳活动，待肿胀消退后再开始做肩、肘关节活动，但应避免前臂旋转活动，解除固定后，可做前臂旋转活动。

【西医治疗】

1. 西药治疗

消炎、镇痛、止血等对症治疗。

2. 手术治疗

软组织损伤严重的开放骨折，桡、尺骨干多段骨折或不稳定骨折而不能满意复位或难于固定者，可采用切开复位内固定。骨折暴露应简单直接，骨折整复后，选用加压钢板或髓内针固定。

【预防与调护】

（1）初期鼓励患者作手指、腕关节屈伸活动及上肢肌肉舒缩活动；中期开始作肩、肘关节活动（如小云手、大云手等），活动范围逐渐增大，但不宜作前臂旋转活动。解除固定后作前臂旋转活动（如反转手等）。

（2）复位固定后，应注意患肢远端血运情况以及时调整夹板松紧度，肿胀较重者可适当轻揉按摩患侧手部。若固定后患肢疼痛剧烈，肿胀严重，手指麻木发凉，皮肤发绀，应及时解除外固定。

（3）固定早期应每隔 3～4 天复查 X 线片 1 次，注意有无发生再移位，发现再移位，应及时纠正。

【结语】

前臂双骨折，均属不稳定骨折，若有对位不良者，易遗有前臂旋转功能障碍，若反复给予手法整复，前臂肿胀严重者，血肿机化可形成骨化性肌炎，亦严重影响患肢功能，故对前臂双骨折要求正确对位，加强药物治疗和患肢功能锻炼，以避免这些后遗症的发生。

十一、桡骨下端骨折

桡骨下端骨折是桡骨下端关节面以上 2～3cm 范围内的骨折，是腕部最常见的骨折。

桡骨远端与腕骨（舟状骨与月骨）形成关节面，其背侧边缘长于掌侧，故关节面向掌侧倾斜 10°～15°，桡骨下端内侧缘稍成切迹与尺骨头形成下尺桡关节，切迹的下缘为三角纤维软骨的基底部附着，三角软骨的尖端起于尺骨茎突基底部。前部旋转时桡骨沿尺骨头回旋，而以尺骨头为中心，桡骨下端外侧的茎突，较其内侧长 1～1.5cm，故其关节面还向尺侧倾斜 20°～25°。这些关系在骨折时常被破坏，在整复时应尽可能恢复正常解剖。

直接暴力与间接暴力均可造成桡骨下端骨折，但多为间接暴力所致。骨折移位的大小、方向、损伤程度，与暴力的强弱和作用力的方向以及受伤时的姿势和体位有密切的关系，可分为四种类型的骨折。

1. 伸直型

称为科雷氏骨折。跌倒时，肘部伸直前臂旋前，腕关节呈背伸位，手掌先着地，桡骨下端骨折。暴力较轻时，骨折嵌插而无明显移位。暴力较大时，骨折远段向桡侧和背侧移位，桡骨下端关节面改向背侧倾斜，向尺侧倾斜减少或完全消失，甚至向桡侧倾斜。

2. 屈曲型骨折

屈曲型桡骨下端骨折又称史密斯骨折。跌倒时，手背着地，腕关节急剧掌屈所致。远侧骨折段向掌侧及桡侧移位。

3. 背侧缘劈裂骨折

又称巴尔通（Barton）骨折。跌倒时，前臂旋前、腕背伸位手掌着地，外力使腕骨冲击桡骨下端关节面的背侧缘，造成桡骨下端背侧缘劈裂骨折。远段骨折块呈楔形，包括该关节面的1/3，骨折块移向近侧及背侧，腕骨随之移位，此类骨折较少见。

4. 掌侧缘劈裂型

跌倒时，腕关节呈掌屈位，手背先着地，造成桡骨下端掌侧缘劈裂骨折。

【临床症状与诊断】

（1）多有明确的外伤史。

（2）伤后腕关节明显肿胀、疼痛，桡骨下端处压痛明显，有纵向叩击痛，可感知骨擦音，腕关节活动功能部分或全部丧失，前臂旋转功能受限，手指作握拳动作时疼痛加重，有移位骨折常有典型畸形。骨折远端向背侧移位时，可见"餐

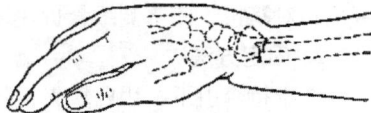

图1-28 "餐叉样"畸形

叉样"畸形（图1-28）；向桡侧移位时，呈枪上刺刀状畸形；缩短移位时，可扪及桡骨茎突上移。

（3）实验室及其他检查：腕关节X线正侧位照片，可明确诊断骨折类型和移位方向。

【鉴别诊断】

腕部软组织损伤

肿痛程度较轻，无畸形，无纵向叩击痛，手指功能影响不严重，X线摄片可排除，腕和指活动不便，握力减弱。

【中医治疗】

（一）辨证分型

（1）初期瘀肿较甚，治宜活血祛瘀、消肿止痛，内服可选用桃红四物汤，瘀肿较甚可加三七。

（2）中期宜和营生新、接骨续损，内服可选用新伤续断汤。

（3）后期宜养气血，壮筋骨，内服补肾壮筋汤。老年人在中、后期均应着重养气血、补肝肾。各类型骨折解除夹板固定后，均应用中药熏洗以舒筋活络、通利关节，可用舒筋汤。

（二）手法整复及固定

1. 手法整复

无移位的骨折或不完全骨折不需要整复，可用掌、背侧夹板固定2~3周即可；有移位的骨折则必须根据骨折类型采用不同的复位方法。

（1）伸直型：患者坐位，前臂中立，屈肘90°。一助手握住上臂，术者两手拇指并列置于骨折远端的背侧，其他四指置于腕掌部，扣紧大小鱼际肌，逆移位方向持续摇摆牵引，感到（或听到）骨擦音，估计骨折重叠、嵌插已牵开时，将远端旋后10°~15°，猛力牵抖并迅速尺侧掌屈，骨折即可复位。

（2）屈曲型骨折：患者取坐位或卧位，患肢前臂旋前，手掌向下。医者一手握前臂下段，另一手握腕部，两手沿原来移位方向拔伸牵引3~5分钟，待嵌入或重叠移位矫正后，握前臂的拇指置于骨折远端桡侧向尺侧按捺，同时将腕关节尺偏，以矫正其向桡侧移位。然后拇指置于近端背侧用力向下按压，食指置于骨折远端掌侧用力向上端提，同时将患腕背伸，使之复位。

（3）背侧缘劈裂骨折：患者取仰卧位，术者与助手先拔伸牵引，并将腕部轻度屈曲，然后两手相对挤压，在腕背之手用拇指推按背侧缘骨折片，使之复位。

（4）掌侧缘劈裂骨折：患者取坐位，前臂中立位。助手握持上臂下段，一助手持握手指，两助手拔伸牵引，并将患肢轻度背伸。医者两手掌基底部在骨折处掌、背侧相对挤按，使掌侧缘骨折片复位。

2. 固定方法

在维持牵引下，用四块夹板超腕关节固定。伸直型骨折在骨折远端背侧和近端掌侧分别放一平垫。背侧夹板和桡侧夹板的下端超过腕关节，以限制手腕的桡偏和背伸活动。屈曲型骨折，桡侧夹板和掌侧夹板下端应超过腕关节，限制手腕的桡偏和掌屈活动。背侧缘劈裂骨折在骨折端的掌、背侧各放以平垫，背侧夹板下端超过腕关节，限制背伸活动，将腕关节固定于轻度掌屈位。掌侧缘劈裂骨折在骨折远端的掌、背侧各放一平垫，掌侧夹板下端应超过腕关节，将腕关节固定于轻度背伸位。最后将患者置于中立位，用三条布带扎妥，固定4~5周，儿童则为3周左右。

（三）功能锻炼

骨折复位固定后，即应鼓励患者积极进行指骨间关节、指掌关节屈伸锻炼及肩肘关节活动，如抓空增力、小云手等。但对老年人尤要注意鼓励其作手部关节的伸屈活动锻炼，因其气血衰退，最易停滞不通而形成长期关节僵硬，不易恢复，故应于固定一开始，就应不厌其烦地对患者进行解释和鼓励作功能锻炼活动。对已僵硬的指间关节不能进行强力的被动伸屈，应循序渐进，否则易造成新的损伤，致气血更为停滞，关节进一步僵凝，形成恶性循环，延长病程，长期不能恢复。

【西医治疗】

手术治疗

桡骨下端骨折如骨折块较大，复位后不稳定而夹板固定困难者，可行切开复位钢针或钢板螺丝钉内固定。

【预防与调护】

（1）复位后，注意患肢血运情况和皮肤感觉，及时调整夹板松紧度，肿胀严重者，适当揉按患侧手部。

（2）固定期间，避免腕关节向桡侧偏活动，应嘱咐患者清楚，特别在伸屈手指时，容易引起桡偏活动，应予注意。

（3）腕部塑形夹板的屈部应置于桡骨远端，目的是控制远端的对位。

（4）老年人，治疗重点在于气血通顺，关节通利，故强调功能锻炼更为重要，鼓励积极主动进行功能锻炼。对老年人的陈旧性骨折，亦不需强行矫正。

【结语】

此类骨折的粉碎性骨折，骨折线通过关节面，对位不良者容易遗留腕关节功能障碍，或产生创伤性关节炎，故要求正确对位，并加强患者肢体功能锻炼，才能避免后遗症。

十二、盖氏骨折

盖氏骨折即为桡骨头下1/3骨折合并下尺桡关节脱位。下桡尺关节的稳定，主要由坚强的三角纤维软骨与较薄弱的掌、背侧下桡尺韧带维持。前臂旋转时，桡骨尺切迹则围绕着尺骨小头旋转，若三角纤维软骨，尺侧腕韧带或尺骨茎突被撕裂，则容易造成下桡尺关节脱位。成人多见。儿童的桡骨中、下1/3骨折可以合并尺骨下端骨骺分离，而不发生下尺桡关节脱位，治疗时应注意。

直接暴力和间接暴力均可引起，直接暴力如机器绞伤或直接打击伤，间接暴力为跌倒时手掌着地，可造成这种骨折。

临床上分为三型：①Ⅰ型：儿童桡骨下1/3骨折合并尺骨下端骨骺分离。②Ⅱ型：桡骨下1/3横断、螺旋或斜形骨折，下桡关节明显脱位。③Ⅲ型：桡骨下1/3骨折，下桡尺关节脱位合并尺骨干骨折。

【临床表现及诊断】

（1）伤后局部肿胀、疼痛、桡骨下段成角畸形。下桡尺关节松弛并有挤压痛，前臂旋转活动受限，有时可闻及骨擦音。

（2）实验室及其他检查：拍摄包括腕关节的X线片可明确诊断。有时可见伴有尺骨茎突骨折。

【鉴别诊断】

单纯桡尺远侧关节脱位

仅有腕关节疼痛、肿胀、功能障碍，无骨擦感，前臂无疼痛、压痛。X线片可明确诊断。

【中医治疗】

（一）中成药

早期瘀肿较甚，宜活血化瘀、消肿止痛，可以内服活血祛瘀汤或活血止痛汤加减，肿甚加重三七、泽兰用量；中期宜和营生新、接骨续损，内服续骨活血汤或肢伤二方；后期宜补肝肾、强筋骨促进骨折愈合，内服肢伤三方或补肾壮筋汤。

（二）中医外治

外敷消肿止痛膏或双柏膏，或外敷接骨膏或接骨续筋膏。解除夹板固定后，可用骨科外洗一方、骨科外洗二方或海桐皮煎水熏洗舒筋活络、通利关节，促进关节功能恢复。

（三）手法整复及固定

1. 手法整复小夹板固定法

由助手拔伸牵引矫正重叠移位，紧扣手法使脱位整复并用胶布固定，再分别行分骨、端提骨折两端手法使之对位。先放好掌、背板，并根据骨折线情况，放置桡侧或尺侧板超腕关节固定。

2. 骨科复位外固定器疗法

适用于伴有严重软组织损伤的新鲜开放性骨折、闭合复位失败者、下桡尺关节严重损伤及骨折畸形愈合、延迟愈合或不愈合者。

选用前臂复位外固定器，按常规程序操作。要点：当 X 线透视证实下桡尺关节解剖关系恢复后，即从尺骨茎突上 1cm 处向桡侧穿一枚直径 1.5cm 的克氏针，针应在桡骨茎突上 2cm 水平穿出，穿针时应注意不要穿向掌侧，以免误伤掌侧血管神经，于尺骨鹰嘴下 1.5~2cm 处自尺侧向桡侧穿入另一枚直径为 1.5mm 的克氏针，针穿好后，自尺桡两侧向中间挤一挤尺桡骨，使下尺桡关节不致有再次分离，两边针孔用无菌纱布覆盖。

（四）功能锻炼

骨折整复，固定后，即可开始手部握拳动作，以减轻前臂远端的肿胀，并可使骨折两端紧密接触，而增加其稳定性。握拳与伸指时需尽量用力。待肿胀基本消退后，即可开始肩关节活动和肘关节伸屈活动，在练功时，还应尽量限制桡偏，应使腕尺偏，待骨折愈合牢固，解除夹板固定后，再练习前臂旋转活动和腕关节伸屈，如握拳反掌、旋肘拗腕等。

【西医治疗】

手术治疗

对需要手术者，可行切开复位钢板内固定术。陈旧性骨折前臂功能受限者，可行尺骨头切除术或桡骨截骨矫正畸形术。

【预防与调护】

Ⅱ型和Ⅲ型骨折很不稳定，复位固定后仍有再移位倾向，3 周内必须严密观察，如有移位，应及时整复。桡偏型的分骨垫放置不宜过低，且要保持桡偏固定，尺偏型的分骨垫应置十桡骨远折段尺侧，且要保持尺偏固定，要经常检查分骨垫和夹板位置是否合适，发现位置发生移位应及时进行调整，穿针外固定注意换药，保持针孔干燥、清洁。固定期切忌旋转前臂，注意筋膜间隔区综合征以防止缺血性挛缩后遗症。

【结语】

此类骨折合并有关节脱位，复位要求较高。如复位不当出现畸形愈合，或合并有筋膜间隔区综合征，处理不及时或不当，造成缺血性肌挛缩后遗症，预后均不良。

十三、腕舟骨骨折

腕舟骨骨折，是临床上较常见的骨折，约占腕骨骨折的 80% 以上。腕舟骨是近排腕骨中最长、大的一块，呈长弧形，其状如舟，但很不规则，其远端超过近排腕骨而平于头状骨的中部，其腰部相当于两排腕骨关节的平面。腕舟骨分为结节、腰部和体部三个部分。其远端与大、小多角骨相关节，为滑动型关节，在其尺侧远端与头状骨相关节，为杵臼关节，稍近侧与月骨相关节，有旋转作用；近心端与桡骨远端相关节，主要为屈伸活动，还有内收、外展及少许旋转活动。舟骨为连系远近排腕骨的稳定柱桩，比其他腕骨易受损伤折断。

腕舟骨的血液供应较差，只有腰部及结节有来自背侧桡腕韧带和掌侧桡腕韧带的小营养血管供应。因此骨折的部位在近端或体部，常导致近侧骨折块发生缺血而影响骨折愈合。在腕舟骨腰部发生骨折后，腕舟骨远侧的骨折块就与远排腕骨一起活动，两排腕骨间的活动就通过腕舟骨骨折线而活动，故腕舟骨骨折端所受剪力很大，难以固定，以致骨折难以愈合。血运不良和剪力大，是造成腕舟骨骨折迟缓愈合或不愈合的主要原因。

本病多发于青壮年，90%以上为间接暴力所致，跌倒时手掌着地，腕关节强度桡偏背伸，暴力向上传达，腕舟骨被锐利的桡骨关节面的背侧缘或茎突缘切断而发生骨折。按部位分为：①结节骨折：少见，因血供好，愈合率高，极少有坏死发生。②腰部骨折：最多

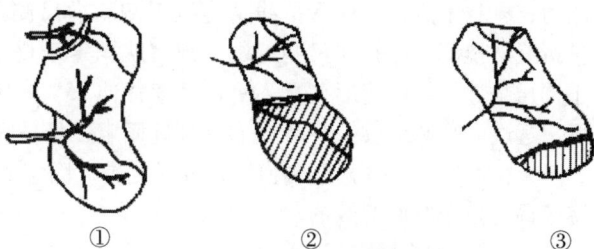

图 1-29　腕舟骨骨折的不同部位
①结节骨折　②腰部骨折　③近端骨折

见，血运较好，但剪力大，故骨折不愈合和延迟愈合者较多见，但很少发生坏死情况。③近端骨折：较少见（图 1-29）。

【临床表现与诊断】

（1）有外伤史。

（2）伤后腕背侧肿胀、疼痛，尤以鼻咽窝处为明显，不愿用力握拳，腕关节活动受限。鼻烟窝处有明显压痛。将腕关节桡倾，屈曲示指叩击其掌指关节面时可引起腕部剧烈疼痛。

（3）X 线腕部正、侧位及侧偏斜位片可协助诊断。本骨折容易漏诊。有些裂纹骨折在早期 X 线照片可能是阴性，如果症状明显，仍需暂按骨折处理，待 10~14 天后再摄片。

【鉴别诊断】

腕关节扭挫伤

有受伤史和腕部疼痛、肿胀、活动受限，但腕部扭挫伤的压痛比较广范，腕关节尺偏及桡偏时均有疼痛感。X 线摄片可见骨质结构正常，限制活动后肿胀很快消失。

【中医治疗】

（一）辨证分型

早期宜活血化瘀、消肿止痛，可内服活血止痛汤或壮筋养血汤。

中期宜接骨续损，可内服正骨紫金丹或肢伤二方等。后期宜调养气血、补肝肾、壮筋骨，内服健步壮骨丸、六味地黄丸或补中益气汤，并可加强中药熏洗。

（二）手法整复及固定

对于腕舟骨可采用手法复位，夹板外固定治疗，对于无移位的骨折可作超腕关节夹板固定。

1. 手法复位

患者取坐位，前臂轻度旋前，拇指向上，术者一手握患腕上，一手拇指置于鼻烟窝处（阳溪穴处），其余四指环握拇指，在牵引下使患腕尺侧，然后拇指向尺侧按压移位的骨折远段，即可复位。

2. 固定方法

固定时尽可能地使骨折线垂直于前臂纵轴，这样可避免剪力，增加骨折间隙的压力，有利于愈合。如骨折线从桡侧近端斜向尺侧远端，则将腕固定于尺偏位。如骨折线从桡侧远端斜向尺侧近端，则将腕固定于桡偏位。复位后在腕关节尺侧搁置小棉压垫，用4块塑形夹板，使腕轻度背伸25°～30°尺偏或桡偏固定。夹板上达肘下，远端应平掌横纹。3～4条布带捆扎固定，悬吊胸前。

复位固定后应注意肢端血运，及时复查。固定3个月后，舟骨骨折仍愈合不良，继续固定是必要而有效的。

（三）功能锻炼

早期可作手指的屈伸活动和肩肘关节的活动，如屈肘挎篮、小云手等，但忌作腕桡偏活动。中期以主动握拳活动为主。后期解除固定后，可作握拳及腕部的主动屈伸、旋转活动。如骨折迟缓愈合者，不宜作过多腕部活动。

【西医治疗】

手术方法

骨折长时间不愈合且有明显症状，以及发生缺血性坏死者，可根据患者的年龄、工作性质、临床症状及腕舟骨的病理变化，而采用不同的手术方法。对于年轻患者，骨折端有轻度硬化，舟骨腰部骨折，时间已超过3个月，仍无愈合征象，但未并发创伤性关节炎者可考虑行自体骨植骨术；腕舟骨腰部骨折，近侧骨折端发生缺血坏死，已有创伤性关节炎形成，腕桡偏时，因桡骨茎突阻挡而发生剧烈疼痛者，可行单纯桡骨茎突切除；腕舟骨近端骨折块发生缺血坏死，腕关节疼痛，但无创伤性关节炎发生时，可行近端骨折块切除术；腕舟骨骨折不愈合，关节活动受限，腕关节疼痛，且有严重创伤性关节炎者，可行腕关节融合术。

【预防与调护】

腕舟骨骨折患者，可靠地固定是保证疗效的关键。应定期作X线摄片检查，根据骨折愈合情况而决定解除固定的时间，以免过早解除固定，影响治疗效果。根据医嘱要求，督促患者进行功能锻炼。

【结语】

腕舟骨骨折由于骨折后剪力大，血供较差，除结节部骨折愈合较好外，容易发生骨的延迟愈合、不愈合甚至缺血性坏死。故要求及时正确的诊断治疗，特别是综合运用中西医结合的方法，尽量避免这些不良后果的发生。

十四、掌骨骨折

掌骨骨折是比较常见的手部骨折，一般多见于成年人，且男性多于女性，儿童少见。《医宗金鉴·刺灸心法要旨》说："掌者，手之众指之本也，掌之众骨名壅骨，非块然一骨也。"掌骨由五块短骨组成，上下两端较粗，上端名基部，下端名头部，头下较细处，名掌骨颈。第1掌骨短而粗、活动度大，骨折多发生在基底部，还可合并腕掌关节脱位；第2、3掌骨细而长，握拳重力击物时，主要由此两骨承担暴力，故易发生骨折；第4、5掌骨细而短，易受暴力直接或间接暴力而骨折，其中以第5掌骨易受暴力而骨折。

病因多为直接暴力如直接打砸、挤轧，以及间接暴力所致。直接暴力多为粉碎骨折或横断骨折，间接暴力折端多为横断形，也有斜形的。临床分型：①基底部骨折：是最多见的一种骨折，骨折端多为横断形或短斜型，折端向背桡侧突起或成角。②掌骨干骨折：多为横断或粉碎形骨折，折端多向背侧成角移位。③掌骨颈骨折：多为横断型，折端向背侧成角移位。

【临床表现及诊断】

（1）掌骨位置表浅，骨折时，局部肿胀、疼痛、功能障碍，压痛明显，若有重叠移位，则掌骨变短，可见掌骨头部凹陷，握拳时尤为明显。

（2）第1掌骨基底部骨折或骨折脱位，其拇指内收、外展、对掌等活动均受限。

（3）实验室及其他检查：拍手部正位和斜位X线片即可确诊。

【鉴别诊断】

掌指关节脱位

掌指关节脱位压痛的部位和畸形部位不一致，X线摄片可以准确鉴别。

【中医治疗】

（一）辨证分型

按照骨折三期辨证治疗。早期宜活血化瘀、消肿止痛，可内服活血止痛汤或壮筋养血汤。中期宜接骨续损，可内服正骨紫金丹或肢伤二方等。后期宜调养气血、补肝肾、壮筋骨，内服健步壮骨丸、六味地黄丸或补中益气汤，并可加强中药熏洗。

（二）手法整复及固定

1. 手法复位

手的功能复杂，灵巧精细，骨折必须正确对线和对位，畸形愈合有碍手部功能恢复。

（1）第1掌骨基底骨折：因骨折端向背、桡侧成角，故在行手法整复时，仅需以拇指向掌、尺侧压顶断端即可。

（2）掌骨干骨折：掌骨干骨折复位时，可在牵引下向掌侧按骨折端，矫正背侧成角，然后用分骨手法矫正侧方移位。

（3）掌骨颈骨折：医者一手握患者手掌，手指捏持骨折近端，另一手将掌指关节屈曲90°，并使近节指骨基底托住掌骨头，同时，用拇指将掌骨干向掌侧按压，即可复位。

2. 固定方法

（1）第一掌骨基底骨折复位后，保持牵引，在基底部的桡背侧放一小平垫，在掌骨头的掌侧再放置一小平垫，两平垫均用胶布固定，在保持掌骨外展的情况下，用一块30°弧形夹板放在前臂桡侧第1掌骨的桡背侧，夹板成角部对准腕关节，夹板远端不能超过掌指关节，然后用宽胶布将弧形夹板近端固定于前臂及腕部，远端与掌骨头掌侧压垫固定在一起，使第1掌骨保持在外展30°，轻度背伸，拇指屈曲于对掌位（图1-30）。

（2）掌骨干稳定型骨折，用前臂托板固定，掌骨干不稳定型骨折，用前臂托板加牵引固定。掌骨颈骨折，用胶布粘贴固定，时间均为4~5周。

（三）功能锻炼

骨折复位固定后，在不影响骨折移位的情况下尽早作握拳、屈腕活动，促进血液循环，促进愈合，禁止被动牵拉活动。

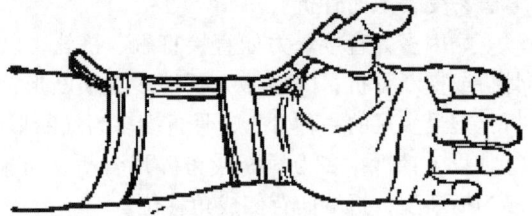

图1-30 第1掌骨基底骨折固定法

【西医治疗】

手术疗法

对掌骨颈骨折，如手法整复失败，可用手术切开整复，于掌骨背侧"S"形切口约4cm，将伸肌腱牵拉开，切开骨膜，暴露骨折部，避免损伤掌指关节囊，用小型骨膜起子撬开骨折远段，使解剖复位，然后用克氏针自掌骨头偏侧钻入髓腔内固定，为了防止旋转移位可在骨折远段穿一横针缝合伤口，外用石膏托固定，四周拔针练习活动。

【预防与调护】

复位固定后，应密切观察患部血运情况，及时调整夹板松紧度，压垫不宜过厚过硬，以免引起压迫溃疡。要及时调整夹板的松紧度，手指要保持适当的位置，以防造成重新移位、骨折畸形愈合及关节僵硬。

【结语】

此类骨折如果复位良好，固定正确，护理得当，一般都可痊愈，预后较好。但如果整复不当或固定不良，可造成掌指关节创伤性关节炎。

十五、指骨骨折

指骨骨折是手部最常见的骨折，成年人多见，骨折端受到肌腱和肌肉的牵拉而造成较为典型的畸形，在治疗时，应谨慎从事，以防处理不当，发生畸形愈合，对手的功能产生不良影响。

指骨共28块，为短管状骨，每节指骨的近端称为基部，远端称为头部，基部和头部，除末节外，都有关节软骨覆盖，成为关节面。指总伸肌腱附着于末节指骨基底的背侧，指深屈肌腱，附着于末节指骨基底的掌侧，远节指骨的掌侧有骨间肌附着，背侧有蚓状肌附着，这些肌肉的牵拉是造成骨折移位的原因之一。

多为传导暴力引起的骨折，直接暴力亦可致伤，骨折多为横断形，骨折断端因手肌肉牵拉而向掌侧成角移位。可分以下类型。

（1）近节指骨骨折：骨折断端因骨间肌与蚓状肌牵拉而向掌侧突起成角。

（2）指骨颈骨折：向掌侧突起成角，远端可向背侧旋转达90°。

（3）末节指骨基底部背侧骨折：骨折后末节手指屈曲呈典型的锤状畸形，不能主动伸直，又称锤状指。

【临床表现及诊断】

（1）伤后出现手指部肿胀、疼痛、功能障碍。

（2）指骨骨折比较表浅，有时可看出成角移位；末节指骨基底背侧撕脱，呈锤状畸形，末节指骨不能主动屈伸。可扪及骨擦音，诊断并不困难。

（3）实验室及其他检查：X线检查可以帮助确诊。

【鉴别诊断】

指间关节侧副韧带损伤

可合并骨折，肿胀、疼痛、活动障碍，纵轴叩击痛会有阳性。但肿痛的部位在关节，且关节处会有侧向异常活动，X线摄片即可确诊。

【中医治疗】

（一）辨证分型

早期宜活血化瘀、消肿止痛，可内服活血止痛汤或壮筋养血汤。

中期宜接骨续损，可内服正骨紫金丹或肢伤二方等。

后期宜调养气血、补肝肾、壮筋骨，内服健步壮骨丸、六味地黄丸或补中益气汤，并可加强中药熏洗。

（二）手法整复及固定

1. 手法整复

指骨骨折必须尽量做到解剖复位，不能有成角，旋转、重叠畸形，以免愈合后造成手指的功能障碍。对于闭合性骨折，可用手法复位、夹板固定。对于开放性骨折，应彻底清创，力求伤口一期愈合，复位后手指尽量固定在功能位。

（1）指骨干骨折：在神经阻滞麻醉下拔伸牵引，用拇指与食指自尺桡侧挤压矫正侧向移位，然后将远端逐渐掌屈，同时以另一手拇指将近端自手掌向背侧顶住以矫正向掌侧突起成角。

（2）指骨颈骨折：整复时应加大畸形，用反折手法，将骨折远端呈90°型背侧牵引，然后迅速屈曲手指，屈曲时应将近端的掌侧顶向背侧。

（3）末节指骨基底部背侧骨折：将近侧指间关节屈曲、远侧指间关节过伸，便可使指骨基底向被撕脱的骨片靠近，然后用塑料夹板或石膏固定。

2. 固定方法

（1）屈指掌侧垫固定法：适用于向掌侧成角的骨折。复位后，用小药瓶或取一相似竹圈，外用纱布包绕，垫于骨折的掌侧，手指呈握拳位，然后用纱布绷带环绕固定手部，保持患指于握拳位（图1-31）。

（2）小夹板固定法：适用于各节指骨骨折，可用铝片、小木板、小竹板、石膏绷带材料制成，与指同宽，夹板表面铺于软垫后置于患指的掌背侧，根据需要，也可以置于手指内外侧，外用纱布绷带固定。

（3）指掌外固定牵引架治疗：用于难以复位的骨折及经上述方法固定后有再移位的各种类型骨折。先于中节指骨的近端或远端，也可选在末节指骨的近端，从侧方横形钻入一枚 1～1.5mm 克氏针，两侧针端均保留于皮肤外约0.8cm，剪断多余克氏针，弯头向近侧或不弯头安装上微型牵引弓，于前臂和手掌部上管型石

图 1 – 31　屈指掌侧垫固定法

膏，其内置钢丝一根，折成"门"形，根据骨折部位和类型，设计好牵引方向，伸出于指端约 3～4cm，钢丝远端与克氏针的两侧用橡皮筋连接，或用橡皮筋与微型牵引弓连接，保持适当的牵引力，根据 X 线摄片情况，调整牵引力的大小。

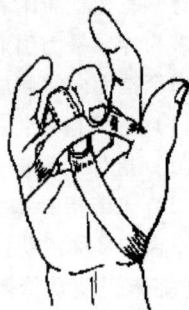

（三）功能锻炼

复位固定后，在不影响患指固定情况下，其余手指应及早活动，并进行必要的按摩手法，以帮助关节功能恢复。早期应抬高患肢，观察手指的血运情况，调整包扎固定的松紧度。

【西医治疗】

手术治疗

切开复位后行髓腔内骨栓内固定，适用于横型指骨骨折。方法：取一自体骨，制成与骨折髓腔等径的骨栓，长约 1～1.5cm，插入骨髓腔作内固定物。骨栓有时会松动，使骨折固定不可靠，必要时加用适当的外固定。

【预防与调护】

（1）带纸卷的前臂托板固定时，纸卷的粗细程度，应根据需要而定。

（2）末节指骨骨折，在愈合过程中，不可能有大量的外骨痂出现，在观察 X 线片时，只要骨折线较为模糊，临床症状已无疼痛，即说明骨折已愈合，不应因看不到明显骨痂即认为骨折尚未愈合，而长期进行固定。

（3）开放性骨折应彻底清创，争取　期愈合。除位于指浅屈肌腱止点近侧的中节指骨骨折外，其余应固定在功能位，以免引起关节囊和侧副韧带挛缩，而造成关节僵硬。

（4）固定后，要抬高患肢，以利于消肿除胀，在不影响患指移位的情况下，活动其余手指，防止其发生功能障碍。

【结语】

指骨骨折，一般都能完全愈合，少数开放性骨折，如果清创不彻底，造成严重感染，应该在早期切除，以免影响其他手指功能。

附：上肢骨折的功能锻炼法

（一）肩关节

（1）肩关节的正常活动范围是前屈90°，后伸45°，上举180°，内旋45°，外旋45°，外展90°，内收20°~40°，肩肱关节可做环转活动。

（2）体疗前先做热疗、蜡疗。

（3）肩关节的主动活动同前。

（4）利用滑轮练习器做肩关节的上举、外展、内旋等活动。

（5）内旋活动练习法：在滑轮练习器上进行。其方法是患者的患肢放在背后，手握滑轮练习器上的把柄，用健肢向上拉。

（6）利用体操棒做肩关节的功能锻炼：患者双手握体操棒，以健肢帮助患肢做上举、外展、前屈、后伸活动。

（7）外旋活动练习法：患者用患侧的手横过面部去触摸对侧的耳朵。练习内收、外旋活动。

（8）活动顺序：先让患者做上肢画圈练习，此种方法既简单又好掌握而且效果好，然后再根据患者的具体病情和需要，选择其他锻炼方法。例如：上举活动受限的就选择练习上举的活动方法，内旋活动受限的就选择内旋活动练习方法等。

（二）肘关节

（1）肘关节的正常活动范围是：肱尺关节的屈伸运动和肱桡关节的旋前及旋后运动。前臂旋前80°~90°、旋后80°~90°，屈30°~40°、伸180°。

（2）肘关节功能障碍的患者进行锻炼时，以主动活动为主，器械活动为辅。禁做强力的被动活动如推拿和按摩。极易造成骨化性肌炎而影响肘关节功能恢复。

（3）肘关节的运动原则及方法：①患者在进行体疗前先做蜡疗和其他热疗，以促进局部的血液循环，为体疗做准备。②主动屈伸活动：患者坐在桌前，上臂平放在桌子上，做主动的屈曲与伸直练习。③健手辅助患肢练习肘关节屈伸：患者坐在桌前，上臂平放在桌面上，以健手握着患肢的腕部，辅助完成肘关节的屈伸活动。④利用器械练习肘关节的屈伸活动。⑤患肢手握哑铃练习屈伸活动：患者坐在桌前，上臂平放在桌上，患肢手握5~8磅的哑铃练习屈伸活动。⑥前臂旋转功能受限者，可利用器械做旋转活动练习。方法是患肢屈肘90°，手拿火炬棒做前臂的旋前及旋后练习。⑦屈肘牵引法活动：经主动及辅助活动锻炼后，肘关节屈曲功能进展不大的，可行屈肘牵引法练习，即被动屈曲肘关节。此种方法所给予的外力也是比较缓和的，不属于强力被动活动，不会引起骨化性肌炎。牵引方法：患者平躺在床上，用砂袋压住受牵引的上臂（起固定作用），屈肘牵引。牵引重量为5~15磅（由轻到重循序渐进），时间每次15~20分钟，10次为1疗程，可连续做1~3个疗程。此种方法适用于肘关节损伤的晚期患者，骨折愈合较牢固，已去除外固定的、肘关节松解术的患者也可用此方法。

（三）手的功能锻炼

手部创伤比较多见，而且常遗留功能障碍。理疗、体疗对手部功能恢复有重要意义。一般在进行锻炼之前也都要做蜡疗或太阳灯照射等热疗半小时，然后再进行锻炼。

1. 腕关节正常活动度

背伸60°～70°，掌侧屈45°，尺偏30°～40°，桡偏20°。①两手相握，用健手帮助患手作腕部的背伸、掌屈、内收、外展等活动。②两手掌相对练背伸，两手背相对练掌屈。③用健手帮助患手使腕向尺偏、桡偏活动。④手持哑铃做腕屈练习。⑤拍小皮球，练腕关节屈伸活动。⑥腕关节作绕环动作。⑦手掌平放于桌面上，上肢垂直于桌面，练背伸。⑧前臂平放于桌面上，手腕下垂于桌边，以健手往下压患手背，练掌屈。

2. 掌指关节和指间关节练习法

正常掌指关节屈90°，伸90°，还有内收、外展功能。指间关节有屈伸活动。①用力握拳，然后用力伸直手指。②用力紧握各种形状物体，如火棒、小皮球、杯子等，以锻炼肌力。③用患手弹球、弹棋子，以练习手指的屈伸活动和肌力。④拇指对指练习：方法是用拇指与各指指腹相对，或用拇指与各指捏持各种物体。⑤可用分指板练习手指外展活动，或用手夹持笔、纸等物练习手指内收、外展。⑥用一宽度适当木板握于手掌内，练习指间关节屈曲。⑦揉转石球或核桃，练习手指及拇指的屈、伸、内收、外展及协调动作。

第三节　下肢骨折

一、股骨颈骨折

股骨颈骨折是指股骨头下至股骨颈基底部的骨折。股骨颈位于股骨头与粗隆之间。股骨颈的纵轴线与股骨干轴线形成的夹角成为颈干角，正常值为110°～140°（图1－32）。颈干角随年龄增加而变小，颈干角大于正常值为髋外翻，小于正常值为髋内翻。股骨颈的纵轴线与股骨干的冠状面形成向前约12°～15°角，称为前倾角（图1－33），在治疗股骨颈及粗隆间骨折时，应注意保持这两个角度，否则会遗留髋关节畸形，影响髋关节功能。

股骨头、颈部的主要血运来源有：①关节囊小动脉：经过旋股内动脉、旋股外动脉、臀下动脉和闭孔动脉的吻合部到关节囊附着部，分为上、下两组进入股骨颈。②股骨干滋养动脉：供应股骨颈基底部，小部分与关节囊的小动脉有吻合支。③圆韧带小动脉：又称内骺动脉，较细，仅供应股骨头内下部分，与外骺动脉之间有吻合支。由于股骨头、颈的血运较差，因此，易发生骨折不愈合和股骨头缺血性坏死。股骨颈骨折的

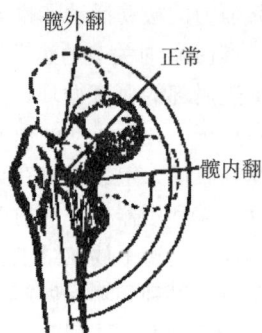

图1－32　颈干角

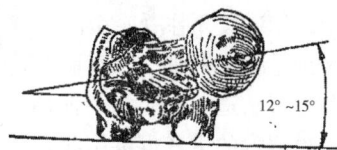

图1－33　前倾角

发生是内、外因综合作用的结果，尤其是老年人本身存在着容易发生骨折的全身和局部不利因素，其次还有各方向和大小不等的外力作用，共同作用，导致老年人易发股骨颈骨折。

按骨折端之间的关系分型，分为：①外展型：股骨头处于相对内收位，骨折远端的外上部分嵌插入股骨头，每侧骨皮质无错位，颈干角增大。②中间型：两骨折段亦呈外展嵌插关系，但X线侧位片则显示股骨头前屈，与股骨颈形成一个向后的角度，使两骨折段在前面出现分离。③内收型：两骨折段完全错位，股骨头处于外展位，股骨颈则上移并外旋，呈内收关系，极不稳定，愈合率低。

【临床表现】

（1）老年人有摔伤史，伤后感髋部疼痛，下肢活动受限，不能站立和行走。

（2）伤后髋部有疼痛，腹股沟附近有压痛，在患肢足跟部或大粗隆部有叩击痛。局部可有轻度肿胀，但肿胀瘀斑不明显。

（3）伤后出现患髋功能障碍，不能站立行走，但部分嵌插骨折仍可能站立或跛行，检查时应加以注意。

（4）有移位骨折，患肢呈外旋、短缩畸形，髋、膝关节轻度屈曲。囊内骨折受关节囊的束缚，外旋角较小（约45°～60°）；囊外骨折则外旋角度较大（常达90°），并可扪及股骨大粗隆上移。

（5）X线摄片可明确诊断。

【中医治疗】

新鲜无移位或嵌插骨折，不需复位，但患肢应制动，将患肢置于外展中立位防止患肢外旋，并嘱患者避免盘腿、侧卧或下地等动作，每4周后摄X线片复查，一般3个月左右可扶双拐不负重下地活动。有移位骨折应尽早复位和固定。

（一）辨证分型

按骨折三期辨证论治：初期可用活血止痛类药，如活血灵汤、桃红四物汤，痛重者可加乳香、没药；胃纳不佳者，可加山楂、陈皮；便秘者加芒硝、火麻仁等。中期疼痛消减，饮食等全身情况好者可服活血调胃类药，也可服三七接骨丸。6～8周后，可服益气滋肾壮筋骨剂，如十全大补汤加川断、骨碎补、枸杞或服用补肾益气壮骨丸。

（二）中医外治

早期可敷双柏散、消肿止痛膏，中期可用接骨续筋膏，后期可用海桐皮汤煎水外洗。

（三）手法复位

1. 屈髋屈膝法

患者仰卧，助手固定骨盆，术者握其腘窝，并使膝、髋屈曲90°，向上牵引，纠正短缩畸形。然后伸髋、内旋、外展以纠正成角畸形，并使骨折面接触。复位后可做掌跟试验，如患肢外旋畸形消失，表示已复位。

2. 骨牵引逐步复位法

患者入院后可在局麻下行股骨髁上牵引或胫骨结节牵引，置患肢于外展中立位，一般牵引重量为患者体重的 1/10 ~ 1/7（即 4 ~ 8kg），牵引 2 ~ 3 天后，摄骨折处正侧位 X 线片或 C 臂电视 X 线机透视了解骨折复位情况。

3. 牵拉推挤外展内旋整复法

一助手按压两髂前上棘固定骨盆，一助手持小腿下段顺势牵拉。术者站于患侧以手掌根部向内下推挤大粗隆部，同时牵拉小腿之助手在保持牵拉力下，逐步使患肢外展、内旋，即可复位。若有向前成角错位，可在牵拉下稍抬高患肢，或术者向后按压角顶，同时在维持牵引下外展内旋下肢远端即复位。

（四）固定方法

无移位或嵌插骨折可用"丁"字鞋固定或较轻质量皮肤牵引固定 6 ~ 8 周（图 1 - 34）；有移位骨折，在外展中立位行股骨髁上牵引，质量 4 ~ 8kg，牵引 2 ~ 3 天，将患肢由中立位改为微内旋位，以便纠正骨折的向前成角。在固定期间应嘱咐患者做到三不：不盘腿、不侧卧、不下地负重。有移位的新鲜骨折可采用股骨髁上牵引，如无特殊禁忌证，可用多根钢针或螺纹钉内固定治疗。

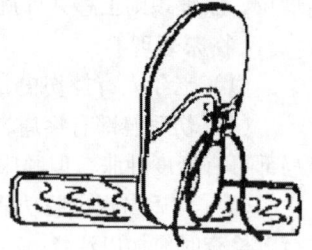

图 1 - 34　"丁"字鞋

（五）功能锻炼

骨折复位固定后，即可进行股四头肌收缩和足趾、踝关节屈伸等功能锻炼。6 ~ 8 周骨折稳定后可在床上用仰卧臂撑提臂法逐渐练习髋、膝关节屈伸活动，并可配以自我或医者捏拿髋、膝关节周围筋肉以理筋活络；骨折愈合后若髋关节活动仍受限者，可用拾物下蹲法练习髋关节、膝关节伸屈活动，也可采用推膝屈髋活筋法，以助髋、膝关节伸屈功能恢复。解除固定后开始扶拐不负重下床活动直至愈合。

【西医治疗】

1. 西药治疗

消炎、止痛、止血等对症处理。

2. 手术

对年龄较大，骨折不稳定，全身情况不能耐受长期牵引且又无明显手术禁忌证或为粉碎性骨折者，可采用切开复位内固定术。考虑骨折不愈合可能性大者，可选择合适病例行人工股骨头或全髋关节置换术。对于骨折畸形愈合遗留髋内翻畸形的部分患者，可进行粗隆下截骨矫形术。

【预防与调护】

（1）股骨颈骨折血供差，愈合缓慢，要求下床活动时要保持肢体的外展体位，以防内收肌牵拉而引起髋内翻畸形。

（2）骨折未坚强愈合前不能离拐，不能负重，更不能盘腿坐，以防再错位而影响骨折愈合。

（3）骨折愈合后，还要坚持每 3 个月摄 X 线片复查一次，以便有缺血坏死征象时，能及时发现并采取措施处理。

【结语】

本病的治疗方法较多，但治疗要及时才能提高骨愈合率，减少股骨头缺血性坏死的发生。另外，要适时、适度、正确地选用物理治疗及功能锻炼，促进肢体功能的恢复，防止创伤性关节炎、关节粘连、僵硬等后遗症的发生。

二、股骨粗隆间骨折

股骨粗隆间骨折又称股骨转子间骨折，系指发生在股骨大、小粗隆之间的骨折，属于囊外骨折。是老人的常见损伤，其平均发病年龄较股骨颈骨折还要高。股骨上端上外侧为大粗隆，下内侧为小粗隆。骨折多沿粗隆间线由外上斜向小粗隆，移位多不大。在大粗隆、小粗隆及大、小粗隆间均为松质骨，血运丰富。血液供应丰富，骨折多能顺利愈合，极少发生不愈合，治疗的主要问题是预防髋内翻畸形。

粗隆间骨折，多为间接外力损伤，好发于 65 岁以上老人。主要可分为如下三型（图 1 - 35）。

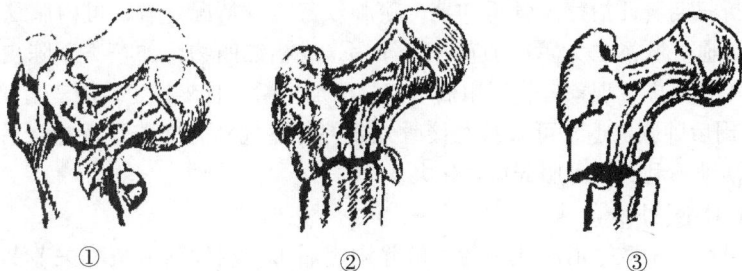

图 1 - 35　股骨粗隆间骨折

①顺粗隆间型　②反粗隆间型　③粗隆下型

1. 顺粗隆间型

骨折线从大粗隆顶点开始，斜向内下方，到达小粗隆，走向大致与粗隆间线平行。小粗隆完整，骨的支撑作用较好，移位较少，髋内翻不严重。远端受下肢重量影响及股部髂腰肌的牵拉而外旋；小粗隆骨折，远端明显上移，髋内翻明显，患肢外旋。

2. 反粗隆间型

骨折线走向大致与粗隆间线垂直，小粗隆亦可成为游离骨片。近端受臀中肌、臀小肌、梨状肌的牵拉而外展、外旋；远端受髂腰肌的牵拉而向内、向上移位。

3. 粗隆下型

骨折线在大、小粗隆下方。骨折可为斜形、横断或锯齿形，亦可轻度粉碎。骨折近端因髂腰肌、臀中肌、臀小肌及外旋肌的牵拉而屈曲、外展、外旋，远端受内收肌和下肢重力作用内移并外旋移位。

【临床表现与诊断】

（1）有明确外伤史，伤后髋部疼痛、肿胀，瘀斑明显。患者不能站立或行走，肿胀也较为严重。

（2）患部压痛明显，叩击足跟部常在髋部引起剧烈疼痛。

（3）骨折移位明显者，髋部剧痛，患肢内收、外旋，明显缩短，外观足可外倒于床面，大粗隆部高凸，压痛并上移。

（4）X线正、侧位平片可确定骨折类型和移位情况。

【鉴别诊断】

股骨颈骨折与股骨粗隆间骨折的区别：两者临床表现基本相同，容易混淆。粗隆间骨折的患者年龄一般较股骨颈骨折患者高，由于骨折在关节囊外，故而局部肿胀及瘀斑较股骨颈骨折明显，且压痛点多在大转子部，而股骨颈骨折则多在腹股沟韧带中点的外下方。患髋X线摄片检查可对两者进行区分。

【中医治疗】

对股骨粗隆间骨折的治疗，关键有二：一为降低股骨头坏死病死率；二为减少髋内翻畸形的发生率。

（一）辨证分型

按骨折三期辨证治疗。骨折初期，瘀肿较甚全身情况好者，可内服祛瘀消肿类药，方用活血舒肝汤去大黄、加茯苓、泽泻，或桃红四物汤加茯苓、陈皮。若有神疲、脉弱等气血虚亏现象者，当用橘术四物汤加川断、骨碎补、或服三七接骨丸。

3~4周后肿胀消退，可服参龙接骨丸或补肾益气壮骨丸。骨折愈合后，髋、膝关节疼痛活动不利者，可服养血止疼丸。

（二）中医外治

早期可敷双柏散、消肿止痛膏，解除固定后可用温经活血疏利关节药，方药用苏木煎、舒筋活血散、透骨草煎或海桐皮汤煎水外洗。

（三）手法整复

无移位骨折无须手法整复，只需在大粗隆部外贴消肿止疼膏，"丁"字鞋固定患肢于30°~40°外展位，或可配合皮牵引，重量3~5kg维持患侧肢体于外展位，6周骨折愈合后，可扶拐下床活动。下床活动后仍应注意肢体外展，以防内收肌的牵拉，而发生继发性髋内翻畸形。有移位骨折的手法复位方法基本与股骨颈骨折大致相同。

（四）固定方法

1. 骨牵引疗法

适用于所有类型的股骨粗隆间骨折，但髋内翻的发生率较高，另外需患者长期卧床，从而发生并发症的机会大增，必须引起注意和警惕。一般是用股骨髁上牵引和胫骨结节牵引，牵引重量视病情及患肢肌肉丰厚程度定。临床上牵引重量约为体重的1/7，2~3天后床边X线摄片或透视后视复位情况调整重量和体位，必要时采用手法复位。

2. 经皮闭合多枚钉内固定疗法

适用于顺粗隆间型骨折。复位后，局麻无菌操作下，C臂X线电视透视下或X线透视下取直径3.5mm三角钉或直径3.5mm斯氏针等从大粗隆下2~3cm处进行，依次向股骨颈内钻入 2～4 枚，经 X 线摄片或透视证实位置适合后剪断针尾埋入皮下即可完成。

（五）功能锻炼

股骨粗隆间骨折，骨牵引后即应作背伸跖屈和股四头肌收缩活动，两周后可增加两臂撑床的提臀活动，并可自我捏拿臀及大腿部肌肉，以舒筋活络。去牵引下床活动后，可用床缘屈膝法，练习膝关节伸屈活动，骨折愈合坚固后，若膝、髋关节活动仍受限者，可用拾物下蹲法，练习膝、髋关节伸屈活动。除自我练习外，尚可根据骨折愈合情况，采用髋、膝周围的理筋、活筋方法促进髋、膝关节的功能恢复。

【西医治疗】

1. 西药治疗

用消炎、止痛、止血等对症处理。

2. 手术治疗

对年龄较大、骨折不稳定、全身情况不能耐受长期牵引且又无明显手术禁忌或为粉碎性骨折者，可行切开复位内固定术或外固定架固定术。对骨折畸形愈合遗留髋内翻畸形的青壮年患者，可行粗隆下截骨术。

【预防与调护】

股骨粗隆间骨折，不论哪一型，多能顺利愈合，但牵引不宜去除过早，一般不能少于 8 周。即使无移位骨折，也不宜过早下床。下床活动时间还应注意保持肢体外展体位，以防内收肌牵拉而出现继发性髋内翻畸形。同样原因也不宜过早离拐，直至 X 线片检查骨已坚固愈合，才能离拐负重行走。

【结语】

股骨粗隆间骨折血液循环丰富，骨折愈合迅速，因此，本病治疗上只要能避免髋内翻的发生则预后良好。

三、股骨干骨折

股骨干骨折是指股骨转子下 2～3cm 至股骨髁上 2～3cm 之间的骨折。股骨干轻度向前突出的弧线有利于股四头肌的伸膝作用。股骨干后方有一隆起，叫股骨粗线，为肌肉附着及营养动脉进入处，切开复位时，常以股骨粗线作为复位的标志。骨髓腔略呈圆形，上、中 1/3 的内径大体均匀一致，下 1/3 内径较膨大。

股骨干被前、后、内 3 组丰厚的肌肉包绕，其中以股神经支配的伸肌群最大，由坐骨神经支配的屈肌群次之，由闭孔神经支配的内收肌群最小。伸、屈肌群相互拮抗保持平衡。

直接暴力和间接暴力均可引起股骨干骨折。重物直接打击、车轮碾扎、火器损伤等直接暴力作用于股骨，多引起股骨干的横行或粉碎性骨折，周围软组织损伤较严重。高处坠落伤、机器扭伤等间接暴力作用常导致股骨干斜行或螺旋形骨折。除青枝骨折外，均为不稳定性骨折。根据骨折线位于不同部位可有不同移位方向（图

1-36）。

1. 上 1/3 骨折

骨折近端因髂腰肌、臀中肌和臀小肌的牵拉而发生屈曲、外展、外旋移位,

骨折远端因受内收肌群的作用而发生向后、向上、向内移位。

2. 中 1/3 骨折

骨折两断端除重叠外,移位无一定规律,视其所受暴力的方向决定移位的形式。无重叠移位时,受内收肌的作用,多数骨折向外成角。

3. 下 1/3 骨折

因膝后关节囊及腓肠肌的牵拉,骨折远端向后屈曲移位。严重者,骨折端可能损及腘动、静脉及坐骨神经。

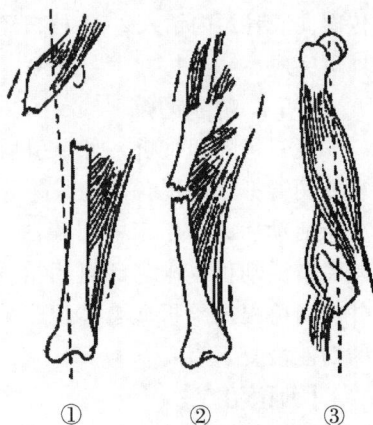

图 1-36 股骨干骨折移位方向
①上 1/3 骨折 ②中 1/3 骨折
③下 1/3 骨折

【临床表现及诊断】

（1）有明确的、严重的外伤史。

（2）伤后局部肿胀明显,出现短缩、成角和旋转畸形,可扪及骨擦感和异常活动。

（3）由于剧烈疼痛和出血,早期可合并创伤性休克;严重挤压伤致粉碎性骨折或多发性骨折,还可并发脂肪栓塞。

（4）严重移位的股骨下 1/3 骨折,可伤及腘动、静脉和胫神经、腓总神经,出现血管神经损伤症状。

（5）X 线正、侧位片可以确定骨折部位,类型及移位情况。

【中医治疗】

处理股骨干骨折,应首先防治休克。要重视对骨折的急救,用简单而有效的方法临时固定,尽快送往有条件的医院。

（一）辨证分型

按骨折三期辨证用药。初期肿胀严重,腹胀便秘者,可用通下祛瘀法,方用活血舒肝汤,或仙复汤;若仅肿、痛较重者,可用桃红四物汤加广木香、泽泻、乳香、没药;1~2 周肿胀消减后,可用理气活血调和脾胃之橘术四物汤加川断、茯苓、或服三七接骨。4 周后肿胀消失后,可服参龙接骨丸;8 周后全身情况好而骨痂生成迟缓者,可服补肾益气壮骨丸,骨折愈合而关节疼痛活动不利者,可服养血止疼丸。

（二）中医外治

早期用双柏水蜜膏外涂,肿胀严重者,可醋调速效消肿膏外敷,解除固定后用海桐皮汤熏洗,膝髋关节活动不利者,可按摩展筋丹或涂擦展筋酊。

（三）手法复位

适用于横断、斜形骨折。患者取仰卧位，一助手固定骨盆，另一助手用双手握小腿上端顺势拔伸，并徐徐将患肢屈髋、屈膝90°，再按骨折的不同部份采用不同手法。

1. 上 1/3 骨折

将伤肢抬高外展，并略加外旋后进行牵引，然后由助手握近端向后挤按，术者握远端由后向前提。

2. 中 1/3 骨折

将患肢稍外展位牵引以矫正重叠后，医者在患肢外侧用双手将远端由内侧向外拉，加大向内成角，使骨折断端间之成角矫正，必要时医者再用手掌抵住骨折端之成角处向下反折，使骨折对位。

3. 下 1/3 骨折

在维持牵引下，膝关节徐徐屈曲，并以两手置于腘窝内作为支点，将骨折远端由后向前向近端推挤。如股骨干骨折重叠移位较多，手法复位未能完全矫正时，可用反折手法矫正；若有斜形、螺旋形骨折背向移位时，可用回旋手法矫正，往往使嵌顿于断端间的软组织解脱；若有侧方移位，可用双手掌指合抱；对肌力大的患者，还可用两前臂或上臂相对挤压，施行端提捺正手法。

（四）固定方法

（图 1 – 37）。

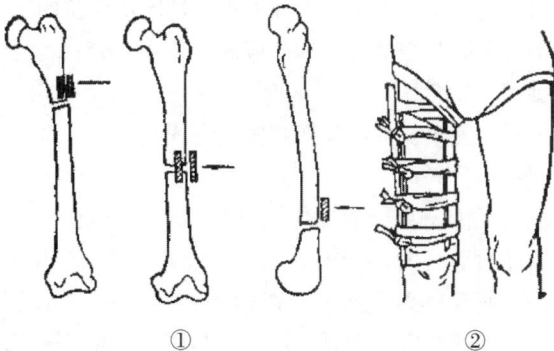

图 1 – 37　固定方法
①放置压垫　②小夹板固定

1. 小夹板固定

儿童及年老体弱者的稳定性股骨干骨折，可用小夹板外固定。复位后根据上、中、下 1/3 各段不同部位的骨折及其移位规律放置适当的棉压垫。上 1/3 骨折在近端的前方和外侧，中 1/3 骨折在骨折线的外侧和前方，下 1/3 骨折在近端的前方放置压垫。再按照大腿的长度放置四块夹板，然后用四条布带捆扎固定。由于股骨干骨折后因受大腿各组肌群的牵拉作用可发生畸形，单纯的小夹板外固定即使在成人无移位的完全骨折也是不适用的，除新生儿外其只能与牵引疗法配合使用。

2. 持续牵引固定

（1）悬吊皮肤牵引：适用于三周岁以下儿童。做好双下肢胶布牵引，将两腿屈曲90°，垂直向上，双下肢同时牵引，重量以能使患儿臀部离开床1～2cm为度。3周后去除牵引，改用夹板固定（图1-38）。

（2）水平皮肤牵引：适用于4～8岁儿童，重量一般为2～3kg。上1/3骨折，患肢屈髋、屈膝、外展、外旋；下1/3骨折，尽量屈膝，以松弛膝后关节囊及腓肠肌，减少远端后移倾向；中1/3骨折，患者屈膝、稍外展，牵引时配合加夹板固定，4～6周去除牵引，继续用夹板固定至骨折愈合。

（3）骨牵引：适用于8岁以上儿童及成人，采用骨牵引。

①股骨髁上牵引：适用于中、上1/3骨折和远侧骨折端向后移位的下1/3骨折。上1/3骨折，应置患肢屈髋外展位，中1/3骨折，应置患肢外展中立位；下1/3骨折远端向后移位时，应置患肢屈髋屈膝中立位。

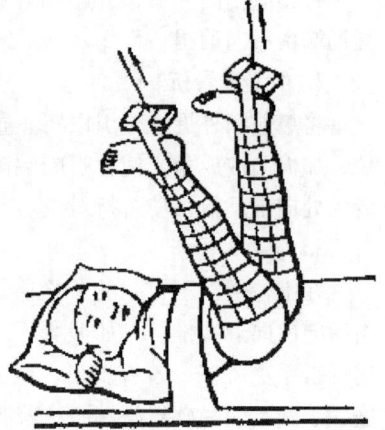

图1-38　悬吊皮肤牵引法

②胫骨结节牵引：适用于上1/3骨折和骨折远端向前移位的下1/3骨折，患肢置屈髋外展位。儿童不宜在胫骨结节部穿针，应向下2～3cm穿针。

3. 外固定器固定

常用单边支架、双边支架及多针框架式固定器固定。

（五）功能锻炼

年龄较大的儿童和成人，功能锻炼应从复位后第2天起，练习股四头肌舒缩及踝关节、跖趾关节屈伸活动（图1-39）。从第3周开始，直坐床上，用健足蹬床头，以两手扶床练习抬臀，使身体离开床面，以达到使髋、膝关节活动的目的。从第5周开始两手拉吊杆，健足踩在床上支撑，收腹、抬臀，臀部完全离开床面，使身体、大腿与小腿成一水平线，以加大髋、膝关节活动范围。从第7周开始扶床练习站立活动，解除牵引后，对上1/3骨折加用外展夹板，以防止内收成角，在床上活动一周即可扶双拐下地做患肢不负重的步行锻炼。当骨折端有连续性骨痂形成时，患肢可循序渐进地增加负重。经观察证实骨折端稳定，可改用单拐行走，1～2周后可弃拐行走。这时再做X线检查，若骨折端无变化且愈合较好，可解除夹板固定。

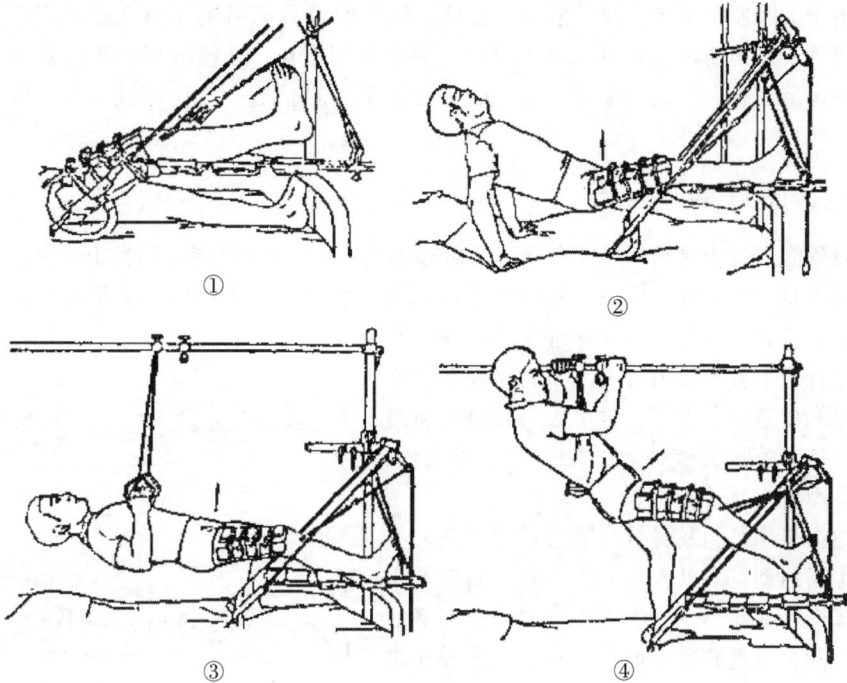

图 1 - 39　股骨干骨折功能锻炼步骤

【西医治疗】

1. 西药治疗

及时补液、输血、消炎、镇痛、止血等对症处理。

2. 手术治疗

常用手术方法有：①切开复位，加压钢板螺钉内固定。此法可获得坚固的内固定，术后可早期活动，但可能产生应力遮挡效应，影响骨愈合质量。②切开复位，带锁髓内钉固定。插入髓内钉后，在钉远端上锁定螺栓，加压，在大粗隆区钉尾部加栓，形成既可加压又可控制骨端旋转的髓内钉。

【预防与调护】

首先牵引期间要经常检查牵引重量及方向，防止过牵或牵引绳嵌顿等导致达不到牵引目的。注意防止针孔感染。加强营养，以利骨折愈合，鼓励患者积极配合肢体及全身的功能恢复锻炼，循序渐进，避免一些不利于骨折复位或愈合的动作。术后患者要注意观察伤口出血及患肢远端血液循环情况，发现异常情况及时处理。

【结语】

股骨干骨折的愈合时间在幼儿约需 3 周、儿童 3~6 周、成人 6~8 周。儿童的股骨干骨折后塑形能力较强，在生理弯曲 10° 以内的成角、2.5cm 内的重叠，力线好者，均可在短期内自行矫正而不影响肢体功能。但旋转移位则难以塑形矫正。因此，在复位固定过程中应尽量避免重叠大于 2cm 及成角旋转等移位，否则可影响肢体功能的恢复。

由于大腿肌肉丰厚，肌力强大，过早去除牵引或不牵引单纯小夹板外固定导致成人股骨干骨折畸形愈合临床并不鲜见。固定时间不长，功能锻炼不积极甚至不进行练功可造成膝、踝关节僵硬或强直，亦是常见不良预后，在治疗过程中均应注意防止。

四、股骨髁上骨折

股骨髁上骨折是指发生于股骨腓肠肌起始点上 2～4cm 范围内的骨折，多发生于青壮年患者。股骨髁上前方有髌上滑囊，后方有腘动脉、腘静脉、坐骨神经和腓总神经等。因此，骨折后易并发血管或神经损伤。

股骨髁上骨折多由高处跌下，足部和膝部着地等间接暴力所引起，也可因直接打击所造成。此外，若膝关节强直，废用性骨质疏松，更容易因外力而致骨折。

根据受伤机制及骨折线形态可分为两种类型：①屈曲型：多见，骨折线由后上斜向前下方，呈横断或斜形骨折，骨折远端因受腓肠肌的牵拉和关节囊的紧缩而向后移位，容易压迫或损伤腘动、静脉和神经，骨折近端则有刺破髌上滑囊和皮肤的可能。②伸直型：骨折线从前上斜向后下，远端向前移位，近端向后移位重叠（图 1-40）。

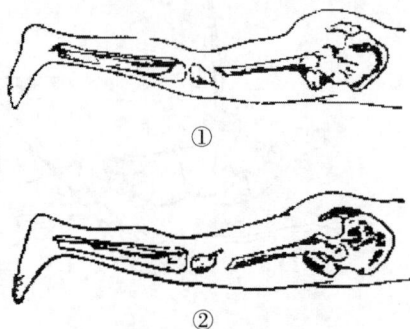

图 1-40　股骨髁上骨折类型
①伸直型　②屈曲型

【临床表现与诊断】

（1）有明显的外伤史。

（2）股骨髁上骨折的临床表现与股骨下 1/3 骨折相似，但压痛敏感之处在股骨髁上部。局部肿胀较重，患肢轻度短缩，膝关节上部有明显压痛。

（3）浮髌试验多呈阳性，局部大腿周径明显增大。若局部出现较大血肿，且胫后动脉、足背动脉搏动减弱或消失时，应考虑为腘动脉损伤。检查时应注意防止膝关节过伸而造成腘窝部血管或神经损伤。

（4）屈曲型骨折者，在膝前外上方可扪到近端明显撬起，而在膝后可摸到远端骨折断端。伸直型骨折者则反之。

（5）膝关节正、侧位 X 线片，可确定骨折类型和移位情况。

【中医治疗】

对青枝骨折或无移位的骨折，无需整复，对有移位的骨折则需施行手法复位，并配合持续牵引固定。

（一）辨证分型

按骨折三期辨证用药。初期肿胀严重，腹胀便秘者，可用通下祛瘀法，方用活血舒肝汤，或仙复汤；若仅肿、痛较重者，可用桃红四物汤加广木香、泽泻、乳香、没药；1～2 周肿胀消减后，可用理气活血调和脾胃之橘术四物汤加川断、茯苓、或服三七接骨丸。4周后肿胀消失后，可服参龙接骨丸；8周后全身情况好而骨痂生成迟缓者，可服补肾益气壮骨丸；骨折愈合而关节疼痛活动不利者，可服养血止疼丸。

（二）中医外治

外敷药可按股骨干骨折处理，此外，解除夹板固定后，可用舒筋活血散或海桐皮汤熏洗患膝，或涂擦展筋酊等。

（三）手法整复方法

1. 伸直型骨折的整复手法

一助手固定大腿上段，一助手持小腿牵拉，术者两手掌置膝关节上部两侧相对挤压矫正侧方移位，然后两拇指按压远折端向后，余指前提近折端，即可复位。

2. 屈曲型骨折的整复手法

①横断型骨折：仰卧屈膝大于45°，一助手固定大腿上段，另一助手持小腿下段维持膝关节屈曲体位，第三助手持小腿上段牵拉，术者先以两手掌相对挤压矫正侧方移位，然后两拇指置近折端前侧向后按压，余指提远折端向前复位。②斜形骨折：一助手固定大腿上段，另一助手持小腿下段使膝关节屈曲60°~90°，一前臂横置小腿上段后侧攀拉。术者先以两手掌相对挤压矫正侧方移位，两拇指按压远折端向前，余指托持近折端前侧以复位。

3. 屈膝拔伸法

患者仰卧，两膝屈曲至100°，悬垂于手术台一端。一助手按住骨盆，另一助手的两膝夹住用患肢踝部，并用双手抱住小腿上部向前牵拉，术者两手各持一骨折断段，向相反方向推压，直至断端完全对准卡住为止。

4. 持续牵引法

屈曲型骨折可采用股骨髁部冰钳或克氏钢针牵引（图1-41①②），伸直型骨折则采用胫骨结节牵引（见图1-41③④），骨牵引后只要稍配合手法即可复位。整复时要保持膝关节屈曲位。注意保护腘窝神经血管，用力不宜过猛；复位困难者，可加大牵引重量后再整复。

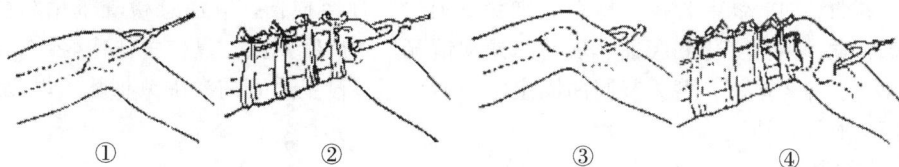

图1-41 股骨髁上骨折持续牵引法
①②伸直型骨折 ③④屈曲型骨折

难以复位的屈曲型骨折，可行双向牵引治疗：在行股骨髁上牵引的同时，在牵引针上再放置一个与股骨纵轴垂直的牵引弓，使牵引的合力朝向前上方，纵向牵引纠正骨折的重叠移位。垂直牵引矫正向后错位及成角畸形，从而使远折端对近折端而复位并维持对位（图1-42）。

无移位的骨折可采用夹板固定，前侧板下端至髌骨上缘，后侧板的下端至腘窝中部，两侧板以带轴活动夹板超膝关节固定，小腿部的固定方法与小腿骨折相同。膝上以四根布带固定，膝下也以四根布带固定。

有移位的骨折，若单纯用手法复位者，可置患肢膝关节屈曲于 70°～90° 的位置，按上法施行夹板固定；若经持续牵引而配合手法复位者，则也用夹板固定、两侧板的下端呈叉状，骑在冰钳克氏钢针上。5～7 周后解除牵引。改用超膝关节夹板固定，直至骨折愈合。为避免关节功能受限，应及早进行股四头肌操练和关节屈伸功能锻炼。

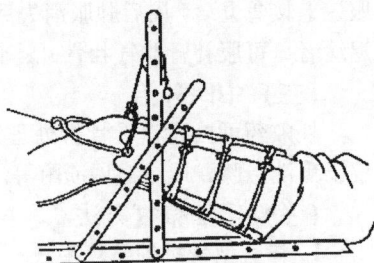

图 1-42　双向牵引法

（四）固定方法

采用超关节小夹板或超膝长腿石膏托固定。

（五）功能锻炼

股骨髁上骨折，为近关节部骨折，对膝关节的预后功能影响较大，故要注意膝关节的功能锻炼，即筋骨并重原则。整复固定后，即应靠背起坐和加强足踝的伸屈活动及股四头肌的收缩，并及早实行指推活髌法，以减少髌骨粘连。三周后，在牵引或固定下，练习膝关节伸展活动，既可减轻膝关节粘连，又能预防股四头肌萎缩、粘连而影响日后膝关节功能。待骨折愈合坚固后，可以行床缘屈膝法练习，随着下床活动骨折愈合的进一步强固，可行床缘屈膝法和拾物起蹲法练习，并可做仰卧屈膝、床缘按压屈膝、俯卧手推膝和俯卧肩扛屈膝等活筋手法锻炼。

【西医治疗】

适用于骨折严重移位，手法不能整复或合并血管、神经损伤的骨折。手术一般采用外侧切口，骨折复位后采用钢板内固定，合并血管、神经损伤者可手术探查并行吻合。

【预防与调护】

屈曲型股骨髁上骨折，易引起腘窝部血管、神经损伤，应注意检查末梢温度、足踝感觉、运动变化和胫前、后动脉搏动情况，并严密观察。复位手法应轻柔，避免血管、神经损伤。膝关节屈曲固定时，腘窝部应衬垫适宜的海绵或棉垫，以免刺激压迫血管、神经。

【结语】

股骨髁上骨折只要复位满意，固定可靠则骨折愈合率较高，但容易造成膝关节功能的后遗僵硬。因此，积极、早期地进行股四头肌的功能锻炼极其重要。另外，由于骨折易造成腘窝血管、神经的损伤。因此，在诊断上要引起注意，争取早期诊断并积极治疗。否则，将造成严重的肢体血运障碍导致肢体坏死等后果。

五、髌骨骨折

髌骨是人体最大的籽骨，呈倒三角形，底边在上而尖端在下。位于膝关节之前，有保护股骨两髁，维护膝部浑圆外形及加强膝关节伸直的作用，尤其对膝关节伸直的最后 15°～30°范围更为重要。因此，在手术中应尽量保留。

髌骨位置表浅，直接暴力或间接暴力均可造成髌骨骨折，但以间接暴力多见。直接暴力（如跌倒时跪地，髌骨撞击地或外力打击）所致，骨折多呈粉碎性；间接暴力所致者，由于膝关节在半屈曲位时跌倒，为了避免倒地，股四头肌强烈收缩，髌骨受到强力牵拉而骨折，骨折线多为横形，髌骨两旁的股四头肌筋膜和关节囊破裂，两骨块分离移位，伸膝功能受到影响。

【临床表现及诊断】

（1）髌骨骨折，局部肿胀、疼痛明显，膝关节不能自主伸直，常有皮下瘀斑以及膝部皮肤擦伤。

（2）骨折有分离移位时，可以摸到上下两折片的分离间隙，可有骨擦音或异常活动，浮髌试验可阳性。

（3）膝关节 X 线侧、轴位平片可确定骨折的类型和移位情况。

【鉴别诊断】

髌骨骨折不难诊断，要注意除外二分髌骨。其多位于髌骨之外上极，位于外缘或下缘者少见，局部无压痛。

【中医治疗】

髌骨骨折在治疗原则上要求恢复伸膝装置的功能，并要求保持关节面的完整平滑，防止创伤性关节炎的发生。

（一）辨证分型

按骨折三期辨证用药，早期宜大量用活血化瘀药，如桃红四物汤加三棱、莪术等，适当加渗湿药，如车前子、滑石等。若采用穿针或抓髌器治疗者，可以清热解毒祛瘀法，方用活血灵汤解毒饮合剂加泽泻、车前子；中期肿胀消减后，应用接骨续筋，通利关节的药物，如三七接骨丸；后期关节疼痛活动受限者，可服养血止疼丸。

（二）中医外治

早期可用双柏散、四黄散等，后期可用海桐皮汤熏洗。去固定后，关节强硬疼痛者，可按摩展筋丹或涂展筋酊，并可外洗活血通经、舒利关节之苏木煎或舒筋活血散。

（三）手法整复

整复在腰麻或硬膜外麻醉下进行。先在无菌操作下抽吸干净关节内积血，使骨折易对位。然后患者取仰卧位，一助手固定大腿中段，一助手扶持小腿，术者两手拇指及示指、中指捏挤远端向上推并固定之，另一手拇指、示指及中指捏提近端的内、外两侧向下推挤，使骨折近端向远端对位。

（四）固定方法

1. 抱膝圈固定法

适用于无移位或移位不多（即分离移位不超过 0.5cm）的髌骨骨折。用绷带量好髌骨轮廓大小，用细铁丝做一个较髌骨略大的圆圈，铁丝外缠以棉花，用绷带缠好外层，另加布带四条。骨折经整复后，置患膝于托板上，膝关节后侧及髌骨周围衬好棉垫，将抱膝圈套于髌骨周围，将固定带分别捆扎在后侧托板上。若肿胀消退，则根据情况缩小抱膝圈，继续固定至骨折愈合（图1-43）。

2. 抓髌器固定法

适用于粉碎程度不严重的有移位骨折。在无菌操作下，麻醉后抽净膝内积血，将抓髌器间距宽的双钩抓在髌骨上极边缘上，将其间距窄的双钩抓在髌骨下极边缘上，拧紧加压螺丝，骨折即可自行恢复（图1-44）。

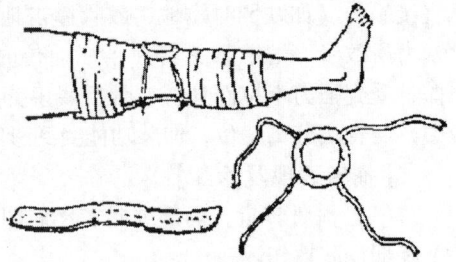

图1-43 抱膝圈固定法

3. 闭合穿针固定法

将骨折复位后，在骨折远端、近端的上、下两极用直径1.5cm的克氏针在无菌操作下横穿过股四头肌腱及髌韧带，然后经两针用橡皮筋绑扎或带孔夹板固定针尾，以使骨折端维持复位；并用超膝后侧夹板或石膏托固定伸膝15°位，固定时间为3~4周。

（五）功能锻炼

整复后，应在有效固定下尽早进行股四头肌功能锻炼及踝、趾关节屈伸活动。2~3周后，有托板固定者应解除，并开始做膝关节被动屈伸，活动范围开始时不要超过15°。6周后，可用指推活髌法解除髌骨粘连，同时加强膝关节功能锻炼，活动范围逐渐加大，促使膝关节伸屈功能早日恢复。

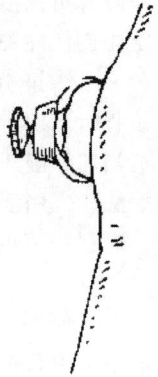

【西医治疗】

1. 西药治疗

用消炎、镇痛、止血等对症治疗。

2. 手术治疗

图1-44 抓髌器固定法

切开复位内固定法：髌骨横断骨折分离在1cm以上者，手法复位失败或开放性骨折均应做切开复位内固定，根据所用材料不同分为双克氏针钢丝张力带内固定法、钢丝张力带内固定法以及钢丝环扎加张力带固定法。对髌骨下极严重粉碎者，可行下极切除术；对无法复位、不能部分切除的严重粉碎性骨折，可行髌骨全切术。

【预防与调护】

加强饮食护理，鼓励正确及时地进行患肢的早期功能锻炼，以达到促进骨折愈合及关节造模的作用。

【结语】

髌骨骨折经正确治疗后极少见到髌骨不愈合及髌骨缺血性坏死者，只要积极进行功能锻炼者，很少有膝关节伸屈功能明显受限者。但部分患者可发生股四头肌伸膝力弱，尤其是髌骨全切除者更易见到此种功能缺陷，且容易出现创伤性关节炎，要引起重视。

六、胫骨髁骨折

胫骨上端膨大部为内、外两髁，两髁中间的突起为胫骨隆突，系非关节面，有前、后十字韧带附着，两髁的关节面比较平坦，叫胫骨平台。胫骨平台关节面浅平，其稳定性主要依靠肌肉和韧带来维持，特别是股四头肌和内侧副韧带尤为重要，膝交叉韧带和外侧副韧带也起一定稳定作用。胫骨两髁骨质较疏松，故遭受外力相互冲撞时，胫骨髁较股骨髁骨折的机会要多。腓总神经出腘窝后经腓骨颈部绕向前，骨折或固定不当时可引起损伤。

多由间接暴力所致。受伤姿势是高处坠下，足先着地、膝关节过度内翻或外翻引起。青壮年多见。若两髁受力不相等时，则受力较大的一髁发生骨折；若内外两髁所受压力相等时，则两髁同时发生骨折。膝关节过度外翻则造成胫骨外髁压缩塌陷骨折，有时甚至合并内侧副韧带和半月板损伤；内翻时可造成胫骨内髁骨折或合并外侧副韧带损伤，骨折后多有不同程度的关节面破坏（图1-45）。

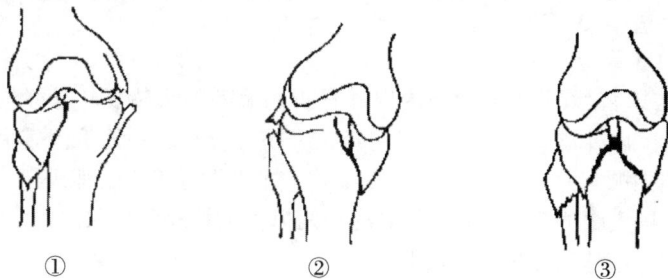

图1-45 股骨髁骨折
①外髁骨折 ②内髁骨折 ③双髁骨折

【临床表现及诊断】

（1）有明显的外伤史。

（2）伤后膝关节明显肿胀、疼痛和功能丧失，膝关节有异常内外翻活动，很容易在胫骨髁部触及骨折线或轻度翘起的骨块边缘。

（3）可有骨擦音及异常活动。侧副韧带部位的肿胀、压痛常表明侧副韧带的损伤，前后抽屉试验阳性，常表明前后交叉韧带损伤。

（4）有移位的骨折出现肢体短缩、成角及足外旋畸形。损伤严重时可出现骨筋膜室综合征。检查时应注意足背动脉搏动情况，以及有无腓总神经损伤征象。

（5）拍摄膝关节正、侧位X线片可确定骨折类型及损伤移位程度。

【鉴别诊断】

1. 髌骨骨折

髌骨位于膝前皮下，位置表浅，髌前肿胀、淤斑、髌骨压痛，浮髌试验阳性，骨折分离明显者可于骨折间触及凹陷。膝关节正、侧位X线摄片可以明确诊断。

2. 小儿青枝骨折

骨折临床症状较轻，局部肿胀压痛轻微，但患儿拒绝站立或行走。应多注意检查，以防漏诊误诊。

【中医治疗】

胫骨髁骨折的治疗原则是：尽可能整复平台关节面，膝关节的稳定性和活动功能，矫正膝外翻或内翻畸形，尽早进行膝关节活动功能锻炼。

（一）辨证分型

早期瘀血阻滞，可采用通下祛瘀之活血疏肝汤、解毒祛瘀之仙夏汤和活血灵与解毒饮合剂等，加茯苓等利水药促使肿胀消退。中期服用桃红四物汤，也可服用三七接骨丸。后期膝关节强硬疼痛并发创伤性关节炎者，可服用养血止疼丸。

（二）中医外治

早期肿胀严重而无皮损者，外用速效消肿膏；无移位或移位不大者，复位后外贴接骨止疼膏；去固定或牵引后膝关节伸屈障碍者，可按摩展筋丹等，同时可外洗透骨草、伸筋草、红花、羌活、独活、艾叶等温经活血、舒利关节类中药，促进膝关节功能早日恢复。

（三）手法整复

1. 胫骨单髁骨折

对无移位或轻度塌陷型胫骨外或内髁骨折，无需手法整复。对移位不大的胫骨外或内髁骨折，以外髁骨折为例。采用牵拉推挤复位法。一助手固定大腿部，一助手持小腿下端先顺势牵拉，再逐步内收牵拉，术者两手相扣于膝内侧，向外牵拉，使小腿内收，增大膝关节外侧间隙的同时，两拇指推挤胫骨外髁向内，使移位回复。上述手法反向应用整复胫骨内髁骨折。

2. 胫骨髁间骨折

移位轻者，牵引情况下配合推挤手法复位。移位较大者不宜采用单纯手法复位，因涉及关节面，多采用手术治疗。

（四）固定

多在整复后采用超膝关节夹板固定或长腿石膏管型外固定。

（五）功能锻炼

早期可作股四头肌的紧张度收缩操练和踝关节的背伸跖屈活动；肿胀消减后，即应以指推活髌法防止髌骨粘连。单髁骨折者应根据其塌陷和移位程度及处理方法，分别于1~4周开始做膝关节的屈伸和伸膝抬举等项操练；4~6周骨折愈合后，扶拐下床不负重活动，随着骨折愈合的强度增加逐步增加肢体负重，并加作小腿带重物的伸膝抬举操练，以加强股四头肌力，增加膝关节的稳定度。后期骨折愈合坚固后，可配合理筋、活筋等手法治疗，使膝关节功能早期恢复。

【预防与调护】

复位固定后，注意患肢远端血运、感觉、活动情况。在外侧髁部加压垫时，注意防止腓总神经受压。患肢消肿后要及时调整小夹板的松紧度或更换石膏，以免骨折移位，影响疗效。督促患肢尽早进行膝关节屈伸活动，既可防止关节粘连，又可使平台关节面得以在股骨髁滑车关节面的磨造中愈合，使残留错位进一步平复，防止和减轻创伤性关节炎的发生。

【结语】

胫骨髁部位松质骨，血运丰富，骨折愈合较快，6周左右即可达到临床愈合。骨折的类型、复位的程度、早期功能锻炼的好坏及是否有合并伤等因素，决定骨折的预后。轻、中度移位的骨折预后较好。重度移位的骨折，胫骨髁关节面严重不平整，早期不注意功能锻炼或合并有韧带、半月板损伤又未正确处理的患者，预后较差；晚期可引起创伤性关节炎，一般可通过局部中药熏洗、理疗及对症处理而使症状得到缓解。

七、胫腓骨骨折

胫腓骨是长管状骨中最常发生骨折的部位，10岁以下儿童尤为多见。其中以胫腓骨双骨折为最常见，单纯胫骨干骨折次之，单纯腓骨干骨折最少。开放性胫腓骨骨折占四肢开放性骨折的第一位。

直接暴力、间接暴力以及持续劳损均可造成胫腓骨骨折，其中以直接暴力损伤多见。因胫骨前面位于皮下，骨端容易刺破皮肤，造成开放性骨折。儿童胫腓骨骨折，遭受外力一般较小，加上儿童骨皮质韧性较大，多为青枝骨折。胫腓骨骨折后出血、血肿以及肌肉挫伤后肿胀等原因造成筋膜间隔内压力增高，受到筋膜限制时可产生筋膜间隔区综合征。

【临床表现与诊断】

（1）伤后患肢肿胀、疼痛和功能障碍，可有骨擦音和异常活动，有移位骨折者可有肢体短缩、成角及足外旋畸形。

（2）严重挤压伤、开放性骨折应注意早期创伤性休克的可能。胫骨上端骨折时应注意腘动脉的损伤；腓骨上端骨折时要注意腓总神经的损伤。骨折发生后在小腿前、外、后侧间隔区单独或同时出现极度肿胀，扪之硬实，肌肉紧张而无力，有压痛和被动牵拉痛，胫后神经或腓总神经分布的皮肤区域感觉丧失，即属筋膜间隔区综合征的表现。

（3）小儿青枝骨折或裂纹骨折，临床症状可能很轻，但患儿拒绝站立和行走，局部肿胀压痛。疲劳骨折外伤史不明显，可仅有局部持续性疼痛与局限性压痛，或可扪及高凸之骨痂（图1-46）。

（4）拍摄小腿正、侧位X线片可以明确骨折类型、

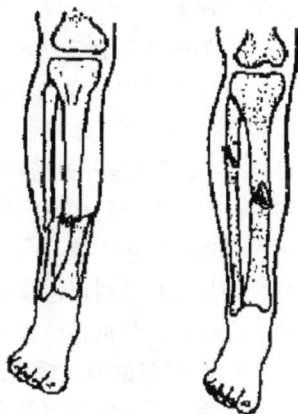

图1-46 胫腓骨骨折

部位及移位方向。因胫骨和腓骨骨折处可在不同平面，故X线摄片应包括胫腓骨全长。根据受伤史、临床表现和X线检查可作出诊断。

【鉴别诊断】

通常胫腓骨骨折无需多做鉴别诊断。注意诊断骨折时不可忽略病理状态，在有

良性或恶性肿瘤等病理情况下，或有骨萎缩时则容易发生病理性骨折。

【中医治疗】

胫腓骨骨折的治疗原则主要是恢复小腿的长度和负重功能。因此，应重点处理胫骨骨折。无移位骨折只需用夹板固定，直至骨折愈合；有移位的稳定性骨折（如横断骨折），可用手法整复，夹板固定；不稳定性骨折（斜形骨折、粉碎骨折等），可用手法整复，夹板固定，配合跟骨牵引。

（一）辨证分型

按骨折三期辨证施治。若骨折在中下1/3者，不论其愈合迟速，初期均应着重活血化瘀、和营生新，方用复元活血汤；后期则宜固本培元、补益肝肾、强筋壮骨，内服健步虎潜丸。若开放性骨折，初期即应控制感染、预防破伤风，可投仙方活命饮、玉真散等；后期则着重补气血、健脾胃，宜服人参紫金丹或补损续筋丸。

（二）手法整复

麻醉下，在牵引到位后，用推挤提拉手法配合旋转摇摆即可对位。注意胫骨嵴是胫骨骨折复位对位对线的良好标志。

（三）固定方法

1. 夹板固定法

夹板放置后于胫腓骨间安放分骨垫，根据骨折断端复位前移位方向及其倾向性放置压垫。上1/3骨折作超膝关节结扎固定，下1/3骨折作超踝关节结扎固定，横扎4道扎带（图1-47）。

2. 石膏管型固定法

石膏管型的长度为从足趾至大腿根部，踝关节功能位，膝关节15°位。其优点是可根据肢体的轮廓

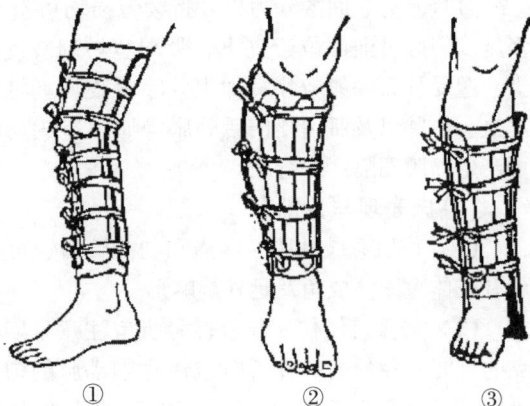

图1-47 不同部位胫腓骨骨折的夹板固定法

塑形，固定确切，如发现成角畸形，可使用楔形矫正法（即在成角的凹面切开石膏再按成角程度相应撑开一定距离，撑开处放置小木块后用石膏绷带固定）复位。不足之处是包扎过紧可造成肢体缺血及筋膜间隔区综合征；包扎过松或肿胀消退后可使石膏松动、骨折移位，也不利于观查局部变化及关节功能锻炼。

3. 牵引复位加夹板固定法

适用于不稳定性胫腓骨骨折。通过牵引可矫正骨折的重叠、成角及旋转移位，稍加手法整复即可复位，然后加小夹板外固定可增强骨折复位稳定性。牵引重量一般为3~5kg，牵引时间一般4~6周，如有骨痂生长，则可解除牵引。注意不要过度牵引。

4. 骨外固定架固定法

即将骨折两端用针或钉钻入，在皮外将穿入骨折之针或钉固定于外固定架上，而达到骨折两端良好对位和稳固固定的目的。适用于有皮肤严重损伤或不稳定的胫

腓骨骨折。其优点是便于观察和处理软组织损伤，粉碎性骨折或骨缺损时，外固定架可以维持肢体的长度，有利于晚期植骨（图1-48）。

（四）功能锻炼

固定稳妥后，即可指导患者做踝、足部关节的屈伸活动及股四头肌收缩锻炼。

2周后，在指导下进行抬腿及屈曲膝关节活动，4周后在夹板保护下，可以离床扶双拐不负重步行。锻炼后骨折部无疼痛，自觉有力，即可改用单拐逐渐负重锻炼。8~10周后根据X线片及临床检查，达到临床愈合标准者，即可去除外固定。

（五）其他疗法

胫腓骨骨折合并神经血管损伤或合并膝、踝关节损伤都可行手术切开复位。此外，开放性骨折应彻底清创，尽快闭合伤口，将开放性骨折变成闭合性骨折。合并筋膜间隔区综合征者应切开深筋膜，彻底减压。陈旧性骨折畸形愈合者，可用手法折骨，夹板固定配合跟骨牵引治疗。骨折不愈合者应切开复位加植骨术。

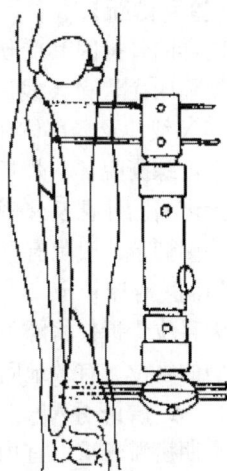

图1-48　外固定架固定法

【预防与调护】

（1）正常人的踝与膝关节是在同一平行轴上活动，故在治疗胫腓骨骨折时必须防止成角和旋转移位，保持膝、踝关节轴的平行一致，以免日后发生创伤性关节炎。

（2）运用夹板固定时，松紧度要适当，腓骨头处应以棉垫保护，避免夹板压迫腓总神经。

【结语】

一般预后良好，胫骨轻度侧方移位及腓骨错位愈合，均不影响功能。胫骨干中、下段骨折往往因局部血供不良发生骨折迟缓愈合或不愈合。

八、踝部骨折

踝部骨折是最常见的关节内骨折。从高处坠下、下楼梯、下斜坡、走崎岖不平的道路等，容易引起踝部损伤。踝部损伤原因复杂，类型很多，韧带损伤、骨折、脱位可单独或同时发生。根据受伤时的姿势可有内翻、外翻、外旋、纵向挤压、侧方挤压、跖屈和背伸等多种暴力，其中以内翻暴力最多见，外翻暴力次之。在上述暴力作用同时，若踝关节处于跖屈位，距骨可向后撞击胫骨后踝，引起三踝骨折并向后脱位；若此时踝关节处于背伸位，可引起胫骨前唇骨折。

【临床表现与诊断】

（1）伤后踝部淤肿、疼痛和压痛、功能障碍，可闻及骨擦音。

（2）外翻骨折多呈外翻畸形，内翻骨折多呈内翻畸形，距骨脱位时，畸形则更加明显。

（3）踝关节正、侧位X线片可显示骨折脱位程度和骨折类型。并可根据骨折线的走向分析骨折脱位的机制，有助于正确的复位和固定。

（4）根据受伤史、临床表现和X线检查可作出诊断。

【鉴别诊断】

同样的骨折因其受伤暴力不同，其整复和固定的方法则不尽相同。故诊断时，应根据临床症状和X线片分析造成损伤的机制。如内、外翻均可造成内踝骨折，但研究其X线片及局部体征可以发现外翻所致的内踝撕脱骨折，肿胀、疼痛、压痛都局限于内踝撕脱部，骨折线多为横断形，足外翻时，内踝疼痛加剧，足内翻时，外踝部无疼痛。外踝及外侧韧带一般无症状。而内翻所致的内踝骨折，骨折线多呈斜形，外侧韧带一般都有严重的撕裂伤，内翻时疼痛显著，外翻时不严重。

【中医治疗】

无移位骨折仅将踝关节固定于功能位3~4周即可。有移位的踝关节骨折，则要求准确的复位、有效地固定和早期合理的功能锻炼。

（一）辨证分型

早期瘀滞较重，宜内服复元活血汤加木瓜、三七、三棱、郁金，或七厘散，外敷消肿止痛膏；中期内服接骨丹或正骨紫金丹，外敷接骨膏；后期拆除夹板，外用舒筋汤熏洗。

（二）手法复位

踝部闭合性骨折一般首选手法复位。手法复位原则按照暴力作用相反方向进行牵引，逆损伤移位方向整复，力求解剖复位，否则易发生创伤性关节炎。整复良好的标志为：踝关节各关节面光滑平整，距骨体内、外侧及上关节面与踝穴间隙相等，胫骨纵轴与距骨顶垂直。

（三）固定

整复满意后，将踝关节固定于与暴力作用相反方向的位置，用小腿超踝关节夹板固定。固定压垫以坡型垫、空心垫和平垫多用，临床需根据不同骨折类型灵活运用。复位固定后应拍X线片检查，以防骨折再移位而及时纠正。如整复后骨折稳定，亦可以小腿管型石膏固定，并根据需要将踝关节塑形（图1-49）。

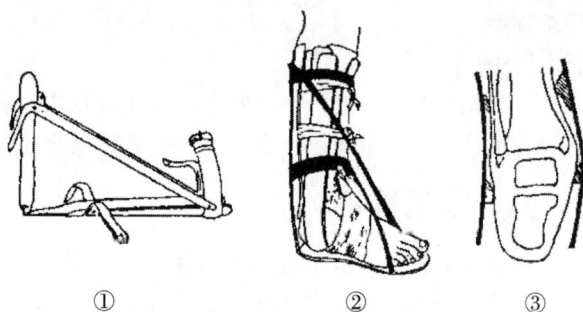

图1-49　踝部骨折的固定
①踝关节活动夹板　②外翻位固定　③外翻固定后侧观

（四）功能锻炼

整复固定后即可鼓励患者做足趾屈伸练习，1周后做小腿肌肉收缩锻炼，2周后逐渐练习踝关节屈伸功能，切忌做旋转与内、外翻活动。3~4周拍X线片，如有骨痂形成，可做踝部软组织按摩，以中草药煎汤外洗。一般4~6周可拆除夹板固定，练习踝关节功能，预防关节粘连。

（五）其他疗法

对严重开放性骨折、骨折手法整复失败或陈旧性骨折对位不良者，可行手术切开复位内固定。若踝部骨折后期并发创伤性关节炎，疼痛明显，活动功能明显障碍者，可行踝关节融合术。

【预防与调护】

（1）手法整复夹板固定后，应经常检查患肢远端感觉、血运、活动情况，及时调整夹板松紧度。抬高患肢，防止夹缚过紧造成压迫性溃疡。

（2）外固定时间不宜过长，否则可妨碍关节功能的恢复。

（3）根据医嘱要求，督促患者进行患肢功能锻炼。

【结语】

（1）解剖复位且注重功能锻炼者一般预后良好，但骨折线通过关节面者易造成创伤性关节炎。早期功能锻炼、按摩、中草药煎水外洗等方法有助于预防。

（2）儿童踝部骨折可能损伤骺骨，所以对骺骨复位要求手法轻柔，练功时避免再次损伤骺骨，以免出现踝内、外翻或小腿短缩畸形。

九、距骨骨折

距骨骨折较少见，常因高处跌下，足部着地，由跟骨向上的暴力和胫骨向下的冲击力同时作用于距骨所致。患者多为男性青壮年。踝关节背伸外翻暴力使胫骨下端的前缘象凿子一样插入距骨颈、体之间，将距骨劈成前后两段，而引起距骨颈及体部骨折。如暴力继续作用，则合并跟距关节脱位（图1-50）。

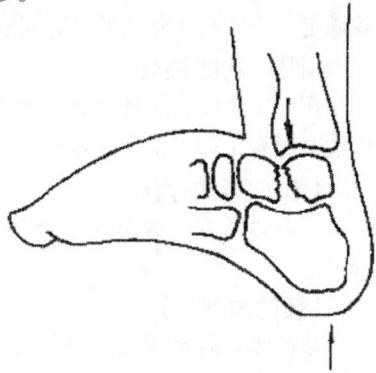

图1-50　距骨颈骨折发生机制

距骨约有3/5被覆关节软骨，有足背动脉关节支由距骨颈部前外侧进入距骨，其他血液供应来自胫距关节和距跟骨间韧带。距骨的血液供应以前者为主，故距骨颈骨折易发生缺血性坏死。

【临床表现与诊断】

（1）有明显的外伤史。

（2）伤后踝下部疼痛、肿胀，有瘀斑，不能站立行走，骨折明显移位或脱位则出现畸形。

（3）距骨颈骨折并距骨体后脱位可在踝部内、后侧摸到移位的距骨体。

（4）踝部与跗骨正侧位X线摄片可以明确骨折的移位、类型和有无合并脱位。

【鉴别诊断】

1. 胫距关节脱位

踝部肿胀变形，足跟变长，足前部变短，胫骨下端在踝前部突出，踝前的皮肤有皱褶，踝后的皮肤与跟腱紧张，内、外踝下移。拍摄踝关节正、侧位X线照片可以明确诊断。

2. 先天性距骨后三角骨折

距骨后突骨折应与先天性距骨后三角骨折相鉴别，鉴别要点是 X 线片上三角骨与距骨后侧紧密相连，骨片界限清晰、光滑且多为对称性。

【中医治疗】

（一）辨证分型

药物治疗中注意的是距骨骨折易引起骨的缺血性坏死。早期瘀肿较重者，内服复元活血汤加木瓜、牛膝；中期内服接骨丹或牡丹皮汤；后期重用补气血、养肝肾、强筋骨的药物以促进骨折愈合。

（二）手法复位

无移位的距骨骨折超踝关节夹板或小腿管型石膏固定。有移位的距骨骨折以手法复位为主，在局部麻醉或腰麻下，先用拔伸牵引，再根据骨折部位和类型采用按压推挤的手法使距骨进入踝穴，最后轻度摇晃和内外旋转使骨折端相互嵌插。

（三）固定

复位后，用超踝关节夹板将踝关节固定于 90° 位 6 – 8 周，待骨性愈合后才能去除固定。为防止距骨再脱位，可在夹板内加用固定垫以增强固定力。

（四）功能锻炼

在固定期间，应作足趾、膝关节屈伸锻炼，不宜过早负重，解除固定后，应施以按摩配合中药熏洗，并进行踝关节屈伸、内翻、外翻活动锻炼。

（五）其他疗法

若距骨骨折闭合复位失败时应及时切开复位内固定，必要时可考虑行关节融合术。

【预防与调护】

复位固定后要注意观察末梢血运，及时调整外固定的松紧度，根据医嘱要求，督促患者进行患肢功能锻炼。

【结语】

（1）距骨体骨折时，骨折多经过关节面，发生创伤性关节炎的机会较多。

（2）距骨颈骨折易发生缺血性坏死。在固定期间，应定期拍摄 X 线片，适当延长固定时间，避免早期伤肢负重。

十、跟骨骨折

跟骨骨折是足跗骨骨折中最常见者，约占全部跗骨骨折的 60%。多由高处跌下，足部着地，足跟遭受垂直撞击所致。跟骨为内外足弓的共同后臂，它的形态及位置对足弓的形成和负重有极大的影响。根据骨折线的走向可分为不波及跟距关节面骨折和波及跟距关节面骨折两类，前者预后较好，后者预后较差（图 1 – 51）。

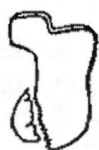

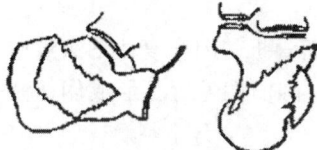

甲、跟骨结纵形骨折　　　　乙、跟骨结节横断骨折　　　　丙、载距突骨折

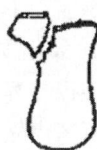

①不波及跟距关节面骨折

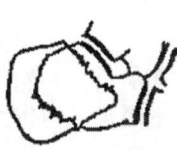

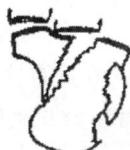

甲、跟骨外侧跟距关节面塌陷骨折　　　　乙、跟骨全部关节塌陷骨折

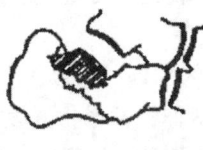

②波及跟距关节面骨折

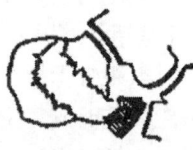

图 1-51　跟骨骨折

【临床表现与诊断】

（1）伤后足跟部肿胀、疼痛、淤斑，足跟部横径明显增宽，跟骨结节关节角变小甚至变为负数，严重者足弓变平。

（2）跟骨 X 线侧位、轴位照片可明确骨折类型、程度和移位方向，轴位片还能显示距骨下关节和载距突。根据受伤史、临床表现和 X 线检查可作出诊断。

（3）诊断跟骨骨折时，应常规询问和检查脊柱和颅脑的情况。

【鉴别诊断】

闭合性跟腱断裂

此病有外伤史，患者踝关节后侧突然断裂，初起剧痛，很快疼痛减轻，转为钝痛，24 小时后有局部肿胀，不能用足尖负重。挤捏小腿腓肠肌时无跖屈反应。查体可见踝关节后面凹陷，并可扪及间隙。拍摄踝关节正、侧位 X 线片可以鉴别。

【中医治疗】

（1）无移位的跟骨骨折，可外敷消肿止痛膏，做无疼痛范围内的功能锻炼，患足不负重。对有移位的跟骨骨折可用手法或器械推顶按压使骨折复位，应注意恢复结节关节角角度，尽量恢复跟距关节面的平整，矫正跟骨体增宽畸形。复位后，石膏或夹板固定于跖屈位（图 1-52）。

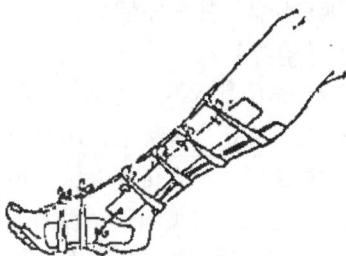

图 1-52　跟骨骨折夹板固定法

（2）药物治疗可按骨折三期辩证进行。早期瘀肿较重，可内服复元活血汤加木瓜、牛膝、三七、泽兰；中、后期内服八厘散或接骨丹。后期如有关节僵硬、酸胀不适者，可用舒筋汤或海桐皮汤加减。骨折经整复固定后，未被固定的各关节即开始进行功能锻炼，解除外固定后，应循序渐进地做力所能及的锻炼。后期功能锻炼应以无锐痛、

功能锻炼后无不适感为度。

（3）部分波及跟距关节面骨折若闭合复位不满意应及时行开放复位，用松质骨充填空腔保持复位并内固定。陈旧性骨折已形成创伤性关节炎者，常因疼痛而行走艰难，可考虑做关节融合术。

【预防与调护】

复位固定后要注意观察患肢血运，观察感觉、运动情况，根据医嘱要求，及时调整外固定的松紧度，督促患者进行患肢功能锻炼。

【结语】

一般跟骨骨折 6～8 周即可愈合。不波及跟距关节面的骨折预后良好，如骨折波及跟距关节面或复位不佳，常产生并发症和后遗症。常见的有平底足、创伤性关节炎、行走足跟痛、足跟外翻、足跟增宽畸形等。

十一、跖骨骨折

跖骨骨折多由直接暴力，如压砸或重物打击引起。间接暴力如扭伤和长途跋涉亦可引起跖骨骨折。好发于成年男性，是足部最常见的骨折。第 1 与第 5 跖骨头是内外侧纵弓前方的支重点，与后方的足跟形成整个足部主要的三个负重点，五根跖骨之间又构成足的横弓。跖骨骨折后必须恢复和保持足弓的解剖形状，以便获得足的良好负重功能。

【临床表现与诊断】

（1）伤后局部疼痛、压痛、肿胀，活动功能障碍，有纵向叩击痛。

（2）跖骨骨折应常规拍摄前半足正、斜位 X 线片。

（3）跖骨颈疲劳骨折表现为前足痛，劳累后加剧，休息后减轻，2～3 周后可摸到有骨隆凸。

【鉴别诊断】

第五跖骨基底部撕脱骨折应与跖骨基底骨骺未闭合及腓骨长肌腱的子骨相鉴别，后两者压痛、肿胀不明显，骨片光滑规则，且为双侧性。

【治疗】

无移位骨折不需复位，只需石膏固定 4～6 周即可。有移位的跖骨骨折可采用手法整复。在适当麻醉下，用牵引和挤压分骨的手法使其复位，用分骨垫置于足背跖骨间隙之间，上方再加以压力垫加压包扎于足托板上。趾骨骨折上下重叠移位或向足底突起成角必须纠正，否则会妨碍将来足的行走功能，而侧方移位则对功能妨碍甚少。药物治疗按骨折三期辨证用药即可。

开放性骨折或闭合性骨折在手法整复失败后，可采用开放复位内固定，术后用石膏托固定 4～6 周。

【预防与调护】

固定后要注意观察末梢血运，及时调整外固定的松紧度，检查夹板和分骨垫的位置是否适当。根据医嘱要求，督促患者进行患肢功能锻炼。

【结语】

跖骨骨折一般预后良好，不留后遗症。第五跖骨基底部骨折骨折线消失时间比较长，只要症状消失，即可负重行走，不必待 X 线摄片显示有骨性愈合才进行负重。

十二、趾骨骨折

趾骨骨折占足部骨折的第二位，多因砸伤或踢撞硬物造成。趾骨与手指骨相似，除踇趾两节外，其余足趾为三节。除末节外，每节趾骨都有远近两个关节面，与相应的跖骨头或趾骨头相连接，构成跖趾或趾间关节。末节趾骨远端无关节面，有甲粗隆。其中踇趾较粗大，易因碰撞、压砸等原因造成骨折。第一跖趾关节的跖侧面，有内、外两个小子骨，直接外力挤压时，可引起骨折疼痛，甚至经久不愈。

【临床表现与诊断】

（1）伤后患趾肿胀、疼痛、活动受限。

（2）伤趾甲下可有紫黑淤斑，局部有明显压痛和骨擦音，足趾纵向挤压疼痛加重。

（3）根据外伤史和临床症状，即可作出诊断。

（4）足趾正、斜位 X 线摄片检查可进一步明确骨折的移位情况。

【鉴别诊断】

应与先天性双分子骨和三分子骨相鉴别，后者骨块光整规则，大小相等，局部症状不明显，且多为双侧对称性。

【治疗】

趾骨骨折多无移位或移位不大，一般无需整复。若有移位，可用牵拉捏挤法复位，重点纠正骨折向跖侧成角。复位后用胶布与相邻足趾缠绕固定，若为向跖侧成角移位者，复位后于患趾跖侧加以横置的小纱布垫，再用上述的邻趾固定法。4～6周骨折愈合后去除固定活动。趾骨骨折只要能愈合，即使有些畸形，对功能影响也不大，故不必强求解剖对位。

骨折早期内服复元活血汤，中期内服八厘散或接骨丹，后期用舒筋汤熏洗。一般整复固定后即可下地行走，解除固定后，练习跖趾关节与趾间关节屈伸活动。

【预防与调护】

（1）趾骨骨折易合并皮肤和趾甲损伤，伤后亦容易引起感染，故应保持清洁。

（2）甲下血肿严重者可以放血或拔甲。

（3）趾骨严重开放损伤时不可一味追求保留足趾，有时即使勉强保留足趾，因有明显畸形或影响负重行走，晚期仍要截除。

【结语】

趾骨骨折一般预后良好，注意纠正向跖侧成角畸形即可。

附：下肢骨折的功能锻炼方法

指导患者及时、正确地进行功能锻炼。目的有两个：一是进行全身的运动，促进全身的血液循环，防止肌肉萎缩和长时间卧床引起的坠积性肺炎。患者入院后即应进行扩胸，上身体操等运动。二是下肢损伤患者防止由于软组织粘连挛缩，造成膝关节功能障碍。方法如下。

（1）练习股四头肌的肌肉收缩：检查锻炼方法是否正确，可把手放在患者膝关节上方，如感觉到髌骨向上方移动，肌肉也绷起劲来，即为正确；也可以用手推动髌骨，如推不动也说明方法正确。

（2）膝关节主动屈伸活动：患者平卧于床上，做膝关节的屈曲与伸直活动。

（3）膝关节被动屈曲练习：①患者坐在床边，患肢下垂，在踝部上压砂袋（3～10磅），每次压10～15分钟。②屈膝牵引：患者俯卧在床上，大腿上压砂袋（起固定作用），然后行屈膝牵引，牵引重量为10～25磅，牵引时间每次是20分钟。③患者双手扶床边或立木，做下蹲动作，练习膝关节的屈伸活动。④在膝关节练习器上练习膝关节的屈伸活动。

第四节　躯干骨折

一、胸骨骨折

单纯胸骨骨折较少见，发生时往往伴有其他骨骼损伤。脊柱过度前屈时，可造成胸骨骨折合并脊柱的压缩骨折，严重者甚至导致患者死亡。

胸骨骨折较为少见，由于直接暴力或作用于胸前的挤压力所造成，如房屋倒塌、汽车撞击等。骨折多发生在胸骨体部，或近于体和柄的交界部，亦有造成柄体分离者。大多数为横断形，斜形少见，偶尔可呈纵裂型。骨折移位时，下骨折段多重叠移位于上骨折段的前面。胸骨后面的骨膜因有胸内韧带附着而被加强，不易发生断裂。

【诊断要点】

（1）患者有胸部受伤史。

（2）胸骨区肿胀疼痛，压痛强阳性，做咳嗽，深吸气和抬头动作时会引起疼痛加重，因而头、颈、肩多向前倾。

（3）骨折重叠移位者畸形较为明显，可看到或摸到互相重叠的上、下骨折片随呼吸而移动。

（4）拍摄胸骨侧位或切线位片可明确诊断。少部分病例有乳房内动脉撕破者可发生血胸。

【鉴别诊断】

注意鉴别患者系单纯胸骨骨折还是合并其他部位骨折。

【中医治疗】

（一）辨证分型

（1）早期应活血祛瘀，理气止痛。伤气为主者，治宜理气止痛，佐以活血祛瘀，方用理气止痛汤或柴胡疏肝散，气逆咳喘者加瓜蒌皮、杏仁、枳壳等；伤血为主者，治宜活血祛瘀，佐以理气止痛，方用血府逐瘀汤或合营止痛汤，痛甚加云南白药或三七，咯血者加白及、仙鹤草、血余炭、藕节等；气血两伤者，治宜活血祛瘀与理气止痛并重，方用顺气活血汤或胸伤一方加减；若寒热往来，胸胁苦满者，治宜疏肝解郁，和解表里，方用小柴胡汤加减。

（2）中期治宜补气养血，接骨续损，方用接骨紫金丹、接骨丹。

（3）后期胸胁隐隐作痛或陈伤发痛者，治宜化瘀和伤，行气止痛，方用三棱和伤汤或黎峒丸；气血虚弱者，方用八珍汤和柴胡疏肝散。

（二）中医外治

（1）骨折无移位者，患者仰卧于硬板床上，背后垫薄枕，胸前骨折处压一小沙袋，以宽胶布条固定于胸壁。待2~3周后，骨折处以毡垫加压，宽胶布条交叉固定，肩部捆"∞"字绷带，保持两肩后伸，患者即可下床活动。6周骨折即可完全愈合。

（2）如骨折有移位者，应尽早在局麻下试行闭合复位。患者仰卧直伸头低足高位，背后垫薄枕，两手上举过头，使两肩后伸，上胸部前凸。术者用两手下压向前移位的骨折端将骨折复位，使断端平正，复位后的处理同无移位的骨折。

【西医治疗】

手术治疗

若胸骨柄、体脱位手法不能整复时，可在局麻下行手术切开复位，克氏针固定。胸骨剑突骨折一般保守治疗，无效时可将剑突切除。

【预防与调护】

早期患者卧床制动时，可做四肢各关节练功活动，并逐渐进行深呼吸练习。待到2~3周后可在毡垫固定下起床活动，注意保持患者两肩后伸动作。

【预后】

胸骨骨折若无合并其他部位骨折，一般预后良好。若早期发现合并其他部位骨折，应引起足够重视，因为此部位较危险，可能导致严重后果。

二、肋骨骨折

肋骨靠肋软骨和胸骨相连，本身又富于弹性，有缓冲外力作用，所以青少年不易骨折，成年以后，肋骨逐渐失去弹性，肋软骨也会骨化，故肋骨骨折常见于成年人。肋骨有12对。第1~7对肋骨借助肋软骨直接附着于胸骨，成为真肋；第8~10肋骨借第7肋软骨间接附着于胸骨，称为假肋；第11、12肋骨前缘游离，称为浮肋。上述肋骨中，第1~3肋骨有锁骨和肩胛骨的保护，第8~10肋骨借助肋软骨连于上一肋的肋软骨与胸骨间接连接，弹性较大，第11、12肋骨是浮肋，故这些肋骨骨折比较少见。第4~7肋骨比较固定，受到暴力作用易发生骨折。

直接暴力和间接暴力都能引起骨折。直接暴力如拳棒打击、汽车碰撞等，肋骨在受暴力打击处发生骨折，骨折端向内移位，可刺破胸膜和肺脏；间接暴力如塌土、车轮碾压时，胸廓受前后方向暴力挤压，往往肋骨在腋中线附近发生骨折，骨折端向外弯曲。胸部肌肉急剧而强烈的收缩，如严重咳嗽、喷嚏时亦可偶然发生肋骨骨折，但均发生在体质衰弱、骨质疏松者（图1-53）。

骨折可发生在一根或数根肋骨，每根肋骨一般只有一处骨折，亦有少数为肋骨前后两处被折断者，称为双处骨折。多根双处肋骨骨折时，该处胸廓失去支持，当吸气时，因胸膜腔内负压增高而使胸壁向内凹陷；而当呼气时，因胸膜腔负压减低而使胸壁向外凸出，恰于正常呼吸运动相反，称为反常呼吸。若肋骨骨折端刺破胸膜或肺脏时，空气进入胸膜腔，可形成气胸；若骨折端刺破胸壁和肺脏的血管，血液流入胸膜腔，则发生血胸。

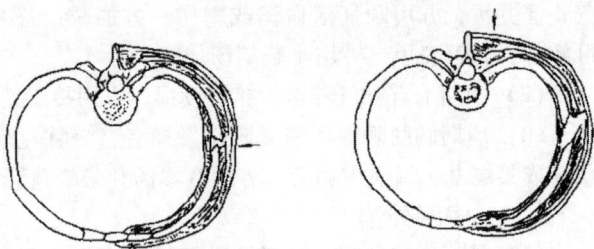

图1-53 直接暴力与间接暴力致肋骨骨折

【诊断要点】

（1）肋骨骨折多有明显外伤史。

（2）伤后局部疼痛、肿胀或瘀斑，有固定压痛点，深呼吸、咳嗽、喷嚏时疼痛加重。

（3）肋骨位于皮下，全长均可用手摸到，容易测得骨折的准确定位。多根肋骨骨折，局部有明显肿胀和大片淤斑。胸廓挤压征阳性（图1-54），即用双手分别放在胸廓之左右侧或前后侧挤压，可引起骨折部位的剧疼或骨折端摩擦感，但应谨慎施行，不能用力过猛，以免增加患者痛苦或造成新的损伤。

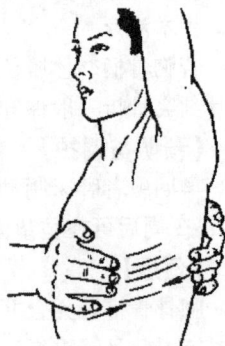

图1-54 胸廓挤压征

（4）严重损伤先检查有无休克，是否有浮动胸壁的反常呼吸运动和有无气胸、血胸或皮下气肿。有皮下气肿时，可触及捻发感，皮下气肿严重者可蔓延至上背部及颈部。

（5）X线摄片检查非常必要。摄片固然在于明确骨折的部位、根数、单处或多处，但更重要的是检查有无肺及胸膜损伤的合并症及程度。如骨折发生在肋骨与肋软骨连接处，或一些裂纹骨折早期，X线检查可能阴性，可能因此而否定肋骨骨折的诊断，应待半个月后骨折端骨质吸收，骨折线清晰或有骨痂出现时才能明确诊断。因肋骨骨折多发生在两侧腋中线处，故单纯胸部正位片往往显示不清，还应加拍肋骨斜位片。

（6）重要的是知道肋骨骨折还有常常合并其他并发症的特点，必要时还可做胸腔穿刺等检查以便及时作出诊断。

【鉴别诊断】

胸壁软组织损伤

疼痛一般较轻，无明显固定压痛点，且不能触及骨擦感，胸廓挤压征阴性，X线摄片不显示骨性结构中断。

另外，注意鉴别单纯肋骨骨折和肋骨骨折合并气胸、血胸的情况。

【中医治疗】

（一）辨证分型

（1）早期应活血祛瘀，理气止痛。伤气为主者，治宜理气止痛，佐以活血祛瘀，方用金铃子散、柴胡疏肝散等；伤血为主者，治宜活血祛瘀，佐以理气止痛，方用血府逐瘀汤或复元活血汤、和营止痛汤等。

（2）中期治宜补气养血，接骨续损，方用接骨紫金丹、接骨丹。

（3）后期治宜化瘀和伤，行气止痛，方用三棱和伤汤或黎峒丸；气血虚弱者，方用八珍汤和柴胡疏肝散。有时尚可配合西药止痛剂和抗生素。

（二）中医外治

1. 中药外治法

早期或解除胶布后在骨折处外敷弃杖散、五方散或接骨膏，也可用十一方酒外擦。

2. 手法整复

单纯肋骨骨折，因其有肋间肌的保护和其他肋骨的支持，多数无移位或移位不大，且较稳定，一般不需整复。移位明显的骨折尽量争取复位。应注意动作轻巧，切忌粗暴，避免增加损伤。

（1）立位整复法：令患者站立靠墙，术者与患者相对，并用双足踏患者双足，双手通过患者腋下相交叉抱于背后，然后双手扛起肩部，使患者挺胸，骨折端自然整复。

（2）坐位整复法：患者正坐位，助手在患者背后，将一膝顶住患者背部，双手握其肩，缓缓用力向后拉开，使患者挺胸。术者用推按手法将高凸部分按平。

（3）卧位整复法：患者仰卧位，一助手双手平按患者上腹部，令患者用力吸气，至最大程度再用力咳嗽，同时助手用力按压上腹部，术者以拇指下压突起的肋骨端，即可复位。若为凹陷骨折，在咳嗽的同时，术者双手对挤患部两侧，使下陷复起。

（三）固定方法

1. 胶布固定法

患者正坐位，用宽约 6~8cm 的胶布数条，于患者呼气之末，自健侧肩胛中线由后向前紧紧贴于骨折侧的胸壁上，胶布两端均超过中线约 10cm，由下向上作叠瓦式固定，互相重叠约 1/2，固定范围包括骨折区上、下各两条肋骨，固定时间约 3~4 周（图 1-55）。

2. 宽绷带固定法

适用于皮肤对胶布过敏者。骨折于复位后外敷消瘀膏，嘱患者深呼气，在胸围最小时用宽绷带多层环绕包扎固定或多头带包扎固定 3~4 周（图 1-56）。

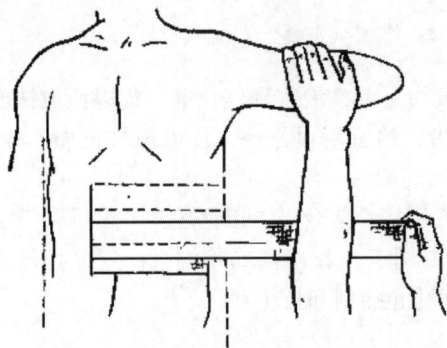

图 1-55　肋骨骨折胶布固定法

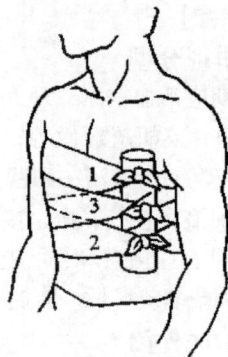

图 1-56　多头带包扎固定

（四）功能锻炼

骨折整复固定后，轻者可下地活动，重者需卧床，可取斜坡卧位（肋骨牵引者取平卧位），并锻炼腹式呼吸运动。待症状减轻后，即可下地自由活动。

【西医治疗】

1. 肋间神经封闭术

对单根或多根单处肋骨骨折，为了使患者解除疼痛，能有效呼吸和咳嗽，避免发生肺不张、肺炎等并发症，可应用本法。在患者背部距棘突 4~6cm 患肋处进针，也可在骨折端进针，进针后先刺中肋骨，然后沿肋骨下移，当针尖刚滑过肋骨下沿时，于该处注射 2% 利多卡因 2~3ml。

需注意的是，因肋间神经支配区有交叉分布，所以 1 根肋骨骨折需封闭 3 条肋间神经，除骨折端肋间神经外，尚需包括上、下各 1 条肋间神经。

2. 肋骨牵引术

多根多处肋骨骨折发生后，必须迅速固定胸廓，减少反常呼吸带来的生理障碍。方法为：患处常规消毒铺巾，局麻下做一小切口，将骨折段中部做骨膜下剥离，穿过一根不锈钢丝，与牵引装置相连。牵引重量 0.5~1kg，牵引时间一般为 2~3 周。也可用布巾钳夹住内陷的肋骨进行牵引（图 1-57）。

3. 肋骨固定术

肋骨固定有牵引固定和手术固定。牵引固定指通过悬吊牵引来消除浮动胸壁，减少反常呼吸带来的危害；手术固定适用于多根肋骨骨折或有胸内

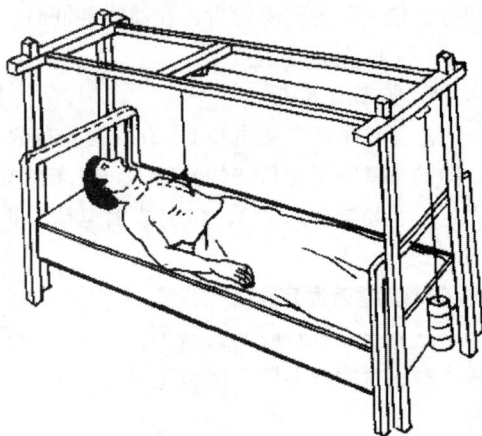

图 1-57　肋骨牵引术

脏器损伤患者，在开胸探查同时施行肋骨骨折复位内固定术，一般可选择钢丝或钢板固定。

【预防与调护】

肋骨骨折发生后，呼吸道分泌物增多，应鼓励患者咳嗽以排出分泌物，预防肺部感染。同时还要注意严密观察，及早发现是否合并气胸、血胸或胸内脏器损伤。若行闭式引流术者应注意引流管是否通畅，并记录引流量。

【预后】

单纯肋骨骨折无并发症者，预后良好。即使肋骨骨折错位愈合，也基本不影响生理功能。若并发气胸、血胸，未及时处理或治疗不彻底，可形成胸腔内感染，导致胸膜粘连、纤维化而成纤维胸。

附：气胸

肋骨骨折时骨折端刺破胸膜，胸腔内积有游离空气，则并发气胸。进入的空气使伤侧肺萎缩，影响正常的呼吸功能和血液循环。根据不同病理可分为单纯性气胸、开放性气胸和张力性气胸。

（一）单纯性气胸

胸壁伤口小，一定量的空气进入胸腔后，伤口随即关闭，或因肺表面伤裂一个小孔，待一部分空气逸出后，亦迅速闭合。因为没有大量空气继续进入胸腔，呼吸和循环功能虽然受到一定影响，但所造成的生理障碍不大。患者表现呼吸急促，伤侧胸式呼吸运动减低，气管移向健侧（因纵隔摆动），叩诊呈鼓音，呼吸音及语颤减低或消失。气体不多者可自行吸收，肺脏再扩张；积气量多，胸闷、气急症状明显者可穿刺抽吸。穿刺点在第2肋间锁骨中线处。

（二）开放性气胸

胸壁伤口直通胸腔，在呼吸时有空气进出而发出嘶嘶的响声。吸气时空气进入胸腔，伤侧肺被压缩，纵隔移向健侧，健侧肺也不能完全膨胀，并且所吸入的空气有一部分来自伤侧肺的残余气体。呼气时，胸腔内空气从伤口逸出，健侧肺中的一部分残余气体又返回伤侧肺，纵隔又回到中线。纵隔随呼吸来回摆动，造成呼吸功能紊乱，效能降低，呼吸急促，严重缺氧。在急救处理时，应迅速以消毒敷料密封伤口，而后进行胸腔穿刺，吸出胸腔内空气，待患者一般情况好转，休克纠正后，在手术室可以施行"清创缝合术"，清除异物、碎骨片及凝血块后，将胸腔封闭缝合。如果缺损过大，可以游离一部分肌肉作为转移肌瓣来覆盖缺损，务必使胸膜腔与外界隔离。在胸膜腔最低处做胸腔闭式引流术，最后关闭伤口（图1-58）。

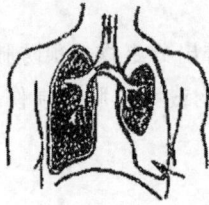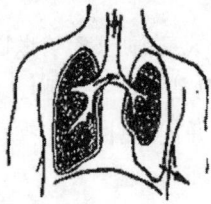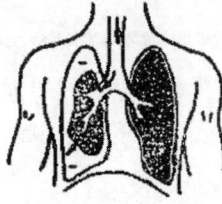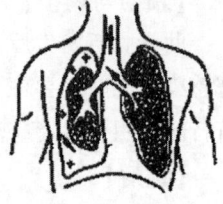

①吸气时　　　　　　②呼气时　　　　　　①吸气时　　　　　　②呼气时

　　图1-58　开放性气胸的病理变化　　　　图1-59　张力性气胸的病理变化
　　　　①吸气时 ②呼气时　　　　　　　　　　①吸气时 ②呼气时

（三）张力性气胸

　　常见于肺或支气管裂伤及与胸腔相通的活瓣状胸壁伤。当吸气时空气进入胸腔，呼气时活瓣关闭胸腔内气体不能排出，因而胸腔内气体越积越多，压力也越来越高。在胸腔内压不断增高的情况下，不但伤侧肺受压萎缩，因纵隔受压移到健侧，健侧肺也不能充分膨胀。胸腔内负压消失，纵隔移位，使上、下腔静脉扭曲，回心血流受阻，发生循环衰竭，引起缺氧及休克。如不能做出及时诊断与处理，患者很快因窒息、休克而死亡。若能及时诊断、正确处理，也可收到很好的效果。诊断张力性气胸的依据是：①进行性呼吸困难和休克。②气管偏向健侧。③伤侧肺部成鼓音。④胸腔穿刺发现高气压。治疗时应迅速将伤口以消毒敷料密闭包扎，同时在伤侧锁骨中线第2肋间处插入一带有三通橡皮管的粗针头，连接针管连续抽吸，直到胸腔内压力明显下降，全身情况好转再做闭式引流术。如气体仍然很多，引流时间过长恐怕引起感染时，可考虑开胸缝合（图1-59）。

附：血胸

　　肋骨骨折若骨折端刺破胸壁（肋间动脉或乳房内动脉）和肺的血管，大量血液流入胸膜腔，则并发血胸（图1-60）。胸腔大血管破裂，短期内大量失血，往往来不及抢救即死亡，胸腔内积血，对胸膜是一种刺激，使渗出液增多。如出血速度较慢，积血因受心脏、肺及膈肌的冲击使纤维蛋白析出，再与渗出性浆液混合后即不易凝固，可较长期地保持于液体状态。无论是胸壁穿破或肺裂伤，在血胸形成的同时，也有气体进入胸腔，胸腔内上为气体，下为血液，可出现气液平面则为血气胸。比单纯型血胸容易感染而成为脓胸，应严加预防。短期内快速大量出血，血液亦可在在胸腔内发生凝固，大量纤维组织沉着形成纤维胸。及时抽出积血一方面是为了治疗，另一方面也可帮助诊断是否有持续性出血。在早期小量的胸膜腔积血，常无自觉症状，大量积血可出现面色苍白、气促，甚则紫绀。因有急性出血患者多有休克症状。患侧胸呼吸运动减弱，肋间充盈饱满，叩诊浊音（若为血气胸，则上部为鼓音，下部呈浊音）。纵隔移位，心及气管移向对侧。听诊时，呼吸音及语颤减低或消失。X线检查时，小量积血仅见肋膈角消失，大量积血可看到液体阴影（单纯血胸）或气液平面（血气胸）。治疗时，首先预防休克，尽早地抽出胸腔内积血，使肺膨胀起来，预防变成脓胸，是治疗血胸的根本措施。开始用穿刺排液，对持续 4 ~ 5 日不能抽吸干净的血胸行闭式引流术。进行性血胸在抽吸后胸腔内血量仍然迅速增多，一般为胸壁血管持续出血或肺门有裂伤，应开胸探查，结扎血管或做肺缝合术。

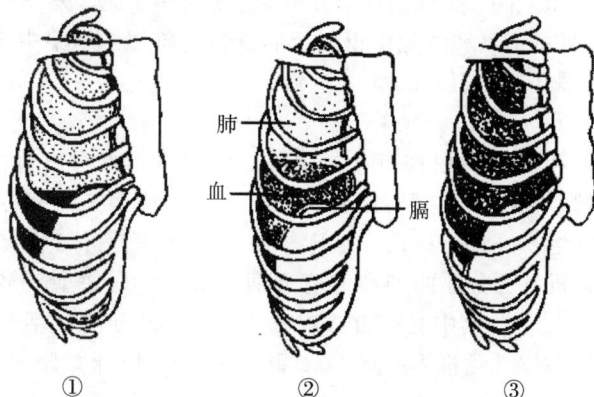

图 1-60 血胸
①少量　②中量　③大量

三、脊柱骨折和脱位

脊柱是负重、运动、吸收震荡及平衡肢体的重要结构，具有保护及支持内脏、脊髓的作用。头颅与四肢均直接或间接的附着于脊柱上，任何部分的负重，受冲击或受压迫，其动力均可传达到脊柱。脊柱是许多重要脏器的附着点或保护器，胸腹腔的器官均悬挂在脊柱上，同时，脊椎管腔包围着整个脊髓，因此，脊柱的损伤可严重的影响内脏的解剖和生理功能。脊柱由 33 节椎骨构成，全长有 4 个生理弯曲及 23 个有弹力和移动性的椎间盘，在脊柱周围有很多方向不同、活动范围不一的小关节和很多长短不等、方向不同的坚强韧带（图 1-61）。

颈椎的活动范围最大，它能旋转、前后屈伸和左右侧弯，旋转活动主要发生在环椎和枢椎之间。颈椎 3 ~ 7 负责屈、伸、侧弯等活动。胸椎 1 ~ 10 的活动力极小，略有伸屈旋转地活动。胸椎 11 ~ 12 和腰椎的活动范围仅次于颈椎，它的主要作用是背伸、前屈和侧弯。骶椎和尾椎基本上没有运动功能。

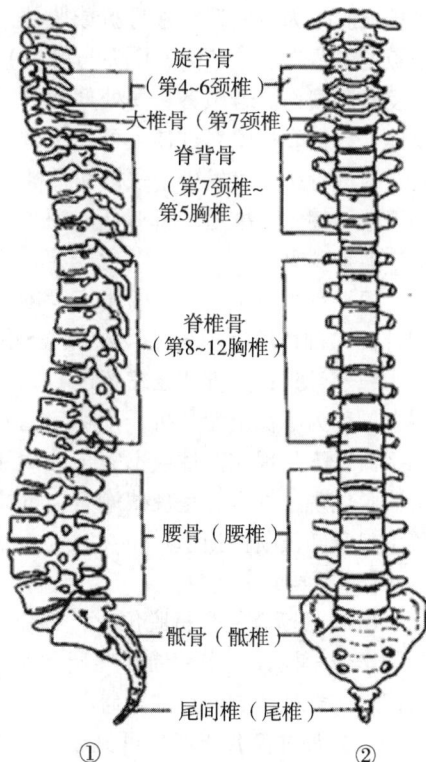

图 1-61 脊柱正侧位图像
①正面　②侧面

人体在发育中，脊柱的生长速度超过了脊髓。因此，成年人中脊髓的末端仅达到第1腰椎的下缘，第2腰椎以下为马尾。脊髓内部运动和感觉的分节及其神经的分出均与相对的脊椎平面不吻合，脊髓的分节高，脊椎的平面低。脊髓有两个扩张部，一个在颈椎第3~7节之间，上肢的运动和感觉中枢集中于此。另一个在第10胸椎至第1腰椎之间，下肢的运动和感觉中枢以及膀胱自主排尿中枢集中于此。因此，脊髓膨大部发生脊椎骨折时常引起截瘫。

【病因病理】

造成脊柱骨折和脱位的损伤有直接暴力、间接暴力两种。直接暴力如打击、碰撞等，在颈、胸、腰椎多是横突或棘突骨折，在骶椎多是无移位的横断或粉碎骨折。严重者可发生粉碎骨折移位，临床较少见。脊柱骨折与脱位多因间接暴力所致，根据其发病机制可分屈曲型和伸直型两种类型。屈曲型较多见，占所有脊柱骨折脱位的90%以上，其中又有近八成发生节段集中于脊柱活动度大或活动度大与活动度小交界部位（颈椎第1~2节，胸椎第10~12节，腰椎第1~2节，腰椎第4~5节）。

例如患者自高处坠落，足或臀部先着地；或重物由高处落下，冲击患者头、肩、背部；或因翻车、跳水等事故，由于脊柱受到暴力作用而骤然过度屈曲所致的脊柱骨折或脱位为屈曲型脊柱骨折或脱位。除椎体被压缩或折断外，后部的附件（包括椎板、椎弓根、关节突、横突与棘突）可发生撕脱、断裂、脱位或交锁，严重者常并发脊髓损伤。若患者从高处仰面跌下，背部或腰部撞击于地面的木梁或其他坚硬物体上，使脊柱骤然过伸，可发生脊柱伸直型骨折脱位，往往同时合并前纵韧带断裂及附件骨折。可发生于颈椎和腰椎，临床比较少见。此外，突然旋转，强力屈伸，如滑冰时摔倒，椎弓峡部骨折；肌肉骤然猛力收缩，如强力举重时，可造成棘突骨折，但均少见。

根据骨折脱位后脊柱的稳定程度可分为稳定性与不稳定型骨折。凡单纯椎体压缩骨折（椎体压缩不超过1/2，不合并附件骨折或韧带撕裂），单纯附件骨折者，可称为稳定骨折；如椎体压缩超过1/2，粉碎骨折，骨折伴有脱位、附件骨折或韧带撕裂者，称为不稳定型骨折，不稳定型骨折容易造成脊髓神经损伤，这类患者在其损伤平面以下呈现完全性或不完全性截瘫。有些病例虽在X线摄片上未有发现明显骨折或脱位现象，亦有呈现截瘫者，可能系脊柱在损伤的同时发生一过性的暂时性脱位引起脊髓横断性损伤。

【诊断要点】

（1）诊断脊柱骨折脱位时，必须进行仔细地询问受伤史，周到的体格检查和准确的影像学检查。伤后局部疼痛肿胀、疼痛，骨折处两侧肌肉紧张，不能站立，翻身困难，脊柱各方向运动障碍。

（2）屈曲型骨折脱位可见后凸畸形。体格检查时，切忌乱翻患者，或勉强让患者坐立，或让患者自主屈伸脊柱。应根据患者自述疼痛的位置，仔细观察，扣诊该部脊柱。如能发现压痛、血肿或畸形，则脊柱骨折脱位的诊断即可怀疑。如患者同时有截瘫应初步确定知觉消失或减退的平面。

（3）影像学检查是确定脊柱骨折脱位的最可靠检查方法。X线正、侧位片可显示脊柱骨折脱位的类型和移位情况，应注意椎体是否有压缩及压缩的程度，有无粉碎骨折或脱位，椎管、椎间孔是否变形或有骨块进入，椎间隙是否变窄，椎板、椎弓根、关节突、横突、棘突等附件是否骨折，棘突是否排列在一直线上等，怀疑有椎弓根骨折者可加拍摄斜位片。

（4）必要时再进行CT、MRI扫描检查。根据受伤史、临床表现和影像学检查可作出诊断。

【鉴别诊断】

根据有无外伤史，可与脊柱发育畸形相鉴别；根据受伤后影像学检查，可与软组织损伤鉴别。此外，主要是注意区分有无神经损伤症状的患者。

【急救处理】

脊柱骨折与脱位的正确急救处理，对于患者的预后常有重大的关系。如果在急救患者时，搬运不当，则往往会引起脊髓不可挽救的严重损伤后果。所以，对于有任何脊柱骨折和脱位的可疑患者，均应按照具体情况给予适当的急救处理。就地给予止痛剂及对休克的妥善处理后，应立即护送至附近设备较为完善的医院或医疗机构进行治疗。

在搬运脊柱骨折脱位患者时，最好使用平坦无腿与地面相平的硬质担架，铺板或门板也可代用。在整个搬运过程中，应使脊柱保持于伸直位置，避免屈曲和扭转。先将侧卧或仰卧的患者四肢理直，上肢贴附于胸壁两侧，再将担架放在患者的一侧，急救人员最少两人或数人在患者另一侧，动作一致的平托头、背、腰、臀、腿，以平卧式搬运法或用滚动的方法，将患者移至担架上，使患者仰卧于脊柱中立位。如果骨折部位在颈部，则急救者应有一人在患者头顶部用双手把住患者下颌和枕部略加牵引。在搬动或滚动患者时应避免使脊柱的任何部分过伸屈曲和扭转。如果用帆布担架抬送屈曲型骨折的患者时，则应采用俯卧位搬运法。

【中医治疗】

（一）辨证分型

（1）早期应活血行气，消肿止痛。方用复元活血汤、腰伤一方、膈下逐瘀汤，外敷消瘀膏或消肿散。

（2）中期治宜活血和营，接骨续损，方用腰伤二方、跌打养营汤内服，外贴接骨膏。

（3）后期治宜补益肝肾，调养气血，方用六味地黄汤、八珍汤、壮腰健肾汤加减，外敷万应膏或狗皮膏。

（二）中医外治

1. 屈曲型脊柱骨折脱位

（1）悬吊过伸复位法：患者俯卧位，两踝部衬上棉垫后用绳扎缚，通过滑轮将两足徐徐吊起，双下肢与躯干的下半部分逐渐向上悬吊，使身体与床面分离约成45°角度，患者在此姿势下脊柱即向后过伸。当脊柱后伸达到预计的程度时，即停止牵拉。如整复仍未达到满意时，可以加高悬吊或由术者用手掌在骨折处适当按压，纠正后凸畸形。复位后患者仰卧硬板床，骨折处垫软枕（图1-62）。

（2）持续牵引法：早在我国古代就有整复颈椎骨折的拔伸牵引法，《伤科汇纂》引《陈氏秘传》云："凡头从高堕下顿缩者，先用消风散或住痛散加麻药服之，另患人仰卧，用布巾带兜住下颏直上。又将患人头发解散，用巾带扭作一把，令患人头放平正，医者自伸两足，踏在患人肩上，徐徐用力拔伸归原。或者患人坐在低处，医者坐高处，亦用前法，徐徐拔之归原。"近现代对于轻度移位，无关节交锁的颈椎骨折，一般采用枕颌布托牵引。将枕颌布托套住枕部与下颌部，头颈略向后伸，通过滑车进行牵引，牵引重量2~3kg，持续牵引4~6周。牵引重量可逐渐增加，并及时摄片了解复位情况（图1-63）。

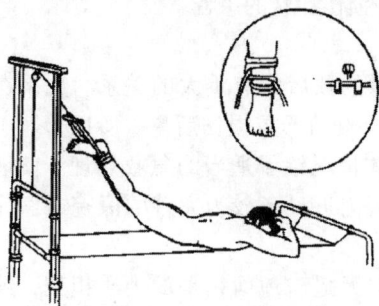

图1-62 悬吊过伸复位法　　　　图1-63 枕颌布托牵引法

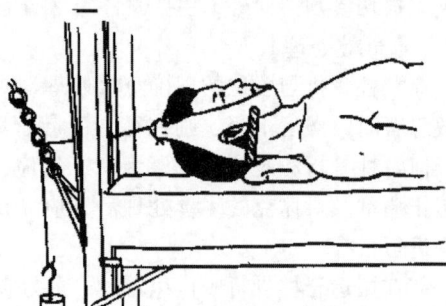

（3）三桌俯卧躯干悬空法：术前给予局部麻醉和适量镇静剂，术前备三个高度不等而平稳的桌子，每个桌子的高度相差约15cm，如第一个桌子高115cm，则第二个桌子应为100cm，第三个桌子应为85cm。患者俯卧于桌子上，头向高桌，足向低桌。患者卧好后将两头桌子向头足两侧徐徐移动，直至低桌面移至大腿中部，高桌移至两肩前部，胸锁关节露于桌下。在躯干俯卧悬空之际，脊柱立刻后伸。达到适当高度时，即将第三桌置于患者腹下，并用枕头垫起，以减轻患者支持躯干的负担，增加患者的耐力。在加桌时，应注意到以不减少脊柱后伸为度，可用移动式X线机照脊柱侧位像。如果X线片显示骨折椎体高度恢复不够，应将腹下垫枕去除。术者可用双手轻轻按压腰背部，使后伸角度加人。重新照X片，如果骨折复位已经达到满意的程度，应立即做一个石膏背心。石膏背心的范围：前面上至胸骨柄之近端，下至耻骨联合（在下腹部应留出直径15cm的圆孔）；后面上至肩胛下角，下至第三骶椎；两侧上至腋下，下至大粗隆上3~6cm。腹股沟部的石膏以不影响坐凳子为度。

（4）功能疗法：功能锻炼应早期进行，遵循循序渐进的原则。待全身状况允许，伤后1~2天即可进行。其机制是通过脊柱竭力过伸，借助于前韧带和纤维环的张力使压缩的椎体自行复位。

仰卧位练功法分为五点支撑法、三点支撑法、拱桥支撑法，俯卧位练功法则为挺胸抬臂法、上抬双腿法、飞燕点水法（图1-64、图1-65）。

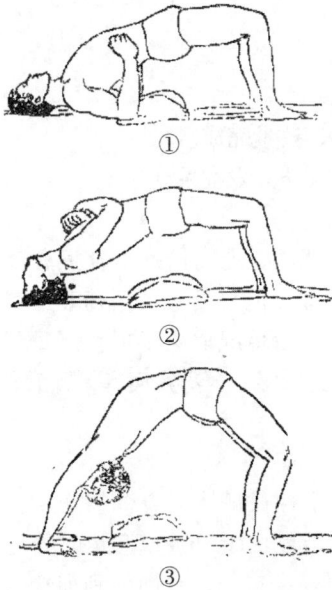

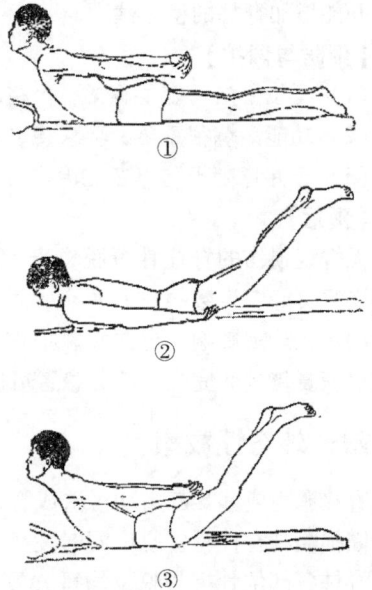

图 1－64　屈曲型脊柱骨折功能锻炼　　　　图 1－65　屈曲型脊柱骨折俯卧练功法
①五点支撑法　②三点支撑法　③拱桥支撑法　　①挺胸抬臂法　②上抬双腿法　③飞燕点水法

2. 伸直型脊柱骨折脱位

伸直型脊柱骨折脱位极少见，好发于颈椎和腰椎。治疗上首先要认识到脊柱过伸受伤的机制。颈椎损伤时，可用颈椎中立位枕颌布托牵引，必要时可将颈椎稍向前屈曲。无脊髓损伤者，持续牵引 4～6 周后，更换颈托或石膏围领、颈椎支架保护即可下地行走。腰椎损伤时，应避免脊柱后伸，根据需要将脊柱安置于伸直或略屈曲的位置上定制石膏背心或脊柱夹板（图 1－66）。

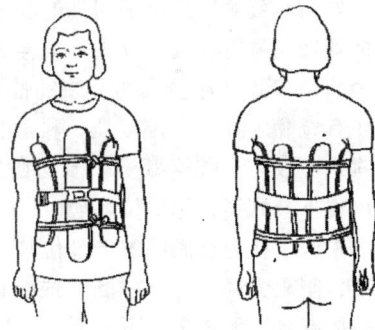

图 1－66　伸直型脊柱骨折夹板固定法

【西医治疗】

1. 颅骨牵引快速整复法

此法适用于颈椎 3～7 椎体骨折合并关节突交锁的病例。应用颅骨牵引弓和牵引用的滑车等普通骨牵引装置进行颅骨牵引，根据椎体骨折和关节突交锁情况以及患者肌肉发达程度，适当调整牵引重量。一般 5～10kg 即可达到复位交锁的目的。颈椎侧位片证实关节突交锁复位后，重量可逐渐减少 1～2kg，持续牵引 4～6 周。牵引中止前，做一个石膏围领或颈椎支架保护。

2. 手术疗法

脊柱骨折脱位合并关节突交锁，若经牵引仍不能解除其交锁者，可采用手术切开直视下复位的方法。复位后可选择内固定，同时进行植骨。不但能得到满意的复位，并能增加脊柱的稳定性。

【预防与调护】

（1）复位手法一定要轻柔，严格掌握适应证。

（2）功能锻炼很重要，要求患者按时、按质、按量完成。

（3）合并脊髓损伤患者在治疗过程中应积极预防并发症发生。

【预后】

无脊髓损伤的脊柱骨折脱位患者，经复位、练功、药物治疗，骨折愈合后一般功能恢复良好。少数损伤较重者，可遗留慢性疼痛，但只要坚持用药和锻炼，对一般劳动均无严重影响。合并脊髓损伤者一般来说预后情况取决于损伤严重程度，症状越轻恢复越快而完全，部分患者可遗留某种功能障碍，全身瘫痪者，预后较差。

附：外伤性截瘫

直接暴力或间接暴力均可造成脊髓损伤，外伤性截瘫皆因脊髓损伤所致。大多数脊髓损伤与脊柱骨折脱位同时发生，但也有可能是由于急救或搬运时处理不当引起。脊柱各部位骨折与脱位均可并发脊髓或马尾神经损伤，脊髓受到损伤后，出现损伤平面以下运动、感觉、反射功能消失。外伤性截瘫是最严重的外伤之一，在治疗上尚无特殊疗法。因此，疗效不满意，致使不少患者终生残疾，同时截瘫能引起许多严重的并发症，甚至造成死亡。

外伤性截瘫根据脊髓损伤的临床病理可分为原发性脊髓损伤和继发性脊髓损伤；根据其功能障碍程度可分为不完全性和完全性脊髓损伤；根据脊髓损伤平面的高低分为高位和低位脊髓损伤。原发性损伤有脊髓震荡，脊髓挫伤，脊髓断裂；继发性损伤有脊髓水肿，脊髓受压，椎管内出血等。损伤在颈膨大或以上者，则出现高位截瘫，上肢与下肢均瘫痪；损伤在颈膨大以下者，不论损伤平面在胸段或腰段，则仅出现下肢瘫痪，称低位瘫痪。

中医学认为脊髓的解剖部位与生理功能同督脉相似。督脉经络受震，可致气血逆乱，阴阳失调，传导中断；或瘀血阻滞或断骨压迫而致经络不通，传导失常，出现肢体麻木，无知觉，不能活动，进而脏腑阴阳失调，大小便异常。

【诊断要点】

外伤性截瘫根据其明显的受伤史、临床表现以及体格检查，一般不难作出诊断。但对于脊髓神经的损伤程度与定位却较难做出准确的判断，X线摄片只能显示骨折脱位的部位和椎管内有无碎骨片，从而间接地推断脊髓神经的损伤情况，但不能准确的反应脊髓本身的损伤程度。认真的进行神经系统的检查，包括感觉、运动、反射、括约肌功能和自主神经功能检查，并了解各部位脊髓损伤的不同表现，从而做出进一步的判断。根据脊髓损伤程度及损伤平面不同而有相应的临床表现。

（一）脊髓不同程度受伤

1. 脊髓震荡

外力使脊髓的细胞受到剧烈震荡从而使脊髓的功能遭受暂时性抑制或发生紊乱。损伤后数分钟、数小时或数日内，这种抑制和紊乱自行消失。脊髓功能损害都是不完全性的，临床表现亦为不完全性瘫痪，患者均有不同程度的感觉、运动功能存在。

2. 脊髓次全损伤

脊髓受伤程度接近完全性，在损伤节段平面以下的运动完全丧失，仅剩少许感觉功能，感觉存在区常在骶部。亦可残留少许足趾活动或腱反射，常可引出病理反射。

3. 脊髓单侧横贯性损伤

此种损伤好发于胸段，多因刺伤引起。在脊髓休克期过后，出现损伤平面以下同侧痉挛性瘫痪，深反射亢进，有病理反射。对侧损伤平面 1～2 节段以下的痛觉、温觉消失，但触觉功能无影响，呈布朗氏综合征。

4. 脊髓断裂

脊髓本身遭受骨折脱位或异物的损伤，发生部分断裂或完全横断，损伤平面以下感觉、运动及括约肌功能部分或完全丧失。

5. 马尾神经损伤

多为第 2 腰椎以下损伤。马尾神经属周围神经，损伤后期截瘫症状多不典型，可出现不完全性弛缓性瘫痪。若马尾神经完全断裂，其损伤平面以下感觉、运动、反射完全消失，膀胱失去神经支配，不能自主排尿，出现满溢性尿失禁，大量尿液潴留膀胱中，呈现为无张力性膀胱。

（二）脊髓不同平面损伤

1. 脊髓颈段损伤

高位颈椎损伤如环枕脱位、环枢脱位，重者多于受伤时死亡。颈髓第 4 节段以上的完全横断，称为高位横断，表现为四肢瘫痪，膈肌、肋间肌和腹肌瘫痪，呼吸困难，如无人工辅助呼吸，多因窒息而迅速死亡。第 5 颈椎以下损伤，由于膈神经未受累，患者呈腹式呼吸，四肢瘫痪。横断平面越低，上肢瘫痪越不完全。颈髓横断后，大部分交感神经作用消失，损伤平面以下无出汗功能，体温失调，可以导致死亡。此外，还有二便不通等障碍。

2. 脊髓胸段损伤

下肢呈痉挛性瘫痪，膝、踝反射亢进，感觉平面消失高者达腋窝，低者达腹股沟，二便初为不通，而后失禁。胸髓 1～5 节段损伤，肋间肌尚能保留活动，常发生姿势性低血压，即由平卧搬起时可突然晕厥。胸髓 6～9 节段损伤，腹直肌下部功能存在，腹壁反射上、中部存在。胸髓 12 节段损伤，全部腹肌功能良好，腹壁反射存在，而提睾反射消失。

3. 脊髓腰段损伤

多为第 10～11 胸椎骨折脱位的并发症。伤后下肢运动与感觉功能完全或部分消失，呈痉挛性瘫痪，膝踝反射亢进，初伤二便不通，久则形成反射性排尿。脊髓第 1 腰段损伤，下肢运动、感觉完全消失。脊髓第 2～3 腰段损伤，感觉平面达大腿前上 1/2，能屈曲髋关节。脊髓第 4～5 腰段损伤，屈髋、大腿内收及伸膝关节均有力，大腿后部、小腿前部和鞍区感觉消失。

4. 脊髓骶段损伤

多为第 12 胸椎与第 1 腰椎骨折脱位的并发症。足趾活动功能部分障碍，下肢后部及鞍区感觉消失，膀胱、直肠和性功能失常。

最后，X线摄片、CT、MRI检查对了解骨折脱位与脊髓本身的损伤程度必不可少，必要时，还可以进行腰椎穿刺、奎根氏实验及进行体感诱发电位检查。

【鉴别诊断】

1. 脊髓前角灰质炎

多见于小儿，否认外伤史，一般都有高热史，往往表现为部分肌群的瘫痪，X线摄片可明确鉴别。

2. 脊柱结核

有全身结核中毒症状，多无明显外伤史，X线摄片可助鉴别。

3. 脊柱脊髓肿瘤

一般无外伤史，神经症状逐渐加重，疼痛以晚上较剧，X线摄片或CT扫描可协助鉴别。

【治疗】

（一）急救处理

脊髓损伤患者病情较重而复杂，往往合并有休克、呼吸道梗阻或重要脏器损伤。医务人员接到报告，应迅速赶到现场，对患者进行心肺复苏术、输血输液、气管切开等紧急措施，并能根据其疼痛、畸形部位和功能障碍情况做出初步判断。搬运动作要求轻柔、协调、平起平放，并注意保持呼吸道通畅，防止窒息。到达医院后，应对其进行全身体格检查，包括详细的神经系统检查。有休克或危及生命的并发症者应优先处理，在全身情况允许时，才可进行脊柱的影像学检查。此外，有尿潴留者要留置尿管，有胃肠胀满者要做胃肠减压等。

（二）整复方法

颈椎骨折脱位可采用颅骨牵引快速复位，胸腰椎骨折脱位合并截瘫者可采用悬吊过伸复位法、三桌俯卧躯干悬空法等复位，但无论采用何种方法，动作均宜轻巧柔和，避免加重脊髓损伤。

（三）药物治疗

1. 辨证论治

（1）初期：瘀血阻滞，经络不通，损伤脊柱段疼痛、肿胀、肢体瘫痪不用。治宜活血化瘀、疏通督脉为主，兼以壮筋续骨，方用活血祛瘀汤或补阳还五汤加减。如腹部胀满，饮食不振，大便秘结不通，可选用桃仁承气汤或膈下逐瘀汤。

（2）中期：局部肿痛减轻，饮食渐增加，腹胀消减，治宜补养气血，续筋接骨为主，可服壮筋续骨丹。

（3）后期：受伤2~3个月后，因督伤络阻，多属脾肾阳虚，治宜补肾壮阳，温经通络，方用补肾壮阳汤加减。气血两虚者，应加补益之品，方用八珍汤、补中益气汤或归脾汤加减。若脾肾亏损，治宜壮阳补肾，强筋壮骨，方用健步虎潜丸。

2. 西药疗法

（1）脱水疗法：在损伤初期或手术后立即使用药物进行脱水治疗，可减轻脊髓水肿，减少神经元的破坏，对脊髓功能的保护和恢复均有一定作用。首先应限制液体入量，成人每日入量（包括应用的高渗药物在内）应控制在2000ml以内。常用脱水药物有甘露醇、尿素、50%葡萄糖等，注意脱水疗法易引起全身电解质紊乱，应经常做血液生化检查，随时调整。同时，脱水药物勿渗入皮下，易引起组织坏死。

（2）肾上腺皮质激素：类固醇药物在治疗脊髓损伤时的作用为预防或减轻脊髓水肿，以减少神经组织的损害；在组织的血液灌注量不足时，能保护细胞膜使之不受损害；保护血管的完整性，有防止溶酶体及其他酶释放作用；能保持神经细胞的通透性，防止钾的丢失，抑制损伤组织内儿茶酚胺的代谢与聚积，对脊髓白质有显著的稳定作用。

（3）抗儿茶酚胺药物：有抑制去甲肾上腺素合成，促进中枢神经系统中及周围神经系统中的儿茶酚胺分泌的作用。

（4）抗纤维蛋白溶解药物：能稳定业已形成的凝血块，使出血停止。

（5）高压氧治疗：早期用高压氧治疗能减少出血和水肿，减轻脊髓组织缺氧，有助于神经组织恢复。

（四）手术治疗

部分学者鉴于手术对脊髓实质性损害和创伤反应的继发性损伤不能遏制，并未能改善神经功能，故主张非手术治疗。但手术减压及复位固定，对某些类型和特定部位仍然是很必要的。脊髓损伤的手术治疗应根据各个医院设备、技术及人力物力条件决定，手术应以最小的手术创伤求取最佳的手术效果。同时还要注意各个部位容易发生的医源性损伤及预防术后并发症。

（五）并发症的治疗

1. 压疮

截瘫发生后，在其截瘫平面以下感觉、运动功能丧失，局部受压，血运障碍，气血阻滞，经络不通，受压组织溃破而成压疮。骨突部位（骶部、股骨大转子、足跟、外踝、枕部、肩胛部）好发。因组织修复能力减弱，创面经久不愈，严重感染时还可进一步引起骨髓炎或败血症。早期极易发生压疮，因此应将病床上的床单、被褥保持清洁干燥，并用温水洗净皮肤，骨突部位要用气垫、软枕保护，定时变换卧床体位，并对受压部位按摩。如压疮已发生，应勤换体位，不使创面继续受压，防止压疮扩大，并避免继发感染。局部红肿、炎症浸润时，可选用双柏膏、四黄膏外敷；创面化脓坏死时，可选用拔毒生肌散、九一丹或生肌玉红膏；疮口脓少，肉芽生长时，可选用生肌膏或橡皮膏。内治应清热解毒、托里排脓生肌。压疮较大时应输液输血，加强营养，待全身情况好转后施行植皮术。

2. 尿路感染

截瘫患者由于小便不利，尿液潴留膀胱，加上留置导尿管，故易发生尿路逆行感染，如果反复发作，可导致肾实质性损害。一旦发生尿路感染，应鼓励患者大量饮水，每日饮2500~3000ml，若不能饮够量，亦静脉输注液体补足。同时每日用生理盐水或1/5000呋喃西林液冲洗膀胱1~2次，保持尿路通畅。可加上利水通淋中药（如导赤散、八正散）和敏感抗生素等。

3. 便秘

中医认为伤后初期数日内腹满胀痛，大便秘结，证属血瘀气滞，腑气不通，为形证俱实之证，治宜攻下逐瘀，桃仁承气汤加减，同时还应注意攻下不可过伤正气。

后期属气血虚弱者可服麻子仁丸。腹胀严重者可行胃肠减压，肠鸣音恢复者再行拔管。可用生理盐水或肥皂水灌肠帮助排便，静脉输液纠正脱水及电解质紊乱。粪块积聚，灌肠不能排便时，可戴手套涂润滑油挖出积便。

（六）练功活动

练功活动是调动患者积极性和主观能动性去战胜截瘫的一项重要措施。早期练功可促进全身气血流通，加强新陈代谢，提高机体抵抗力，防止肺炎、压疮、尿路感染等并发症，同时可以增强肌肉力量，为恢复肢体功能与下地活动准备条件。受伤早期，应在注意脊柱稳定性的同时尽早进行肢体活动。若全身情况许可，伤后一周即可进行上肢的锻炼，3个月后练习抓住床上支架坐起或坐轮椅活动，继而学习站立位所需要的平衡动作（图1-67）。可采用手扶双杠锻炼或使用轻巧的下肢保护架，特别注意对膝关节的保护（图1-68）。站稳后，再练习在双杠中做前进和后退的步行动作，最后，还可练习开关门、上下轮椅、上下楼梯等动作，以便逐渐能自理生活。练功活动可配合按摩、针灸、理疗，对于瘫痪肢体的早期按摩和被动活动，可预防肌肉挛缩与关节强直。根据截瘫平面和功能恢复情况加上部分职业训练，使患者学会技术和专业知识，可以增强战胜疾患的信心。

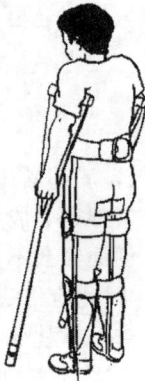

图1-67　平衡动作练习　　　　　　　　图1-68　膝关节锻炼保护

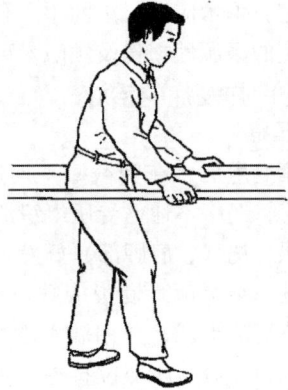

【预防与调护】

截瘫患者的调护主要围绕康复进行。康复的内容除前面讲过的练功活动以外，还应包括思想教育、功能护理和职业训练。

1. 思想教育

外伤性截瘫患者大多数是因意外事故受伤的青壮年，发生截瘫后经过一段时间治疗，截瘫症状仍未解除，思想上会有极大的负担。医务人员要对患者进行安慰和鼓励，使之正确对待疾病和未来的生活。

2. 功能护理

通过对患肢进行被动的功能活动和按摩物理治疗，可以防止肌肉痉挛和关节强直，改善局部血液循环，减少并发症发生。四肢关节尽量保持原有活动范围。对痉挛性肢体做被动活动时，要缓慢进行，以免发生软组织损伤。

3. 职业训练

患者病情稳定后，根据四肢功能恢复情况，结合受伤前的专长、爱好和职业，可教给患者一定的工作技能，一方面可以锻炼上肢功能，另一方面又能使其掌握一定技能，为社会做贡献，同时增强患者热爱生活的信心。

【预后】

外伤性截瘫患者的预后与脊髓损伤平面、损伤性质和损伤程度有密切关系。一般而言，损伤位于颈椎及胸椎者，发生完全性截瘫的可能性较大，其功能恢复的可能性也较小；损伤在腰椎、骶椎者，多为马尾神经损伤，其功能恢复的可能性比较大。脊髓损伤越重，功能恢复率越低。脊髓完全横断者无一例患者能使失去的功能恢复。脊髓受压、挫伤、不完全损伤者可望有不同程度的功能恢复。另外，伤后24小时内，有部分神经功能恢复者预后较好，反之，若受伤超过24小时，肌肉仍呈松弛型瘫痪，感觉、运动功能完全丧失者，预后不良。最后，截瘫患者死亡原因主要是由于高位颈髓损伤发生的呼吸衰竭、持续高热和长期卧床并发症。如肺炎、压疮、尿路感染、败血症、水电解质紊乱等。

四、骨盆骨折

骨盆对盆腔内的脏器和组织（如膀胱、直肠、输尿管、血管、神经、性器官）有保护作用，发生严重的骨盆骨折时，除影响其负重功能外，常可伤及盆腔内脏器或血管神经，尤其是伴大量出血会造成血脱，甚至危及生命。

【诊断要点】

骨盆骨折多由于强大的直接暴力所致，如车辆碾轧、坑道或房屋倒塌、机械碰撞等。此外，跌倒时骶尾骨撞击于硬物，可发生骶、尾骨骨折，肌肉的强烈收缩可引起髂前上、下棘或坐骨结节撕脱骨折。暴力可来自骨盆的前方、后方或侧方，骨折即可发生于直接受力的部位，也可以通过骨盆环传达受力而发生在他处。根据骨折部位和骨盆弓完整性可将骨盆骨折分为三类（图1-69）。

（一）骨盆环无断裂骨折

如髂骨翼骨折、一侧耻骨单支骨折、髂前上、下棘撕脱骨折、坐骨结节骨折、骶骨骨折、尾骨骨折或脱位。

（二）骨盆环单弓断裂骨折

如一侧耻骨上、下枝骨折、耻骨联合分离、一侧骶髂关节脱位或一侧骶髂关节附近的髂骨骨折。

（三）骨盆环双弓断裂骨折

如一侧耻骨上、下枝骨折合并骶髂关节脱位或髂骨翼骨折、耻骨联合分离合并髂骨翼骨折或骶髂关节脱位、双侧耻骨上、下枝骨折。上述损伤使骨盆的稳定性遭到破坏，常伴有骨盆壁软组织损伤，或合并尿道、直肠、膀胱、阴道损伤等。

根据明显外伤史、临床表现和X线检查即可作出诊断，同时注意是否并发尿道、直肠、膀胱、阴道及血管神经等其他损伤。伤后局部疼痛、肿胀、瘀斑，不能起坐、站立和翻身，骨折或错位的部位压痛明显，骨盆挤压实验和骨盆分离实验时骨折处疼痛加剧（图1-70）。在髂前上下棘及坐骨结节骨折时常可触及骨摩擦音及活动的骨块。耻骨联合分离其间隙增宽，并有压痛。尾骨骨折时尾椎压痛明显，肛门指诊有触痛或摸到移位的尾骨。若交叉量诊双侧脐棘距不等长，提示骨盆环可能有两处以上断裂或骶髂关节脱位。拍摄骨盆正位X线片可明确骨折部位和类型，必要时可摄骶尾椎正侧位或骶髂关节斜位片。CT重建可以清楚地看到骨盆骨折移位情况，为需要手术患者做术前准备。

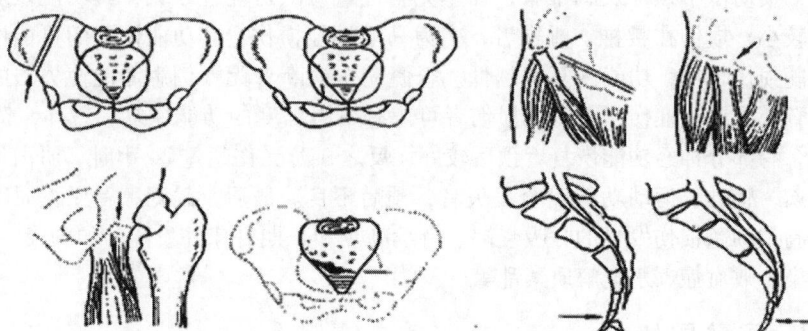

①骨盆弓无断裂的骨折

②骨盆前弓或后弓单断裂骨折

③骨盆前后弓双断裂骨折

图1-69 骨盆骨折的类型

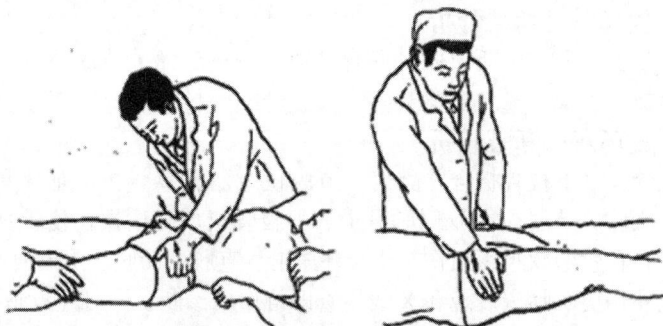

图1-70 骨盆分离和挤压试验

【鉴别诊断】

股骨颈或股骨粗隆间骨折多见于老年人，患肢常有短缩外旋畸形，X线片可协助诊断。

【治疗】

（一）急救处理

骨盆骨折暴力较大，往往合并其他部位如脑、胸、腹的损伤，故死亡率较高。首先应注意防治休克等危及生命的疾患。对疑有骨盆后环骨折或已有轻度休克的患者，应尽量减少搬动。急救时将患者抬放在木板上，连同木板一起搬运，以防在搬运过程中扰动不稳定的骨盆，增加创伤出血，加重休克。

（二）辨证分型

（1）早期因失血过多而引起休克时，可内服独参汤加附子、炮姜，同时冲服三七粉或云南白药。若局部肿胀、疼痛严重者，应活血化瘀、消肿止痛，可选用复元活血汤或活血止痛汤。如伤后胃肠气滞，腹胀纳呆者，治宜活血顺气、通经止痛，可选用顺气活血汤或大成汤。如伤后小便不利、黄赤刺痛，口渴发热者，治宜清热泻火、利水通淋，可应用导赤散和八正散加减。

（2）中晚期以接骨续筋为主，内服接骨丹。后期宜补肝肾、养气血、舒筋活络，可选用舒筋活血汤。

（三）整复固定方法

1. 骨盆环无断裂骨折

髂骨翼骨折或一侧耻骨单支骨折因有丰满的肌肉附着，骨折很少或仅有轻度移位，不需复位。髂前上、下棘撕脱骨折和坐骨结节骨折，骨折块有移位者可用捏挤按压手法复位。骶、尾骨骨折或脱位时，医者戴手套，示指指伸入肛门内扣住向前移位的尾骨下端，向后推挤使其复位。但稳定性较差（图1-71）。

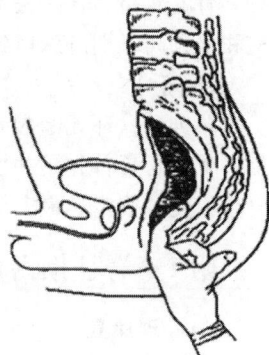

图1-71 尾骨骨折复位法

2. 骨盆环单弓断裂骨折

一侧耻骨上、下枝骨折和一侧骶髂关节脱位或一侧骶髂关节附近的髂骨骨折，骨盆环保持完整，其稳定性无影响，一般不需复位。耻骨联合分离者可用骨盆骨折多头带或骨盆兜悬吊固定3~4周即可复位（图1-72）。

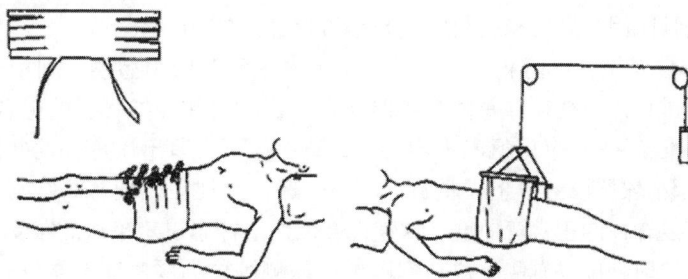

图1-72 骨盆骨折多头带和骨盆兜悬吊固定

3. 骨盆环双弓断裂骨折

骨盆环双弓断裂骨折和脱位是骨盆骨折中最严重的一种情况，损伤暴力大，骨及软组织损伤严重，常合并严重内出血及盆腔脏器损伤。损伤严重而复杂，施行手法复位应慎重，防止增加损伤。可采用持续骨牵引逐渐复位，疗效确切而安全。

（四）功能锻炼

未损伤骨盆后部负重弓者，伤后 1 周练习下肢肌肉收缩及踝关节屈伸活动，伤后 2 周练习髋、膝关节屈伸活动，3 周后扶拐下地活动。若骨盆后弓受损者，固定牵引期间应加强下肢肌肉收缩锻炼及踝关节活动，解除牵引后，应抓紧时间进行各方面的练功活动。

（五）手术治疗

手术疗法适用于开放性骨盆骨折及骨盆骨骨折合并脏器、血管神经损伤的病例。对陈旧性后遗骶髂关节不稳定，经保守治疗无效而疼痛严重者，可行骶髂关节融合术。

【预防与调护】

骨盆骨折易合并失血性休克或内脏损伤，应注意观察，及时诊断和防治，同时应积极预防长期卧床所致的并发症。

【预后】

单纯骨盆环无断裂骨折，因未累及骨盆环的完整性，骨折亦多无移位，预后良好。骨盆骨折首先是并发症的处理，病情稳定后方才及时处理骨折。双侧股骨髁上骨牵引复位固定是最安全可靠的方法，绝大多数患者都可以达到或接近解剖复位。

附1：脊柱损伤合并截瘫患者的康复措施

1. 心理康复

外伤截瘫的患者，在疾病康复的整个过程中，首先应着重心理的康复，使他们在整个治疗过程中能主动配合。医疗人员要将康复计划，治疗及锻炼方法都应向患者耐心解释，对他们指导和督促。其手段有与患者谈心、做细致入微的思想工作；鼓励他们做一些公益性工作，如有文化的患者，可辅导病儿的学习等等，使他们看到自己还有所为，从而树立战胜疾病的信心和决心。

2. 关节活动度的训练

目的是预防因长期卧床引起关节僵直和挛缩。方法包括：

（1）体位变换：可防止发生压疮、关节挛缩和呼吸道感染。利用水平旋转床、体位变化床进行体位变换。每隔 2 小时改换一次。对胸腰椎骨折的患者可采用体位休整法：①准备 4～6 个聚氨酯大泡沫块，垫在体下，留出压疮好发部位取仰卧位。②用 1～3 个小软枕或浴巾垫在骨折部下方，保持脊柱在生理弯曲基础上呈过仰位，以便尽快恢复脊柱的正常弯曲度。③骨折部位贴上标志以示确认。④受伤后 6 周内，每隔 2 小时按仰卧位→右侧卧位→仰卧位→左侧卧位的顺序变换体位。⑤仰卧位时下肢轻度外展，踝关节保持90°，双下肢间垫软枕保持外展。⑥6 周后逐渐延长体位变换时间为 3~4 小时一次。10~12 周可移到一般软床，但仍要进行体位变换。⑦坐位体位变换。脊髓损伤导致截瘫，不宜同一姿式长期就坐，坐骨结节部位很容易发生压疮。乘坐的轮椅的顺序为挖空板、泡沫和羊皮坐垫。每坐 15~30 分钟要支撑抬起上半身并左右挪动，以避免同一部位持续负重过久。

（2）夹板的应用：目的是防止足下垂，保持肢体功能位。常用的有箱形足夹板、足板、石膏足夹板、保护足跟式石膏。若没有条件也可用砂袋预防垂足，注意砂袋要将全足支起，否则足的前部仍向跖侧屈，不能起到应有的作用。

（3）被动活动：被动活动是指靠医护人员的手法、患者的健康部位，借助器具的力量，使相关的肌肉在松弛状态下所进行的运动。可促进局部的血液循环，保持关节的活动度。在给脊髓损伤患者做被动活动时要注意时间、部位，以免造成负损伤。如：早期不宜做髋关节的活动，会妨碍损伤部位的稳定。大约 6 周后即可开始做被动活动，先是轻轻地活动远心端，逐渐活动近心端，活动量要逐渐加大。

（4）伸展法：伸展法主要用在关节周围软组织的挛缩，促使挛缩肌肉松弛。对于截瘫患者而言，主要是预防屈肌挛缩和足下垂，其措施为倾斜台和踝关节矫正站立板，为日后的站立打基础。

3. 体力恢复训练

为防止全身体力下降，促进血液循环和保持心肺功能，增强体力而进行的活动。它包括如下几种。

（1）上肢的伸屈、内收外展活动。

（2）随着病变局部活动受限的改善，可做卧位体操活动上半身。

（3）用自己的力量或靠背架坐起来，做坐位体操。

4. 增强上肢、躯干肌肉肌力的训练

瘫痪患者中等度以上的损伤，下肢肌力恢复希望不是很大，故应加强上肢肌及肌力的锻炼，为将来使用软椅及拐杖步行做准备。

现在轮椅普遍使用之后，多少有些忽视了上肢及躯干的肌力增强训练。其实上肢及躯干肌力增强，对轮椅操作特别是对保持平衡和增强耐力大有裨益，不应放弃训练。

（1）初期：脊髓损伤时，在不给损伤部位造成不良影响的前提下，在静卧期即可开始使用拉力器训练；后期可拿哑铃、铅球、杠铃、砂袋等重物练习。

（2）慢性前期：随着损伤椎体稳定性增强可利用骨科牵引床上的支架、滑轮、重锤来进行练习。首先练习肩关节的外展、内收、屈曲，伸直肘关节。

（3）慢性后期：恢复到任何体位不受限时，即可在床上做抗阻力训练。脊髓损伤的起步，特别是下肢的起步，需要背阔肌的运动，这一肌肉的强化可以使骨盆做一定强度的运动。

以上是胸 10 平面脊髓损伤引起近似全瘫患者的上肢、躯干肌力的增强训练。如损伤平面较低，肌肉损伤轻微，则训练较之简单。

5. 下肢肌力、肌肉功能恢复训练

截瘫患者下肢条件与上肢明显不同，因而在临床上不能采用上肢的训练方法。

应以被动运动为主，并把再训练结合起来，逐渐由被动运动过渡到功能再训练。

（1）先采用被动运动方法缓冲肌张力亢进。

（2）使患者有意识地注意到欲恢复活动的肌肉和部位，用手触及该部皮肤或用力压迫。在充分唤起患者注意力下进行训练。

（3）进行言语刺激和视觉追踪，医护人员同时可用自己的肢体来带动患者活动。

（4）强化臀部的腰方肌，利用其上举骨盆的功能使下肢迈步。

6. 复合基本动作训练

（1）依靠倾斜台或支架被动坐起：从每日练坐 1 小时为基点逐渐延长时间。

（2）坐位基本动作：坐位平衡动作，首先是两腿伸直坐位训练，如果有可能，患者前面放一面镜子，让患者自己看着倾斜状态来自我矫正。稍一倾斜时，医护人员立即喊"歪了！起来！"倾斜时不立即扶他，宜轻轻地向反方面推他，以期诱发姿式反射而直立。无论如何总向侧方或后方倾斜时，为找平衡可在麻痹侧臀部垫一小枕。

（3）半辅助坐起：利用靠背板可呈直角坐起，并能保持坐位平衡时，则可开始进行半辅助的坐起。利用床边横梁、绳梯、索带等坐起，不能完成的部分给予辅助。要逐渐地脱离帮助。

（4）主动坐起：患者能长时间保持坐位后，还需练习将下肢垂于床边，依靠手的力量坐起。

（5）坐位移动：除练习向后、侧方移动外，还需将下肢垂于床边，沿床横向移动。

（6）轮椅动作：被动坐起来若能保持 15~30 分钟，即使坐位保持不了平衡也可在辅助下坐轮椅。脊髓损伤约 3~4 个月，非外伤性截瘫在 1 个月内开始练习。患者从室内生活中解放出来，可使精神振奋。训练分如下步骤：①轮椅上坐位平衡体操与坐位平衡。②在轮椅上练习用双臂支撑身体。③将下肢移到地上的动作：先用手将腿盘上；抬起足踏板，然后把腿放在地上。④驱动轮椅前进、后退、转大弯、转小弯，使用车闸，此外还要上下台阶。

（7）移乘动作：①从轮椅移至床上，先将轮椅斜着贴近床旁向前靠近。②从轮椅移椅子间，按从轮椅到床的方法进行。③利用练习台，练习从轮椅到地面的移动。

（8）应用动作：①在轮椅上开关门。②从轮椅到洗澡间的移动。③从轮椅到厕所间的移动。④从轮椅上站起来。

（9）立位基本动作：起初靠倾斜台练习被动起立，4~5 个月后开始做下面两项练习。①帮助起立：最初患者自行站立（在平行杠之间）时，多半要依靠医护人员的辅助，因这时刚能从坐位站起来，是由于肌力低下及其他障碍的缘故，或由于得不到要领。医护人员抓住患者的腰带或防止跌倒带，好像抱着他一样；随着习惯了以后，而逐渐减去辅助。若患者支持不住体重而膝关节屈曲时，可用固定膝部的夹板和膝部支具进行练习。②平行杠内站立保持平衡：患者双手握双杠站立，体重由两脚负担，保持平衡。重心先放到右足，身体向右倾；再放到左足，身体向左倾。然后右手放开，利用两足和左手保持平衡；再次放开左手进行同样练习。放开双手保持平衡最初只能保持一瞬间，逐渐延长时间。③离开平行杠，靠拐杖保持立位平衡：利用平行杠完全可以保持平衡后，可让患者拿起拐杖练习。

（10）基本步态动作：在站起来之前，要把拐杖选择好，然后开始。顺序是：四点拖地，交替拖地；其次是小步和四点步行；最后是大步和两点步行。指导要领如下：医护人员要位于患者身后，在跌倒时能立即给以支撑。腰向一侧弯曲，靠在双杠的一侧，使该侧手用力挺直腰部。若这样还不能矫正身体时，医护人员应即刻支撑其身体使其复原。臀部向后方突至身体呈弯曲状时，医护人员从后方推压臀部使身体伸展。腰方肌良好时，即使髋肌无力，也能使骨盆向对侧倾斜，抬起下腹悬空的同时旋转躯干，使下肢向前移动。如腰方肌不强，不能进行上述动作时，则可先做小步幅步行，进而再做大步幅步行。利用平行杠步行练习前进、侧进、后退、上下台阶。扶双拐步行亦要练习：前进、侧进、后退、转变方向，以及依靠双拐做一些应用动作，如开、关门，从床上下地站起，从椅上站起，从轮椅上站起，从马桶上站起，从地板上站起，上下楼梯，上下车，上下斜坡，跨沟，提物步行等。

7. 日常生活活动能力训练

与复合基本动作训练一并进行。包括穿脱衣服，装卸支具，排便动作。

8. 作业疗法

截瘫时上肢功能正常，所以应把重点放在改善躯干和下肢功能上。步骤如下。

（1）早期应重视精神疗法和支持疗法。

（2）恢复前期，做一些增强上肢、躯干肌力为目的作业疗法。如仰卧位编织，捏粘土，叠纸玩具等。

（3）能坐轮椅后，开始学习使用手压粘土粉碎机、用锯锯东西，以及使用木工的锤子等。作为一种游戏，可进行撞圆盘等项目。以上动作既是对躯干的训练，同时也是一种支持疗法。

（4）恢复前期的后半期，靠倾斜台能被动起立的同时，即应开始用起立桌练习起立。可做一些手工艺品，并从事利用上肢的游戏活动。

（5）恢复后期以游戏和体育活动为主，可恢复和保持体力。在恢复心肺功能的同时，使患者压抑的心情得到解脱，心胸开阔，增强成功的勇气和信心。除起到上述心理作用外，还可使患者消除自卑感，加强与社会的联系。以使用上肢为主的活动有：轮椅赛跑，借助轮椅跳方形舞，射箭，标枪，套圈，打球等。

9. 支具的使用

使用支具主要为保持身体平衡，增强肌力和耐受力以及使全身功能协调。脊髓损伤在胸1~7者，仅用长下肢支具即可，胸以上损伤者，用带有骨盆带的长下肢支具或再装上其他用具。要与轮椅配合使用，力争尽快投入到学习和工作中去，融入社会。

附2：骨折早、中、后期饮食及禁忌

骨折患者除了在最初一些日子里可能伴有轻微的全身症状外，其余时间里大多没有全身症状，所以和一般健康人的日常饮食相仿，选用多品种、富有各种营养的饮食就可以了。要注意使食物易于消化和吸收，慎用对呼吸道和消化道有不良刺激的辛辣品（辣椒、生葱、芥末、胡椒）等。在全身症状明显的时候，应给予介于正常饮食和半流质饮食之间所谓软饭菜，供给的食物必须少含渣滓，便于咀嚼和消化，烹调时须切碎煮软，不宜油煎、油炸。

以上是骨折患者的一般饮食原则。为了更快更好地促进骨折愈合，骨折患者还应根据骨折愈合的早、中、晚三个阶段，根据病情的发展，配以不同的食物，以促进血肿吸收或骨痂生成。

早期（1~2周）：受伤部位瘀血肿胀，经络不通，气血阻滞，此期治疗以活血化瘀，行气消散为主。中医认为，"瘀不去则骨不能生"、"瘀去新骨生"。可见，消肿散瘀为骨折愈合之首要。饮食配合原则上以清淡为主，如蔬菜、蛋类、豆制品、水果、鱼汤、瘦肉等，忌食酸辣、燥热、油腻，尤不可过早施以肥腻滋补之品，如骨头汤、肥鸡、炖水鱼等，否则瘀血积滞，难以消散，必致拖延病程，使骨痂生长迟缓，影响日后关节功能的恢复。在此阶段，食疗可用三七10g，当归10g，肉鸽1只，共炖熟烂，汤肉并进，每日1次，连续7~10天。

中期（2~4周）：瘀肿大部分吸收，此期治疗以和营止痛、祛瘀生新、接骨续筋为主。饮食上由清淡转为适当的高营养补充，以满足骨痂生长的需要，可在初期的食谱上加以骨头汤、田七煲鸡、动物肝脏之类，以补给更多的维生素A、维生素D、钙及蛋白质。食疗可用当归10g，骨碎补15g，续断10g，新鲜猪排或牛排骨250g，炖煮1小时以上，汤肉共进，连用2周。

后期（5周以上）：受伤5周以后，骨折部瘀肿基本吸收，已经开始有骨痂生长，此为骨折后期。治疗宜补，通过补益肝肾、气血，以促进更牢固的骨痂生成，以及舒筋活络，使骨折部的邻近关节能自由灵活运动，恢复往日的功能。饮食上可以解除禁忌，食谱可再配以老母鸡汤、猪骨汤、羊骨汤、鹿筋汤、炖水鱼等，能饮酒者可选用杜仲骨碎补酒、鸡血藤酒、虎骨木瓜酒等。食疗可用枸杞子10g，骨碎补15g，续断10g，薏苡仁50g。将骨碎补与续断先煎去渣，再入余2味煮粥进食。每日1次，7天为1疗程。每1疗程间隔3~5天，可用3~4个疗程。

骨折患者饮食上注意应进食何种食物外，还应注意下列禁忌。

（1）忌盲目补充钙质：钙是构成骨骼的重要原料，有人以为骨折以后多补充钙质能加速断骨的愈合。但科学研究发现，增加钙的摄入量并不加速断骨的愈合，而对于长期卧床的骨折患者，还有引起血钙增高的潜在危险，而同时伴有血磷降低。此是由于长期卧床，一方面抑制对钙的吸收利用，一方面肾小管对钙的重吸收增加的结果。所以，对于骨折患者来说，身体中并不缺乏钙质，只要根据病情和按医生嘱咐，加强功能锻炼和尽早活动，就能促进骨对钙的吸收利用，加速断骨的愈合。尤其对于骨折后卧床期间的患者，盲目地补充钙质，并无裨益，还可能有害。

（2）忌多吃肉骨头：有些人认为，骨折后多吃肉骨头，可使骨折早期愈合。其实不然，西医学经过多次实践证明，骨折患者多吃肉骨头，非但不能早期愈合，反而会使骨折愈合时间推迟。究其原因，是因为受损伤后骨的再生，主要是依靠骨膜、骨髓的作用，而骨膜、骨髓只有在增加骨胶原的条件下，才能更好地发挥作用，而肉骨头的成份主要是磷和钙。若骨折后大量摄入，就会促使骨质内无机质成分增高，导致骨质内有机质的比例失调，所以，就会对骨折的早期愈合产生阻碍作用。但新鲜的肉骨头汤味道鲜美，有刺激食欲作用，少吃无妨。

（3）忌偏食：骨折患者常伴有局部水肿、充血、出血、肌肉组织损伤等情况，机体本身对这些有抵抗修复能力，而机体修复组织，长骨生肌，骨痂形成，化淤消肿的原料就是靠各种营养素，由此可知保证骨折顺利愈合的关键就是营养。

（4）忌不消化之物：骨折患者因固定石膏或夹板而活动限制，加上伤处肿痛，精神忧虑，因此食欲往往不振，时有便秘。所以，食物既要营养丰富，又要容易消化及通便，忌食山芋、芋艿、糯米等易胀气或不消化食物，宜多吃水果、蔬菜。

（5）忌少喝水：卧床骨折患者，尤其是脊柱、骨盆及下肢骨折患者，行动十分不便，因此就尽量少喝水，以减少小便次数，如此虽小便次数减少，但更大的麻烦也产生了。如卧床患者活动少，肠蠕动减弱，再加上饮水减少，就很容易引起大便秘结。长期卧床，小便潴留，也容易诱发尿路结石和尿路感染。所以，卧床骨折患者想喝水就喝，不必顾虑重重。

（6）忌过食白糖：大量摄取白糖后，将引起葡萄糖的急剧代谢，从而产生代谢的中间物质，如丙酮酸、乳酸等，使机体呈酸性中毒状态。这时，碱性的钙、镁、钠等离子，便会立即被调动参加中和作用，以防止血液出现酸性。如此钙的大量消耗，将不利于骨折患者的康复。同时，过多的白糖亦会使体内维生素 B_1 的含量减少，这是因维生素 B_1 是糖在体内转化为能量时必需的物质。维生素 B_1 不足，大大降低神经和肌肉的活动能力，亦影响功能的恢复。所以，骨折患者忌摄食过多的白糖。

（7）忌长期服三七片：骨折初期，局部发生内出血，积血瘀滞，出现肿胀、疼痛，此时服用三七片能收缩局部血管，缩短凝血时间，增加凝血酶，非常恰当。但骨折整复一周以后，出血已停，被损组织开始修复，而修复必须有大量的血液供应，若继续服用三七片，局部的血管处于收缩状态，血液运行就不畅，对骨折愈合不利。

（8）骨折禁饮果子露：骨折与一般皮肉损伤不同，坚硬的骨质愈合时间比较长，短则 1 个月，长则半年以上。在医院对好位置，作了固定以后，常需在家继续休养、康复。做好家庭护理，促进愈合，尤其重要。

"民以食为天"，骨折患者也一样。让骨折患者吃好，是家庭护理中很重要的一条。

绝大部分骨折虽无内脏损伤，但由于经历了创伤或手术的打击、终日休息、运动减少，原先的生活规律被打乱，可能胃口不好，受伤后短时期内较为明显。老年患者和体质较弱或心理承受能力差的人，更容易发生。在心理护理的基础上，要在患者饮食花样、调配上多下功夫，做到营养丰富，色、香、味俱佳，以刺激食欲。手臂活动不便的，还要喂饭。适当多吃一些西红柿、苋菜、青菜、卷心菜、胡萝卜等维生素 C 含量丰富的蔬菜，以促进纤维骨痂生长和伤口愈合。

骨骼异常坚硬，主要由有机物和无机物所构成。无机物占比例最多的是钙。人体内 99% 的钙集中在骨骼内。受伤发生骨折后，人们自然而然地想到让伤员多吃些钙质，以加快愈合。不知从何时起，骨头汤成了骨折伤员的最好补品。但是，根据医疗经验及实验研究，却没有发现骨折伤员需要额外补充钙质的证据。骨折后受伤部位局部血液循环障碍，组织偏于酸性，骨折端可发生脱钙。但这些脱出的钙质并没有被运走、排泄，而是溶解在周围。等到局部创伤性炎症恢复正常后，便作为修复骨折的主要材料沉积下来。

根据最近的研究成果，骨折患者需要补充锌、铁、锰等微量元素。这几种元素，有的参与组成人体代谢活动中的酶，有的是合成骨胶原和肌红蛋白的原料。经测定，骨折后患者体内上述物质的血清浓度均明显下降。因此，在骨折早期适当补充，可能有利于愈合。动物肝脏、海产品、黄豆、葵花籽、蘑菇中含锌较多；动物肝脏、鸡蛋、豆类、绿叶蔬菜、小麦面粉中含铁较多；麦片、芥菜、蛋黄、乳酪中含锰较多，骨折患者可适当多吃。除此以外，也可服用含有这些物质的药物。

骨折早期因忧思少动，气机郁滞，无力推运，常有大便秘结，卧床患者更多见。宜多食含纤维素多的蔬菜，吃些香蕉、蜂蜜等促进排便。

骨折患者不必"忌口"，对饮食没有什么特殊限制，但有一点要特别提出，不要吸烟。近年，科学家们又发现，吸烟还可影响骨折愈合。在香烟所含的数千种有害物质中，尼古丁在影响骨愈合中起关键作用，它能显著降低人体组织的氧含量，削弱机体制造胶原能力，而胶原是一种对于新骨形成颇有用的蛋白质。

第二章 脱 位

第一节 概 论

构成关节的各骨关节面失去正常对合关系，称为关节脱位（dislocation）。脱位的命名，一般先冠以关节名称和病因，再指明关节远侧骨端移位的方向。例如，肘关节外伤性后脱位，是指尺骨鹰嘴向后方移位。脱位有如下分类方法。

（一）按产生脱位的病因分类

1. 外伤性脱位

正常关节因遭受暴力而引起脱位，临床上最为常见。

2. 病理性脱位

关节结构被病变破坏而产生脱位者。某些疾病发生关节破坏、关节囊韧带松弛，关节稳定性遭到破坏，轻微外力，或无明显外伤史，即可发生脱位。临床上常见的有髋关节结核、化脓性关节炎、骨髓炎等疾病，使关节破坏，导致病理性完全脱位或半脱位。

3. 习惯性脱位

两次或两次以上反复发生脱位者称为习惯性脱位。该类脱位多由外伤性脱位未得到有效治疗，尤其脱位复位后，未给予充分固定，或根本无固定，导致关节囊和关节周围其他装置的损伤未得到修复，而变得薄弱，或先天性骨关节发育不全，在日常工作和生活中，受轻微外力，即可发生关节脱位。如张口大笑或打哈欠产生的颞颌关节脱位，或打扫卫生，举手擦玻璃，或举斧劈柴、穿衣等都可造成肩关节脱位。这类脱位采用手法复位较容易，但常有复发。

4. 先天性脱位

因胚胎发育异常，导致先天性骨关节发育不良而发生脱位者。如患者出生时，因髋关节囊松弛、伸长、甚至呈哑铃状，股骨头骨骺发育延迟等产生的先天性髋关节脱位较为常见，女性发病较多。因股四头肌发育异常，或股内侧肌缺如，或伸膝装置外移，造成的髌骨先天性脱位，较为常见，常为双侧脱位。先天性膝关节脱位，又名先天性膝反屈，本病少见，好发于女性。

（二）按脱位的方向分类

分为前脱位、后脱位、上脱位、下脱位及中心性脱位。如肩关节脱位时按脱位后肱骨头所在的位置分为：前脱位、后脱位，髋关节脱位时，按股骨头所在位置可分为：前脱位、后脱位及中心性脱位。四肢及颞颌关节脱位以远端骨端移位方向为准，脊柱脱位则以上段椎体移位方向而定。

（三）按脱位后的时间分类

1. 新鲜脱位

指关节脱位在 3 周以内者。

2. 陈旧性脱位

指关节脱位超过 3 周者。

一般来说，脱位在 2~3 周以内者为新鲜脱位，发生在 2~3 周以上者，称为陈旧性脱位。但因人、因关节而异，如肩关节脱位 3 周以上仍多能复位，而肘关节脱位后 10 天以上就很难整复。所以单纯以时间为界是不全面的。对不同关节脱位，不同年龄的患者，应区别对待。

（四）按脱位程度分类

1. 完全脱位

组成关节的各骨端关节面完全脱出，互不接触。

2. 不完全脱位

又称半脱位，即组成关节的各骨端关节部分脱出，部分仍相互接触。

3. 单纯性脱位

系指无合并症的脱位。

4. 复杂性脱位

脱位合并骨折，或血管、神经、内脏损伤者。

（五）按脱位后关节腔是否与外界相通分类

1. 闭合性脱位

脱位处皮肤完整，关节腔不与外界相通。

2. 开放性脱位

脱位处皮肤裂开，关节腔与外界相通。

第二节　脱位的诊断

关节脱位的诊断，主要根据临床症状，体征及 X 线摄片。脱位的症状一般分为任何损伤均可引起的一般症状，以及关节脱位后所具有的特殊症状。

一、一般症状

（一）疼痛和压痛

关节脱位时，关节囊和关节周围的软组织往往有撕裂性损伤，从而脉络受损。气血凝滞，瘀血留内，阻塞经络，因而局部出现不同程度的疼痛，活动时疼痛加剧。单纯关节脱位的压痛一般较广泛，不象骨折的压痛点明显。例如，肩关节前脱位，不但肩峰下有压痛，而且肩关节前方亦有压痛。

（二）肿胀

关节脱位时，关节周围软组织损伤，血管破裂、出血，组织液渗出，充满关节囊内外，继发组织水肿，因而在短时间内出现肿胀。单纯性关节脱位、肿胀多不严重，且较局限、合并骨折时，多有严重肿胀，伴有皮下淤斑，甚至出现张力性水疱。

（三）功能障碍

由于损伤致关节脱位，发生关节结构失常，关节周围肌肉损伤，出现反射性肌肉痉挛，加之疼痛，患者精神紧张，或怕痛不敢活动，造成脱位之关节活动功能部分障碍或完全丧失。少年关节脱位的功能丧失与干骺端骨折所引起者相似。

二、特有畸形

（一）关节畸形

关节脱位，使该关节的骨端脱离了正常位置，关节周围的骨性标志相互发生改变，破坏了肢体原有轴线，与健侧对比不对称，因而发生畸形。若关节周围软组织较少，畸形较明显而易识别。如肩关节脱位后呈"方肩"畸形，是由肱骨头的位置改变，肩峰相对高突所致。肘关节后脱位，可呈现靴样畸形，肱骨内外上髁与尺骨鹰嘴三者间的关系失常。关节脱位后，患肢可出现畸形，如髋关节后脱位，患肢明显内旋、内收，髋、膝关节微屈，患侧足贴附于健侧足背上。

（二）关节盂空虚

关节脱位后，触摸该关节时，可发现其内部结构异常。构成关节的一侧骨端部分，或完全脱离了关节盂，造成原关节外凹陷、空虚，表浅关节比较容易触摸辨别。如肩关节脱位后，肱骨头完全离开关节盂，肩峰下出现凹陷，触摸时有空虚感。

（三）弹性固定

脱位后，骨端位置的改变，关节周围未撕裂的肌肉痉挛、收缩，可将脱位后的骨端保持在特殊位置上，在对脱位关节作任何被动运动时，虽然有一定活动度，但存在弹性阻力，当去除外力后，脱位的关节又回复到原来的特殊位置，这种体征变化称为弹性固定。

（四）触摸骨端

在临床检查时，触摸关节周围的变化，可以发现移位的骨端位于畸形位置。如肩关节前脱位，在喙突下或锁骨下可扪及光滑的肱骨头，如髋关节后脱位，在臀部可触到股骨头。

三、X线摄片检查

X线摄片检查可明确诊断和鉴别诊断，以指导治疗。根据X线照片显示情况，明确脱位方向、程度及是否合并骨折，选用相应方法治疗，并可用于鉴别疗效、估计预后，由此可见关节脱位应作常规X线照片检查。

四、脱位的并发症

关节脱位的并发症是指组成关节的骨端移位引起的其他组织损伤。并发症有早期并发症和晚期并发症两种。早期并发症是指与脱位同时发生的损伤，这种并发症若能及时发现，采取有效措施处理，则预后多佳。故对早期并发症应以及时治疗为主，晚期并发症多发生在脱位的中后期，损伤当时尚未发现并发症的症状和体征，而在脱位整复以后逐渐发生的病症，这种并发症的疗效很难达到满意程度，故应以积极预防为主。

（一）早期并发症

1. 骨折

由于受伤时，肢体承受的暴力较大，邻近关节的骨端或关节盂边缘发生骨折。脱位并发骨折可由以下因素引起：一是骨端的相互撞击，如髋关节后脱位并发髋臼后上缘骨折。或前脱位时股骨头前下方骨折等。一是肌肉强力收缩产生的撕裂性骨折，如肩关节脱位并发肱骨大结节撕脱性骨折。以上这两种类型，大多数骨折块不大，脱位整复后，骨折亦可随之复位成功。此外，由于脱位过程中，剪切暴力和肌体的内应力相互作用，脱位还可以并发其他类型的骨折，如肩关节脱位并发肱骨外科颈骨折，亦有少数脱位并发同一肢体的骨干骨折，如髋关节脱位并发股骨干骨折。

2. 神经损伤

多因暴力引起脱位的骨端牵拉、或压迫神经干而引起。如肩关节脱位时，腋神经被肱骨头牵拉或压迫，髋关节后脱位时，坐骨神经被股骨头压迫或牵拉等。脱位并发大神经干损伤多为挫伤。极少数为神经裂断。神经挫伤，一般在脱位整复后，随着压迫和牵拉因素的解除，可在三个月左右时，神经症状逐渐消失，肢体功能逐渐恢复，故不需做神经探查术，若受伤时暴力大，有神经干断裂的可能性，经过一个月左右观察，损伤的神经无恢复迹象，应及早施行神经探查术，若发现神经断离者，应及时行神经吻合术。

3. 血管损伤

多为脱位的骨端压迫，牵拉关节周围的重要血管引起。牵拉的暴力较大可导致血管撕裂，引起广泛性出血，骨端移位多可压迫动静脉，造成血管挫伤。大静脉损伤时，脱位以下肢体肿胀较甚。大动脉损伤，则引起患肢远端的血运障碍，动脉博动消失. 若不及时有效的处理，患肢即可发生坏死。如肩关节的前脱位的腋动脉损伤；肘关节后脱位，肱动脉受压的损伤；膝关节脱位，腘动脉遭到挤压而致的血运受阻等。这类动静脉损伤，多能随着关节的复位而逐渐恢复。复位成功后，肢体血运仍无改善，或发生大血管破裂者，应作急症处理，手术探查，或手术修补，或结扎血管。若为老年患者，伴有动脉硬化症，可因动脉损伤而致血栓形成，影响患肢血液循环。辨证内服活血祛瘀中药，可促进血液循环，预防血栓形成。

4. 感染

多因开放性脱位未及时清创，或清创不彻底所致。轻者创口感染，重则可并发关节化脓性感染。另外，开放性脱位的创口往往带有泥土、碎屑或粪便等污染物，可发生特异性感染，如破伤风、气性坏疽等。素体虚弱者，并有菌毒素潜伏时，更易发生，这类感染较为严重，可危及生命，故应特别注意预防。

（二）晚期并发症

1. 关节僵硬

脱位中后期，关节活动范围发生较严重障碍，称为关节僵硬。关节内、外的血肿机化，关节内滑膜反折等处的粘连，以及关节囊及其周围的韧带、肌腱、肌肉等组织的挛缩、粘连而发生关节僵硬。多见于老年患者。多因长期固定，或不注意患肢功能锻炼、静脉和淋巴液回流不畅，淤血流注关节所致。治疗应以主动功能锻炼为主，辅以推拿按摩。

2. 骨化性肌炎

又名创伤性骨化，关节脱位并发近关节骨折，或强手法推拿，关节被动屈伸时，骨膜被剥离，骨膜下血肿与周围软组织血肿相贯通，随着血肿机化、钙化及骨样组织形成。可发生骨化性肌炎。暴力强大，损伤严重，骨膜下血肿易向被破坏的组织间隙扩散，亦可形成广泛的骨化性肌炎。好发于肘、膝、肩、髋等关节周围。

3. 创伤性关节炎

由于脱位时，关节软骨面被损伤，造成关节面不平整，或整复操作不当，关节之间关系未完全复原，日久导致部分关节面磨损，活动时引起疼痛，称为创伤性关节炎。后期可发生关节退行性变和骨端边缘骨质增生。下肢因负重较上肢多而发生率高，尤以膝关节多见。

4. 骨的缺血性坏死

脱位时，因暴力致关节囊撕裂，关节内、外的韧带亦可断裂，这些组织内的血管，部分或全部遭受损伤，发生撕裂，或因损伤而痉挛，从而局部血流阻塞或不畅，骨的血液循环受到破坏，血液供应严重不足，发生骨缺血性坏死。如髋关节脱位时，股骨头圆韧带断裂，关节囊破坏等，可出现股骨头缺血性坏死。其好发部位有股骨头、月骨、距骨等。肱骨头、胫骨上端有时亦可发生。

5. 腱鞘炎

多因脱位时肌腱和腱鞘受牵拉摩擦引起。损伤后腱鞘充血、水肿，日久增厚粘连，形成腱鞘炎。如肩关节脱位后期，可形成肱二头肌长头腱鞘炎；腕关节脱位可并发桡骨茎突狭窄性腱鞘炎。

第三节　上肢脱位

一、颞颌关节脱位

颞颌关节是由下颌骨的一对髁状突和颞骨的一对下颌关节窝组成的。它是面部惟一能活动的关节，属左、右联动关节。周围有关节囊包绕，囊的侧壁有韧带加强，但前壁较松弛薄弱，且无韧带加强。关节内有一软骨盘，与关节囊紧密相连，对颞颌关节的稳定有一定作用。在闭口时，髁状突位于下颌凹内；张口时，髁状突向前滑至关节结节之上，为一不稳定的位置。发生颞颌关节脱位的原因有以下几种。

1. 张口过大

在大笑、打呵欠、张口治牙时，下颌骨的髁状突及关节盘都可过度向前滑动，移位于关节结节的前方，即可发生颞颌关节前脱位。

2. 外力打击

在张口状态下，外力向前下方作用于下颌角或颏部，关节囊的侧壁韧带不能抵抗外来暴力，则形成单侧或双侧颞颌关节前脱位。

3. 咬食较大硬物

在单侧上、下臼齿之间，咬食较大硬物时，以硬物为支点，翼外肌、咀嚼肌为动力，颞颌关节处于不稳定的状态，肌力拉动下颌体向前下滑动，多形成单侧前脱位，亦可发生双侧前脱位。

【临床表现与诊断】

（1）有过度张口或暴力打击等外伤史。患者呈半开口状，不能自然张开与闭合，并有言语不清、吞咽困难、口涎外流等症状。

（2）单侧脱位时，口角歪斜，下颌骨向健侧倾斜，患侧低于健侧，患侧颧弓下方可触及下颌髁状突，耳屏前方可触及凹陷；双侧脱位时，下颌骨下垂，向前突出，双侧颧弓下方可触及下颌髁状突，两耳屏前方可触及明显凹陷，患者常以手托住下颌就诊。

（3）X线摄片检查可确定脱位的类型、移位的程度以及有无并发髁状突骨折。

【鉴别诊断】

应与下颌骨骨折相鉴别，骨折常伴有压痛，异常活动，没有弹性固定。可通过X线摄片鉴别。

【治疗】

（一）手法复位

1. 口内复位法

患者取低坐位，头枕部及背部靠墙壁，或由助手双手固定患者头部。术者站在患者前面，用数层无菌纱布裹住两拇指并伸入患者口腔内，置于两侧下磨牙上，余四指在外面托住下颌体，两拇指用力往下按压，使下颌骨松动，余指同时协调将下颌向上，将下颌向后向上推送，两拇指在推送后迅速向两旁滑开。在听到入臼声或见患者已闭口自如时，则表示复位成功（图2-1）。

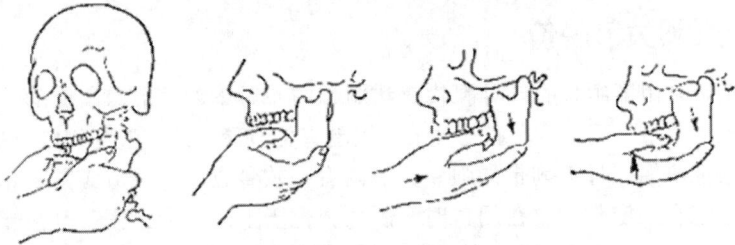

图2-1 口内复位法

2. 口外复位法

患者正坐位，头枕部靠于墙壁。医者面对患者，双手拇指尖置于患者双侧，其余手指托在两下颌体下缘，用双拇指按揉局部，用力由轻至重，使之下颌部出现酸、麻、胀感。约5分钟，此时有相当部分患者复位。若仍未复位，医者双拇指尖应继续按压下颌关节处（下关穴），并以拇指末节桡侧将下颌骨的髁状突往下后方向轻轻推挤，同时双手余指托起两侧下颌体下缘，闻及响声即复位。

习惯性脱位的复位方法同新鲜脱位，但复位后必须加以妥善固定。

（二）外固定

复位后，托住下颌，维持闭合位，然后用四头带（或绷带）兜住下颌。在头顶部打结固定 3～5 天。绷带固定松紧要适度，以张口 1cm 为准。习惯性脱位者，应适当延长固定时间，约 1～2 个月。

（三）功能锻炼

固定期间应嘱患者做闭口咬合运动，以增强咬肌肌力。嘱患者不要用力张口及大声说话，避免咬食较大硬物。

（四）药物治疗

1. 中药治疗

（1）内治：复位后内服药以舒筋活血，补肾壮筋为主，常用舒筋活血汤、补肾壮筋汤等。

（2）外治：外用舒筋药水（如舒筋止痛水，消伤痛擦剂）涂擦患处关节周围．可配合手法揉摩，理顺筋络，每日 2～3 次，配合局部外用红花油。

2. 西药治疗

（1）消炎、止痛或对症处理。

（2）硬化剂关节腔内注射法：常规消毒关节区皮肤后，分别在局部浸润麻醉下，于张口位向两侧关节囊内注入 5% 鱼肝油酸钠 0.5ml，约经 2～3 次治疗，即可限制下颌关节活动，减少脱位发生次数。

（五）手术治疗

陈旧性的下颌关节脱位，手法复位困难者，可考虑切开复位或髁状突切除术。

（六）简易疗法和偏方

1. 筷压法

患者端坐，自然放松，术者手拿筷子面对患者。筷子一头用纱布缠裹如拇指粗，然后放压在下颌骨第 2 磨牙上、让患者咬住，另一手将下巴向下托，一压一提，抽出筷子即可复位。双侧脱位者先整复一侧，再整复另一侧。本法可防止术者手指被咬伤或术者手法过重引起下颌关节肌纤维及关节囊的损伤。

2. 点穴复位法

患者端坐，助手固定其头部。术者按压患侧下关穴 1～3 分钟，使咀嚼肌充分松弛，然后，将双手拇指分别置于患者下颌部相当于第 2、第 3 臼齿处，其余四指钩住下颌角。当拇指向后下用力按压时，四指向前上端托，缓缓持续用力即可。

【预防与调护】

（1）固定期间应嘱患者做闭口咬合运动。

（2）急性期过后，可适当作颞颌关节的闭口咬合运动，以增强咬肌肌力，切忌张口过大，避免咬食较大硬物。

（3）治疗后期可配合手法按摩，理顺筋络，预防调护。

【营养配餐】

损伤期间,饮食宜清淡柔软,不用过多咀嚼的食物,忌食生冷辛辣生硬厚味。

1. 佛手陈皮饮

组成:佛手50g,陈皮30g,白糖2匙。

用法:将佛手、陈皮洗净切碎,置入锅中,加清水500ml,急火煮开3分钟,文火煮10分钟,滤渣取汁,加白糖,分次饮服。功效可行气活血止痛。用于脱位损伤初期,即损伤1周以内,且病情较轻者。

2. 荔枝核粥

组成:荔枝核50g,粳米100g。

用法:将荔枝核捣碎洗净,置锅中,加清水100ml,急火煮开10分钟,滤渣取汁;将粳米荔枝核汁共入锅中,加清水500ml,急火煮开5分钟,改文火煮30分钟,成粥,趁热服用。功效可行气止痛散结。用于脱位损伤初期,局部肿胀明显或有结块者。

3. 月季花饮

组成:月季花5g,红糖15g。

用法:将月季花洗净,置锅中,加清水200ml,急火煮沸5分钟,滤渣取汁,加红糖,分次饮服。功效可行气活血止痛。用于脱位损伤初期,即损伤1周以内,且肿胀疼痛明显者。

4. 桃仁冬瓜米粥

组成:桃仁10g,冬瓜20g,粳米100g。

用法:桃仁捣烂如泥,用水研汁去渣,与冬瓜、粳米一同置锅中,加清水200ml,急火煮开3分钟,改文火煮30分钟,成粥热食。功效可行气消肿止痛。用于脱位损伤初期,且肿胀疼痛明显者。

5. 黑豆白芷饮

组成:黑豆20g,白芷20g,白糖2匙。

用法:将黑豆、白芷分别洗净,置锅中,加清水500ml,急火煮开5分钟,改文火煮30分钟,滤渣取汁,加白糖,趁热分次饮用。功效可行气活血止痛。用于脱位损伤中期,肿胀疼痛不减,但较稳定者。

6. 韭菜炒鹌鹑蛋

组成:韭菜200g,鹌鹑蛋10只。

用法:韭菜拣净洗清,段成条,鹌鹑蛋去壳拌匀。鹌鹑蛋下油锅炒成块,盛起备用;韭菜炒熟,再将鹌鹑蛋拌炒食用。用于脱位损伤中期,以腰以下损伤为明显者。

7. 橘皮米粥

组成:橘皮干10g,粳米50g。

用法:将橘皮干碾为细末,置锅中,加粳米,加清水500ml,急火煮开3分钟,改文火煮30分钟,成粥,趁热分次饮食。功效行气止痛。用于脱位损伤中期,伴有脾胃不适,纳差者。

8. 桃仁牛血羹

组成：桃仁 12g，鲜牛血（已凝固）200g，精盐少许。

用法：将桃仁去皮、尖，研成细末。将桃仁末、牛血同放入锅中，加清水 500ml，急火煮开，文火煲成汤食用。功效活血通络止痛。用于脱位损伤中期。

9. 黄酒鸡血饮

组成：活鸡热血 15ml，热黄酒 25ml。

用法：活杀鸡时取鸡热血 15ml，即刻注入热黄酒内，趁热服用。功效行气通络散结。用于脱位损伤后期瘀肿趋于硬结者。

10. 猪血豆腐汤

组成：猪血（凝固）100g，豆腐 100g。

用法：将猪血、豆腐切成小块，投入煮沸的鸡汤 250ml 内，加入调味品，再煮沸后食用。功效和胃养血柔筋。用于脱位损伤中后期。

11. 黄酒泡薏仁

组成：薏苡仁 100g，黄酒 500g。

用法：薏苡仁洗净晾干，研成细末，放入黄酒瓶中封固，每天均摇 1 次。封固 5 天后，分次饮用，每日 2 次，每日 10～15g。功效祛风湿，强筋骨，健脾胃。用于脱位损伤中后期复感风邪者。

12. 大枣白芷粥

组成：大枣 10 枚，白芷 10g，粳米 200g。

用法：将大枣、白芷分别洗净，置锅中，加清水 500ml，加粳米，急火煮开 5 分钟，改文火煮 30 分钟，成粥，趁热分次饮用。功效补益中气，行气止痛。用于脱位损伤后期体虚者。

13. 牛肉荔枝羹

组成：牛肉 50g，荔枝（鲜）50g。

用法：牛肉煮熟后切成块，鲜荔枝去核，共置锅中，加清水 200ml，急火煮开 2 分钟，文火煲成羹食用。功效益气健脾，理气止痛。用于脱位损伤后期。

【结语】

颞颌关节脱位主要见于老年人，肝肾不足，筋骨失养，肌肉松弛，所以年长者注意不能过大张口是预防本病发生的根本措施。一旦发生颞颌关节脱位，应积极治疗，与医生合作。四头带固定要松紧适合，约有 1cm 以上的松紧度，保证足够固定时间。不要咬硬的食物。大部分患者经过系统的治疗，症状能得到有效的控制，仅有极个别人病情易反复，易形成习惯性颞颌关节脱位。

附：习惯性颞颌关节脱位

多因新鲜脱位复位后未能充分固定而过早活动，致使损伤的韧带未得恢复而引起关节松动，年老体衰或肝肾虚损，筋肉不壮者更易发生。

复位手法与新鲜脱位相同，比较容易，有的患者多次脱位后可以自己复位。

复位后必须加以妥善固定 1～2 个月左右。可用四头带或绷带固定下颌骨，限制张口活动，预防再脱位。

患者可配合自行按摩：两手指食指或食中二指放在下关、翳风穴上，按压揉摩，以痛为度，每日 3~5 次，每次揉按 50~100 次，直至痊愈为止。

外用舒筋药水涂擦患处关节周围，每日 2~3 次，内服补肝肾壮筋骨药物，如补肾壮筋汤加减；气血虚衰者可用补中益气汤、八珍汤等。

二、胸锁关节脱位

胸锁关节脱位较少见，约占人体所有关节脱位的 1%。胸锁关节是上肢肩胛带与躯干连接的惟一真性关节。因为胸骨柄的锁骨切迹面积仅为锁骨内端的一半，形成马鞍状，使之潜在着不稳定。关节囊内关节盘有助于弥补关节的不协调，并在受到冲击时吸收锁骨纵轴传递的应力，关节囊增厚加固了关节，但其稳定性主要依靠周围韧带的加强，胸锁前后韧带从锁骨内端到胸骨柄，有防止胸锁关节前、后脱位以及锁骨过度上举的作用。锁骨间韧带是连接锁骨内上方关节囊和上胸骨柄坚韧而连续的纤维带。肋锁韧带位于关节外，起自第 1 肋软骨，止于锁骨下表面，从下方加固关节囊。因这些韧带非常坚固，补偿了关节解剖上的不合理，致使胸锁关节的外伤性脱位仅发生于较大的直接和间接暴力后。胸锁关节脱位后普通 X 线检查和诊断困难，极易漏诊。胸锁关节后方有上纵隔的所有大血管，另外，其后尚和气管、食管、喉返神经毗邻，均可因锁骨内端的嵌入而受累。早期诊断直接影响到骨科复位的效果和对严重合并症的评估及处理。

胸锁关节脱位可分为前脱位和后脱位两种。前脱位多由间接暴力造成。例如肩部突然向后下方用力（如投掷铁饼运动）时，通过锁骨以第 1 肋骨上缘为支点的杠杆作用，可使锁骨内侧端向前翘起，造成关节前侧的胸锁韧带和关节囊破裂，锁骨内端便向胸骨的前上方脱出。后脱位多由直接暴力造成。当直接暴力从胸前冲击锁骨的内侧端时，可使锁骨的内侧端向后方冲击，致使胸锁韧带和关节囊的后侧破裂，因而产生锁骨内侧端向胸骨的后方脱出。

【临床表现与诊断】

（1）伤后局部出现肿胀、疼痛，或有淤斑。胸锁关节部位高突或凹陷，头倾向患侧，患侧肩部卜垂，患侧上肢功能障碍。

（2）胸锁关节前脱位的体征：在关节前能看到突起的内侧锁骨头，在胸前能摸到内侧锁骨头，向前移位的内侧锁骨头可能是固定不动或者是很活动，脱位锁骨头很高。

（3）胸锁关节后脱位的体征：局部疼痛较前脱位更为严重。由锁骨引起的胸部前上方的丰满较正常侧减低，一般内侧锁骨头的突起既看不到也摸不到。颈静脉可能充血，可能有呼吸困难或窒息感，同侧上肢血循减少。患者有时主诉咽下困难或胸部紧迫感。患者可能处于完全休克状态或伴发气胸。

（4）X 线表现：X 线平片检查断层摄影及斜位像对诊断都有帮助。比较两侧胸锁关节的位置及关节间隙宽度，可做出脱位或半脱位诊断，但仍不易确定锁骨向前或向后脱位。

特殊投照方法：患者仰卧，X线球管置于患者身旁，中心线呈水平位，穿过前胸，对准患侧胸锁关节间隙，胶片直立，放在健侧颈肩旁与中心线垂直投照。这种投照方法，可以清楚的显示出胸锁关节脱位的方向和程度。

对于高度怀疑而X线检查不能确诊及分型者可行CT检查。CT可消除传统断层摄影和特殊X线投照的许多问题，患者体位舒适，可提供优质的解剖图像。

【鉴别诊断】

锁骨内端骨折在锁骨内端骨折中肿胀较重，皮下有严重淤斑，其畸形不如脱位严重，触诊检查可触到不平滑的骨折端，闻诊可有骨擦音。X线检查可明确诊断。

【中医治疗】

（一）辨证治疗

初期局部瘀肿疼痛者，宜活血化瘀、消肿止痛，以舒筋活血汤、肢伤一方或筋骨痛消丸、接骨七厘片内服。肿痛减轻后，宜舒筋活血，强筋壮骨，以壮筋养血汤、跌打养营汤、补肾壮筋汤等内服。后期体质虚弱者，宜补肾壮筋、补养气血，以左归丸、八珍汤或补中益气汤加减。慢性劳损而致脱位者，重用补肝肾、强筋壮肌、补养气血之法，如补肾壮筋汤、壮骨强筋汤、健步虎潜丸、仙灵骨葆胶囊等。后脱位者，整复后仍感胸闷、气促者，治以活血理气，宽中宣肺之法，宜用活血顺气药治疗。

（二）手法复位外固定

（1）前脱位：伤员坐位，上肢叉腰，术者一手推顶伤侧胸壁，一手握住伤侧上臂上端向外侧牵引，即可复位。于胸锁关节前侧加纸垫或棉垫，并用前"8"字绷带或石膏绷带局部加压固定。3~4周后去除外固定进行患肢功能锻炼。

（2）后脱位：伤员靠坐位，上肢叉腰，术者一手推顶伤侧胸壁，一手握住伤肢上臂上端向外侧牵引，即可复位，再用"8"字绷带或石膏绷带固定，使肩胛骨及上臂稍向后仰，以维持关节位置，4周左右解除固定、进行功能锻炼。如手法复位困难或不能复位时，亦可在无菌操作下，用无菌巾钳夹住锁骨近端向外前方牵引、用持续牵引或用后"8"字绷带或石膏绷带使上臂及肩后伸，固定4周左右。

（3）伤员取坐位，对向前脱位的伤员，整复时一助手站在伤员的背侧，把膝部置于两肩的中间，再用两手分别擒拿双肩，使伤员处于挺胸背伸位。另一助手站在伤侧，用前臂自背侧伸进伤侧的腋窝，与第一助手协同把伤肩向外后拔伸。术者用大拇指或手掌把向前隆起的锁骨内侧端向后下方推挤，使之复位。复位后使双肩处于含胸拔背位，这有利于锁骨内侧端的稳定。对向后脱位的伤员，复位时仅把伤肩向外后侧拔伸，术者用手指扣稳锁骨，把锁骨的内侧端向前上方提起，便可复位。

（三）中成药

1. 损伤初期

三七伤药片，每次3片，每日2~3次；回生第一丹，每次1.0g，每日2~3次。

2. 损伤后期

小活络丹，每次1丸，每日2~3次。

3. 外用药物

局部可外贴麝香壮骨膏、伤湿止痛膏和复方祖师麻膏等。

（四）中药外治

初期可选用消肿散、消肿膏或奇正消痛贴等外敷。1~2周时，可用接骨续筋药膏或舒筋散外敷。

（五）简易疗法和偏方

1. 消肿止痛活化散（经验方）

组成：当归、赤芍、乳香、红花、血竭、大黄、牛膝、地鳖虫、芙蓉叶、金果榄、见毒消各20g。诸药研为细末过100目筛，酒醋调用，或用蜂蜜、凡士林等，外敷伤处。临用时，量伤势范围，摊于纸上或菜叶上，上面盖一层消毒纱布，包患处，用绷带包扎，隔日换一次，一般用药为1~5次。

2. 内服自拟当芪活血续筋汤

当归10g，黄芪60g，赤芍10g，川芎10g，红花10g，丹参30g，鸡血藤20g，酒延胡索10g，制香附30g，桂枝10g，茯苓12g，五加皮10g，木瓜10g，补骨脂10g，生甘草5g，三七粉6g（吞服）。服法：每天一剂，水煎服，每日2次，共服3周。

【西医治疗】

1. 西药治疗

消炎镇痛类药，用于炎症明显、疼痛重者。常用口服药有：双氯芬酸肠溶片（扶他林），每次25mg，每日3次；萘丁美酮，每次1.0g，每日1次；布洛芬缓释胶囊（芬必得），每次300mg，每日2次。

2. 手术治疗

（1）前脱位：如不易复位或有小片骨折，整复后不易维持关节的对合，且有疼痛者，可考虑行切开复位。用两枚克氏针经过关节固定，并将克氏针尾端弯成钩状，以防克氏针移位。缝合修补撕裂或断裂的胸锁前韧带。术后用"8"字石膏绷带固定4周，一般于6周左右拔除克氏针，活动关节。

（2）后脱位：不能用手法复位，或有气管或纵隔血管压迫症状者，沿锁骨内侧端切口，暴露胸锁关节及锁骨内侧段，在直视下牵引上臂向外向上，并用巾钳夹住锁骨内端向外前方牵拉，使脱位整复，并用2枚克氏针经过关节固定，针尾弯成钩状。术后用后"8"字绷带或石膏绷带固定4周，6周左右拔除克氏针，活动关节。有人对胸锁关节后脱位不建议用钢针做内固定，其并发症是固定钢针有时可移位到心脏或胸腔内大血管，可能引起死亡。再者是固定钢针折断。对后脱位建议可采用软钢丝编织内固定。

3. 功能锻炼

大部分患者经过非手术治疗，均能得到良好的疗效，仅有部分患者需行手术治疗。初期注意活动患肢关节，多做指、腕、肘关节的屈伸活动，以促进气血流通。中后期或解除固定后，逐渐以"上提下按，前俯分掌"等动作锻炼其功能，促进损伤关节的迅速恢复。

【预防与调护】

（1）每3~4天换药一次，并检查胸锁关节部有无异常隆突或凹陷。

（2）4~6周去除缚扎固定，加强伤肢活动。

（3）局部有气管、食道压迫症状时，应严密观察病情，并作相应的处理。必要时切开复位以解除压迫。

【营养配餐】

参照"颞颌关节脱位"部分。

【结语】

胸锁关节是具有软骨盘的关节，虽然胸锁关节脱位不常见，但因外伤性胸锁关节后脱位具有引起严重合并症的潜因，加之普通X线方法检查诊断困难，易漏诊。在治疗上闭合性手法复位为外伤性胸锁关节脱位的首选疗法。如果前脱位手法复位失败，保留其位置异常和畸形面对功能上的影响是微小的。而后脱位常引起胸腔出口综合征，必须进行复位。尽可能在1~2日内达到手法复位成功。

附：陈旧性胸锁关节脱位的处理

没有明显症状，运动功能基本良好，或仅阴雨天或劳动后始有不适、疼痛之感者，可用局部封闭疗法，不须手法整复。若症状显著，运动功能丧失者，应采取前述的手法整复固定，若手法治疗失败可行锁骨近端切除1/3左右，术后外观及功能均满意。

三、肩锁关节脱位

肩锁关节脱位约占肩部损伤的12%。其最常见损伤机制是患者侧位摔倒时患肩直接着地引起。锁骨在外力作用下向内移位，锁骨下缘抵于第1肋骨，并形成支点使肩锁韧带及喙锁韧带受到牵损。如果外力作用较强，单纯肩锁韧带损伤断裂，而喙锁韧带完整，锁骨向上移位轻，故发生肩锁半脱位。如果外力作用更强，致关节囊、肩锁韧带和喙锁韧带断裂，锁骨外端与肩峰分离，故发生肩锁关节全脱位。

【临床表现与诊断】

（1）外伤后肩部疼痛，肩活动时疼痛加重。

（2）肩锁关节损伤类型与临床表现有密切关系：

肩锁关节损伤I型：肩锁关节肿胀，疼痛，肩锁关节局限性压痛。但无明显外观畸形，此系肩锁韧带及喙锁韧带损伤后尚完整。

肩锁关节损伤II型（不完全损伤型）：肩锁关节疼痛，肿胀较重，可发现锁骨外端高于肩峰、锁骨外端浮动感，喙锁间隙有压痛。

肩锁关节损伤III型（完全损伤型）：肩部肿胀明显，锁骨外端上翘顶起皮肤，肩部外观呈"阶梯状"畸形，肩锁关节、喙锁间隙及锁骨外1/3明显压痛，锁骨有不稳定现象，肩外展活动加重症状。

（3）另外，可作对比试验，让患者双上臂交叉环抱于胸前，可明显见锁骨外端翘起。

（4）X线摄片：摄双侧肩锁关节正位片，对比X线片。I型损伤者，锁骨外端无明显移位。II型损伤（不完全型损伤）可显示锁骨外端轻度上翘，肩锁关节间隙略有增宽。肩关节应力X线片（双上肢悬重摄片），可显示喙锁间隙增宽。（正常喙锁间距为 1.1~1.3mm）。肩锁关节损伤Ⅲ型（完全型损伤）。锁骨明显上移脱位，喙锁间隙增宽（伤侧＞健侧 5mm）。有时可发现合并有肩峰及喙突骨折。另外，还可以拍胸锁关节斜位 30°可进一步明确诊断。

【鉴别诊断】

须与锁骨骨折相鉴别。在锁骨骨折中肿胀较重，皮下有严重淤斑，触诊检查可触到不平滑的骨折端，闻诊可有骨擦音。X 线检查可明确诊断。

【中医治疗】

（一）中药辨证施治

初期患肩瘀肿疼痛者，宜活血化瘀，消肿止痛，以舒筋活血汤、肢伤一方或筋骨痛消丸、接骨七厘片内服。中后期肿痛已消减，宜舒筋活血，强筋壮骨，以壮筋养血汤、跌打养营汤、补肾壮筋汤或仙灵骨葆胶囊内服。年老体弱的患者，应辨证选方化裁。

（二）中成药

龙血竭含片，每次 1.0g，每日 2~3 次；治伤胶囊、三七伤药片、沈阳红药、七厘胶囊、云南白药、骨折挫伤散等，适用于急性期损伤。通迪胶囊，每次 4~6 片、每日 3 次，可用于疼痛甚者。

（三）中医外治

1. 肩锁关节损伤Ⅰ型

可用吊带或三角巾保护 4~7 天或采用 Velpeaus 绷带（图 2-2①）固定 3~4 天。待局部肿痛消退后可适当进行肩关节功能锻炼。

2. 肩锁关节损伤Ⅱ型（不完全损伤型）

对于此种损伤类型，大多数学者认为应采用非手术治疗，其固定方法较多：如肩肘带固定（图 2-2②）或石膏、胶布外固定，方法同锁骨外端骨折，4 周后去除固定进行功能锻炼。

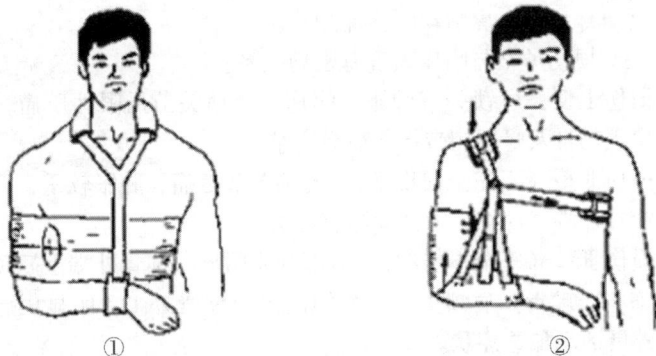

图 2-2　肩锁关节损伤固定
①Velpeaus 绷带　②肩肘带固定

3. 肩锁关节损伤Ⅲ型（完全损伤型）

由于喙锁韧带撕裂，使肩锁关节完全失去稳定的维持力，因此手术或非手术治疗争议较多。近十几年来主张手术治疗报道较多。一般认为手术治疗进行直视下喙锁韧带修补及肩锁关节内固定，可望恢复肩锁关节功能，但也有人提倡采用非手术治疗，尽管残留部分畸形，但关节功能影响不大，可以得到手术治疗同样效果。肩锁关节损伤Ⅱ、Ⅲ型非手术治疗整复方法如下：局部麻醉，患者坐位，术者立于患侧，以同侧之前臂伸于患侧腋下，手背伸，手之内侧别住肩胛骨外缘，前臂用力上拰，并使患肩略向后张，同时内收其肘，另一手拇指下按翘起之锁骨外端，至畸形消失，即已复位。其固定方法如下

（1）胶布固定法：复位后，屈肘90°，将高低纸压垫置于肩锁关节前上方，另取3个棉垫，分别置于肩锁关节、肘关节背侧及腋窝部，然后用3～5cm的宽胶布，自患侧胸锁关节下，经锁骨上窝斜向肩锁关节处，顺上臂向下绕过肘关节背侧反折，沿上臂向上，再经过肩锁关节处，拉向同侧肩胛下角内侧固定，亦可取另一条宽胶布重复固定一次。固定时，术者两手始终保持纵向挤压力，助手将胶布拉紧固定。

（2）弹力带固定法：患者坐位，先用手法将脱位的肩锁关节复位，然后取4m长8cm宽的弹力带一条，将弹力带适当拉紧，经肩上方从肩后绕肘部经肘前交叉于肩上，再横过背部过对侧腋下经胸前至肩上，如此缠绕3周，经肘部之弹力带以细绳穿通结扎，以防滑脱，最后用三角巾悬吊患肢于胸前。

（3）改良"8"字带固定法：先在患侧肩锁关节的上面放置小纸压垫，用胶布粘住，再两手叉腰上，用绷带在两肩部之间作"8"字固定。然后将患侧肘关节屈曲90°，前臂背侧垫以支持板，用绷带在前臂上1/3处与患侧锁骨外端之间缠成环形，上肢远侧悬垂，这样患侧前臂重力将锁骨肩峰端持续向下，使脱位之肩锁关节逐渐复位。为了防止环形绷带滑脱，在肩锁关节处用胶布固定于

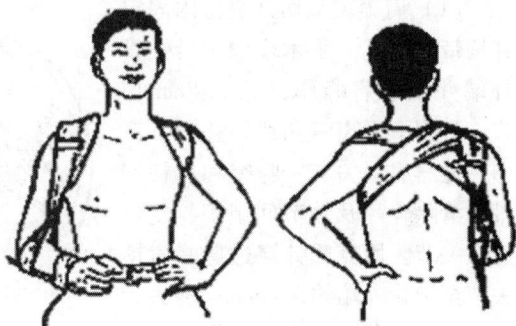

图2-3　"8"字绷带固定悬吊牵引

"8"字绷带上；为了防止前臂处的绷带滑脱，在肘关节内侧用纱布条将环状绷带前后扎紧（图2-3）。固定后必须保持前臂悬垂体位，并加强手部的屈、伸活动，防止前臂与手的肿胀。及时调整固定的松紧度，并防止固定绷带的滑位。固定4～6周拆除绷带，练习活动。

一般固定需维持5～6周，去除固定后逐步进行肩关节功能锻炼。

（四）简易疗法和偏方

（1）患者取坐位，助手双手各扳双肩徐徐向后使劲，以增大肩锁的横向距离。这时术者一手压锁骨外1/3处，另一手把握患侧腋下相对用力即可复位。

固定方法：在手法整复前先把双圈各套好双肩部（大小因人制宜），并在患者双腋下垫好棉花及外固定的一切准备。完成整复后即将双圈下半部固定在肩胛骨中段，

用绷带扎紧。然后将双圈上半部扎紧在 $T_2 \sim T_3$ 间部。并在肩锁关节部加垫至对位良好止。用 X 光摄片复查对位良好,固定结束。但在固定好之后,必须嘱患者双手反插在背后,且不可上举,改变以往悬臂的习惯。再检查双上肢无麻木,肤色无苍白或紫绀后连续固定三周,结合中药内服即可。

(2) 内服自拟当芪活血续筋汤:当归 10g,黄芪 60g,赤芍 10g,川芎 10g,红花 10g,丹参 30g,鸡血藤 20g,酒延胡索 10g,制香附 30g,桂枝 10g,茯苓 12g,五加皮 10g,木瓜 10g,补骨脂 10g,生甘草 5g,三七粉 6g(吞服)。服法:每天一剂,水煎服,每日 2 次,服用 3 周。

【西医治疗】

1. 西药治疗

消炎镇痛类药,用于炎症明显、疼痛重者。常用口服药有:扶他林,每次 25mg,每日 3 次;萘丁美酮,每次 1.0g,每日 1 次;芬必得,每次 300mg,每日 2 次。

2. 手术治疗

对于非手术治疗后肩锁关节疼痛症状仍不减轻,而且影响功能,考虑有关节囊或关节内嵌入损伤的软骨盘碎片,关节囊韧带卷入的可能,可进行肩锁关节探查术;清除肩锁关节内损伤碎片,取除纤维软骨盘。肩锁关节损伤手术治疗术式常用 3 种:

(1) 肩锁关节切开复位内固定并韧带修复术。手术步骤:沿锁骨外端并绕过肩峰作一长约 8cm 切口。骨膜下剥离三角肌,并向下牵引,显露肩锁关节、喙突和肩锁韧带,清除碎片及关节间组织,复位肩锁关节。用克氏针穿过肩峰肩锁关节至锁骨外端约 5~6cm,剪去针尾,然后在断裂的喙锁韧带上用粗丝线作褥式缝合结扎,缝合肩锁关

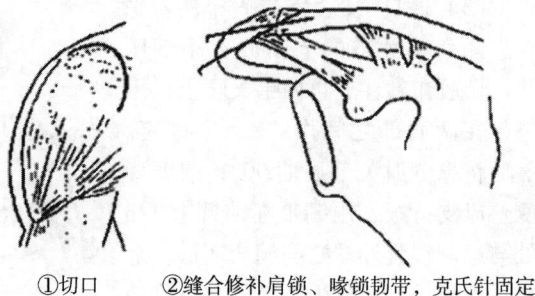

①切口　②缝合修补肩锁、喙锁韧带,克氏针固定

图 2-4　肩锁关节的手术修复(一)

节囊,三角肌及锁骨外端骨膜。缝合皮肤切口(图 2-4)。

(2) 喙锁间内固定、韧带修复与重建术。关于喙锁间内固定方法较多,有人报告用钢丝、螺丝钉修复,或用阔筋膜绕喙锁重叠褥式缝合,也有人建议喙锁间植骨融合(图 2-5),治疗效果不甚满意。Lipmanm Kessel 曾用喙肩韧带移位进行喙锁韧带重建术(图 2-6)。切断喙肩韧带肩峰端及部分骨皮质,移位于锁骨上端,在锁骨远端钻 2 个小孔,将喙肩韧带肩峰端缝以粗丝线,其线头分别穿出 2 个小孔,将韧带及部分骨皮质拉入锁骨髓腔内结扎缝线。

a.喙锁间植骨融合

b.克氏针和螺丝钉固定

c.喙锁韧带重建

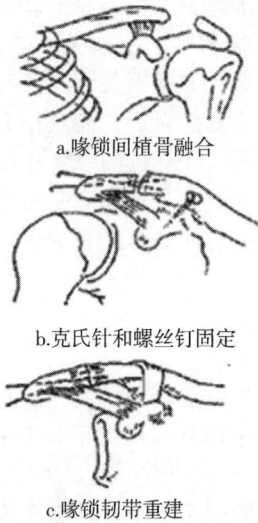

图 2 - 5　喙肩韧带肩峰端切断，锁骨下方切
　　　　　成斜面，将喙肩韧带缝以粗丝线，
　　　　　线头传入小孔，将韧带拉入锁骨
　　　　　髓腔，结扎丝线

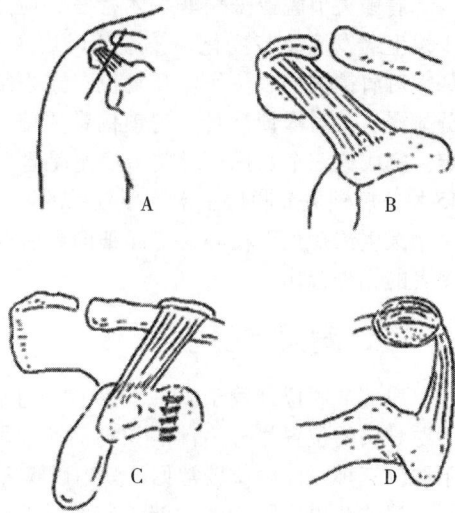

图 2 - 6　肩锁关节的手术修复（二）

（3）锁骨外端切除术。适用于新鲜或陈旧性肩锁关节脱位，如为肩锁关节囊脱位，只切除锁骨外端 2.0cm，如为完全型脱位则需切除 2.5cm，并同时修复喙锁及喙肩韧带，重建喙锁韧带。术后用 Velpeall 绷带法固定 8 周后取出内固定针。

3. 功能锻炼

一般固定 5～6 周，去除固定后逐步进行肩关节功能锻炼，可用按摩引导法和功能推拿法舒畅筋骨。

【预防与调护】

肩锁关节脱位手法整复容易，但整复后保持其对位却很困难，内外固定方法均有一定的不利因素。可靠的内固定术后可允许早于闭合复位进行功能锻炼。外固定治疗约在固定 5～6 周后开始主动活动肩关节，先作肩部的伸屈活动，以后再作上臂的外旋、内旋、外展、内收及上举等动作，如上提下按、双手托天、前俯分掌等。活动应逐渐加强，防止粗暴被动活动，有时亦可配合按摩和熏洗药。

【营养配餐】

参照"颞颌关节脱位"部分。

【结语】

肩锁关节脱位并非罕见，对其究竟采用保守治疗还是手术治疗，意见尚不统一。一般主张对完全性脱位的损伤应采用手术治疗，但也有很多作者主张非手术治疗，认为非手术疗法也可得到手术治疗同样的结果。Glick 甚至主张对运动员的肩锁关节脱位，也应采用非手术方法治疗，并指出最终结果尽管留有畸形，但在短期内即可恢复关节的正常功能。

肩锁关节脱位采用非手术疗法，应达到下列的要求：①复位满意。②排除或很少发生继发性关节变化。③避免以后手术。④后期不需整形。⑤肩关节功能正常。如需对肩锁关节脱位作切开复位，则必须达到三个要求：①肩锁关节及其碎片要充分显露。②对喙锁韧带、肩锁韧带要修复。③肩锁关节复位以后，能获得充分的稳定。完成这三个目标，对关节稳定是至关重要的。需作切开复位的患者年龄应小于45 岁。肩锁关节脱位手术治疗效果的好坏，在很大程度上取决于患者是否合作以及手术医生治疗是否精心，应详细向患者交待术后护理和功能锻炼的重要性，以取得患者的充分合作。

四、肩关节脱位

肩关节脱位好发于 20~50 岁的男性，为临床上常见的关节脱位之一，根据脱位后肱骨头的位置，分为前脱位与后脱位两类；前脱位还可分为喙突下、盂下、锁骨下脱位三种。前脱位较常见，其中以喙突下脱位最多，后脱位极少见。

肩关节由肩胛骨的关节盂与肱骨头构成，是典型的球窝关节。肱骨头大，呈半球形，关节盂小而浅，约为肱骨头关节面的 1/3 强。关节囊前、后、外均有韧带加强。肩关节可前屈、后伸、上举、内收、外展及内、外旋等各方向活动。由于结构不稳、活动范围又广，因此是临床上较常见的脱位之一。又因关节囊前下方缺少韧带和肌肉保护，极易形成前下脱位。

【临床表现与诊断】

1. 前脱位

有明显外伤史或习惯性脱位病史；患肩肿胀、疼痛，肩关节主动活动丧失，被动活动受限；肩部呈"方肩"畸形，三角肌下空虚，可在腋部或肩前方摸到脱出的肱骨头；搭肩试验（Dugas 征）阳性；直尺试验阳性；肩关节正位及穿胸位 X 线平片可明确脱位类型、方向、程度及有无并发骨折。

2. 后脱位

肩前方有暴力作用史；患肩肿胀、疼痛，肩关节主动活动丧失，被动活动受限；上臂呈现轻度外展及明显内旋畸形；喙突突出明显，肩前方塌陷扁平，可在肩胛冈下触到脱出的肱骨头；肩部头脚位 X 线平片可以明确显示肱骨头向后脱出。

【鉴别诊断】

1. 肱骨外科颈骨折

可出现类似的"方肩"畸形，但肩峰下可触到肱骨大结节，活动上臂无弹性固定，搭肩试验及直尺试验阴性，二者区别不难。X 线照片可明确诊断。

2. 肩周炎

肩关节疼痛，但无肿胀，肩关节活动受限，肩关节盂未触及空虚，X 线可确诊。

【中医治疗】

（一）辨证分型

早期患肩瘀肿疼痛明显；宜活血化瘀，消肿止痛。内服可选用舒筋活血汤，肢伤一方，活血止痛汤。

中期肿痛减轻后，宜舒筋活血，强筋壮骨，可内服壮筋养血汤，补肾壮筋汤等。

后期体质虚弱，可内服八珍汤、左归丸或补中益气汤加菟丝子、补骨脂。

习惯性脱位应内服补肝肾、壮筋骨药物。如补肾壮筋汤，虎潜丸等

（二）中成药

龙血竭含片，每次 1.0g，每日 2～3 次；治伤胶囊、三七伤药片、沈阳红药、七厘胶囊、云南白药、骨折挫伤散等，适用于急性期损伤。通迪胶囊，每次 4～6 片，每日 3 次，可用于疼痛甚者。

（三）中医外治

1. 中药外用

外用药物与治疗胸锁关节脱位相同。早期可外敷双柏散，活血散或消肿止痛膏，外贴舒筋活络药膏。但后期关节活动障碍者，常选用上肢损伤洗方或八仙追逐汤熏洗。亦可应用舒筋药水配合按摩进行治疗。

2. 新鲜肩关节脱位

对新鲜肩关节脱位。尽可能争取早期手法复位，因早期局部瘀肿、疼痛与肌痉挛较轻，给予止痛药物即可，不必麻醉，若脱位超过 24 小时者，可选用针刺麻醉、血肿内麻醉、中药麻醉、全身麻醉或局部中药热敷，配合按摩，以松解筋肉紧张。

（1）拔伸足蹬法：患者仰卧，用拳头大的软布垫于患侧腋下，以保护软组织。术者立于患侧，用两手握住患肢腕部，并用足（右侧脱位用右足，左侧脱位用左足）抵于腋窝内，在肩处旋、稍外展位置沿伤肢纵轴方向缓慢而有力地牵引，继而徐徐内收、内旋，利用足跟为支点的杠杆作用，将肱骨头挤入关节盂内，当有回纳感觉时，复位即告完成。在足蹬时，不可使用暴力，以免引起腋窝血管神经损伤。若用此法而肱骨头尚未复位，可能系肱二头肌长头肌腱阻碍，可将患肢进行内、外旋转，使肱骨头绕过肱二头肌长头腱，然后再按上法进行复位（图 2－7）。

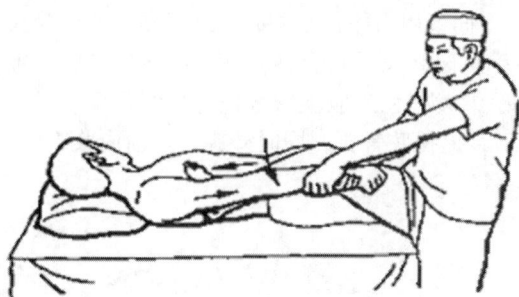

| 图 2－7　拔伸足蹬法 | 图 2－8　拔伸托入法 |

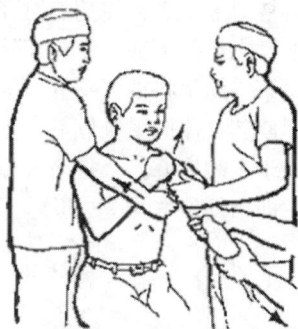

（2）拔伸托入法：患者坐位，术者站于患肩外侧，以两手拇指压其肩峰，其余四指插入腋窝（左侧脱位，术者右手握拳穿过腋下部，用手腕提托肱骨头；右侧脱位，术者用左手腕提托）。第一助手站于患者健侧肩后，两手斜形环抱固定患者，第二助手一手握住患侧肘部，一手握腕上部，外展外旋患肢，由轻而重地向前外下方拔伸牵引。与此同时，术者插入腋窝的手将肱骨头向外上方钩托，第二助手逐渐将患肢向内收，内旋位继续拔伸，直至肱骨头有回纳感觉。复位即告完成（图 2－8）。

3. 陈旧性肩关节脱位

陈旧性肩关节脱位手法复位疗效虽较好，但操作较困难，处理不当会造成严重的并发症，如臂丛神经损伤，肱骨外科颈骨折等，应严格掌握适应证，当患者已经出现骨质疏松现象时，是不能用非手术法复位的。复位操作需轻柔稳健。手法复位前，成人可作尺骨鹰嘴骨牵引，儿童可作皮肤牵引，在肩外展位牵引一周左右，必要时可加用推拿按摩和舒筋活络的中药煎汤熏洗。若脱位时间短，关节活动受限较轻，可以缩短牵引或不作持续牵引。然后在麻醉下，作肩关节各方向的被动活动，动作持续有力。范围逐渐加大，以松解关节与周围的粘连，使关节周围挛缩的肌肉松弛和延伸。这一步骤要耐心细致，有时需 1～2 小时，经过牵引舒筋与活动解凝这两个阶段后，可采用下述手法整复：

（1）卧位杠杆整复法：在全身麻醉下复位时，第一助手用宽布套住患者胸廓向健侧牵引。第二助手用一手扶住竖立于手术台旁的木棍，另一手固定健侧肩部。第三助手牵引患肢，外展到 120°左右。术者双手握住肱骨头，三个助手同时用力，第三助手在牵引下徐徐内收患臂，利用木棍为杠杆支点，迫使肱骨头复位（图 2-9）。

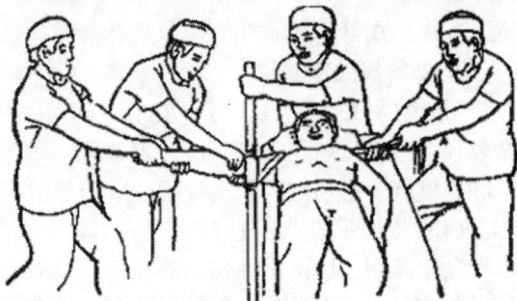

图 2-9　卧位杠杆

（2）立位杠杆整复法：在臂丛麻醉或局部麻醉下。患者取坐位。第一、第二助手分别站在患者前、后侧，用肘部同抬一条圆木棍（硬木制成长约 1m，直径 3～4cm，中部均匀地包卷棉花），棍置于患肢腋下，棍中部之棉花卷对准腋窝，嘱两助手用力将棍向上抬高，使用肩处于抬肩位为度，术者站在患肢外侧，双手分别提住患者上臂中部及下部，使肩部外展 45°，向下用力拔伸，同时逐渐摇转，使肱骨头松动后，第二助手将棍子拿开，第一助手从健侧双手指交插扣紧，抱住患侧胸廓腋下部，不使其身体向患侧倾斜。术者一手继续握住患肢上臂部进行持续牵引，另一手拇指置于患侧肩峰，余指插入患侧腋下，提托肱骨头，同时外旋，逐渐内收上臂，听到响声即已复位（图 2-10）。

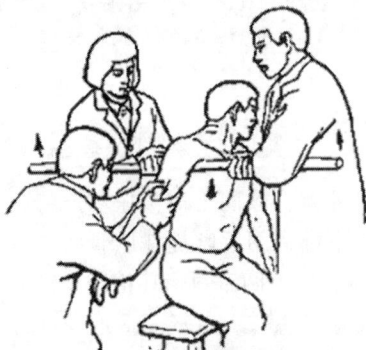

图 2-10　立位杠杆

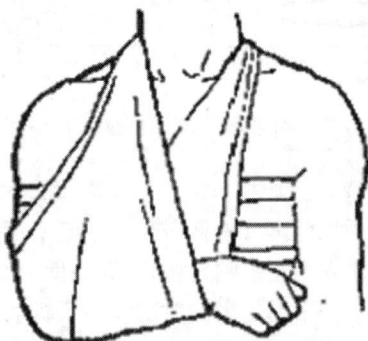

图 2-11　肩关节前脱位整复后

4. 外固定

复位后必须予以妥善固定，使受伤的软组织得以修复，以防日后形成习惯性脱位。一般可用胸壁绷带固定法，将患侧上臂保持在内收内旋位。肘关节屈曲60°~90°，前臂依附胸前，用纱布棉垫放置于腋下和肘内侧，防止胸壁与上臂内侧皮肤长期接触而糜烂。将上臂用绷带包扎固定于胸壁，前壁用颈腕带或三角巾悬托于胸前，固定时间2~3周（图2-11）。

（四）简易疗法和偏方

（1）术者与患者对坐，患肢搭于术者肩上。术者双手环握患肩，两拇指顶住肩峰，其余手指放于腋下，托住脱出的肱骨头。一助手立于患者健侧身后，一手伸于患者胸前，以肘部压住患者健肩，另一手从患者背后穿过患侧腋下，两手在患肩腋下扣紧，固定患者于略后仰位。第2助手站在术者背后，以手环握患肢前臂中上段处，与第1助手对抗拔伸牵引，用力由小渐大。当术者感觉肱骨头明显向外移动时，即向上猛然托举，可听到还纳复位的响声，然后用三角巾或绷带将患肢悬吊于胸前。2周后可逐渐活动肩关节，1个月内避免过猛用力。

（2）患者取坐位或平卧位，第一助手站在患者健侧，用宽布带绕过患侧腋部，拉住布带两端；第二助手立于患侧，双手握住患肢腕部，使其伸直并外展60°以上；术者双手环抱伤肩，两侧拇指顶住肩峰，其余指扳住肱骨头。整复时，两位助手徐徐用力拔伸牵引2~4分钟，术者稍用力将肱骨头向外上方端托，同时，第二助手逐渐把患肢向内收内旋位拔伸，此时可听到响声，肱骨头复位，然后固定。

（3）术者与患者同方向站立，术者双手握住患者患肢腕部，缓慢地将患肢腕部从术者背后移至术者胸前，使术者肩峰部顶入患者患肢腋窝部。然后术者双手在患肢腕部向下用力牵拉并外旋，使脱位的肱骨头回到关节囊破口处，此时术者肩峰部用力上抬，就能使肱骨头滑入原关节盂内。

（4）患者仰卧，术者面向足背向头侧方向站立于患者的患侧，双手握住患肢的腕部，做轻度拔伸，并逐渐使患肢外展、外旋，此时，术者将肘部放于患肢腋窝内（右侧脱位用左肘，左侧脱位用右肘），向外侧用力顶挤肱骨头上端，同时双手再使患肢内收、内旋，此时即可听到肱骨头滑入关节腔的复位声。然后将患肢置于内收、内旋，肘关节屈曲90°功能位，固定2周。可兼服跌打损伤类药。

（5）患者取坐位，患肢腋部跨在椅背上，肩关节外展45°，肘关节屈曲90°，前臂旋后位，肘前方用棉垫保护，并套上绷带圈（10cm宽绷带一条做成周径1.2m）。术者一手持患者腕部向上抬，一手按患肩，用足踩着绷带圈向下的同时，使患肢前后摇摆，感到肱骨头进入肩胛盂时，停止牵引，内收患肢，杜加氏征阴性即可。

（6）消肿止痛活化散（经验方）：当归、赤芍、乳香、红花、血竭、大黄、牛膝、地鳖虫、芙蓉叶、金果榄、见毒消各20g。诸药研为细末过100目筛，酒醋调用，或用蜂蜜、凡士林等，外敷伤处。临用时，量伤势范围，摊于纸上或菜叶上，上面盖一层消毒纱布，包患处，用绷带包扎，隔日换一次，一般用药为1~5次。

（7）自拟当芪活血续筋汤（经验方）：当归10g，黄芪60g，赤芍10g，川芎10g，红花10g，丹参30g，鸡血藤20g，酒延胡索10g，制香附30g，桂枝10g，茯苓12g，五加皮10g，木瓜10g，补骨脂10g，生甘草5g，三七粉6g（吞服）。服法：每天1剂，水煎服，每日2次服用3周。

【西医治疗】

1. 西药治疗

消炎镇痛类药，用于炎症明显、疼痛重者。常用口服药有：扶他林，每次25mg，每日3次；萘丁美酮，每次1.0g，每日1次；芬必得，每次300mg，每日2次。

2. 手术治疗

对手法复位失败、合并神经和（或）血管损伤、合并骨折的患者均应施行手术切开复位。若为习惯性肩关节脱位，可考虑关节囊折叠缝合术或肩胛下肌止点外移术。

3. 并发症处理

创伤性肩周炎：肩关节脱位后若周围软组织损伤较严重或固定时间过长，则肩周组织瘀血机化而粘连，造成肩关节活动功能障碍，防治方法是及早进行肩关节功能锻炼，配合舒筋活络中药熏洗及手法推拿。

【预防与调护】

固定后鼓励患者练习腕部和手指活动，1周后去除胸壁绷带，仅留三角巾继续悬吊患肢，此时仅可行肩关节的屈伸活动。再过1~2周解除外固定后，应逐步做肩关节各方向的主动活动锻炼，如双手托天、小云手、手拉滑车、手指爬墙等，并配合推拿按摩、针灸、理疗，以防肩关节软组织粘连与挛缩。禁止作强力的被动牵伸活动，以免软组织损伤及并发损伤性骨化。

【营养配餐】

参照"颞颌关节脱位"部分。

【结语】

肩关节是全身关节脱位中最常见的部位之一，新鲜肩关节脱位经诊断后选择不同的手法进行闭合复位后经一段时间的修复，关节功能基本恢复正常。肩关节后脱位是极少见的损伤，很容易造成误诊，拖延诊治时间，致使新鲜脱位变成陈旧性脱位，治疗上增加了困难，造成肩关节功能障碍。年轻患者肩关节脱位后复发率较高，而且一些统计资料表明，大多数病例第一次复位后未经充分制动。因此对青少年患者，当第一次脱位复位后，应严格制动3~4周，并按一定康复要求进行功能锻炼，不要过早地参加剧烈活动。陈旧性肩关节脱位治疗要在可靠的麻醉下进行，要利用活筋手法造成类似新鲜脱位的局部情况，复位手法要稳健有力，对时间不是太久的陈旧性肩关节脱位是可以手法复位的。

五、肘关节脱位

肘关节脱位占全身关节脱位第一位，多见于青少年。肘关节脱位系指肱骨下端关节面与尺骨半月切迹、桡骨小头之间脱离了正常的位置，引起肘部功能障碍的一种疾患。肘关节由肱桡关节、肱尺关节及上尺桡关节所组成，由一个关节囊所包绕。关节囊的前后壁薄弱而松弛，两侧的纤维层增厚形成桡侧副韧带和尺侧副韧带。关节囊纤维层的环形纤维，形成一坚强的环状韧带，包绕桡骨小头。构成肘关节的肱骨下端呈内外宽厚、前后扁薄状。侧方有坚强的韧带保护，关节囊之前壁相对薄弱，肘关节的运动形式主要是屈伸活动。由于尺骨冠状突较鹰嘴突低，所以对抗尺骨向后移位的能力较对抗前移位的能力差，因此临床上肘关节后脱位者多见。由于肘关节脱位常合并肘部其他结构的损伤，在诊断和治疗时应加以注意，防止误诊。根据上尺桡关节与肱骨远端所处的位置分为后脱位、前脱位、侧方脱位、分离脱位四种，其中以后脱位最为常见。

　　肘部三点骨性标志是：肱骨内、外上髁、尺骨鹰嘴突。伸肘时此三点在一直线上，屈肘时三点成一等边三角形，称之为肘后三角，它是判断肘关节脱位的重要骨性标志。

【临床表现与诊断】

1. 肘关节后脱位

　　伤后肘关节肿胀、疼痛、压痛，特有畸形，呈弹性固定。肘关节功能活动障碍。尺骨鹰嘴向后突出，肘后三点关系失常，鹰嘴上方凹陷或有空虚感。肘窝可能触及扁圆形光滑的肱骨下端，肘关节后外侧可触及脱出的桡骨小头。肘关节呈半屈曲弹性固定，"靴状"畸形姿势不能改变。X 线可见正位示尺桡骨相重叠或近于重叠，尺桡骨近端与肱骨远端重叠，侧位见尺骨近端脱于肱骨远端的后侧，桡骨近端脱于肱骨远端的前侧，肱尺、肱桡及上尺桡关节皆失常（图 2 - 12、2 - 13）。

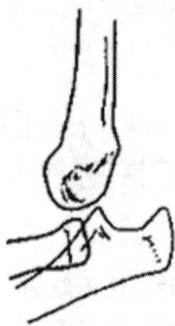

图 2 - 12　肘关节后脱位 X 线　　　　　　2 - 13　肘关节后脱位典型

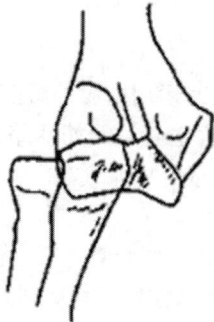

2. 肘关节前脱位

　　有肘后侧直接着地的外伤史，肘关节疼痛、肿胀、功能障碍；肘关节过伸，呈弹性固定；肘前隆起、可触到脱出的尺、桡骨上端，在肘后可触到肱骨下端及游离的鹰嘴骨折片；前臂前面较健侧显长；肘部正、侧位 X 线片可见尺骨鹰嘴位于肘前内或前外方，合并尺骨鹰嘴骨折时可在肘后。

3. 肘关节侧方脱位

　　肘关节侧方脱位分后内侧脱位与后外侧脱位，其中以后者较为多见。系在引起肘关节后脱位的同时，由肘内外翻应力引起侧副韧带及关节囊损伤所致。由于环状韧带仍保持完整，所以尺骨鹰嘴和桡骨小头除向后移位外，还同时向尺侧或桡侧移位，形成后内侧脱位或后外侧脱位。骨端向桡侧严重移位者，可引起尺神经牵拉伤。有时合并内外髁骨折。

4. 肘关节分离脱位

肘关节分离型脱位，都是暴力旋转或直接受伤所致，肱骨下端嵌于尺桡骨中间，前臂骨间膜及环状韧带均有损伤或断裂，肘关节肌群如肱桡肌、肱二头肌、肱三头肌、肱肌、旋后肌、桡侧腕伸肌均有损伤，肘关节疼痛、肿胀、功能障碍；肘关节不能屈曲，呈弹性固定；肘部肿胀明显、可触到脱出的尺、桡骨上端，在肘后可触到肱骨下端或尺骨鹰嘴，前臂不

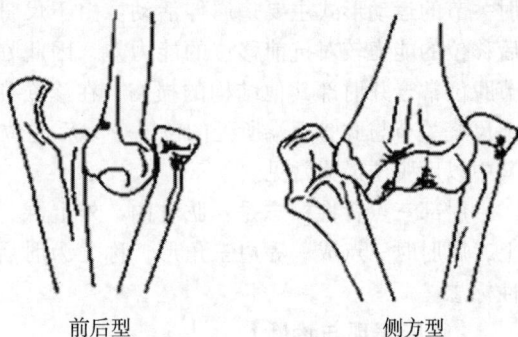

前后型　　　　　　　侧方型

图 2 - 14　肘关节分离脱位 X 线表现

能旋转；肘部正、侧位 X 线片可见前后型和侧方形（图 2 - 14）。

【鉴别诊断】

本病应与肱骨髁上骨折相鉴别。有移位的肱骨髁上骨折，特别是低位伸直型肱骨髁上骨折，骨折远端向后上方移位，肘后突起，前臂相对变短，畸形类似肘关节后脱位。但肱骨髁上骨折多见于 10 岁以下儿童，被动活动不受限（无弹性固定），肘后三角关系正常，鹰嘴上窝饱满，可扪及骨擦音，X 线片可明确诊断。

【中医治疗】

（一）辨证分型

复位后，肘关节部仍有瘀肿疼痛，应及时运用内服外敷药物。初期宜活血化瘀，消肿止痛，可内服舒筋活血汤；中期宜和营生新，舒筋活络，可内服壮筋养血汤，伤肢二方；后期宜补养气血，可内服八珍汤或补中益气汤。

（二）中成药

龙血竭含片，每次 1.0g，每日 2～3 次；治伤胶囊、三七伤药片、沈阳红药、七厘胶囊、云南白药、骨折挫伤散等，适用于急性期损伤。通迪胶囊，每次 4～6 片，每日 3 次，可用于疼痛甚者。

（三）中医外治

1. 中药外用

早期可外敷消肿止痛膏、双柏散、舒筋活络药膏和接骨续筋药膏，后期外用上肢损伤洗方。

2. 手法整复外固定

（1）新鲜肘关节脱位

①肘关节后脱位：伤后时间较短者，可不用麻醉方法，以右肘为例，助手在前臂及上臂做牵引及反牵引，术者从肘后用双手握住肘关节先纠正侧方移位，双手拇指向前下方推压尺骨鹰嘴，在牵引下逐渐屈肘，如突然出现弹跳感则说明已复位。肘关节立即恢复无阻力的被动屈伸活动，其后用长臂石膏托在功能位制动 3 周。

②肘关节前脱位：应遵循从哪个方向脱出，还从哪个方向复回的原则。如鹰嘴是从内向前脱位，复位时由前向内复位。术者一手握住肘部，另一手握住腕部，稍加牵引，保持患肢前臂旋内同时在前臂上段向后加压，听到复位的响声，即为复位。再将肘关节被动活动 2~3 次，无障碍时，将肘关节屈曲 135°用小夹板或石膏托固定 3 周。合并有鹰嘴骨折的肘关节前脱位，复位时，前臂不需牵引，只需将

图 2 - 15　肘关节前脱位复位后固定方法

尺桡骨上段向后加压，即可复位。复位后不作肘关节屈伸活动试验，以免导致骨折再移位，将肘关节保持伸直位或过伸位，此时尺骨鹰嘴骨折多能自行复位。若复位欠佳，稍有分离时，可将尺骨鹰嘴近端向远端挤压，放上加压垫，用小夹板或石膏托固定 4 周（图 2 - 15）。

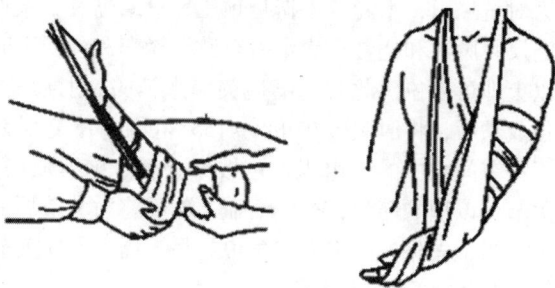

③肘关节侧方脱位：术者双手握住肘关节，以双手拇指和其他手指使肱骨下端和尺桡骨近端向相对方向移动即可使其复位。伸肘位固定 3 周后进行功能锻炼。

④肘关节分离脱位：患者仰卧，一个助手固定患者的上臂，另一个助手握住患者的前臂，若肘关节分离脱位为前后型，两位助手在牵引过程中，使患者在前臂旋后位牵引，医者一手握其肘部内侧，另一手摸到患者桡骨小头，再向后挤压桡骨小头前脱位，使桡骨小头先复位后，医者握起前臂旋前牵引，前后脱位变成后脱位，按肘关节后脱位牵引屈肘法皆达到复位。若为侧方型，两位助手持续牵引，术者左右手分别固定尺桡骨顶上段，同时由内外推挤压尺桡骨顶上段，即可复位。牵引前臂助手要同时屈曲肘关节，手法动作配合联贯、一气呵成，复位后用冷水或冰块外敷半小时。

肘关节分离脱位因软组织损伤严重，术后肿胀加重，外固定不宜过紧，以免发生合并症。应用石膏托或小夹板固定 3 周。

（2）陈旧性肘关节脱位：肘关节脱位后，由于失治或误治，超过 2~3 周未复位者称陈旧性脱位。由于血肿机化，肌腱、关节囊等组织粘连、挛缩，造成复位困难。若无骨折，无血管、神经损伤及骨化性肌炎等，属单纯性陈旧脱位，可试行手法复位。

①复位前准备：拍 X 线片，排除骨折、骨化性肌炎，明确脱位类型、程度、方向及骨质疏松等情况。行尺骨鹰嘴骨牵引，重量 6~8kg，时间约 1 周。肘部、上臂作推拿按摩，用舒筋活络的中药煎汤熏洗，使粘连、挛缩得到松解。

②松解手法：在臂丛麻醉下，解除骨牵引，进行上臂、肘部按摩活动，慢慢摇晃肘关节，屈伸摇摆，内外旋转活动，范围由小到大，力量由轻到重，然后在助手上下分别牵引下，重复以上按摩舒筋手法，这样方向交替，直到肘关节周围的纤维粘连和疤痕组织以及肱二、三头肌得到充分松解，伸展延长，方可进行整复。

③复位手法：患者取坐位或卧位，上臂和腕部分别由两名助手握持，作缓慢强力对抗牵引，术者双手拇指顶压尺骨鹰嘴突，余四指环握肱骨下端，肘关节稍过伸，当尺骨鹰嘴和桡骨小头牵引至肱骨滑车和外髁下时，缓缓屈曲肘关节，若能屈肘90°以上即可复位。此时鹰嘴后突畸形消失，肘后三角关系正常，肘关节外观恢复；复位成功后，将肘关节在90°～135°范围内反复屈伸3～5次，以舒筋通络，解除卡夹于关节间隙中的软组织，再按摩上臂、前臂肌肉，内外旋转前臂和伸屈腕、掌、指关节，以理顺筋骨，行气活血。然后将肘关节屈曲90°以上位。石膏托或小夹板外固定2周，去除外固定后三角巾悬吊1周，作肘关节功能锻炼。

（四）简易疗法和偏方

1. 拔伸屈肘法

用于后脱位，患者坐于靠背椅上，助手立于患者背后，以双手握患肢上臂中段，术者站在伤侧前方，一于握住患肢腕部，与助手相对拔伸，另一手的拇指抵住肱骨下端向后按压，其余四指抵住鹰嘴向前端提，并慢慢将时关节屈曲。闻入臼声，说明复位已成功，患肢手部可触及同侧肩部（图2－16）。

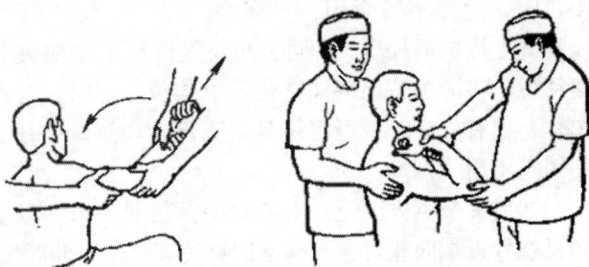

图2－16　拔伸屈肘法

2. 膝顶拔伸法

用于后脱位，患者端坐于椅上，术者立于伤侧前方，一手握其前臂，一手握其腕部，同时以一足踏于椅面上，以膝顶在患肢肘窝内，沿前臂纵轴方向用力拔伸，有入臼感后，逐渐屈肘，伤肢手指可触及同侧肩部，即为复位成功（图2－17）。

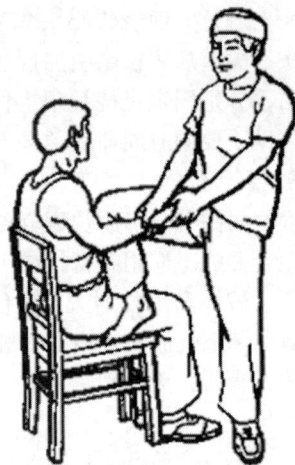

【西医治疗】

1. 西药治疗

消炎、镇痛、止血等对症处理。静脉滴注甘露醇250ml，氨苄青霉素5g，酚磺乙胺3.0g，山莨菪碱20mg，每日1次，3天即可。对关节积血较多者，在手法复位后可采取无菌穿刺抽吸之法，预防发生关节粘连与骨化性肌炎。

图2－17　膝顶拔伸法

2. 切开复位内固定

新鲜肘关节脱位，无论哪种类型，经手法复位成功率很高，应尽可能采用手法治疗。对于陈旧性肘关节脱位手法复位不成功者及无骨化性肌炎明显骨萎缩者可采用切开复位及关节切除术，术后肘关节功能改善比较满意。

（1）切开复位：手术取肘后正中切口，分离出尺神经加以保护，将肱三头肌腱作舌状切开并翻向远端，行骨膜下剥离松解肱骨下端，清除关节内瘢痕组织，进行复位。如不稳定可用克氏针将鹰嘴与肱骨髁固定，放置引流条，固定3周后进行关节功能锻炼。

（2）关节切除术：适用于脱位时间较长，关节软骨已变性剥脱，已不能行切开复位术者。取肘后方切口，将肱骨远端由内外上髁水平切除或保留两上髁而将其间的滑车和外髁的内侧部切除，呈鱼尾状，适当修整尺骨鹰嘴使其形状与肱骨下端相对应并切除桡骨头。彻底止血，将肘关节屈曲90°～100°位，于内外髁上缘交叉打入2枚克氏针，术后石膏托固定，2周拆线去除克氏针，4周后进行功能锻炼。

3. 功能锻炼

肘关节损伤后易产生关节僵硬、粘连，故脱位整复后，应鼓励患者早期进行功能锻炼。固定期间可作肩、腕及掌指关节活动，去除固定后，逐渐开始肘关节主动活动，以屈肘为主。必须避免肘关节的强烈被动活动，以防发生骨化性肌炎。

【预防与调护】

复位后每次换药时，可帮助患肘作轻度屈伸3～5次，以助消散积血，防止关节僵直。合并有骨折时，需保护好骨折片，以免发生移位，去除外固定后，作肘关节自动伸屈活动，如屈肘持篮、旋肘拗腕．防止关节僵硬和功能活动范围受限。

【营养配餐】

参照"颞颌关节脱位"部分。

【结语】

（1）肘关节脱位最为常见，新鲜脱位以早期正确诊断及适当处理后，不应遗有明显的功能障碍。如早期未能得到及时正确的处理，则可导致晚期严重的功能障碍。

（2）处理新鲜肘关节脱位时，应仔细了解分析受伤机制，按损伤类型采用不同的手法整复。屈曲型采用伸展位牵引，向前折顶推压成角，而伸展型多由旋转暴力所致，宜采用回旋手法和屈肘手法。复位后无论采用小夹板固定或石膏托固定，时间均不宜太长，2～3周后即应鼓励患者进行关节练功活动。

（3）由于医疗水平的提高，陈旧性肘关节脱位己发生率逐渐减少，对其治疗以切开复位及关节成形术是最常用的方法，术后功能改善亦较满意。

六、桡骨头脱位

单纯性桡骨头脱位多由间接暴力引起，前臂旋前，椭圆形桡骨头的短径也随着变化。即桡骨头自轴线外移，而此时环状韧带紧张，关节囊拉紧，当作用于前臂被动旋前力超过环状韧带最大张力时，导致环状韧带撕裂，肘关节外侧关节囊撕裂，又因肱二头肌的收缩，桡骨头被拉向肘部的前方，造成肱桡关节和上尺桡关节脱位，即桡骨头脱位。

【临床表现与诊断】

（1）肘窝前外侧肿胀、压痛。肘关节呈半屈曲位，前臂旋前位，肘关节屈曲和前臂旋转活动受限，在肘部前外侧皮下常可触到桡骨头。

（2）应注意检查患肢主功伸腕和伸拇指活动，有否桡神经深支和骨间背侧支损伤。

（3）肘关节正侧位 X 线摄片可见肱桡关节紊乱，桡骨头脱出。

【鉴别诊断】

本病须与先天性桡骨小头脱位相鉴别。先天性桡骨小头脱位，一般情况下常有家族史。多为双侧，且常伴有其他部位的先天畸形，发病时也可合并有外伤史，但外伤均较轻微，患部肿胀及前臂旋转功能障碍较轻。

先天性桡骨头脱位 X 线表现有如下特点：①桡骨头盘状凹陷消失呈圆屋顶状，桡骨颈狭长。②桡骨相对较长，桡骨头顶端超出尺骨冠突平面，甚至与肱骨下端重叠。③尺骨变粗、正常生理弯曲消失。④部分可见合并肱骨小头发育不良。

【中医治疗】

（一）辨证分型

复位后，初期宜活血化瘀，消肿止痛，可内服舒筋活血汤；外敷消肿止痛膏。中期宜和营生新，舒筋活络，可内服壮筋养血汤；后期宜补养气血，可内服八珍汤或补中益气汤等。

（二）中成药

龙血竭含片，每次 1.0g，每日 2～3 次；或治伤胶囊、三七伤药片、沈阳红药、七厘胶囊、云南白药、骨折挫伤散等，适用于急性期损伤。通迪胶囊，每次 4～6 片，每日 3 次，可用于疼痛甚者。

（三）中医外治

1. 中药外用

早期可外敷消肿止痛膏、双柏散、舒筋活络药膏和接骨续筋药膏，后期外用上肢损伤洗方。

2. 手法复位外固定

患肢置于前臂旋后位，术者一手由内向外推肘关节以扩大肘关节外侧间隙，然后拇指在肘前外方向后挤压桡骨头，迫使桡骨头回归原位，复位后屈肘前臂旋后位三角巾悬吊固定 3 周。

（四）简易疗法和偏方

（1）组成：当归、赤芍、乳香、红花、血竭、大黄、牛膝、地鳖虫、芙蓉叶、金果榄、见毒消各 20g。诸药研为细末过 100 目筛，酒醋调用，或用蜂蜜、凡士林等，外敷伤处。临用时，量伤势范围，摊于纸上或菜叶上，上面盖一层消毒纱布，包患处，用绷带包扎，隔日换一次，一般用药为 1～5 次。

（2）当归 10g，黄芪 60g，赤芍 10g，川芎 10g，红花 10g，丹参 30g，鸡血藤 20g，酒延胡索 10g，制香附 30g，桂枝 10g，茯苓 12g，五加皮 10g，木瓜 10g，补骨脂 10g，生甘草 5g，三七粉 6g（吞服）。服法：每天一剂，水煎服，每日 2 次服用 3 周。

（3）花椒 50g 加食盐 50g，两种合一起炒热（不能焦）然后用布包热敷患处。

（4）松树枝加糯米饭捣烂成饼，外敷伤处；另取嫩梢取外皮，焙干研粉，每次 15g，黄酒冲服。主治跌打损伤。

【西医治疗】

1. 西药治疗

消炎、镇痛、止血等对症处理。静脉滴注甘露醇 250ml，氨苄青霉素 5g，酚磺乙胺 3.0g，山莨菪碱 20mg，每日 1 次，3 天即可。对关节积血较多者，在手法复位后可采取无菌穿刺抽吸之法，预防发生关节粘连与骨化性肌炎。

2. 切开复位内固定

（1）适应证：①经闭合复位后不稳定而发生脱位或肘关节固定屈曲位小于 90°。②脱位时间超过 2～4 周。③桡骨头被软组织嵌顿。

（2）手术方法：在桡骨头后上方作切口，显露桡骨头及环状韧带，尽量整复脱位的桡骨头，并修复环状韧带和关节囊，如不能修复，则从大腿外侧取一条宽 1.3cm、长 10cm 筋膜条移植。另作一长 5cm 切口显露尺骨后侧面，在离桡骨头束端下方 1cm 处横向钻孔，把光滑的筋膜条通过该孔，并绕过桡骨头、颈周围，把一端筋膜条与另一端缝合在一起，形成一条新的环状韧带，术后屈肘 90°，中立位石膏托固定 3 周。

【预防与调护】

脱位整复后未固定的肩、手指部关节早期活动，3 周后去除外固定，立即主动练习肘关节，忌强力推拉肘关节。

【营养配餐】

参照"颞颌关节脱位"部分。

【结语】

（1）新鲜创伤性桡骨头脱位应争取早期闭合复位。对闭合复位困难，复位后不稳定，陈旧性损伤或有环状韧带嵌顿者，应切开复位，重建环状韧带，包括直接缝合断裂的环状韧带或用筋膜重建。

（2）但小儿环状韧带薄弱，修复时有一定的困难，且新建的环状韧带常影响桡骨头的生长发育，有时因粘连严重而影响前臂的旋转功能。

（3）成人陈旧性桡骨头脱位影响屈肘功能及上肢者，可行桡骨头切除术。儿童陈旧性桡骨头脱位在生长期绝对不能作桡骨头切除，待肘关节携带角增加近似正常，桡骨头畸形生长已停止，再考虑手术切除桡骨头。

七、小儿桡骨头半脱位

由于牵拉小儿腕或前臂导致环状韧带卡入肱桡关节间隙，引起肘部功能障碍者，称为小儿桡骨头半脱位，是临床中常见的肘部损伤。幼儿桡骨头发育尚不完全，头颈直径几乎相等，环状韧带松弛，故在外力作用下容易发生脱位，以 4－6 岁儿童多见。

多因幼儿在肘关节伸直时腕部受到牵拉所致，如穿衣，走路跌倒时腕部被成人握住，由于肘部突然受牵拉力，肱桡关节间隙加大，关节内负压骤增，关节囊和环状韧带被吸入肱桡关节间隙，桡骨头被环状韧带卡住，妨碍回复而成桡骨头半脱位。

【临床表现与诊断】

（1）多发生于幼儿，患肢有被牵拉的损伤史。

（2）患侧肘部疼痛，肘关节呈半屈曲，前臂呈旋前位，不敢旋后，不能抬举，取物时肘关节不能自由活动。桡骨小头处压痛，局部无明显肿胀或畸形。

（3）X 线检查常不能显示病变。

【鉴别诊断】

须与桡骨头脱位相鉴别。桡骨头脱位在肘关节可触及肿胀较重。皮下有淤斑，但其肱桡关节关系触之不正常，X线检查可明确诊断。

【中医治疗】

（一）辨证分型

初期局部瘀肿疼痛者，宜活血化瘀、消肿止痛，以舒筋活血汤、肢伤一方或筋骨痛消丸、接骨七厘片内服。肿痛减轻后，宜舒筋活血，强筋壮骨，以壮筋养血汤、跌打养营汤、补肾壮筋汤等内服。

（二）中成药

治伤胶囊、三七伤药片、沈阳红药、七厘胶囊、云南白药、骨折挫伤散等，都可应用。

（三）中医外治

1. 中药外敷

可外敷舒筋活络药膏，消肿止痛膏。

2. 固定方法

复位后患儿肘部疼痛立即消失，停止哭闹，屈肘自如，能上举取物。如无明显肿胀，一般不用外敷药物，可用颈腕吊带悬挂于屈肘位2~3天，并嘱家长为小儿穿脱衣服时多加注意，避免牵拉患肢，以防屡次发生而形成习惯性脱位。

3. 手法复位

不需麻醉，家长抱患儿正坐，术者与患儿相对。以右侧为例，术者左手拇指放在桡骨头外侧处，右手握其腕上部，并慢慢地将前臂旋后，一般半脱位在旋后的过程中可复位。若不能复位，则右手稍加牵引至肘关节伸直旋后位。左手拇指加压于桡骨头处，然后屈曲肘关节，常可听到或感到轻微的入白声。或可屈肘90°向旋后方向来回旋转前臂，也可复位（图2-18）。

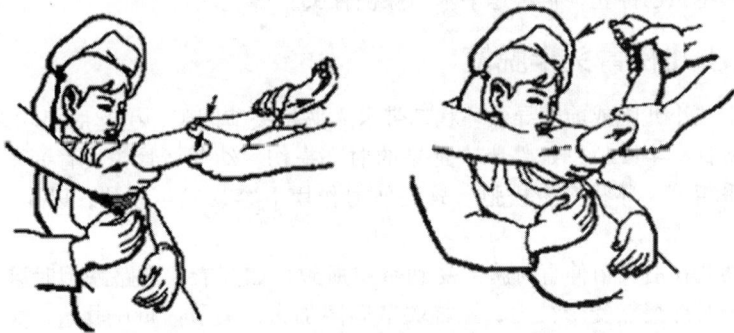

图2-18　桡骨头半脱位整复手法

（四）简易疗法和偏方

消肿止痛活化散（经验方）

组成：当归、赤芍、乳香、红花、血竭、大黄、牛膝、地鳖虫、芙蓉叶、金果榄、见毒消各20g。诸药研为细末过100目筛，酒醋调用，或用蜂蜜、凡士林等，外敷伤处。临用时，量伤势范围，摊于纸上或菜叶上，上面盖一层消毒纱布，包患处，用绷带包扎，隔日换一次，一般用药为 1~5 次。

【西医治疗】

可外用双氯芬酸（扶他林膏）外敷或红花油外涂患处。

【预防与调护】

复位用颈腕吊带悬挂于屈肘位 2~3 天，避免牵拉患肢，以防屡次发生而形成习惯性脱位。

【营养配餐】

参照"颞颌关节脱位"部分。

【结语】

手法复位要求轻巧，一般临床要求手随心转，法从手出，达到"法使骤然人不觉，患者知痛骨已拢"的目的。

八、下尺桡关节脱位

下尺桡关节为尺骨头的环状关节面和桡骨的尺骨切迹组成的车轴关节。桡骨围绕尺骨可作 150°左右的旋转。桡骨下端尺侧缘的背侧与掌侧各有一条韧带，附着于尺骨下端尺侧的背侧与掌侧，名为桡尺背侧韧带和桡尺掌侧韧带，两者均较松弛。下尺桡关节的结构特点是有关节盘存在。关节盘构成桡尺远侧关节的底，封闭了关节腔，尺骨头远端关节面在盘上活动。

下尺桡关节脱位在实际生活中并不少见，常为一些其他损伤的后遗症，如克雷氏骨折、孟氏骨折及盖氏骨折等。单纯的下尺桡关节脱位亦不少见，患者多为青壮年，常被漏诊而延误治疗。早期发现给予适当的外固定，常可得到良好的恢复。

按脱位方向分类，有尺骨远端向背尺侧移位，尺骨头向掌侧脱位，尺骨头向背侧脱位，桡尺关节分离等四个类型。一般为三个方向的移位同时存在。

【临床表现与诊断】

（1）以尺骨小头向背侧的半脱位最常见，此时可见旋前时尺骨小头向背侧突出，旋后时自动复位。

（2）局部可见肿胀、压痛、被动活动下尺桡关节可出现疼痛。

（3）尺骨小头向掌侧脱位时，损伤较重，除腕部肿痛、尺骨头向掌侧突出外，腕及前臂的旋转活动明显受限。

（4）X 线表现：正位见下尺桡关节间隙增宽、超过 3mm 以上，侧位见尺骨小头向掌侧或背侧脱位

【鉴别诊断】

应注意与克雷氏骨折，腕骨骨折相鉴别。根据病史、临床表现、特殊体征及 X 线检查即可明确诊断。

【中医治疗】

（一）辨证分型

复位后，腕关节部仍有瘀肿疼痛，应及时运用内服药物。初期宜活血化瘀，消

肿止痛，可内服舒筋活血汤；中期宜和营生新，舒筋活络，可内服壮筋养血汤，伤肢二方；后期宜补养气血，可内服八珍汤或补中益气汤。

（二）中成药

龙血竭含片，每次 1.0g，每日 2 ~ 3 次；或治伤胶囊、三七伤药片、沈阳红药、七厘胶囊、云南白药、骨折挫伤散等，适用于急性期损伤。通迪胶囊，每次 4 ~ 6 片，每日 3 次，可用于疼痛甚者。

（三）中医外治

1. 中药外用

可外敷消肿止痛膏、双柏散、舒筋活络药膏等。

2. 手法复位外固定

患者取坐位，置前臂于旋后位屈肘 90°，助手固定前臂上段作对抗牵引，术者站在患者对面，一手握腕部牵引，一手拇指置于尺骨头部，若尺骨头向背侧脱位，在牵引下，拇指由背侧外侧向掌侧内侧推压尺骨头即可复位；若尺骨头向掌侧脱位，在牵引下，前臂逐渐旋前，拇指由掌侧向背侧推压尺骨头，亦可复位；若下尺桡关节分离移位，在两助手牵引下，术者双手合抱下尺桡关节向中间挤压，即可复位。

复位后，采用夹板固定。尺骨头向背侧脱位者固定前臂于旋后位；掌侧脱位者固定前臂于旋前位；分离脱位者，前臂置中立位，三角巾悬吊 5 - 6 周。

（四）简易疗法和偏方

参照"桡骨头脱位"部分。

【西医治疗】

1. 西药治疗

消炎、镇痛、止血等对症处理。

2. 切开复位内固定

当脱位在 2 个月以内者，经手法治疗失败可行切开复位，并修复三角纤维软骨。如果脱位超过 2 个月则可行尺骨小头切除并重建远端的韧带。

【预防与调护】

固定期间，防止前臂进行旋前及旋后运动。可主动进行五指的屈伸活动及肩肘关节的屈伸活动，解除外固定后要避免突然使腕关节桡偏、背屈及旋转应力，防止造成损伤。

【营养配餐】

参照"颞颌关节脱位"部分。

【结语】

（1）下尺桡关节脱位是由于前臂的扭、闪等外力造成掌侧或背侧下尺桡韧带损伤，一般伤后按腕关节扭伤进行调治，忽视其脱位的病理，导致后期关节的酸软无力，甚则尺骨高凸的畸形而影响关节功能。

（2）经手法复位后固定要确切，并且固定时间约 5 ~ 6 周，过早去除外固定易造成韧带修复不牢固，在轻微外力下再次造成损伤。对于陈旧性下尺桡关节脱位在 2 个月以上者宜行尺骨远端切除术。术后功能恢复尚满意，术中要注意于骨膜下剥离尺骨茎突时，应仔细进行，不可剥断与骨膜连续的尺侧副韧带，以免术后腕关节向桡侧倾斜与不稳。

（3）切除尺骨远端的长度一般不超过2cm，保留旋前方肌在尺骨的附着部。如切除过多，可影响前臂的旋前运动和导致尺骨残端隆起而引起疼痛。

九、月骨脱位

由于外力作用使月骨与桡骨下端、头状骨、三角骨及舟状骨之间的正常位置发生分离，称为月骨脱位。腕关节的腕骨中以月骨脱位最常见。月骨距近排腕骨中线，正面观为四方形，侧面观呈半月形，月骨四周均为软骨面，与桡骨下端仅有桡月背侧，掌侧韧带相连，细小的营养血管经过韧带进入月骨，以维持其正常血液供应。月骨的前面相当于腕管，为屈指肌腱和正中神经的通道。临床上月骨向掌侧脱位为多，向背侧脱位极少见。月骨脱位，根据损伤程度与位置分为三型。

（1）桡月后韧带撕裂或月骨后角发生撕脱骨折，向掌侧脱位后，凸面向后，凹面向前。

（2）后韧带撕裂后，月骨旋转270°，位于远端前部，凹面向后，凸面向前。

（3）外力更大，桡月前后韧带均断裂，月骨移位至桡骨远端掌侧，凸面向后，凹面向前。脱位的月骨与前韧带相连，则月骨有生活力，如前后韧带均断裂，则可能发生坏死。

【临床表现】

（1）腕部掌侧隆起，腕部肿胀。使患者双手握掌，由于脱位的月骨压迫屈指肌腱，使腕关节呈屈曲位。

（2）握拳时第3掌骨头有明显塌陷，以叩击该掌骨头有明显疼痛。有时合并正中神经压迫症状。当月骨脱位时，该侧第3掌骨头有明显的短缩。

（3）腕部活动受限，手指屈曲困难，腕关节不能背伸，掌腕横纹处有压痛，并可触到脱出的月骨。腕部向尺偏，叩击第4掌骨头时，有明显的疼痛。正中神经亦可受压而致手掌桡侧麻木。

【鉴别诊断】

本病应与桡骨远端骨折及腕管综合征相鉴别。桡骨远端骨折的患者肿胀较严重，其畸形在腕上部呈餐叉样畸形，持住断端腕关节可活动，X线检查可明确诊断。腕管综合征无急性外伤史、无肿胀或轻微肿胀、无明显畸形，腕关节活动仅背伸受限，X线检查无骨折及脱位表现。腕部软组织损伤：腕部肿胀、疼痛、无力、功能障碍。若下桡尺关节韧带损伤，可扪及尺骨小头较为隆起，按压尺骨小头有松动感，检查须与健侧腕部作仔细比较。X线摄片亦可作鉴别。

【中医治疗】

（一）辨证分型

初期宜活血化瘀，消肿止痛，可内服舒筋活血汤，肢伤一方或活血止痛汤。解除固定后，可内服壮筋养血汤或补肾壮筋汤。后期宜补养气血，可内服八珍汤或补中益气汤。

（二）中成药

龙血竭含片，每次 1.0g，每日 2 ~ 3 次；或治伤胶囊、三七伤药片、沈阳红药、七厘胶囊、云南白药、骨折挫伤散等，适用于急性期损伤。通迪胶囊，每次 4 ~ 6 片，每日 3 次，可用于疼痛甚者。

（三）中医外治

（1）早期可外敷双柏散，活血散或消肿止痛膏，外贴舒筋活络药膏。但后期关节活动障碍者，常选用上肢损伤洗方或八仙追逐汤熏洗。亦可应用舒筋药水配合按摩进行治疗。

（2）拇指整复法：在臂丛神经阻滞麻醉下，患者取坐位，肘关节屈曲 90°，

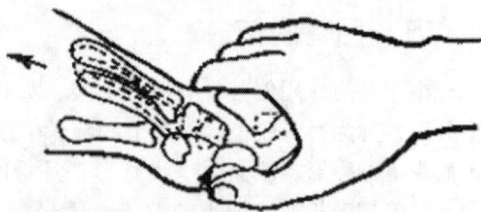

图 2 – 19　月骨脱位拇指整复

两助手分别提住肘部和手指对抗牵引，在拔伸牵引下前臂旋后，腕关节背伸，使桡骨与头状骨之间的关节间隙加宽，术者两手握住患者碗部，两手拇指用力推压月骨凹面的远端，迫使月骨进入桡骨和头状骨间隙，然后逐渐使腕骨掌屈，当月骨有滑动感，中指可以伸直时，多数表明已复位（图 2 – 19）。

（四）简易复位手法

患者仰卧位，免麻醉，肩关节外展，肘关节屈曲 90°，掌心向下，一助手两手紧握固定患肢前臂，术者两手拇指指腹压于患腕背侧月骨处（此处有凹陷感），两手指成半环状抱握于患腕两侧腕横纹上方。两人对抗牵引数分钟后在牵引的同时，术者两拇指向下扣压使腕背伸至 90°（扣压），然后将患者腕关节逐渐伸直 0°，在牵引的同时，两拇指尖用力下压，两食指紧紧顶住月骨；骤然使患腕屈曲至 80°（折顶），一般在患腕屈曲至 40° ~ 50°时，可感到月骨人白音响，此即为复位标志。

【西医治疗】

1. 西药治疗

消炎、镇痛、止血等对症处理。静脉滴注甘露醇 250ml，氨苄青霉素 5g，酚磺乙胺 3.0g，山莨菪碱 20mg，每日 1 次，3 天即可。对关节积血较多者，在手法复位后可采取无菌穿刺抽吸之法，预防发生关节粘连与骨化性肌炎。

2. 针拨整复法

麻醉后，在无菌操作及 X 线透视下，用 20 号注射针头或细钢针，自掌侧刺入月骨凹面的远端，在腕背伸对抗牵引下，向背侧顶拨，协助复位，然后将腕掌屈，如中指可以伸直，表示脱位已整复。在 X 线下复查，若月骨凹形关节面已与头状骨构成关节，证明复位良好（图 2 – 20）。

3. 骨牵针复位

病程在 1 周内的误诊病例，局部肿胀明显，手法复位成功的机会不大，可用克氏针作 2 ~ 5 掌骨颈部骨牵引 48 小时后，再进行手法复位，有可能将月骨推回原位。X 线摄片证实复位后，按上述方法进行石膏固定。

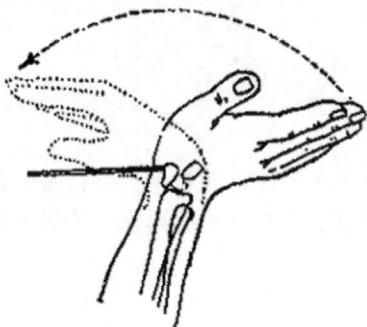

图 2 - 20　月骨脱位针拨复位法

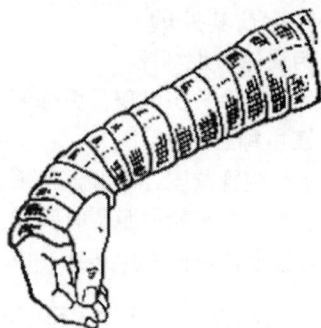

图 2 - 21　固定于30°屈腕位

4. 手术复位

手法复位或骨牵引复位失败病例，以及病程较长病例复位困难者，应进行手术。掌侧关节囊与月骨联系仍保持良好者，经复位后一般预后较好；若月骨与掌侧软组织联系已破坏，则应将脱位月骨摘除。

5. 固定方法

复位后，用塑形夹板或石膏托将腕关节固定掌屈 30° ~ 40°位一周后改为中立位（图 2 - 21）。

6. 功能锻炼

固定期间经常作掌指关节与指间关节屈伸活动，两周后解除固定，开始作腕关节主动屈伸活动。

【预防与调护】

复位固定后即应进行手指的伸屈活动及肩关节和肘关节的功能活动。解除固定后作腕关节的功能锻炼及按摩活筋，循序渐进，不能过于求速求快。

【营养配餐】

参照"颞颌关节脱位"部分。

【结语】

本病主要是由外伤造成，故平时要注意安全，防止意外伤害。另外在诊治上还有以下几点需要注意：由于月骨脱位后很容易发生月骨缺血性坏死，因此早期明确诊断，及时闭合手法复位或经皮克氏针撬拨复位，是避免月骨发生缺血性坏死的关键所在。对陈旧性及远距离脱位的病例，因其掌背侧韧带均已断裂，月骨血液运行已中断，成为死骨，应予切除。

附：陈旧性月骨脱位。

对 1、2 型脱位伤后 3 ~ 4 周者，手法复位，不易成功。应行切开复位。术后处理同前。术中如发现软骨已有退行性变时，则应切除。固定数日后即可开始活动。对第 3 型脱位者，则应予以切除。

合并症及其处理

1. 月骨缺血性坏死

将月骨切除，伤口愈合后练习腕关节功能。

2. 正中神经损伤

手术行腕管减压，切开筋膜和腕横韧带，行正中神经外膜松解，并将脱位的月骨复位。如月骨坏死或脱位时间超过 4 周，其间隙已为纤维组织填塞，手术不易清除或月骨经游离可能发生坏死，应将月骨切除。

十、掌指关节及指间关节脱位

由于外力的作用，使近节指骨基底部与掌骨头之间脱离了正常位置，称为掌指关节脱位。近节指骨的滑车与远节指骨基底间正常位置发生了改变叫指间关节脱位。掌指关节由各掌骨头与近节指骨基底构成。其主要活动是屈伸，屈力比伸力大，伸直时有20°～30°的侧方活动，屈曲时侧方活动微小，故掌指关节伸直时易因外力作用而发生脱位，多数向掌侧脱位，尤以第一掌指关节脱位为多见。

指间关节存在于各节指骨之间，可作屈伸运动，屈力大于伸力，其脱位颇多见，近端或远端指间关节均可发生。

【临床表现】

（1）掌指关节脱位：患处肿胀、疼痛，功能障碍，指间关节屈曲，掌指关节过伸畸形，并有弹性固定。掌侧面隆起，在远侧掌横纹皮下可摸到脱位的掌骨头，手指缩短。X 线片可显示移位的掌骨头及近节指骨基底部（图 2 - 22）。

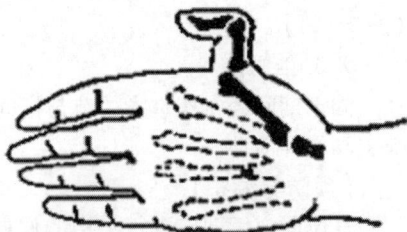

图 2 - 22 拇指掌指关节脱位

（2）指间关节脱位：伤后关节呈梭形肿胀，畸形，疼痛，局部压痛，弹性固定，被动活动时疼痛加剧。若合并侧副韧带断裂，则可有侧方活动。

（3）X 线摄片显示指间关节脱离正常位置，并可排除骨折。

【鉴别诊断】

临床上还需与掌骨、指骨骨折相鉴别，X 线检查可资鉴别。

【中医治疗】

（一）辨证分型

初期宜活血化瘀、消肿止痛，以舒筋活血汤、肢伤一方或接骨七厘片内服。肿痛减轻后，宜舒筋活血，强筋壮骨，以壮筋养血汤、跌打养营汤等内服。

（二）中成药

龙血竭含片，每次 1.0g，每日 2～3 次；治伤胶囊、三七伤药片、沈阳红药、七厘胶囊、云南白药、骨折挫伤散等，适用于急性期损伤。通迪胶囊，每次 4～6 片、每日 3 次，可用于疼痛甚者。

（三）中医外治

1. 掌指关节脱位整复法

麻醉成功后，术者用一手拇指与食指握住脱位手指，呈过伸位，顺势作拔伸牵引，另一手握患侧腕关节，以拇指抵于患指基底部推向远端，使脱位的指骨基底与掌骨头相对，然后向掌侧屈曲即可复位（图2－23）。

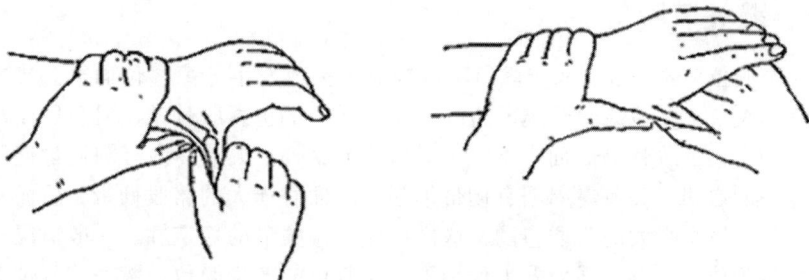

图2－23　拇指掌指关节脱位整复法

2. 指间关节脱位整复法

术者一手固定患肢掌部，另一手握伤指末节顺序拔伸牵引，同时用拇指将脱出的指骨基底部推向前方，然后屈曲手指即可复位。

3. 固定

用铝板压弯塑形或用绷带卷垫于掌指关节与指间关节的掌侧，固定患肢于轻度屈曲对掌位1～2周。指间关节脱位整复后还可用邻指胶布固定法。

（四）简易疗法和偏方

参照"肘关节脱位"部分。

【西医治疗】

1. 西药治疗

参照"月骨脱位"部分。

2. 切开复位内固定

合并骨折者，骨折块有分离移位，旋转或嵌入关节间隙，导致手法复位失败者，需要切开复位细钢针内固定，合并侧副韧带断裂者，则需手术修补侧副韧带。

【预防与调护】

早期加强患手健指的功能锻炼，去除固定后，可进行患指的掌指关节和指间关节的主动屈伸活动，活动范围由小到大，逐渐进行。切忌采用粗暴手法推拿。指间关节脱位手指功能恢复较缓慢，常需3～8个月才能完全恢复，且常有关节增粗、变硬、伸屈功能部分受限、疼痛等后遗症。

【营养配餐】

参照"颞颌关节脱位"部分。

【结语】

外伤导致掌指关节和指间关节脱位是很常见的，一般都容易徒手复位，但如果无法完全复位则要考虑是否有软组织卡在其中，并且还要注意可能伴有关节囊破裂、韧带撕裂或撕脱骨折情况。而这种情况多可留有手指难屈伸，指节肿胀、增粗、疼痛难愈，常需半年以上才能恢复。

第四节　下肢脱位

一、髋关节脱位

髋关节脱位，系指股骨头与髋臼窝所构成的关节发生分离移位而言。髋关节是典型的杆臼关节，关节囊起于髋臼边缘，在前面全部包裹股骨颈，但在后面却附着于股骨颈的中央，股骨颈后面中下 1/3 露出关节囊外。关节囊内有圆韧带连于关节窝与股骨头凹之间，关节囊周围有韧带加强，前面有强大的髂股韧带，后面有坐股韧带，关节外还有强大的肌群包围，这样构成了髋关节的稳定性。一般情况下髋关节不易发生脱位，只有在强大暴力作用下，才有可能产生脱位。髋关节脱位多发于男性青壮年。根据脱位后股骨头移位的方向，可分为前脱位、后脱位、中心脱位三种。由于关节囊后下部较薄弱，故髋关节后脱位较为常见。

髋关节后脱位

髋关节后脱位多因间接暴力引起。如车祸、堕坠、塌方事故等引起，当髋关节屈曲90°时，如果过度内收并内旋股骨干，则使股骨头的大部分不抵触于髋臼内，而移到较薄弱的关节囊的后下方，股骨颈前缘紧抵髋臼前缘而形成杠杆的支点，此时，来自腿与膝前方的暴力，可使股骨头受到杠杆作用而冲破关节囊，脱出髋臼，形成后脱位。

【临床表现与诊断】

（1）明确的外伤史。

（2）患肢弹性固定于屈曲、内收，内旋畸形，膝关节亦呈轻度屈曲，患肢较健肢短缩。

（3）伤侧股骨大粗隆上移凸出，在髂前上棘与坐骨结节连线后上方可触及股骨头；患肢呈弹性固定，粘膝征阴性。

（4）X线检查可见股骨头向后上方移动

【鉴别诊断】

应注意与股骨颈骨折相鉴别。股骨颈骨折多发生于老年人。受伤时，遭受的暴力不如髋关节脱位大，且无髋关节脱位受力时所特有的姿势与体位。患侧下肢呈略内收、外旋和缩短较明显，而髋关节后脱位则为髋屈曲、内旋和显著短缩畸形。无弹性固定，有时出现骨擦音，沿股骨纵轴作扭转试验时，疼痛较髋关节脱位严重。臀后触不到圆形硬物突起。

【中医治疗】

（一）辨证分型

初期以瘀肿为主，治宜活血化瘀，可内服舒筋活血汤，活血止痛汤；外敷散瘀膏、双柏散。中后期则着重舒筋活络、补益气血、强壮筋骨，可内服补肾壮筋汤、虎潜丸等，外敷接骨续筋药膏、舒筋活络膏。解除固定后，关节功能未恢复，可用外洗方，如海桐皮汤、下肢损伤洗方等。

活血止痛膏外敷：药用桂枝50g、乳香50g、没药50g、生川乌30g、生草乌30g、伸筋草150g、透骨草150g、红花50g、当归50g，共为细末，用蛋清或凡士林以1:2的比例调和制成膏剂摊于布上，敷于腹股沟处用绷带包扎，3日换药一次。

（二）中成药

龙血竭含片，每次1.0g，每日2~3次；或治伤胶囊、三七伤药片、沈阳红药、七厘胶囊、云南白药、骨折挫伤散等，适用于急性期损伤。通迪胶囊，每次4~6片，每日3次，可用于疼痛甚者。

（三）中医外治

手法复位前应根据患者的不同情况，选用全麻、腰麻、硬膜外麻醉等。如无麻醉条件亦可就地进行手法复位。为便于操作，复位时患者应仰卧于放好的床或草席的地上。

1. 屈髋拔伸法

患者仰卧，助手用两手按压髂前上棘处固定骨盆，术者面向患者，骑跨于屈髋曲膝各90°的伤膝，用前臂肘窝部套在伤肢腘窝部，逐渐拔伸，使股骨头接近关节囊破裂口，在向上牵拉的同时，略将伤肢旋转，促使股骨头滑入髋臼内，感到入臼声后，再将伤肢伸直（图2-24）。

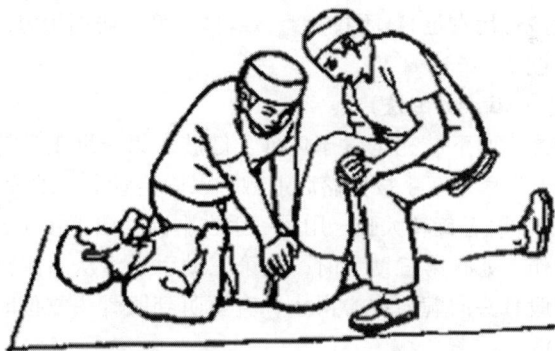

图2-24 髋关节后脱位屈髋拔伸法

2. 回旋法（Bigelow法）

患者仰卧，助手用双手按压双髂前上棘固定骨盆，术者立于伤侧，一手握住伤肢踝部，另一手以肘窝提托其腘窝部，在向上提拉的同时，将大腿内收内旋，髋关节屈曲，使大腿尽量贴近腹壁，然后将伤肢外展、外旋、伸直，在此过程中，听见有响声者，复位即成功（图2-25）。

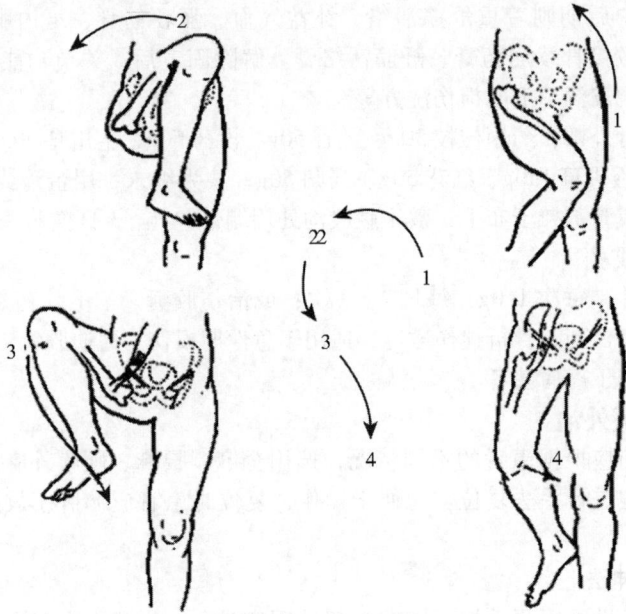

图 2 - 25　髋关节后脱位回旋复位法

3. 拔伸足蹬法

令患者仰卧于地上，医者两手握患肢踝部，用另一足外缘蹬于伤侧坐骨结节及腹股沟内侧（右髋脱位用右足），手拉足蹬，身体后仰，协同用力，两手可略将伤肢旋转，即可复位（图 2 - 26）。

4. 俯卧下垂法（Stimson's 法）

患者俯卧于床缘，两下肢完全置于床外，健肢由第一助手把持，维持水平伸直位，患肢下垂。第二助手用双手按住髂后上棘，以固定骨盆。术者一手握住踝上部，使膝关节屈曲90°，并轻轻旋转大腿，用另一手在腘窝处向下按压，增加向下的牵引力，并作髋内收动作。如有第三助手时，让第三助手手掌从患侧臀部向外下推压脱出的股骨头，迫使股骨头向髋臼中心滑入，直至听到股骨头复位时弹响声，随后伸直患髋（图 2 - 27）。

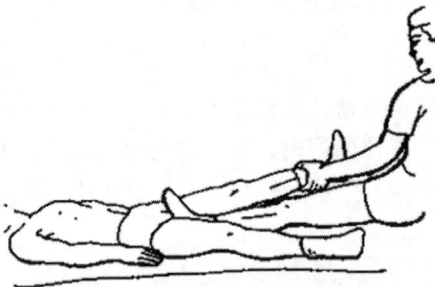

图 2 - 26　髋关节脱位拔伸足蹬法

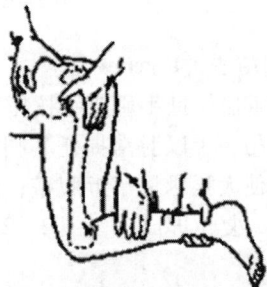

图 2 - 27　髋关节后脱位俯卧下垂法

（四）简易疗法和偏方

（1）①患者仰卧，术者立于患侧，帮助患肢尽量屈膝屈髋，使患侧足跟抵住同侧股骨大粗隆部。②体位放好后，术者在患者下方，面对患者坐下，双腿叉开，足跟相对，固定于患肢踝前。③命助手双手向下按压两髂前上棘，固定骨盆。术者双手环抱患肢膝上，用力向下背侧扳拉，即可感到或听到"咯蹬"的复位声。

（2）患者俯卧于检查床或桌上，双手把住床沿或桌沿，双腿自然下垂。术者背对患者，骑跨于膝腘窝部，双手握住患肢踝关节上方，双足前伸，躯干后仰，将身体重量逐渐压于腘窝部（忌暴力），徐徐牵拉患肢使髋关节复位。

（3）患者屈髋坐于平地，令助手坐矮凳，位于患者背后，双足抵住患者两侧臀部，两手置于患者两侧肩部。术者面对患者取坐位，两足底与患者两足底相对，两手按住患者两膝部，使两腿外展外旋，并令助手置患者两肩的手往下按，此时股骨头则可滑入髋臼内，并听到"咯噔"声。然后将患肢慢慢伸直，患者平卧，患肢作伸曲活动2~3次，再按摩患部数分钟即可。

（4）助手固定患者骨盆两髂前上棘，①如系髋后脱位，以左前臂托住患肢腘窝部，向上提拉牵引，并适当旋转，右手握住小腿向下用力。②助手骑跨患肢上，以双臂交叉托住腘窝，同时向上提牵旋转，小腿置于胯下，利用臀部坐力下压，复位后继续牵引3~4周。前脱位者，维持内收位，避免患肢外展。解除牵引后，可扶拐不负重行走，一般3个月后方可下地逐步锻炼。

（5）蝙蝠腿手法整复髋关节后脱位：患者仰卧在硬床上，不需麻醉。一助手固定骨盆，术者将患肢髋、膝关节极度屈曲，使其足跟部抵于同侧坐骨结节外侧，术者双手合抱置于患肢膝上方，用力向前方，向下一扳，即可感到或听到股骨头滑入髋臼的明显弹响，患肢伸直后，畸形消失，复位成功。

【西医治疗】

1. 西药治疗

早期消炎、镇痛、止血等对症处理。静脉滴注甘露醇250ml，氨苄青霉素5g，酚磺乙胺3.0g，山莨菪碱20mg，每日1次，3天即可。对关节积血较多者，在手法复位后可采取无菌穿刺抽吸之法，预防发生关节粘连与骨化性肌炎。后期可加强改善循环，扩张血液循环，预防股骨头坏死治疗。

2. 切开复位内固定

在少数情况下髋关节脱位经反复整复失败者，或髋臼后缘骨折，严重影响关节面光滑者，可采取手术切开复位，重建髋臼。

3. 固定

脱位整复后，一般用皮肤牵引或膝踝套牵引并穿丁字鞋制动。髋关节后脱位，应将患肢在轻度外展伸直旋中位牵引3~4周，使其损伤的组织得到修复。如合并髋臼后上缘骨折者，复位后骨折块一般都能自行复位。固定时间应延长至6周左右。

【预防与调护】

整复后，即可在牵引制动下、行股四头肌及踝关节锻炼。解除固定后，可先在床上作屈髋、屈膝及内收、外展及内、外旋转锻炼。以后逐步扶拐不负重锻炼。3个月后作X线检查见股骨头供血良好,方能下地作下蹲、行走等负重锻炼。中心性脱位、因关节面有破坏,床上练习可适当提早而负重锻炼则应相对推迟,以减少创伤性关节炎和缺血性股骨头坏死的发生。

髋关节前脱位

髋关节前脱位是指脱位后股骨头位于髂前上棘与坐骨结节连线的前方的一种脱位临床较为少见。当下肢过度外展、外旋时,大粗隆与髋臼上缘相撞,这种突然外展暴力或大腿由后向前的撞击暴力,使股骨头脱出髋臼窝,形成髋关节前脱位,这种情况好发于高速公路上的猛烈撞车或煤矿的倒塌等严重挤压事件中。

当髋关节外展、外旋时,股骨头转向髋关节囊的前下方这一较薄弱部位,此时股骨大粗隆与髋臼上缘的接触点形成杠杆力的支点,外力通过杠杆力的形式。使股骨头突破关节囊的下方,髂股韧带一般保持完整。由于股骨头的移位,可压迫闭孔神经或股动、静脉。

脱位后如果股骨头在闭孔部位,称闭孔型;如果股骨头达到耻骨水平支,称为耻骨型

【临床表现与诊断】

(1) 有明确外伤史,伤后患髋疼痛,肿胀及功能丧失。

(2) 患肢呈外展、外旋和轻度屈曲畸形,弹性固定,并较健侧下肢稍长(图2-28)。

(3) 可在闭孔附近或腹股沟韧带附近扪及股骨头。如果压迫闭孔神经,可出现大腿内侧下半皮肤感觉障碍及内收肌群麻痹。

(4) 如果压迫股动、静脉,可出现下肢血循环障碍,如患肢苍白、发凉或青紫,足背动脉搏动减弱或消失。

(5) 摄X线片,股骨干呈外展位,股骨头在髋臼下方,与闭孔或耻骨坐骨重叠(图2-29)。

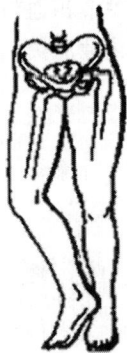

图2-28 右髋关节前脱位

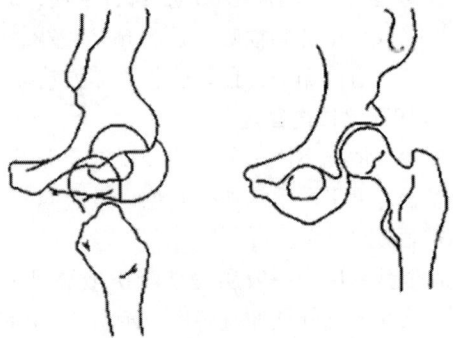

图2-29 髋关节前脱位X线示意图

【鉴别诊断】

应注意与股骨颈骨折相鉴别。可通过X线做出鉴别。

【中医治疗】

（一）辨证分型

参照"髋关节后脱位"部分。

（二）中成药

龙血竭含片，每次 1.0g，每日 2~3 次；或治伤胶囊、三七伤药片、沈阳红药、七厘胶囊、云南白药、骨折挫伤散等，适用于急性期损伤。通迪胶囊，每次 4~6 片，每日 3 次，可用于疼痛甚者。

（三）中医外治

手法复位前应根据患者的不同情况，选用全麻、腰麻、硬膜外麻醉等。如无麻醉条件亦可就地进行手法复位。为便于操作，复位时患者应仰卧于床上或草席的地上。

1. 推挤复位法

适于耻骨部和前方脱位。患者仰卧，一助手用两手按住骨盆；另一助手握住踝部，顺势外展30°牵引；术者站于健侧，用双手将股骨头向外、后推挤，并令牵踝之助手，在持续牵引下，将患肢前屈并内旋，当前屈髋时，即可听到复位弹响声。如髋臼前方脱位时，牵踝之助手，可将患肢内收、内旋，不必屈髋，即可复位（图 2 - 30）。

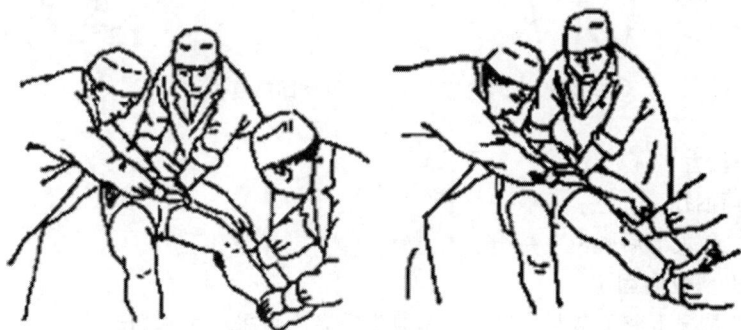

图 2 - 30　推挤复位法

2. 屈髋拔伸法

患者仰卧，一助手将骨盆固定，另一助手将患肢在髋关节外展、外旋位渐渐向上拔伸至90°，术者双手环抱大腿根部，将大腿根部由内向外方按压．可使股骨头回纳人髋臼内。

3. 反回旋法

原理与后脱位的回旋法一样，操作时与回旋法相反，先将髋关节外展、外旋，然后屈髋、屈膝，再内收、内旋，最后伸直下肢。左髋脱位为反 "?"。右髋脱位为"?"。复位后可采用皮肤牵引保持患肢在内旋、内收伸直位牵引 4 周左右（图 2 - 31）。

（四）简易疗法和偏方

患者仰卧，一助手用腰带将骨盆固定在木板上（用髋腰带时位置不能过高）。同时，患肢屈髋屈膝，术者两手抱住患肢，稳定膝关节，利用身体后蹲力量，达到拔伸的目的，并即刻用脚将脱出的股骨头蹬向外上方。此时常可闻及"咯噔"的入臼声。

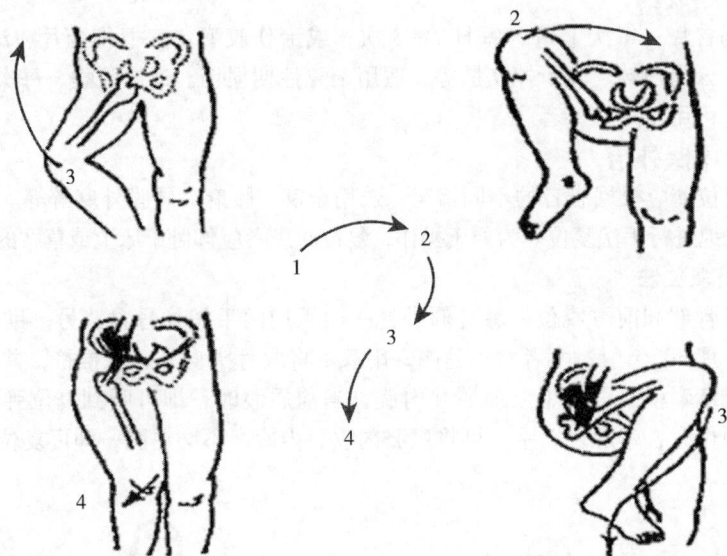

图2-31 髋关节前脱位反回旋复位法

【西医治疗】

1. 西药治疗

参照"髋关节后脱位"部分。

2. 切开复位内固定

在少数情况下髋关节脱位经反复整复失败者，可采取手术切开复位。

3. 固定

脱位整复后，一般用皮肤牵引或膝踝套牵引并穿丁字鞋制动。髋关节前脱位在皮肤牵引时，必须维持在内收、内旋、伸直位，避免患肢外展。

【预防与调护】

参照"髋关节后脱位"部分。

髋关节中心性脱位

多由传达暴力所致。一种情况为外力作用于股骨大转子侧方和骨盆，如行人横穿马路，被车碰撞；另一种情况为较复杂的暴力作用于股骨大转子和膝部，如高速行驶的汽车被侧方撞击，外力可直接伤及大转子，并且乘客的膝部冲向前面挡板，外力沿股骨干向上传达，致使股骨头突向盆腔。当然，造成本病的病因可能较上述更为复杂，在一些挤压伤等情况中，骨盆骨折与本病可同时存在。

当暴力作用于股骨大粗隆外侧，或髋关节处于轻度屈曲外旋位时，顺着股骨纵轴的外力冲击。传达暴力使股骨头撞击髋臼底部，引起臼底骨折。如外力继续作用，股骨头可连同髋臼骨折片一起向盆腔内移位，形成中心性脱位。骨折多为粉碎型。此种脱位较少发生，如髋臼骨折片夹住股骨颈，可能阻碍股骨头的复位。在一些病例中可有骨盆骨折及盆腔内广泛出血。

【临床表现与诊断】

（1）根据髋臼底骨折和骨盆骨折的程度及股骨头移位的情况，可分为4型。

Ⅰ型：髋臼底部横形或纵形骨折，股骨头无变位，这种类型的损伤较轻，比较多见。

Ⅱ型：髋臼底部骨折，股骨头呈半脱位进入盆腔。该型损伤较重，也比较多见。

Ⅲ型：髋臼底部粉碎骨折，股骨头完全脱位进入盆腔，股骨头嵌在髋臼底部骨折间，损伤严重，但比较少见。

Ⅳ型：髋臼底骨折并有髋臼缘骨折或同侧髂骨纵形劈裂骨折，骨折线达臼顶部，股骨头完全脱位进入盆腔，损伤严重，但很少见，有明确的外伤史。

（2）Ⅰ、Ⅱ型骨折，股骨头无移位或移位不多，局部可有肿胀和疼痛，关节活动受限，患肢可有轻微短缩。Ⅲ型骨折，股骨头移位明显，受伤处疼痛、肿胀严重，髋关节活动功能丧失。

（3）检查时可感到有骨擦感，患肢短缩，大粗隆上移，阔筋膜张肌松弛。Ⅳ型骨折，除具备Ⅲ型症状体征之外，还有髋及臀部广泛性血肿，软组织严重挫伤。

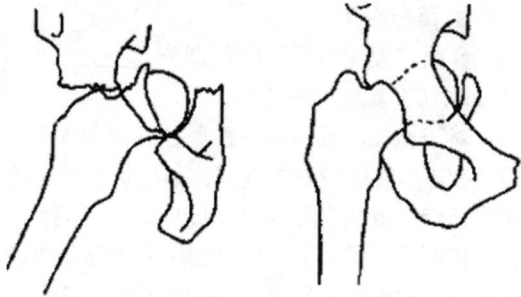

图2-32　髋关节中心性脱位X线示意图

（4）本病从体征上诊断有时比较困难，患者往往无特殊体位和畸形。X线检查可明确股骨头脱位及髋臼、骨盆骨折的情况（图2-32）。

【中医治疗】

（一）辨证分型

参照"髋关节后脱位"部分。

（二）中成药

龙血竭含片，每次1.0g，每日2～3次；治伤胶囊、三七伤药片、沈阳红药、七厘胶囊、云南白药、骨折挫伤散等，适用于急性期损伤。通迪胶囊，每次4～6片，每日3次，可用于疼痛甚者。

（三）中医外治

本病多采用牵引复位固定法。其中Ⅰ型宜用皮牵引，Ⅱ型宜用胫骨结节骨牵引。牵引重量3～4kg，时间为6周左右，注意早期不负重髋关节功能锻炼。对Ⅲ、Ⅳ型骨折，用双向牵引复位法治疗，先行股骨大转子骨牵引。术者用斯氏钢针在股骨大转子前方即股骨头转子最凸处向内旁开2～3cm，在局部麻醉下由前侧向后垂直进针，术者用手绷紧臀部皮肤，勿使出针后臀部皮肤在牵引时过紧或损伤坐骨神经，继之行股骨髁上牵引。将患肢置放于外展30°中立位，于患侧床边横向安一牵引架，股骨大转子部钢针用于外展牵引，方向和躯干呈70°~80°角，牵引重量5~7kg。股骨髁上钢针用于顺向牵引，牵引方向和股骨长轴轴线一致，牵引重量6~8kg，同时加高患侧床腿和床尾的高度，使患侧高于对侧4~5cm，床尾高于床头8~10cm，以增加患者躯体自重的反牵引力。牵引一周后，摄X片复查，观察复位情况，若髋臼及股骨头已复位，则将股骨大转子外展牵引重量减至3~5kg，股骨髁上顺向牵引重量减至5~6kg。3~4周后，髋臼底骨折临床愈合，可去除侧方牵引，但股骨髁上牵引不应少于8周（图2－33）。

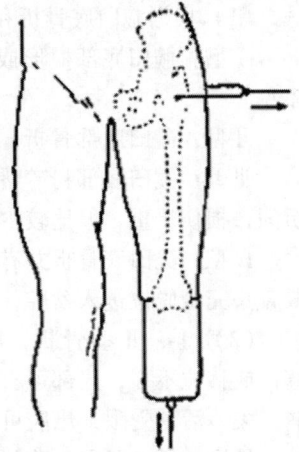

（四）简易疗法和偏方

参照"髋关节后脱位"部分。

【西医治疗】

1. 西药治疗

参照"髋关节后脱位"部分。

2. 切开复位内固定

对于比较严重的中心性脱位，股骨头脱入骨盆腔，股骨颈嵌入在髋臼骨折缝间，如经整复不成功，应采取手术治疗。取髋关节前外侧切口，暴露髋臼、解除嵌顿，使股骨头复位。术后继续用大粗隆侧方牵引和股骨髁上骨牵引等。如日后复位不理想，髋臼面不平整，引起创伤性关节炎而影响负重者，应行髋关节成形术；老年患者如股骨头变形，可做全髋关节置换术。

图2－33 髋关节中心性脱位双向牵引复位法

3. 功能锻炼

参照"髋关节后脱位"部分。

【预防与调护】

参照"髋关节后脱位"部分。

陈旧性髋关节脱位

凡关节脱位超过3周，即为陈旧性脱位。陈旧性髋关节脱位由于损伤时间较长，髋关节周围肌腱、肌肉牵缩，髋臼内有疤痕组织充填，血肿机化或纤维化后包绕股骨头，关节囊裂口愈合，患肢长时间活动受限，可发生骨质疏松及脱钙，这给手法复位造成困难。

【临床表现与诊断】

同新鲜脱位。

【治疗】

（一）手法复位外固定

1. 适应证

①身体条件好，能耐受麻醉及整复刺激者。②外伤性脱位后，时间在2~3个月

以内者。③肌肉、韧带挛缩较轻、关节轮廓尚清晰者。④关节被动活动时，股骨头尚有活动度者。⑤X 线片示骨质疏松与脱钙不明显，不合并骨折，关节周围钙化或增生不严重者。

2. 复位前准备

（1）骨牵引：选用股骨髁上牵引，重量 7～12kg，抬高床尾，以加大对抗牵引力，待股骨头已下降至髋臼平面或接近平面附近时，方可考虑手法复位。

（2）松解粘连：一助手固定骨盆，术者持患肢膝及踝部，顺其畸形姿势，作髋及膝关节屈、伸、收、展及内、外旋运动，以松解粘连。操作要柔和，范围由小到大，力量由轻到重。当充分松解粘连后，可按新鲜脱位时的整复方法进行复位。

（3）复位及外固定方法：复位方法及外固定与新鲜脱位大致相同。若复位后，股骨头又脱出，可能因为髋臼被瘢痕组织填塞，可在复位后反复研磨，即反复屈伸、外展、内外旋，并可在大转子处由助手按压，以促进回纳。若为内收肌群或髂胫束挛缩，可用手法弹拨松解。

（二）切开复位内固定

对于脱位时间较久，一般超过 6 周以上，手法不能复位或合并血管、神经损伤，或合并骨折，应采用手术切开整复。术前用骨牵引将股骨头逐渐拉至髋臼平面，才可施行手术切开复位。采用前方入路，将髋臼内的瘢痕组织完全清除，但不可损伤关节软骨面，复位时，避免使用暴力，以防将髋臼缘压扁或股骨头压裂或股骨干骨折。术后处理与新鲜脱位相同。

【合并症及其治疗】

（一）髋关节脱位并髋臼缘骨折

当外力造成髋关节脱位时，由于股骨头与髋臼缘相撞击，可导致髋臼缘骨折，确诊需依靠 X 线检查。

大多数髋关节脱位合并髋臼缘骨折，骨折块随着脱位的整复，也可复位。即使未完全复位，只要不影响股骨头在髋臼内的稳定性，可任其愈合。如果较大骨块不能用手法整复，并向外倾斜，需切开整复，经髋关节后切口显露，将骨块整复，用螺丝钉或重建钢板固定。牵引固定时间要延长至 8 周以上，待骨折愈合牢固后、才可下床活动锻炼。

（二）髋关节脱位合并同侧股骨干骨折

少见的联合损伤，髋关节后脱位合并同侧股骨干骨折是一种少见的病例，而前脱位合并同侧股骨干骨折更罕见。

此类病例多为复杂暴力引起，常见于塌方或交通事故，是一种严重的损伤，主要表现为股骨干骨折及全身其他部位的损伤症状，而髋关节脱位的症状多不显著，易造成漏诊。因此对每一侧股骨干骨折都应常规检查髋关节，特别是 X 线显示横形骨折，并伴有近端内收的情况更应注意，应加拍髋关节 X 线片，以明确诊断。

1. 髋关节后脱位合并同侧股骨干骨折的手法整复

在麻醉下，患者侧卧位，健肢在下，一助手持患肢踝部顺势牵引；一助手以宽布带绕过患肢的腹股沟部，向后上方作反牵引；术者站于患者身后，以手掌向前、向远侧推股骨大转子部，持续5分钟，待股骨头下移至髋臼水平时，在保持牵引情况下，令第三助手以两手交叉置于腘窝部，向前提膝关节，使髋关节屈曲90°，继续前提，同时术者以手掌推股骨头向前，即可复位。若上法复位不成功，可在大转子部前后贯穿一枚骨圆针，助手用手、布带或牵引弓向远端牵拉，术者用手掌推股骨头向前下方，即可复位（图2-34）。

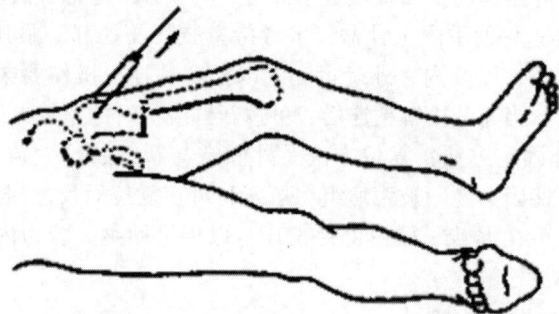

图2-34　髋关节后上脱位合并股骨干骨折牵引复位法

2. 髋关节前脱位合并同侧股骨干骨折的手法整复

在麻醉下，患者仰卧位，一助手以两手按患者两侧髂前上棘处，固定骨盆；一助手持膝部，先顺畸形姿势牵拉，以解脱股骨与闭孔之间的交锁；在维持牵引力的情况下，另一助手以宽布带绕过大腿上端向外上方牵引；术者站于健侧，手由会阴部向外上推股骨头。一手于股骨骨折近端的外侧向前内扳拉，同时令持膝部牵引的助手内收患肢，即可复位。脱位整复后，并发股骨干骨折的治疗，同一般股骨干骨折。

3. 髋关节脱位合并血管神经损伤

髋关节后脱位，由于股骨头的移位，可造成坐骨神经的牵拉伤或挫伤。脱位整复后，应用维生素 B_1、辅酶 A 或活血化瘀之中药如小活络丹等加减，亦可配合针刺环跳、足三里、承山等穴，一般1~2个月后均可好转。若坐骨神经麻痹，可能是由髋臼上分离的大的碎骨块卡压所致时，应手术探查神经，同时修复髋臼缘。

髋关节的脱位合并股神经，股动脉、股静脉或闭孔神经损伤极为少见，一般随股骨头的复位，症状可缓解。

【预防与调护】

髋关节后脱位的处理方法对远期疗效影响较大，必须审慎选择。新鲜单纯性髋脱位或关节外仅有极小的骨折片，应采用麻醉下早期复位，最好是在24小时内完成。新鲜髋关节脱位同时合并严重的髋臼骨折、股骨头颈骨折、其他部位骨折和软组织损伤、陈旧性脱位均应采用早期手术，切开复位内固定，游离骨片及关节内破损的软骨碎屑应清除，对复合损伤性髋脱位，尤其陈旧性脱位，避免先试行闭合复位，以避免增加髋关节及周围软组织损伤，促进远期并发症的增加。关节软骨面破坏超过1/4，修复有困难，应行髋关节融合或人工关节置换。

【营养配餐】

参照"颞颌关节脱位"部分。

【结语】

髋关节脱位和骨折合并脱位是一种严重损伤，后期可并发股骨头缺血性坏死、创伤性关节炎以及关节周围骨化等，影响髋关节功能造成病残。故对本病应尽早正确诊断并及时给予适当的方法进行复位固定。单纯髋关节脱位诊断并不困难，但应注意常为损伤的一部分，特别当有同侧股骨干骨折时，由于脱位的典型畸形被股骨干骨折的移位所掩盖，在临床上常发生漏诊。据文献报道漏诊率达5%以上，故对此类患者应常规拍摄髋关节 X 线片，防止漏诊。单纯性脱位及时复位固定后功能恢复良好，延迟持重时间对股骨头缺血性坏死的预防有很大好处。即使下地活动后也应尽可能减少患肢持重，可有效地防止股骨头缺血性坏死的发生和发展。对合并有髋臼骨折的患者应常规行 CT 检查，确定髋臼损伤部位、程度、判定髋关节的稳定性，以决定保守治疗或手术治疗。

应用手法复位应在麻醉下进行，使疼痛消失，肌肉松弛。复位手法用力虽大，但应由轻到重，缓缓持续用力，防止使用突发的瞬间暴力，避免造成进一步损伤。复位后应立即行 X 线检查证实复位确切。如发现关节面不相称，即证明未完全复位，应及时手术探查，否则延误治疗，影响疗效。去除固定后在床上进行髋关节屈伸旋转运动，有利于恢复髋关节面的光滑，减少创伤性关节炎的发生。对于中心性脱位者更应适当延迟持重时间。

附：小儿髋关节半脱位

又称小儿髋关节错缝等，是儿童的多发病，女多于男，约为 6∶4。发病年龄以 5～10 岁者多见，2～5 岁者次之，10～15 岁者又次之。患儿伤后，多在次日开始髋关节疼痛，不敢屈髋活动，两腿长短不齐。

治疗：患者平卧，采用双下肢皮肤牵引，牵引头两天加大重量，约大于体重的 1/7 待双下肢等长基本矫正后，可减轻重量。在持续牵引的同时，下肢置于外展位，并嘱患者在床上作股四头肌及踝关节活动，2～3 周后解除牵引。

二、膝关节脱位

膝关节，《内经》称为"膝"，《医宗金鉴》名之曰"膝盖"。俗称"膝头轮"。《素问·脉要精微论》说："膝者筋之府。"膝关节为屈伸关节，由股骨下端及胫骨上端构成，二骨之间有半月软骨衬垫，向外有约 15°的外翻角。膝关节的主要功能是负重和屈伸运动，在屈曲时，有轻度的内外旋及内收外展活动，膝关节的稳定主要依靠周围的肌肉韧带维持。内侧副韧带和股四头肌对稳定膝关节有相当作用。膝关节因其结构复杂、连结坚固、关节接触面较宽，因此在一般外力下很难使其脱位，其发生率仅占全身关节脱位的 0.6%，如因强大的外力而造成脱位时，则必然会有韧带损伤。而且可发生骨折，乃至神经、血管损伤。合并腘动脉损伤时，如诊治不当，则有导致下肢截肢的危险。

膝关节脱位多见于青壮年人，根据脱位的程度，可分为完全脱位与不完全脱位两种，不全脱位比较多见。根据移位的方向，可分为前、后、内侧、外侧及旋转脱位，其中前脱位和内侧脱位较常见。

膝关节前脱位

暴力多来自前方，直接作用于股骨下段，使膝关节过伸，股骨髁的关节面沿胫骨平台向后急骤旋转移位，突破后侧关节囊，而使胫骨脱位于前方，形成膝关节前脱位。

【临床表现与诊断】

（1）膝关节肿胀严重，疼痛剧烈，功能障碍，前后径增大，髌骨下陷，膝关节处于微屈曲位，畸形、弹性固定。

（2）触摸髌骨处空虚，腘窝部丰满，并可触及股骨髁突起于后侧，髌腱两侧可触及向前移位的胫骨平台前缘。

（3）X线检查侧位片可见胫骨脱于股骨前方（图2-35）。

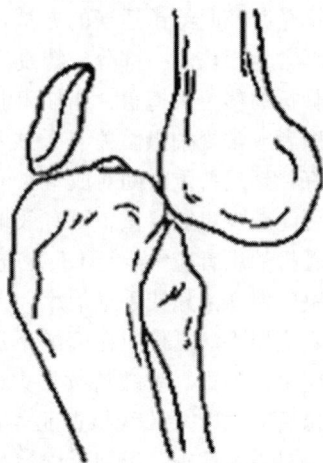

图2-35　膝关节前脱位X线示意图

（4）依据外伤史，典型临床表现，结合X线检查，可以确诊，要了解是否合并有撕脱性骨折，检查远端动脉搏动情况，以判断腘窝血管是否受伤，同时需要检查足踝运动和知觉情况，判断是否合并神经损伤。必要时可做下列检查。

①超声多普勒检查：凡合并腘动、静脉损伤，形成血栓而致肢体远端缺血者，做超声多普勒检查，可明确栓塞的部位和轻重程度。

②肌电图检查：膝关节后脱位常合并腓总神经损伤，导致胫前肌麻痹。肌电图检查可明确损伤的性质和程度，动态观察可了解神经功能恢复情况。

【鉴别诊断】

1. 股骨髁上骨折

伸直型骨折，骨折远端向前移位，类似膝关节前脱位畸形；屈曲型骨折，骨折远端向后移位，类似膝关节后脱位畸形。鉴别要点：股骨髁上骨折可触及骨擦音，无弹性固定。膝关节正侧位X线片可资鉴别。

2. 胫骨平台骨折

胫骨内、外侧平台骨折时，由于平台塌陷，膝关节变形，类似膝关节侧向脱位。但平台骨折的畸形为膝关节内翻或外翻畸形，与侧向脱位不同，且骨折者无弹性固定。X线摄片可明确诊断。

【中医治疗】

（一）辨证分型

初期内服活血化瘀、通络消肿中药，药用接骨七厘片、筋骨痛消丸或活血疏肝汤加川木瓜、川牛膝；继服通经活络舒筋中药，方用丹栀逍遥散加独活、川断、木瓜、牛膝、丝瓜络、桑寄生。若有神经损伤症状加全蝎、白芷。后期内服仙灵骨葆胶囊或补肾壮筋汤加川断、五加皮、以强壮筋骨；神经损伤后期宜益气通络，祛风壮筋，方用黄芪桂枝五物汤加川断、五加皮、桑寄生、牛膝、全蝎、僵蚕、制马钱子等。

（二）中成药

龙血竭含片，每次 1.0g，每日 2~3 次；治伤胶囊、三七伤药片、沈阳红药、七厘胶囊、云南白药、骨折挫伤散等，适用于急性期损伤。通迪胶囊，每次 4~6 片，每日 3 次，可用于疼痛甚者。

（三）中医外治

一般采用手法整复外固定。方法是：患者仰卧，一助手环抱大腿上段，一助手牵足踝上下牵引，术者立于患侧，一手托股骨下段向上，即可复位；或术者两手四指托腘窝向前，两拇指按胫骨向后亦可复位。当脱位整复后，助手放松牵引，术者一手持膝，一手持足踝，将膝关节屈曲，再伸直至15°左右，然后从膝关节前方两侧仔细检查关节缝是否完全吻合，检查胫前、后动脉搏动情况，检查足踝运动和知觉情况等。

复位后，用长直角板或石膏托将患膝固定于10°~20°左右伸展位中立，股骨远端后侧加垫，3周后开始作膝关节主动屈曲，股四头肌自主收缩锻炼，四周后解除外固定，可下床活动。

（四）简易疗法和偏方

参照"肘关节脱位"部分。

【西医治疗】

1. 西药治疗

消炎、镇痛、止血等对症处理。静脉滴注甘露醇250ml，氨苄青霉素5g，酚磺乙胺3.0g，山莨菪碱20mg，每日一次，3天即可。对关节积血较多者，在手法复位后可采取无菌穿刺抽吸之法，预防发生关节粘连与骨化性肌炎。

2. 切开复位内固定

膝关节前脱位最易造成血管损伤，合并有腘动脉损伤者应立即进行手术探查，如果关节囊撕裂、韧带断裂嵌夹于关节间隙，或因股骨髁套锁于撕裂的关节囊裂孔而妨碍复位时，也应手术切开复位，修复损伤的韧带，合并髁部骨折者也应及时手术撬起塌陷的髁部并以螺栓、拉力螺钉或特制的"T"形钢板固定，否则骨性结构紊乱带来的不稳定将在后期给患者造成很大困难。

【预防与调护】

膝关节脱位复位后，应将膝关节固定于屈曲15°~30°位，减少对神经血管的牵拉。密切观察血管情况，触摸胫后动脉和足背动脉，足部虽温暖但无脉则标志着血供不足。术后在40°~70°范围内的持续被动活动对伤后早期恢复活动是有帮助的，但应注意防止过度运动在后期遗留一定程度的关节不稳。股四头肌的训练对膝关节动力性稳定起着重大作用。固定后，即指导患者作自主股四头肌收缩锻炼，肿胀消减后作带固定仰卧抬腿锻炼，4~8周解除外固定后，先开始作膝关节的自主屈曲，然后下床活动锻炼，按膝关节功能疗法处理。

膝关节后脱位

多是直接暴力从前方而来，作用于胫骨上端，使膝关节过伸，胫骨平台向后脱出形成膝关节后脱位。

【临床表现与诊断】

（1）膝关节肿胀严重，疼痛剧烈，功能障碍。

（2）膝关节前后径增大，似过伸位，胫骨上端下陷，皮肤有皱折，畸形明显，呈弹性固定，触摸髌骨下空虚，腘窝处可触及胫骨平台后缘向后突起，髌腱两侧能触到向前突起的股骨髁。

（3）X线检查侧位片可见胫骨脱于股骨后方（图2-36）。

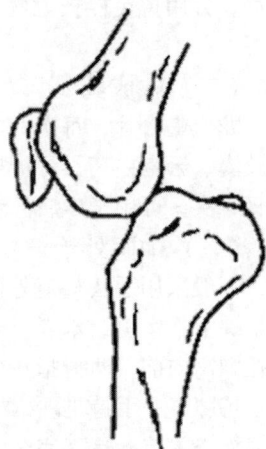

图2-36　膝关节后脱位X线示意图

（4）依据外伤史、典型症状、畸形，一般即可确定诊断，但需拍X线片，诊查是否合并撕脱性骨折。另外要检查胫前、后动脉搏动情况，判断腘窝血管是否受伤；检查足踝的主动运动和感觉情况，判断神经有否损伤。

【鉴别诊断】

参照"膝关节前脱位"部分。

【中医治疗】

（一）辨证分型

参照"膝关节前脱位"部分。

（二）中成药

龙血竭含片，每次1.0g，每日2~3次；或治伤胶囊、三七伤药片、沈阳红药、七厘胶囊、云南白药、骨折挫伤散等，适用于急性期损伤。通迪胶囊，每次4~6片，每日3次，可用于疼痛甚者。

（三）中医外治

常采用手法整复外固定。方法是患者仰卧，一助手牵大腿部，一助手牵患肢踝部，上下牵引，术者站于患侧，一手托胫骨上段向前，一手按股骨下段向后，即可复位。复位后，用长直角夹板或石膏托固定，在胫骨上段后侧加垫，将膝关节固定在15°左右的伸展中立位，3周后开始做屈伸主动锻炼活动和股四头肌自主收缩活动，4周后解除固定，下床锻炼。本病固定应特别注意慢性继发性半脱位，因患者不自觉的抬腿，股骨必然向前，加上胫骨的重力下垂，常常形成胫骨平台向后继发性错位，必要时可改用膝关节屈曲位固定，3周后开始膝关节伸展锻炼。对合并有血管、神经损伤及骨折的患者处理同膝关节前脱位。

【西医治疗】

1. 西药治疗

消炎、镇痛、止血等对症处理。静脉滴注甘露醇250ml，氨苄青霉素5g，酚磺乙胺3.0g，山莨菪碱20mg，每日1次，3天即可。对关节积血较多者，在手法复位后可采取无菌穿刺抽吸之法，预防发生关节粘连与骨化性肌炎。

2. 切开复位内固定

参照"膝关节前脱位"部分。

【预防与调护】

参照"膝关节前脱位"部分。

膝关节侧方脱位

直接暴力作用于膝关节侧方，或间接暴力传导至膝关节，致使膝关节过度外翻或内翻，而造成膝关节侧方脱位。单纯侧方脱位少见，多合并脱位对侧胫骨平台骨折，骨折近端和股骨的关系基本正常。

【临床表现与诊断】

（1）膝关节侧方脱位因筋伤严重，肿胀甚剧，局部青紫瘀斑，功能丧失，压痛明显，有明显的侧方异常活动。

（2）在膝关节侧方能触到脱出的胫骨平台侧缘，若有神经损伤，常见足踝不能主动背伸，小腿下段外侧皮肤麻木。

【诊断要点】

依据明显的外伤史，典型的症状和畸形，即可确诊。结合X线检查，能明确脱位情况，以及是否合并骨折（图2-37）。应注意神经是否合并损伤。

【鉴别诊断】

参照"膝关节前脱位"部分。

【中医治疗】

（一）辨证分型

参照"膝关节前脱位"部分。

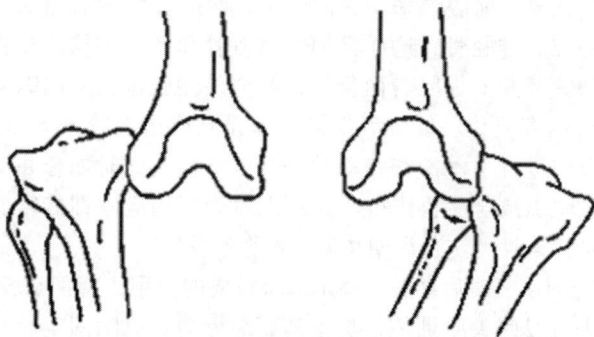

图2-37　膝关节侧方脱位X线示意图

（二）中成药

龙血竭含片，每次 1.0g，每日 2～3 次；治伤胶囊、三七伤药片、沈阳红药、七厘胶囊、云南白药、骨折挫伤散等，适用于急性期损伤。通迪胶囊，每次 4～6 片，每日 3 次，可用于疼痛甚者。

（三）中医外治

常采用手法整复外固定。方法是患者仰卧位，一助手固定股骨，一助手牵足踝，若膝关节外脱位，术者一手扳股骨下端向外，并使膝关节呈内翻位，即可复位。

复位后，用长直角夹板或石膏托将肢体固定在伸展中立位，膝关节稍屈曲，脱出的部位和上下端相应的位置加棉垫，形成三点加压，将膝关节置于与外力相反的内翻或外翻位，即内侧脱位固定在内翻位，外侧脱位固定在外翻位，一般固定 4～6 周，解除夹板，开始功能锻炼。

（四）简易疗法和偏方

参照"肘关节脱位"部分。

【西医治疗】

参照"膝关节前脱位"部分。

【预防与调护】

参照"膝关节前脱位"部分。

【营养配餐】

参照"颞颌关节脱位"部分。

【结语】

（1）膝关节脱位很少见，但其并发症常见且严重，是骨科急症之一，在大多数病例中，动脉受损的发生率为 20%～30%，如果不修复动脉，截肢率可达 72.5%，对血管损伤的治疗外科意见是一致的，对韧带的治疗存在着一定的分歧，但无论如何，静力稳定对于保持膝关节多年承受压力非常重要，应避免短期的优良结果随之发生退行性变，因此要对膝关节静力稳定、弯曲性、本体感觉和动力保护在治疗前后及恢复期做出一个完善的处理计划。

（2）早期的治疗方法是尽快进行闭合复位，解除神经血管结构牵拉引起的张力增高，促使血运的恢复。前脱位采用纵向牵引，然后在股骨后面加压并提拉使其复位。而不应在过伸位后推胫骨，这样会加重腘血管和神经结构的损伤。后脱位采取纵向牵引，伸直膝关节并上提胫骨而复位，对内外侧脱位，采用纵向牵引结合适当的胫骨和股骨加压达到复位。复位后如果足部无脉或出现膝以下一定的循环障碍，则必须在 6 小时以内进行手术探查和动脉修补或移植，此时如合并交叉韧带损伤可在伤后 2 周局部软织织愈合后再进行。如果无血管损伤应立即修复所有的韧带损伤以保证膝关节韧带稳定性，防止后期膝关节不稳的发生。

（3）膝部肌力的恢复对后期关节稳定起着重要的作用，特别是股四头肌的恢复，在固定期间即要进行股四头肌训练，防止其萎缩无力，去除固定后在增加肌力的基础上逐渐恢复膝关节屈伸度，在肌力未恢复强度之前，要防止对交叉韧带有损伤的训练，如下山跑等运动。

三、髌骨脱位

髌骨脱位，系指髌骨的后面与股骨下端内外髁之间的凹陷面之间的正常位置发生分离，引起膝关节功能障碍的一种疾患。髌骨是人体最大的籽骨，其上缘连于股四头肌腱，下缘止于胫骨结节，两侧为股四头肌扩张部包绕，止于胫骨髁。股内侧肌止于髌骨的内上缘，髌骨的后面稍隆起。与股骨下端内外髁之间的凹陷呈关节面。由于股四头肌中的股直肌、股中间肌、股外侧肌的作用方向与髌韧带不在一条直线上，髌骨有向外脱出的倾向，但因股内侧肌有向内上方牵引作用力，而使髌骨维持在正常位置。

髌骨脱位根据病因可分为新鲜外伤性与习惯性脱位。新鲜外伤性脱位如治疗不当时，可以转变为习惯性脱位，而习惯性脱位亦多有外伤史。根据移位的方向，可分为外侧、内侧及向下脱位。临床上以外侧脱位为主，内侧脱位极为罕见。

髌骨新鲜外伤性脱位多由于直接暴力引起，当暴力直接作用于髌骨的一侧，或用力踢东西突然猛力伸膝，由于股四头肌强力收缩，可将股四头肌的扩张部撕裂。股内侧肌与股四头肌内侧扩张部撕裂引起髌骨外侧脱位，临床较常见，股四头肌外侧扩张部撕裂引起髌骨内侧脱位较少见，股四头肌断裂则引起髌骨向下脱位，亦少见。

习惯性脱位临床上较常见，多发生于女青年，主要为外侧脱位，多为单侧病变，亦有双侧发病者，外伤为致病因素之一，但多有膝关节的结构不正常，如股骨外髁发育不良，髌骨比正常人变小，膝外翻畸形，关节囊松弛，股外侧肌的止点异常，髂胫束短缩或在髌骨外缘有异常附着等，均为造成习惯性脱位的因素。

【临床表现与诊断】

（1）髌骨新鲜外伤性脱位均有明确的外伤史。

（2）膝内侧或外侧疼痛、肿胀，损伤重时可有关节血肿、皮肤瘀斑，膝关节呈微屈位，活动受限。

（3）膝前方凹陷，股骨下端的外侧或内侧可触及移位的髌骨，股四头肌和髌腱被拉紧。

（4）X线片可明确诊断，必要时可拍摄轴位X线片。须注意股骨外髁发育是否正常（图2-38）。

【鉴别诊断】

应与髌骨骨折相鉴别。

【中医治疗】

图2-38 髌骨脱位X线示意图

（一）辨证分型

初期以瘀肿为主，治宜活血化瘀，可内服舒筋活血汤，活血止痛汤；外敷散瘀膏、双柏散。中后期则着重舒筋活络、补益气血、强壮筋骨，可内服补肾壮筋汤、虎潜丸等，外敷接骨续筋药膏、舒筋活络膏。解除固定后，关节功能未恢复，可用外洗方，如海桐皮汤、下肢损伤洗方等。

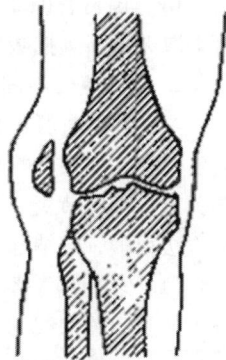

（二）中成药

龙血竭含片，每次1.0g，每日2~3次；治伤胶囊、三七伤药片、沈阳红药、七厘胶囊、云南白药、骨折挫伤散等，适用于急性期损伤。通迪胶囊，每次4~6片，每日3次，可用于疼痛甚者。

（三）中医外治

新鲜外伤性脱位可施手法整复。

1. 手法复位

手法整复一般不需要麻醉。患者平卧，术者立于患侧，一手握其足踝上方，一手拇指按于髌骨外下方，余指托于腘窝下，使患膝在微屈状态轻轻作屈伸活动，在伸直动作的同时，拇指向内前方推按髌骨，使其复位，然后使患肢伸直。内侧脱位则手法相反。

2. 固定方法

用夹板绷带包扎或石膏托固定膝关节于伸直位3~4周。

3. 练功活动

固定后将患肢稍抬高，可练习趾踝关节活动，解除固定后逐渐锻炼膝关节屈伸功能，注意不能过早负重，用力伸膝或下蹲，以防止发生再脱位。

（四）简易疗法和偏方

参照"肘关节脱位"部分。

【西医治疗】

1. 西药治疗

消炎、镇痛、止血等对症处理。静脉滴注甘露醇250ml，氨苄青霉素5g，酚磺乙胺3.0g，山莨菪碱20mg，每日1次，3天即可。对关节积血较多者，在手法复位后可采取无菌穿刺抽吸之法，预防发生关节粘连与骨化性肌炎。

2. 切开复位内固定

习惯性髌骨脱位的治疗，年龄越小效果越好。不仅能解决脱位问题，还可避免继发畸形。如果治疗较晚，会出现髋、膝关节继发屈曲、腰前凸加大等畸形。甚至膝关节骨性关节炎，影响工作与生活。实践证明，手术治疗能取得明显的效果。手术方法很多，归纳起来有以下几种。

（1）软组织手术：是指松解膝关节外侧的挛缩软组织，加强内侧松弛的软组织，矫正伸膝装置力线的一类手术。有以下几种。

①内侧软组织重叠缝合术：将内侧的关节囊、肌膜、股四头肌扩张部分重叠缝合。适用于儿童。

②肌腱移位术：将股骨内侧肌腱移位，以加强股四头肌力量。内外侧肌力不平衡的病例可用此法。但伸膝力线不正患者，还应补充作力线矫正手术。此法对胫骨外旋的病例效果较差。

③肌膜移位术：利用膝内侧带蒂肌膜移到外侧，以维持髌骨于矫正位。此法不适于高位髌骨，股骨外髁低平和伸膝力线不正的病例。

④髌韧带移位术：将髌韧带附着点连同一块骨块向内向下移位。直至与股四头

肌、髌骨在一条直线上，以矫正伸膝装量力线方向；或选用外半侧髌韧带向内移动，将外侧一半自止点处切断，穿过内侧半固定于缝匠肌止点。

（2）骨骼手术：股骨髁上截骨术可矫正膝外翻或股骨下端的内旋；也可垫高股骨外髁以矫正股骨外髁的低平。髌骨切除只适用于合并严重骨关节病的患者。因为髌骨对膝关节伸直最后度数起决定作用，切除后应作软组织修补，以防止股四头肌脱位。该手术不适于儿童。

【预防与调护】

复位固定后，抬高患肢，并积极作股四头肌收缩。解除外固定后，有计划地指导加强内侧肌锻炼，逐步锻炼膝关节屈伸。早期避免负重下蹲，以免发生脱位。

【营养配餐】

参照"颞颌关节脱位"部分。

【结语】

（1）急性髌骨脱位并不常见，一旦发生常用手法整复，复位较容易，给予 4～6 周固定，并需 X 线摄片检查是否有股骨髁及髌骨面的软骨损伤碎片残留于关节内，如果存在有骨软骨碎片移位时，则摘除之，并对撕裂的结构给予修复。

（2）习惯性髌骨脱位，常伴有膝关节严重的退变，要对关节面作详细检查，并对膝关节的本身结构亦要周密了解，是否存在其他损伤。因有 12.8% 的患者存在内侧半月板损伤，13.5% 外侧半月板损伤，16.5% 骨软骨骨折。对髌骨习惯性脱位的术式选择要求避免加重膝关节损伤、恢复期短、手术入路方便、危险性小。

四、距骨脱位

距骨位于胫、腓骨与跟骨之间，上有五个关节面，衔接踝距、距跟、距舟三个关节，75% 的表面为关节软骨覆盖，无肌肉附着。距骨位于足纵弓的顶点，是足的支持与活动中心，可完成足的背伸、跖屈、内收、外展和内外翻等动作，损伤后如治疗不当或复位不佳，易呈半脱位状态，影响足弓的维持，并产生疼痛及活动障碍。距骨的血液供应主要来自距骨颈前外侧进入的足背动脉关节支，胫距关节和距跟骨间韧带所供应的血运有限，因此距骨脱位后，易发生缺血性坏死。距骨脱位比骨折多见，多由足部跖屈位强力内翻引起。

当足处于内翻、内收及跖屈时，强大的内翻暴力在使距下关节韧带断裂的同时，将踝关节外侧副韧带一同撕裂，在距骨周围跗骨脱位的基础上，还从踝穴中脱出，即踝关节向内侧脱位合并距跟、距舟关节脱位。距骨周围的韧带均断裂。足在最大内翻时，使距骨从其垂直轴上旋转 90°，以致距骨头指向内侧；并可顺其长轴再旋转 90°，使其下关节面指向后侧。待暴力消失后，足回到中立位，而脱位的距骨仍保持旋转位，使距骨体处于外踝之间，距骨颈在内侧；与跟骨相接的关节面指向后侧，与胫骨相关节处位于皮下。此种类型脱位，往往使局部皮肤撕裂，露出距骨关节面或外踝骨端。即使皮肤未撕裂，距骨突出处皮肤亦紧张，可使皮肤受压坏死（图 2 - 39）。

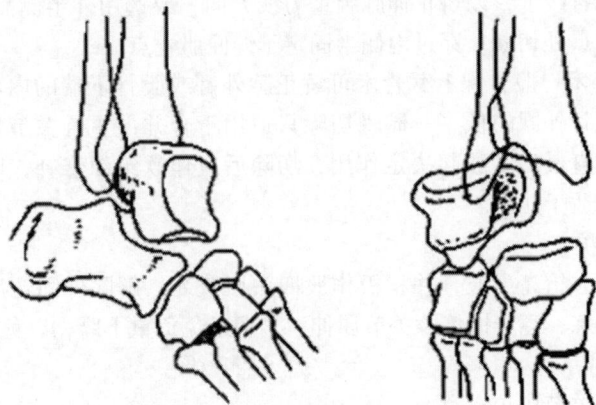

图 2 - 39　距骨脱位

【临床表现与诊断】

（1）症状体征：踝关节肿胀、疼痛、瘀斑，功能障碍，前足呈内旋、内翻畸形，外踝前方扪及距骨体，突出部皮肤紧张，踝穴空虚，并有弹性固定。开放性脱位可在踝部前方见露出的距骨体或外踝骨端。

（2）X线表现：距骨体在外踝前方，距骨头指向内侧，距骨体沿其纵轴旋转，其下关节面向后，距骨不在踝穴内。

【鉴别诊断】

本病应与踝关节脱位相鉴别。可通过X线摄片确诊。

【中医治疗】

（一）辨证分型

初期以瘀肿为主，治宜活血化瘀，可内服舒筋活血汤、活血止痛汤；外敷散瘀膏、双柏散。中后期则着重舒筋活络、补益气血、强壮筋骨，可内服补肾壮筋汤、虎潜丸等，外敷接骨续筋药膏、舒筋活络膏。解除固定后，关节功能未恢复，可用外洗方，如海桐皮汤、下肢损伤洗方等。

（二）中成药

龙血竭含片，每次1.0g，每日2~3次；治伤胶囊、三七伤药片、沈阳红药、七厘胶囊、云南白药、骨折挫伤散等，适用于急性期损伤。通迪胶囊，每次4~6片，每日3次，可用于疼痛甚者。

（三）中医外治

手法复位外固定：在腰麻或硬膜外麻醉下，屈膝关节，一手握住足跟，另手握前足，跖屈牵引。同时强力内翻，术者用拇指在距骨后部、向内侧和后侧推挤，同时沿长轴纠正旋转，复位后用短腿石膏固定3个月。

（四）简易疗法和偏方

活血止痛膏外敷：药用桂枝50g、乳香50g、没药50g、生川乌30g、生草乌30g、伸筋草150g、透骨草150g、红花50g、当归50g、共为细末，用蛋清或凡士林按1∶2

的比例调和制成膏剂摊于布上，敷于腹股沟处用绷带包扎，3日换药一次。

【西医治疗】

1. 西药治疗

消炎、镇痛、止血等对症处理。静脉滴注甘露醇250ml，氨苄青霉素5g，酚磺乙胺3.0g，山莨菪碱20mg，每日1次，3天即可。对关节积血较多者，在手法复位后可采取无菌穿刺抽吸之法，预防发生关节粘连与骨化性肌炎。

2. 切开复位内固定

对复位失败或开放性损伤的病例，应立即切开复位。方法是取足背前外侧切口，暴露距下关节、跗中关节，清除距骨头颈上软组织，用骨膜剥离器利用杠杆作用，橇拨复位，可在跟骨上横穿一骨圆针，强力向远端牵引跟骨，同时背伸足踝将距骨推挤入踝穴内。亦可将跟距关节面的软骨剥去，行跟距关节融合术，减少距骨坏死的机会，术后足背面直至小腿石膏固定10~12周。

【预防与调护】

固定期间即应开始作足趾的伸屈摇摆活动练习，解除固定后，锻炼踝关节的功能活动，2周后下地负重行走，并按踝关节功能疗法进行按摩活筋。

【营养配餐】

参照"颞颌关节脱位"部分。

【结语】

距骨脱位是足在内翻跖屈位应力下造成的损伤，首先导致距跟韧带断裂，距骨即和其他跗骨分离，但其仍停于踝穴内，称此为距骨周围跗骨脱位，虽然距骨血供受到损害，但由踝关节前关节囊进入距骨体的血管及踝内侧关节面下方的血管仍保持完整，故距骨缺血性坏死很少发生。在麻醉下行手法整复，复位失败且因趾长伸肌、腓骨肌、胫前肌、胫后肌、关节囊、伸肌支持带、距舟关节韧带和骨软骨碎片所阻碍，须行切开复位。

在距骨周围跗骨脱位的基础上，如果外力继续作用，踝关节外侧副韧带断裂，使距骨从踝穴中脱出造成距骨全脱位，手法复位较困难，常须开放复位治疗。应尽可能少剥离软组织，以求保有距骨血运而减少缺血坏死的发生，术后应在3个月内不负重，此后如X线显示距骨密度明显增高时，应延长不负重的时间，直到建立血循为止。

五、跖跗关节脱位

由于外力作用使前部跗骨（包括三个楔骨与骰骨）与五个跖骨基底部的关节面之间的正常位置发生分离，称为跖跗关节脱位。其位置相当于足内线中点至足外缘中点的连线，跖跗关节脱位可波及诸跖骨基底部之间所构成的跖骨间关节。

临床上可见到第1跖骨向内侧脱位并第1跖骨基底外侧骨折，第2~5跖骨向外侧脱位，或两者同时存在。

跖跗关节脱位常伴有局部软组织的严重挫裂伤，有时损伤足部动脉，导致前足部分坏死。

【临床表现与诊断】

（1）前足部有外伤史，尤其是挤压伤史。

（2）局部明显疼痛、肿胀，不能下地行走。足弓塌陷，足变宽畸形，在足内侧或外侧可触及突出的骨端。

（3）X线摄片可显示跖骨移位的方向、程度及类型，并可了解是否伴有骨折，同时应注意检查前足血循环是否障碍。

【鉴别诊断】

应与距骨脱位、距骨周围跗骨脱位相鉴别。可通过X线片确诊。

【中医治疗】

（一）辨证分型

早期应活血祛瘀、舒筋活络，内服舒筋活血汤。外用消瘀膏或消肿散等；中、后期应补肝肾、利关节，内服虎潜丸或补肾壮筋汤，外用八仙消遥汤或下肢损伤洗方熏洗。

（二）中成药

龙血竭含片，每次1.0g，每日2～3次；治伤胶囊、三七伤药片、沈阳红药、七厘胶囊、云南白药、骨折挫伤散等，适用于急性期损伤。通迪胶囊，每次4～6片，每日3次，可用于疼痛甚者。

（三）中医外治

1. 手法复位

《伤科补要》载："轻者仅伤筋肉易治，重则骨缝参差难治。先以手轻轻搓摩，令其骨合筋舒。"在麻醉（血肿内麻醉、腰麻或坐骨神经阻滞麻醉）下，一助手握小腿下段，一助手握足趾，向远端拔伸牵引。术者用对掌挤按法，将脱位跖骨推回原位，然后按摩理筋（图2－40）。

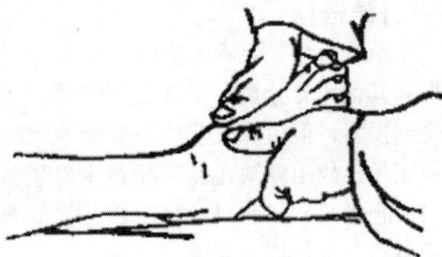

图2－40　跖跗关节脱位整复法

2. 固定

脱位整复后容易再移位，因而有效的固定是治疗的关键。在足背及其两侧相应的部位放好薄棉垫，取两块瓦形硬纸壳内外相扣覆盖，用扎带扎缚两道（图2－41）。如不稳定且有足弓塌陷者，纸壳固定后，以绷带包扎数层，再将患足置于带足弓托的木板鞋中，缚扎固定。整复固定以后，应密切观察前足的血运，调整

图2－41　跖跗关节脱位纸壳固定法

扎带之松紧，并将患足抬高，以利肿胀的消退，或行石膏固定。一般固定4～6周，若固定不能控制再脱位者，应手术治疗。

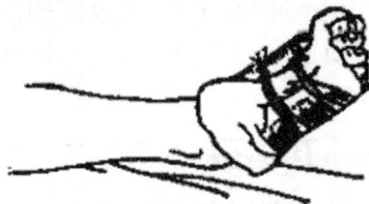

3. 练功活动

整复固定后，可作踝关节的屈伸练功活动4～6周后解除固定，逐步练习不负重

活动，8周后方可逐步练习负重活动。

（四）简易疗法和偏方

活血止痛膏外敷：药用桂枝50g、乳香50g、没药50g、生川乌30g、生草乌30g、伸筋草150g、透骨草150g、红花50g、当归50g、共为细末，用蛋清或凡士林按1:2的比例调和制成膏剂摊于布上，敷于肿胀处用绷带包扎，3日换药一次。

【西医治疗】

1. 西药治疗

消炎、镇痛、止血等对症处理。静脉滴注甘露醇250ml，氨苄青霉素5g，酚磺乙胺3.0g，山莨菪碱20mg，每日1次，3天即可。对关节积血较多者，在手法复位后可采取无菌穿刺抽吸之法，预防发生关节粘连与骨化性肌炎。

2. 手术治疗

跖跗关节脱位若合并骨折，碎骨片或软组织嵌入关节间隙而妨碍复位，可作切开复位，用细钢针经第1、第5跖骨穿入第1楔骨及骰骨固定。开放性骨折脱位，可在清创缝合时，将关节复位，用1~2枚钢针固定于相应跗骨上。术后石膏托固定8周。

【预防与调护】

复位固定后，在固定下行踝关节背伸、跖屈功能锻炼，严禁作旋转及内、外翻活动。6周后逐步不负重行走。8周后可部分负重行走。有骨折者，待骨折愈合后才考虑下地负重行走。

六、跖趾关节及趾间关节脱位

因跖骨头与近节趾骨构成的关节发生分离者，称跖趾关节脱位，临床以第1跖趾关节脱位为常见；因趾骨与趾骨之间的关节发生分离者，称趾间关节脱位，好发于踇趾与小趾。

【临床表现与诊断】

（1）跖趾关节脱位：有明显的踢碰、压砸等外伤史。局部疼痛、肿胀、活动功能障碍、足趾短缩、跖趾关节过伸、趾间关节屈曲畸形、严重时跖趾骨相垂直（图2-42）。足底可触及脱位的跖骨头，跖趾关节呈弹性固定。X线摄片可明确诊断，并可观察是否伴有骨折。

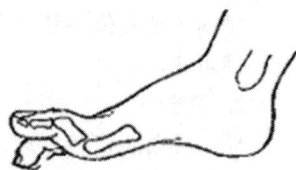

图2-42　第1跖趾关节脱位

（2）趾间关节脱位：有明显外伤史，临床表现为局部疼痛、肿胀、畸形、弹性固定及功能障碍等，诊断多不困难。

（3）X线检查可明确诊断，并发现有无撕脱骨折存在。

【中医治疗】

（一）辨证分型

早期应活血祛瘀、消肿止痛，内服舒筋活血汤，外敷消瘀膏或消肿散。中、后期应强筋壮骨，可内服补肾壮筋汤或健步虎潜丸，外用八仙逍遥汤或下肢损伤洗方熏洗。

（二）中成药

龙血竭含片，每次 1.0g，每日 2～3 次；治伤胶囊、三七伤药片、沈阳红药、七厘胶囊、云南白药、骨折挫伤散等，适用于急性期损伤。通迪胶囊，每次 4～6 片，每日 3 次，可用于疼痛甚者。

（三）中医外治

1. 手法复位

一般不需麻醉，助手握住小腿下段固定。整复跖趾关节脱位时，术者一手拇指捏住患趾（或用绷带套住足趾），顺近节趾骨的纵轴方向顺势拔伸牵引，并将患趾过伸，另一手拇指顶住趾骨基底部，向足尖方向推按，食、中指扣住跖骨远端向背侧端提、牵引与推提手法配合运用，逐渐将跖趾关节屈曲，如有入臼感，即已复位（图 2－43）。

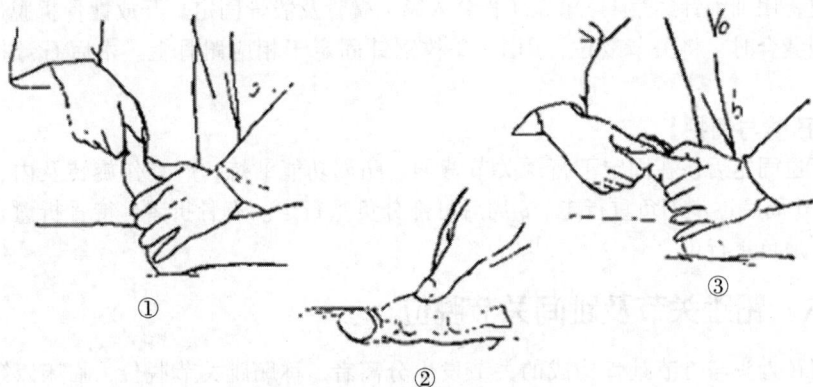

图 2－43　跖趾关节脱位整复法

趾间关节脱位整复较容易，同样可采用上述拔伸牵引与推提手法，然后屈曲足趾，即可复位。

2. 固定

跖趾关节脱位整复后，用绷带缠绕患部数层，再用瓦形硬纸壳、小铝板或小木板固定，外加绷带包扎（图 2－44）。趾间关节脱位整复后，可用邻趾胶布固定，固定 3 周左右。

3. 练功活动

早期可作踝关节屈伸活动，一周后若肿痛减轻，可扶拐用足跟行走。解除固定后，可开始锻炼跖趾关节的功能活动。4～6 周后可弃拐练习负重行走。

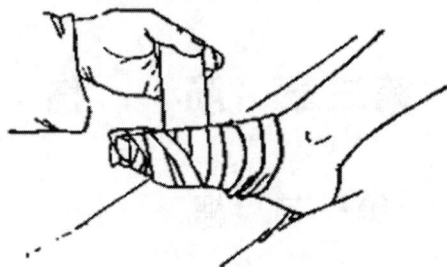

图 2 - 44　跖趾关节脱位外固定法

（四）简易疗法和偏方

参照"距骨脱位"部分。

【西医治疗】

1. 西药治疗

消炎、镇痛、止血等对症处理。静脉滴注甘露醇 250ml，氨苄青霉素 5g，酚磺乙胺 3.0g，山莨菪碱 20mg，每日 1 次，3 天即可。对关节积血较多者，在手法复位后可采取无菌穿刺抽吸之法，预防发生关节粘连与骨化性肌炎。

2. 切开复位内固定

对复位失败或开放性损伤的病例，应立即切开复位。方法是取足背前外侧切口，暴露距下关节、跗跖关节，清除距骨头颈上软组织，用骨膜剥离器利用杠杆作用，橇拨复位，可在跟骨上横穿一骨圆针，强力向远端牵引跟骨，同时背伸足踝将距骨推挤入踝穴内。亦可将跟距关节面的软骨剥去，行跟距关节融合术，减少距骨坏死的机会，术后足背面直至小腿石膏固定 10~12 周。

3. 手术治疗

跗跖关节脱位若合并骨折，碎骨片或软组织嵌入关节间隙而妨碍复位，可作切开复位，用细钢针经第 1、第 5 跖骨穿入第 1 楔骨及骰骨固定。开放性骨折脱位，可在清创缝合时，将关节复位，用 1~2 枚钢针固定于相应跗骨上。术后石膏托固定 8 周。

【预防与调护】

固定期间即应开始作锻炼踝关节的功能活动，4 周后下地负重行走，并按踝关节功能疗法进行按摩活筋。

【营养配餐】

参照"颞颌关节脱位"部分。

【结语】

本病在发病时，还可伴有足部筋膜间隙综合征，应注意预防，早期发现，早期切开减压，后期注意加强功能锻炼，预防粘连。

第三章 筋 伤

第一节 概 论

"筋"是中医学的一个广义解剖学概念，泛指人体除内脏外的软组织。四肢、腰背部的皮肤、皮下组织、筋膜，肌肉、肌腱、腱鞘、韧带、关节囊、关节软骨、滑囊、椎间盘、周围神经血管等组织都属于筋的范畴。

由于急性外伤或慢性劳损等原因造成人体筋的损伤即为筋伤，也称伤筋，相当于西医的软组织损伤；筋伤是一类独立发病的疾病，也常继发于骨折、脱位、骨病等疾病，是骨伤科学研究的重要内容。

一、病因

外来暴力和外感六淫等外因是引发筋伤的主要病因，但局部解剖结构、年龄体质、职业工种等原因在筋伤的发病中也起着重要的作用。

（一）外因

1. 外力伤害

外力打击、强力扭捩、挤压牵拉、跌仆闪挫等外来暴力是导致筋伤发生的重要原因。直接暴力引起的筋伤，发生在外力作用的部位，多为碾挫伤或挤压伤；间接暴力所致的筋伤，常发生在远离暴力作用的部位，多为扭伤或撕裂伤；力度轻但作用时间长的持续劳损是引发慢性筋伤的主要原因。

2. 六淫侵袭

风寒湿邪等六淫侵袭是导致筋伤的又一因素。六淫单独引起筋伤比较少见，多为急性筋伤中、后期病证转变或慢性劳损反复发作的原因或诱发因素。

（二）内因

1. 解剖结构

局部解剖结构的特点是筋伤发病的重要内因。局部解剖结构薄弱处是筋伤的好发部位，如踝部筋伤远比髋部筋伤多见；局部解剖结构异常，承受外力的能力相对较弱，容易发生筋伤，如腰骶部有先天畸形，腰部筋伤的发病率较高。

2. 年龄

年龄的不同，筋伤的好发部位和发生率也不一样，儿童多发髋扭伤，青壮年人筋伤以撕裂伤、断裂伤多见，老年常发肩周炎、颈肩腰腿痛等慢性筋伤。

3. 职业工种

影响从业者某些局部结构，或使从业者易遭受某些筋伤疾病。特殊职业工种易发特定的筋伤疾病，手工业者、机械工人多发手部筋伤，教师、会计等伏案工作者易发颈肩部筋伤，运动员、舞蹈演员则好发肌肉撕裂、关节扭伤。

二、分类

对筋伤进行分类，有利于临床的诊断和治疗，常用的方法有以下几种。

（一）按受伤的原因分类

1. 扭伤

关节部位由于扭转、牵拉，使其发生超正常活动范围的运动时，导致关节周围肌腱、韧带、关节囊的损伤。

2. 挫伤

指直接暴力作用于局部引起的皮下及深部组织损伤的闭合性筋伤，胸腹部的挫伤有时可合并内脏的损伤。

3. 裂伤

由锐器切割或钝物打击所致皮肤及其以下组织裂开的筋伤。锐器切割所致的裂伤，创缘整齐，常合并深部肌腱、神经、血管等组织的损伤；钝物打击所致的裂伤，创缘常不整齐。

4. 碾压伤

由于重物在肢体上碾压，造成皮下及深部组织严重损伤，表现为肢体皮肤的撕脱或脱套，以及皮下组织的挫伤。

（二）按受伤的时间分类

1. 新鲜性筋伤

亦称新伤，为受伤时间在 2～3 周以内的筋伤，多为突如其来的暴力所致。

2. 陈旧性筋伤

亦称陈伤，为受伤时间在 2～3 周以后的筋伤，常为急性筋伤迁延而来，或为持续劳损所致。

（三）按发病过程分类

1. 急性筋伤

多为突如其来的暴力所致，临床特点是：有明显的外伤史，局部肿胀、疼痛、功能障碍等证候较明显。

2. 慢性筋伤

常由急性筋伤伤重、失治、误治迁延而来，或为持续劳损所致，临床特点是：病程较长，局部肿胀、疼痛、功能障碍等证候缠绵不休。

（四）按受伤后皮肤有无创口分类

1. 开放性筋伤

古称"裂肤"、"金疮"，指局部有创口的筋伤，多由锐器切割、火器伤所引起，钝器的打击、重物碾压也可造成，此类筋伤易并发感染。

2. 闭合性筋伤

筋伤局部皮肤完整无创口。

（五）按筋伤病理变化分类

1. 撕裂伤

由于牵拉、扭转等强大的外力致使局部的肌肉、肌腱、韧带、关节囊神经血管等组织部分断裂损伤。

2. 断裂伤

指肌肉、肌腱、韧带、关节囊、神经血管等组织完全断裂，损伤程度较撕裂伤严重。

3. 骨错缝

是指可动关节或微动关节在外力的作用下发生细微的错动，程度比关节脱位要轻得多，临床多表现为关节功能障碍，局部疼痛，肿胀不明显。

三、诊断

（一）筋伤病史

应注意详细了解患者筋伤疾病发生发展演变过程。急性筋伤应注意询问受伤的时间、原因、部位，受伤时的体位，伤后的表现，伤后的治疗情况及其效果；慢性筋伤要着重了解伤病原发因素及诱因，症状、体征变化情况，诊疗情况及其效果。掌握正确、详尽的筋伤病史资料，能为临床诊断与治疗提供重要参考。

（二）临床表现

筋伤疾病的主要表现为疼痛、肿胀、淤斑、功能障碍。筋断裂伤时，也可出现畸形、关节异常活动。

1. 疼痛

急性筋伤疼痛性质多为刺痛、胀痛、灼痛，程度较为剧烈；慢性筋伤疼痛性质多为酸痛、隐痛、游走痛、间歇痛，程度一般较轻。

2. 肿胀

筋伤局部的肿胀是急性筋伤的重要表现，由损伤部位的血肿和组织炎性渗出所致，一般在伤后 3~5 天达到高峰，肿胀较剧者，皮肤可出现张力性水疱。

3. 淤斑

筋伤局部血管破裂，形成血肿，皮肤出现淤斑。由于血红蛋白酶分解，3~5 天后皮下淤斑转为青紫，2 周后淤斑由褐色变为灰色，淤斑大部分消失。

4. 功能障碍

筋伤局部肿胀疼痛剧烈者，肢体功能多有障碍；肿痛消失后，功能可逐渐恢复。筋伤后期出现被动功能障碍，多为肌肉、肌腱、关节囊粘连所致。

5. 畸形

筋伤患者的肢体畸形多由肌肉、肌腱、韧带、神经断裂伤或异常所造成。如：前锯肌损伤可出现翼状肩胛畸形，桡神经损伤出现垂腕畸形。

6. 关节异常活动

维持关节稳定的韧带出现损伤，关节原来不能活动的方向出现活动或活动幅度增大，称关节的异常活动。如：膝关节侧副韧断裂会出现膝的内、外翻活动。

7. 体格检查

通过准确、细致的体格检查所获得的临床资料是筋伤诊断的重要依据，应根据患者的实际情况，选用相应的体格检查法。

（三）理化检查

1. X 线检查

包括普通 X 线检查和特殊检查法，对筋伤的诊断有一定的意义。四肢、骨关节的 X 线摄片可以排除骨折、脱位，关节腔造影能了解关节内结构的损伤情况，椎管造影可以判断硬脊膜囊受压的状况。

2. CT 和 MRI 检查

两者在颈椎病、腰椎间盘突出症、腰椎管狭窄症等颈肩腰腿痛类筋伤疾病的定性、定位诊断有重要的参考意义。

3. 肌电图检查

依据肌电图的改变可以确定神经、肌肉损伤的部位，判断神经、肌肉损伤程度和预后。

4. 关节镜检查

关节镜检查已被公认为关节损伤和疾患有价值的诊断辅助检查方法，准确率高，并发症少。膝关节镜检查技术较成熟，临床应用十分广泛。

5. 实验室检查

对人体的血液、关节液、分泌物、排泄物等进行实验室检查能为筋伤疾病的诊断提供重要的参考。

四、治疗

筋伤的治疗应根据筋伤患者病情轻重、体质强弱、年龄大小等具体情况，制定合适的治疗方案，选择不同的治疗方法。临床上治疗筋伤的常用方法有：理筋手法、药物外用、药物封闭、固定制动、小针刀割治，以及手术疗法等外治法和药物内治法。

（一）外治法

1. 理筋手法

手法理筋具有促进血液循环，减轻或解除组织痉挛，剥离粘连，整复关节错移的功效，是治疗筋伤有效的方法之一，临床应用十分广泛。

2. 外用药物

中药外用治疗筋伤有悠久的历史和较好的疗效，积累了丰富的经验，常用的剂型有敷贴、搽擦、湿敷、熏洗、热熨等。

3. 固定制动

筋伤的急性阶段应进行适当的固定制动，减轻临床症状，以利于筋伤组织修复，常用的材料有弹力绷带、胶布粘贴、石膏、夹板、纸板、牵引等。

4. 小针刀治疗

是近年来在临床上逐步推广和运用的一种新的治疗方法，具有剥离粘连、缓解痉挛、松解瘢痕的功效。

5. 药物封闭

在筋伤局部的压痛点、病变关节腔、椎管和滑囊等处注射药液，可以起到消炎止痛、减少粘连的作用。

封闭疗法如使用不当，可以出现一些严重的并发症，如：①消毒不严，引起注射局部组织感染。②药物注入动脉引起血管痉挛、栓塞而致肢端坏死。③药物注入神经鞘内继发神经炎。④反复的腱鞘内注射引起肌腱自发性断裂。⑤胸背部注射过深，伤及胸膜，出现气胸。

临床应用封闭疗法时必须注意：①临床诊断明确，对感染性炎症、肿瘤、及结构破坏性痛症应当禁用封闭疗法。②治疗场地、器械、医生操作应当严格无菌。③注射部位应准确无误。④应注意掌握药物的剂量及其相互间的配伍禁忌。⑤5~7天注射一次，3~4次为一疗程。

6. 手术疗法

对于开放性筋伤，肌腱、韧带、血管、神经断裂，神经卡压、滑囊腱鞘疾患、颈肩腰腿痛经非手术治疗无效者均可选用手术疗法，临床上应严格掌握手术指征，切忌滥用。

（二）内治法

1. 中药

中药内服是治疗筋伤的重要方法，中药内服应以辨证论治为用药指导原则。一般而言，新伤当以活血散瘀、消肿止痛为法，方用复元活血汤、血府逐瘀汤之类；陈伤可以活血和营、舒筋通络为法，方选温经汤、三痹汤之类。

2. 西药

筋伤疼痛剧烈者，可根据患者的实际情况灵活选用止痛剂、镇定剂、肌松剂、水杨酸制剂等西药进行治疗。

第二节　上肢筋伤

一、肩部扭挫伤

肩部筋肉受到外力的打击或扭捩导致肩部组织遭受损伤者为肩部扭挫伤。局部可以出现瘀肿，青紫，广泛压痛，关节功能活动受限，但无明确的肌腱断裂和骨折。本病可发生于任何年龄，损伤的部位多见于肩部的上方或外上方，以闭合伤为常见。

【临床表现与诊断】

（1）过度扭转，重物直接打击肩部等外伤史。

（2）肩部疼痛、肿胀、压痛，局部可以出现瘀肿、青紫，关节活动受限，其受限多为暂时性。

（3）扭伤的压痛点多在肌腱、韧带的起止点，而外伤则多在损伤局部，痛区呈片块状。如肩部肿痛范围较大者，要查出肿痛的中心点，根据压痛最敏感的部位及深浅，判定受伤的准确位置。

（4）肩部 X 线摄片多无异常，应注意除外肱骨外科颈嵌入性骨折、肱骨大结节撕脱性骨折、肩关节脱位及肩锁关节脱位。

【鉴别诊断】

1. 肌腱炎、肩峰下滑囊炎、肱二头肌长头腱鞘炎

肩部扭挫伤有明确的外伤史，发病急且多数症状在一周内明显减轻，而冈上肌腱炎、肩峰下滑囊炎、肱二头肌长头腱鞘炎多为慢性劳损或外伤史轻微。

2. 肩节脱位

以青壮年人多发，肩部外伤史明显，肩部出现方肩畸形，弹性固定等特有体征。

3. 肱骨外科颈骨折

肩部肿胀严重，外科颈部位环周性压痛，纵轴叩击痛，摄肩部 X 线片不难鉴别。

【中医治疗】

（一）辨证治疗

1. 气滞血瘀型

证候：见于损伤初期，气滞血瘀，不通则痛，以肩部肿痛为明显，痛处固定，活动受限，舌质暗或有瘀斑、苔白或薄黄、脉弦或细涩。

治法：治宜行气活血、散瘀止痛。

主方：方用桃红四物汤、复元活血汤、舒筋活络汤加减。

2. 风寒湿邪型

证候：见于损伤后期，常兼风寒湿邪侵袭，多为风寒痹阻，经脉不畅之证，以肩部酸胀痛为主。肩部沉重、活动不利、恶寒畏风，舌淡苔白、脉弦紧。

治法：治宜祛风散寒、舒筋通络。

主方：方用麻桂温经汤、三痹汤加减或舒筋丸加减。

（二）中成药

1. 损伤初期

三七伤药片，每次 3 片，每日 2～3 次；回生第一丹，每次 1.0g，每日 2～3 次。

2. 损伤后期

小活络丹，每次 1 丸，每日 2～3 次。

3. 外用药物

局部可外贴麝香壮骨膏、伤湿止痛膏和复方祖师麻膏等。

（三）中医外治

1. 固定制动

用三角巾将患肢悬吊固定于屈肘 90°位休息 3～5 天。

2. 中药热敷

用布或纱布做成布袋，内装骨科腾洗药，熏洗或热熨患处。热熨时，在患处涂一层醋或酒，外盖一层疏松透气的织物（如毛巾），再把加热的药袋置于其上。每次 40 分钟左右，一天 2 次。

3. 推拿手法

（1）舒筋法：在颈项和肩背部用点压、揉搓和搓法等手法治疗，以缓急解痉、行气活血、通络止痛。

（2）旋肩法：患者取坐位，医者立于患者身后，右手虎口托于其右腕上，医者屈肘、内收带动患者屈肘，由下向胸前上举，再旋外、外展后伸放下、重复数遍，幅度由小变大，患者肘关节的活动随医者肘关节的屈伸而屈伸。

4. 针灸

取阿是穴、天宗、曲池等穴，提插、捻转至肩臂感酸痛胀麻，留针30分钟，10次一疗程。

（四）简易疗法和偏方

1. 拔罐疗法

目前常用罐的种类有竹筒火罐、陶瓷火罐、玻璃火罐及抽气罐等。常用的拔罐方法有火罐法（投火法、闪火法、滴酒法、贴棉法、架火法）、水罐法、抽气法等。

拔罐疗法对肩部扭挫伤有辅助治疗作用，取一两个小号罐于肩部最痛处，上下间隔2cm处各拔火罐1个，每次5~10分钟，隔日一次，5次为一疗程。

2. 刮痧疗法

是用刮痧板或边缘光滑的汤匙、硬币或铜钱等，蘸刮痧油在经络循行患肩痛处部位表面反复刮动，以能忍受为度，刮出片状或不规则斑点状紫红色痧点，需刮至痧点出透，刮痧介质可选红花油。有较好的止痛作用。刮痧要顺一个方向刮，不要来回刮，力量要均匀合适，不要忽轻忽重。一般每处可刮20下，直至皮肤表面出现部分紫红色散在的出血点为出痧，有疏经通络、活血行气止痛，消肿散结的效用。使邪随痧出，对急性期患者疗效独特。

刮痧注意事项：

（1）刮痧治疗时应注意室内保暖，尤其是在冬季应避寒冷与风口。夏季刮痧时，应回避风扇直接吹刮试部位。

（2）刮痧出痧后30分钟以内忌洗凉水澡。

（3）前一次刮痧部位的痧斑未退之前，不宜在原处进行再次刮试出痧。再次刮痧时间需间隔3~6天，以皮肤上痧退为标准。

（4）刮痧出痧后最好饮一杯温开水或淡糖盐水，并休息15~20分钟。

3. 民间偏方处方

（1）豆腐切片贴之，稍干即易。主治外伤青肿。

（2）松树枝加糯米饭捣烂成饼，外敷伤处；另取嫩梢取外皮，焙干研粉，每次15g，黄酒冲服。主治跌打损伤。

（3）将生姜适量捣烂，加入食盐少许，外敷患处。主治各种关节扭伤。

（4）细香葱头120g，生姜30g，捣烂外敷痛处，主治各种关节扭伤。

（5）熏洗法：艾叶、花椒各50g，装入纱布药袋内。水煎，煮沸3~5分钟，倒入盆内，将患肩悬置于盆上方，以热气熏蒸患处周围数分钟，边熏边待温度适宜时将患处浸于药液中揉擦洗浴，每次30分钟左右。药液变凉时可重新加热。每日1~2

次。每剂药可用 2~3 日。

【西医治疗】

1. 西药治疗

对于疼痛肿胀严重者，常选用非甾体消炎镇痛类药。如芬必得，每次 300mg，每日 2 次；扶他林，每次 25mg，每日 3 次；另可选使肌肉松弛的复方氯唑沙宗片（鲁南贝特）口服，每次 2 片，每日 3 次。

2. 局部封闭

一般以泼尼松龙 25mg 加 2% 利多卡因 2~5ml，由压痛最甚处注入局部病变组织内，5~7 天一次，3 次为一疗程。

3. 物理疗法

受伤后 1~2 天，在患处用红外线、超声波和中低频治疗仪等物理仪器治疗。

【预防与调护】

（1）由于肩部急性筋伤易于迁延成慢性筋伤，因此在治疗过程自始至终要注意动静结合，早期制动时间不宜过长，要早期练功，争取及早恢复功能，尽量预防转变为慢性筋伤。

（2）肩部扭挫伤的初期，出现瘀肿时忌热敷，可用冷水、冰块、冰袋或冰冻手巾贴敷，以减轻疼痛和抑制患部出血。根据伤情，待伤后一两天再做热敷等理疗治疗。

（3）功能锻炼以肩部主动活动为主，被动活动为辅。可作肩关节的外展、内收、前屈、后伸、旋外、旋内和环转 360° 活动，可反复进行，每次 3~5 分钟。

【营养配餐】

损伤早期，饮食上以清淡为主，如蔬菜、蛋类、豆制品、水果、鱼汤、瘦肉等，忌食酸辣、油腻的食物，尤其不可过早地施以肥腻滋补之品，如骨头汤、肥鸡、炖鱼等，否则淤血积滞，难以消散，会拖延病程，恢复迟缓，影响日后关节功能的恢复。

损伤中后期，淤肿大部分吸收。此期饮食宜由清淡转为适当的高营养补充。可在初期的食谱上增加田七煲鸡、动物肝脏之类，以补给更多的钙、蛋白质及维生素 A、维生素 D。饮食上可逐渐解除禁忌，食谱可添加老母鸡汤、猪骨汤、羊骨汤、鹿筋汤、炖鱼等；能饮酒者可选用中药泡酒饮用等。

1. 荔枝核粥

组成：荔枝核 50g，粳米 100g。

用法：将荔枝核 50g 捣碎洗净，置锅中，加清水 100ml，急火煮开 10 分钟，滤渣取汁；将粳米 100g 与荔枝核汁共入锅中，加清水 500ml，急火煮开 5 分钟，改文火煮 30 分钟，成粥，趁热服用。可行气止痛散结，主治软组织损伤初期，局部肿胀明显或有结块者。

2. 桃仁冬瓜米粥

组成：桃仁 10g，冬瓜 20g，粳米 100g。

用法：桃仁捣烂如泥，用水研汁去渣，与冬瓜、粳米一同置锅中，加清水200ml，急火煮开 3 分钟，改文火煮 30 分钟，成粥，趁热食用。

3. 桃仁牛血羹

组成：桃仁 12g，鲜牛血（已凝固）200g，精盐少许。

用法：将桃仁去皮、尖，研成细末。将桃仁末、牛血同放入锅中，加清水500ml，急火煮开，文火煲成汤，放入精盐调味，即可食用。功效活血通络止痛，适用于软组织损伤中期。

4. 黄酒鸡血饮

组成：活鸡热血 15ml，热黄酒 25ml。

用法：活杀鸡时取鸡热血 15ml，即刻注入热黄酒内，趁热服用。功效行气通络散结。适用于软组织损伤后期瘀肿趋于硬结者。

5. 牛肉荔枝羹

组成：牛肉 50g，荔枝（鲜）50g。

用法：牛肉煮熟后切成块，鲜荔枝去核，共置锅中，加清水 200ml，急火煮开 2 分钟，文火煲成羹，分次食用。功效：益气健脾，理气止痛。

6. 月季花饮

组成：月季花 5g，红糖 15g。

用法：将月季花洗净，置锅中，加清水 200ml，急火煮沸 5 分钟，滤渣取汁，加红糖，分次饮服。功效活血消肿止痛。适用于软组织损伤初期，肿胀疼痛明显者。

【结语】

肩部急性筋伤一般 1 周左右症状明显减轻，2～3 周可以完全恢复。若早期没有得到正确、积极地治疗，易于迁延成慢性筋伤，因此在治疗时注重早期的正确处理和后期的功能锻炼，即动静结合，以利于患者肩关节功能的完全康复。

二、冈上肌肌腱炎

冈上肌是肩袖的一个组成部分，有悬吊肱骨及协助三角肌外展肩关节的功能。其起于肩胛冈上窝，其肌腱在喙突肩峰韧带和肩峰下滑囊的下面、肩关节囊的上面通过，止于肱骨大结节的上方。肩峰下滑囊将冈上肌腱与肩峰相隔，以减轻两者之间的摩擦。当肩关节外展至 90°时，肩峰下滑囊完全缩进肩峰下面，冈上肌腱必然受到喙突肩峰韧带和肩峰的挤压和摩擦，比较容易受伤。

在冈上肌肌腱劳损或变性的基础上，因轻微外伤或用力过度，或局部感受风寒湿之邪，冈上肌腱更易受到挤压和摩擦，日久而形成劳损，转变为冈上肌腱炎，并容易发生钙化。

【临床表现与诊断】

（1）本病多发生于 40 岁以上中老年人，男性多于女性，体力劳动者多见。

（2）一般起病缓慢，常有轻微的外伤、劳损或受寒史。肩外侧渐进性疼痛，用力肩外展时疼痛较明显，肱骨大结节处或肩峰下压痛，有时向颈部和上肢放射。

（3）当患肩上臂自主外展至 60°～120°时出现明显疼痛，小于 60°和大于 120°运动无痛或疼痛较轻。这是冈上肌抵触肩峰的极限，即所谓"疼痛弧"现象。

（4）X线摄片检查多无异常。偶尔有冈上肌腱钙化时可见大结节上方的冈上肌腱内有钙化影。主要由肌腱纤维变性，缺血所引起。

【鉴别诊断】

1. 肩关节周围炎

疼痛弧不仅限于中间范围，而且从开始活动到整个运动幅度内均有疼痛及局部压痛。

2. 肩峰下滑囊炎

疼痛在肩关节前外侧，位置深在，夜间痛为其特征，压痛点多在肩峰下，肱骨大结节处，常可随肱骨的旋转及肩关节活动而移位。当滑囊肿胀积液时，亦常可在三角肌范围内有压痛，肩关节活动时疼痛加重，尤在外展外旋活动时明显。

3. 肱二头肌长头腱鞘炎

疼痛多局限于肱二头长头肌腱附近，压痛在结节间沟部，肩部外展、外旋和前屈外展活动可因疼痛而受限较为明显，肱二头肌抗阻力试验阳性。

【中医治疗】

（一）辨证分型

1. 瘀滞型

证候：见于急性筋伤，以肩部疼痛、肿胀为明显，夜间为甚，痛处固定，拒按，运动障碍，舌质暗或有瘀斑、脉弦或细涩。

治法：治宜舒筋活血、通络止痛。

主方：方用舒筋活血汤、舒筋活络汤加减。

2. 虚寒型

证候：见于慢性起病，以肩部酸胀痛为主，肩部沉重、无力、劳累后加重，恶畏风，遇寒痛剧，得温痛缓，舌淡苔白、脉沉细无力。

治法：治宜祛风散寒、舒筋通络。

主方：方用内服舒筋丸，兼有血虚者可用当归鸡血藤汤加减。

（二）中成药

1. 初期损伤

回生第一丹，每次1.0g，每日2~3次。三七伤药片，每次3片，每日2~3次。

2. 损伤后期

小活络丹，每次1丸，每日2~3次。

3. 外用药物

可外贴伤湿止痛膏，外擦红花油等。

（三）中医外治

1. 中药外用

（1）损伤初期：疼痛较重时，外敷消瘀止痛膏或三色敷药。

（2）损伤中后期：可用骨科腾洗药熏洗或热熨患处。

2. 针灸疗法

取肩髎、天宗、曲池、阿是穴等穴，提插、捻转至肩臂感酸痛胀麻，留针 20 分钟，10 次一疗程。

3. 推拿疗法

急性期患者肿痛难忍可用三角巾悬吊配合休息 1 周左右，急性期以轻柔的手法为主，慢性期手法宜稍重。

（1）舒筋法：医者用拿法提捏冈上肌部、肩部、上臂部，自上而下。以冈上肌为重点，用拇指在局部弹拨、点按，以舒筋解痉、行气活血、通络止痛。

（2）牵抖法：患者坐位，医者两手紧扣患手大小鱼际部，放松肩臂，在向下牵引的同时，手臂用力均匀颤抖数次，以疏通经络。重复数遍，幅度由小变大。

（四）简易疗法和偏方

1. 拔罐疗法

取 1~2 个小号罐于肩部最痛处，上下间隔 2cm 处各拔火罐 1 个，每次 5~10 分钟，隔日一次，5 次为一疗程。

2. 刮痧疗法

是用刮痧板或边缘光滑的汤匙、硬币或铜钱等，蘸刮痧油在经络循行患肩痛处部位表面反复刮动。一个方向刮，力量要均匀合适，一般每处可刮 20 下，直至皮肤表面出现部分紫红色散在的出血点为出痧，有疏经通络、活血化瘀、行气止痛的效用。

3. 药酒内服

飞龙斩血、大血藤、狗脊、虎杖、七叶莲、芦子、八角枫各 100g 切碎，加酒 2L浸泡一个月，过滤加酒制成 2L，置避光容器内密封。每次服 10ml，每日 3 次。功能祛风除湿，活血通络。

4. 民间偏方处方

（1）花椒 50g 加食盐 50g，两种合一起炒热（不能焦）后用布包热敷患处。

（2）松树枝、糯米各适量。松树枝加糯米饭捣烂成饼，外敷伤处；另取嫩梢取外皮，焙干研粉，每次 15g，黄酒冲服。主治跌打损伤。

【西医疗法】

1. 西药治疗

消炎镇痛类药，用于炎症明显、疼痛严重。芬必得，每次 300mg，每日 2 次。双氯芬酸钠缓解胶囊（英太青）50mg，每日 2 次。

2. 封闭治疗

是常用的一种治疗方法，一般以泼尼松龙 12.5~25mg 加 2% 利多卡因 2~4ml，由肩峰下注入局部病变组织内，5~7 天一次，3 次为一疗程。

3. 物理治疗

常用的方法有红外线、超声波和中低频治疗仪等在患处做物理治疗。

【预防与调护】

（1）中老年人，尤其是平时缺乏锻炼者，在肩部活动时要避免过多的突然、强力动作，特别是在大角度的外展、后伸、上举等动作时更要注意，以防止本病的发生。

（2）发病初期，肩部疼痛明显时应避免上肢外展外旋等用力动作，肩部注意避风寒。

（3）中后期，肩痛缓解后进行功能锻炼，如肩外展、前屈、外旋等，甩手、上举等活动，以舒筋和络，恢复肩臂活动功能。

【营养配餐】

损伤期间，宜饮食清淡，忌食生冷辛辣厚味。

1. 桃仁冬瓜米粥

组成：桃仁10g，冬瓜20g，粳米100g。

用法：桃仁捣烂如泥，用水研汁去渣，与冬瓜、粳米一同置锅中，加清水200ml，急火煮开3分钟，改文火煮30分钟，成粥，趁热食用。

2. 桃仁牛血羹

组成：桃仁12g，鲜牛血（已凝固）200g，精盐少许。

用法：将桃仁去皮、尖，研成细末。将桃仁末、牛血同放入锅中，加清水500ml，急火煮开，文火煲成汤，放入精盐调味，即可食用。功效活血通络止痛，适用于软组织损伤中期。

3. 黄酒鸡血饮

组成：活鸡热血15ml，热黄酒25ml。

用法：活杀鸡时取鸡热血15ml，即刻注入热黄酒内，趁热服用。功效行气通络散结。适用于软组织损伤后期瘀肿趋于硬结者。

4. 牛肉荔枝羹

组成：牛肉50g，荔枝（鲜）50g。

用法：牛肉煮熟后切成块，鲜荔枝去核，共置锅中，加清水200ml，急火煮开2分钟，文火煲成羹，分次食用。功效：益气健脾，理气止痛。

5. 月季花饮

组成：月季花5g，红糖15g。

用法：将月季花洗净，置锅中，加清水200ml，急火煮沸5分钟，滤渣取汁，加红糖，分次饮服。功效活血消肿止痛。适用于软组织损伤初期，肿胀疼痛明显者。

【结语】

（1）急性期患者宜短期制动，并配合轻手法理筋，以消肿止痛之中药内服外敷，待病情稍缓解，疼痛减轻后可用稍重理筋手法，配合练功及中药辨证施治等方法治疗。

（2）大部分患者经过积极的治疗，症状减轻明显，仅有极个别人病情较顽固，需要治疗时间稍长。

三、冈上肌肌腱断裂

肩关节活动，尤其是在外展、旋转活动时，冈上肌腱常在肱骨头与肩峰下及喙肩韧带间受到挤压、碰撞、摩擦而容易磨损引起退行性变；当上肢静止下垂时，冈上肌则处于悬垂整个上肢的应力之下，久之则引起退行性变、在变性的基础上，轻微外伤或过度使用均可造成冈上肌腱断裂。可分为部分断裂和完全断裂，断裂部位多在肱骨大结节上方 1cm 处。

【临床表现与诊断】

（1）多有明显的劳损或外伤史，年轻者常为严重损伤所致。常见于 40 岁以上体力劳动者，男性及老年人多见。

（2）受伤时患者常有撕裂感或有撕裂声音。肩顶部剧痛无力，外展抬举困难，主动外展范围小于被动外展范围。

（3）肩峰下有压痛，严重者可见局部淤斑。主动外展时表现为耸肩征，冈上肌腱断裂试验阳性。后期疼痛和压痛可减轻或消失，患者可触及裂隙或摩擦声，同时冈上肌萎缩。

（4）X 线摄片检查，肩关节造影，肩关节腔和肩峰下滑囊同时出现造影剂时，为冈上肌腱断裂。

【鉴别诊断】

1. 肩关节周围炎

是肩周软组织和关节囊发生的一种范围较广泛的无菌性炎症，主要症状为肩周广泛疼痛和压痛，肩关节活动多方向受限。

2. 冈上肌腱炎

多呈缓慢发病，肩外侧渐进性疼痛，用力肩外展时疼痛较明显，肱骨大结节处或肩峰下压痛，有典型的"疼痛弧"现象。

【中医治疗】

（一）辨证分型

1. 瘀滞型

症候：见于急性筋伤，以肩部疼痛、肿胀为明显，夜间为甚，痛处固定，拒按，运动障碍，舌质暗或有瘀斑、脉弦或细涩。

治法：舒筋活血、通络止痛。

主方：舒筋活血汤、舒筋活络汤加减。

2. 虚寒型

症候：见于慢性起病或急性筋伤恢复期，以肩部酸胀痛为主，肩部沉重、无力、劳累后加重，恶风恶寒，余寒痛剧，得温痛缓，舌淡苔白、脉沉细无力。

治法：祛风散寒、舒筋通络。

主方：舒筋丸，兼有血虚者可用当归鸡血藤汤加减。

（二）中成药

1. 损伤初期

回生第一丹，每次 1.0g、每日 2～3 次，或三七伤药片、云南白药等。

2. 损伤中、后期

小活络丹，每次 1 丸、每日 2～3 次。

（三）中医外治

1. 损伤初期

疼痛较重时，外敷消瘀止痛膏或三色敷药。

2. 损伤后期

可用骨科腾洗药或热敷患处。

（四）简易疗法和偏方

（1）豆腐切片贴之，频易。主治外伤青肿。

（2）松树枝加糯米饭捣烂成饼，外敷伤处；另取嫩梢取外皮，焙干研粉，每次15g，黄酒冲服。主治跌打损伤。

（3）将生姜适量捣烂，加入食盐少许，外敷患处。主治跌打损伤。

（4）细香葱头120g，生姜30g。捣烂外敷痛处，主治各种跌打损伤。

【西医治疗】

1. 西药治疗

消炎镇痛类药，用于炎症明显、疼痛重者。常用口服药有：扶他林，每次25mg，每日3次；芬必得，每次300mg，每日2次；英太青，每次50mg，每日2次。

2. 封闭治疗

以泼尼松龙12.5～25mg加2%利多卡因2～4ml，由肩峰下注入，可缓解疼痛。

3. 手术治疗

完全断裂者当行手术切开肌腱缝合修补术。

【预防与调护】

（1）中老年人，尤其是平时缺乏锻炼者，在肩部活动时要避免过多的突然、强力动作，特别是在大角度的外展、后伸、上举等动作时更要注意，以防止本病的发生。

（2）平时肩部注意避风寒，肩痛缓解后进行功能锻炼很重要。

（3）急性期患者宜短期制动，可用外展支架固定伤肢，放置于肩前屈30°，外展90°功能位。冈上肌腱完全断裂者多需手术治疗。

【营养配餐】

损伤期间，饮食上以清淡为主，如蔬菜、蛋类、豆制品、水果、鱼汤、瘦肉等，忌食酸辣、油腻的食物，尤其不可过早地施以肥腻滋补之品，如骨头汤、肥鸡、炖鱼等，否则淤血积滞，难以消散，会拖延病程，恢复迟缓，影响日后关节功能的恢复。

后期饮食宜由清淡转为适当的高营养补充。饮食上可逐渐解除禁忌，能饮酒者可选用温补肝肾，强筋壮骨类中药泡酒饮用等。

1. 荔枝核粥

组成：荔枝核50g，粳米100g。

用法：将荔枝核50g捣碎洗净，置锅中，加清水100ml，急火煮开10分钟，滤渣取汁；将粳米100g与荔枝核汁共入锅中，加清水500ml，急火煮开5分钟，改文火煮30分钟，成粥，趁热服用。可行气止痛散结，适用于软组织损伤初期，局部肿胀明显或有结块者。

2. 桃仁牛血羹

组成：桃仁12g，鲜牛血（已凝固）200g，精盐少许。

用法：将桃仁去皮、尖，研成细末。将桃仁末、牛血同放入锅中，加清水500ml，急火煮开，文火煲成汤，放入精盐调味，即可食用。功效活血通络止痛，适用于软组织损伤中期。

3. 黄酒鸡血饮

组成：活鸡热血15ml，热黄酒25ml。

用法：活杀鸡时取鸡热血15ml，即刻注入热黄酒内，趁热服用。功效行气通络散结。适用于软组织损伤后期瘀肿趋于硬结者。

4. 月季花饮

组成：月季花5g，红糖15g。

用法：将月季花洗净，置锅中，加清水200ml，急火煮沸5分钟，滤渣取汁，加红糖，分次饮服。功效活血消肿止痛。适用于软组织损伤初期，肿胀疼痛明显者。

【结语】

部分断裂患者经保守治疗，症状可明显缓解，对肩关节功能影响不大。但冈上肌腱完全断裂者大部分需手术治疗，否则可有上肢外展无力症状残留。

四、肱二头肌长头腱鞘炎

肱二头肌长头肌腱起自肩胛骨的盂上结节，在肱骨结节间沟与横韧带形成的纤维管道中通过。当肩关节运动时，肌腱与肱骨结节间沟反复摩擦，特别是上肢外展位屈伸肘关节时，肱二头肌长头腱在腱沟内对肱骨产生压力，增大摩擦力，这种机械效应对肌腱增加了磨损。

【临床表现与诊断】

（1）本病多见于中年人，常有肩部过劳或受寒史。

（2）起病缓慢，主要表现为肩痛，夜间痛更明显。肩部活动后加重，休息后好转。疼痛多局限在二头肌肌腱附近，亦可牵扯致上臂前侧。凡能刺激此肌腱的动作均能使疼痛加重。

（3）在结节间沟部或结节上有压痛。轻度肿胀，可触及捻发音，肩部外展。外旋和前屈、外展活动可因疼痛而受限较为明显。

（4）肱二头肌抗阻力试验阳性（Yergason试验阳性），即前臂旋后位抗阻力屈肘时，肩部前内侧疼痛加重为阳性。

（5）X线摄片检查肩关节无异常。结节间沟切线位摄片可发现结节间沟变浅、狭小、沟底或侧面有增生性改变。

【鉴别诊断】

1. 肱二头肌长头腱滑脱

有急性外伤史或肩关节劳损史，结节间沟附近明显疼痛和压痛，仔细触摸可及肱二头肌长腱和间沟的位置变异。在肩外展外旋和前屈外展活动时，在间沟外可摸到或听到弹响，为肱二头肌长腱的小结节上滑动而致。

2. 肱二头肌长头肌腱断裂

可分为急性外伤性断裂和慢性病理性断裂。急性断裂多见于年青人遭遇间接暴力而致，受伤时可听到肌腱的断裂声，肩前部剧痛。不全断裂者，局部可有明显压痛，裂隙或凹陷。如为完全断裂屈肘时无力，用力屈肘时，上臂中段以下部位可见到向远端回缩的二头肌肌腹隆起的肿块；慢性病理性断裂多见于中年以上患者，疼痛较轻，压痛亦轻，可无明显的外伤史，但屈肘力量有不同程度的减弱，由于肱肌，肱桡肌及旋前圆肌的作用，保留一定程度的屈肘功能。

【中医治疗】

（一）辨证分型

1. 寒湿型

证候：肩部肿痛，有重着感，遇冷增痛，遇暖痛缓，或兼有畏寒。舌质淡红、苔白或腻、脉弦滑。

治法：温经散寒、活血通络。

主方：小活络丹加减。

2. 瘀滞型

证候：多见损伤早期，肩部疼痛较局限，以夜间为明显，痛有定处，舌质暗红或有瘀斑、脉弦或细涩。

治法：通络活血、消肿止痛。

主方：桃红四物汤加减。若疼痛明显者，加乳香、没药以增强消瘀止痛之效。

3. 气滞不足型

证候：多为后期，肩部酸痛，劳累后疼痛加重，面色苍白，或有头晕心悸，肌肉萎缩，舌淡苔白、脉沉细无力。

治法：补益气血、舒筋活络。

主方：当归鸡血藤汤加减。肌肉萎缩明显者，加川牛膝、五加皮、木瓜、肉苁蓉以增强补肾壮筋之效。

（二）中成药

祖师麻片，每次3片，每日3次；风湿液，每次10ml，每日3次；小活络丹，每次1丸，每日2～3次。

（三）中医外治

1. 中医外用药

疼痛较重时，外敷消瘀止痛膏或三色敷药；可外贴伤湿止痛膏、狗皮膏、关节止痛膏，外搽风痛灵擦剂等，亦可用骨科腾洗药熏洗或热敷患处。

2. 针灸疗法

取肩髎、肩髃、肩井、风池、肾俞等穴。

3. 推拿疗法

（1）拨筋法：患者坐位，医者立其后，一手托其患肢外展，另一手虎口按其三角肌上，四指在前，拇指在后固定，用食、中、环指垂直于肱二头肌往返拨动。

（2）牵抖法：患者坐位，医者双手握其患肢腕部，向下牵引同时，双臂用力均匀颤抖 3～5 次。

（四）简易疗法和偏方

1. 拔罐疗法

取 1～2 个小号罐于肩部最痛处，上下间隔 2cm 处各拔火罐 1 个，每次 5～10 分钟，隔日 1 次，5 次为一疗程。

2. 刮痧疗法

是用刮痧板或边缘光滑的汤匙、硬币或铜钱等，蘸刮痧油在经络循行患肩痛处部位表面反复刮动。一个方向刮，力量要均匀合适，一般每处可刮 20 下，直至皮肤表面出现部分紫红色散在的出血点为出痧，有疏经通络、活血化瘀、行气止痛的效用。

3. 药酒内服

飞龙斩血、大血藤、狗脊、虎杖、七叶莲、芦子、八角枫各 100g 切碎，加酒 2L 浸泡一个月，过滤加酒制成 2L，置避光容器内密封。每次服 10ml，每日 3 次。功能祛风除湿，活血通络。

4. 民间偏方

（1）花椒 50g 加食盐 50g，两种合一起炒热（不能焦）然后用布包热敷患处。

（2）松树枝加糯米饭捣烂成饼，外敷伤处；另取嫩梢取外皮，焙干研粉，每次 15g，黄酒冲服。主治跌打损伤。

（3）将生姜适量捣烂，加入食盐少许，外敷患处。主治各种关节疼痛。

【西医治疗】

1. 西医治疗

消炎镇痛类药，用于炎症明显、疼痛严重者。常用口服药有：扶他林，每次 25mg，每日 3 次；英太青，每次 50mg，每日 2 次；芬必得，每次 300mg，每日 2 次。

2. 封闭治疗

以泼尼松龙 12.5～25mg 加 2% 利多卡因 2～4ml，由肩前注入肱骨结节间沟局部封闭 3 次，每周 1 次，3 次一疗程。

3. 物理治疗

常用的方法有红外线、超声波及中低频治疗仪等理疗。

【预防与调护】

（1）急性期用三角巾悬吊患肢，肘关节屈曲 90°，直至疼痛减轻或消失。

（2）当局部疼痛缓解后，主动开始进行有规律地锻炼，作肩关节的外展、内收、前屈、后伸、旋外、旋内和环转 360° 活动，可反复多次，以防止发生肩关节周围炎。

（3）避免肩部受寒凉。

【营养配餐】

参照"冈上肌肌腱炎"部分。

【结语】

本病多数为肩周炎的早期症状，若治疗不彻底易转变为慢性，或发展成肩周炎。对本病的治疗要及时和彻底，注意肩部御寒及症状减轻后的积极锻炼很重要。

五、肩峰下滑囊炎

肩峰下滑囊炎又称三角肌下滑囊炎。该滑囊位于肩峰，喙肩韧带和三角肌上半部的下方，冈上肌和肱骨大结节上方。该滑囊分为肩峰下和三角肌下两部分，两囊在成年人一般互为一体。其主要作用是使肱骨大结节与肩峰，喙肩韧带和三角肌分开，减轻在肩关节外展和旋转时以上结构的摩擦，具有滑利肩关节，不易劳损的作用。利于肩肱关节的活动。其病变常与冈上肌腱互为影响以至并存，常同时出现肩关节功能紊乱。

本病大多继发于肩关节周围的软组织损伤和退行性变，尤以滑液囊底部的冈上肌腱的损伤、炎症，钙盐沉积为最常见。

肩峰下滑囊组织夹于肩峰与肱骨头之间，长期反复磨擦可致损伤，不断刺激致滑膜增生，囊壁增厚，滑液分泌减少，组织粘连，从而影响肩关节外展，上举及旋转活动。

【临床表现与诊断】

（1）常有肩部劳损或局部外伤史，肩部受寒史。

（2）疼痛在肩关节前外侧，位置深在，并涉及三角肌止点，亦可向肩胛、颈部放散。疼痛为渐进性，夜间痛也为其特征，常可痛醒。

（3）压痛点多在肩峰下、肱骨大结节处，常可随肱骨的旋转及肩关节活动而移位。当滑囊肿胀积液时，亦常可在三角肌范围内有压痛。当关节外展超过120°时，滑膜囊移至肩峰下，原压痛点消失。

（4）肩关节活动时疼痛加重，尤在外展、外旋活动时明显。晚期活动逐渐减少，可见肩部肌肉萎缩。

（5）X线摄片有时见肩峰下密度增高之圆形阴影，为肿胀的滑囊。后期可见冈上肌的钙化阴影。

【鉴别诊断】

本病应与肩关节结核相鉴别：后者局部酸痛，常伴有低热、盗汗、消瘦、贫血等，肩部肌肉萎缩，肩关节活动多方受限。血沉加快，血色素下降。X线示肩关节骨质破坏，关节间隙变窄。

【中医治疗】

急性期可用三角巾悬吊患肢于胸前，休息3~7天。

（一）辨证分型

1. 瘀滞型

症候：多见于早期，局部肿胀、压痛，皮肤暗红，触及有波动感，质较硬及有波动之肿块。

治法：活血、通络、止痛。

主方：舒筋活血汤加减。若疼痛明显者，加苏木、乳香、没药、牛膝等以增强活血止痛之效。

2. 虚寒型

证候：多见于后期，局部酸胀、困累，畏寒喜暖，神疲体倦，舌淡、苔薄白、脉沉细。

治法：补气养血、温经通络。

主方：桂枝汤加减或小活络丹加减。若寒重，加淫羊藿、桂枝等温肾散寒之药；若神疲体倦、气虚重者，加党参、黄芪等补气之药。

（二）中成药

1. 损伤初期

回生第一丹，每次 1.0g，每日 2～3 次，口服。

2. 损伤后期

小活络丹，每次 1 丸，每日 2～3 次，口服。

（三）中医外治

1. 中药外用

可用追风膏、消瘀滞痛膏或中药热敷等方法。

2. 针灸疗法

可取肩髃、曲池、手三里、合谷、肩宗、肩井等穴。

3. 推拿疗法

亚急性期时用轻揉的拿捏、按摩、搓揉等手法，放松局部肌群，以配合炎症的吸收及组织的修复；慢性期时用拿捏、旋肩、弹拨、后背等手法松解组织粘连，恢复功能。

（四）简易疗法和偏方

参照"肱二头肌长头腱鞘炎"部分。

【西医治疗】

急性期可悬吊患肢休息 1 周左右，中药内服外用，必要时可穿刺抽液，局部封闭治疗。症状缓解后可采用手法，药物，针灸理疗等治疗。

1. 西药治疗

消炎镇痛类药，用于炎症慢性、疼痛重者。常用口服药有：扶他林，每次 25mg，每日 3 次；英太青，每次 50mg，每日 2 次；芬必得，每次 300mg，每日 2 次。

2. 封闭治疗

以泼尼松龙 12.5～25mg 加 2% 利多卡因 2～4ml，由肩峰下注入，积液多时可先穿刺抽液。每周一次，约 2～3 次。

3. 物理治疗

常用的方法有红外线、超声波、中药离子导入等理疗。

4. 手术疗法

经长期非手术疗法仍不见效，疼痛剧烈，严重影响工作者，可考虑手术治疗。手术包括滑液囊切除和清除冈上肌腱中的钙化部分。如有肩关节外展功能受到影响时，亦可将肩峰切除。

【预防与调护】

（1）急性期肿痛明显、功能受限者，用三角巾悬吊患肢于内收、内旋位制动休息1～2周。

（2）疼痛减轻后可适当被动活动肩关节，避免日后粘连，可做耸肩、大小回环、后背手、螺旋上举，搭肩等功能活动。

（3）避免肩部受寒凉。

【营养配餐】

参照"肱二头肌长头腱鞘炎"部分。

【结语】

本病多数为肩周炎的早期症状，若治疗不彻底易转变为慢性，或发展成肩周炎。如长期非手术治疗无效，疼痛剧烈，严重影响工作者，可考虑手术治疗。

六、肩关节周围炎

肩关节周围炎，简称肩周炎，是肩周软组织和关节囊发生的一种范围较广的无菌性炎症。本病病名较多，例如其因睡眠时肩部受凉引起而称"漏肩风"或"露肩风"；因肩关节活动明显受限，形同冻结而称"冻结肩"；因该病多发生于五十岁左右者而称"五十肩"。

肩周炎一般认为是在肩周软组织的退行性变的基础上，加之肩部受到轻微的外伤，积累性劳损、及感受风寒湿邪等因素的作用后，未能及时治疗和注意功能锻炼，肩部功能活动减少，以致肩关节粘连形成本病。以关节内、外粘连，肩周疼痛、关节活动受限为特征，有自愈倾向。

【临床表现与诊断】

（1）本病好发于50岁左右、女性多见，有劳损、外伤和感受风寒湿邪的病史。

（2）主要症状为肩周疼痛，广泛压痛和功能障碍。多数患者起病缓慢，肩关节外展、外旋活动开始受限，逐步发展成肩关节活动广泛受限。检查肩部肿胀不明显，疼痛为钝痛或如刀割样痛，夜间疼痛较著，甚至痛醒，可放射到上臂和手。

（3）病程长者可见肩臂肌肉萎缩，尤以三角肌为明显。

（4）肩外展试验阳性（肩胛联动征阳性，即检查者一手固定肩胛下角，另一手外展患肩，患肩外展不到90°时既有肩胛骨移动为阳性）。重者外展、外旋、后伸等各方面功能活动均受到严重限制。

（5）X线摄片检查多属阴性，但对鉴别诊断有意义。有时可见骨质疏松、冈上肌腱钙化或大结节处有密度增高的阴影。

【鉴别诊断】

（1）本病需与肩部骨、关节、软组织的损伤而引起的肩关节活动受限的疾患相鉴别。此类患者都有明显外伤史，且可查到原发损伤疾患，发病不受年龄限制，恢复程度一般较本病差。由肩部外伤诱发肩周炎者，外伤只是一个诱发因素，其主要病理仍以肩关节周围软组织退行性病变为基础，发病与年龄有关，其病理进程符合肩周炎的发展规律。

(2) 本病需与颈椎病相鉴别。颈椎病仅有颈部疼痛和活动障碍，但肩部活动尚可，肩臂部往往无明显压痛点，必要时可加摄颈椎 X 线片鉴别。

【中医治疗】

(一) 辨证分型

1. 风寒湿型

证候：肩部疼痛，有重着感，遇风寒痛增，遇暖痛缓，或兼有畏风恶寒，舌淡苔白或腻、脉弦滑或弦紧。

治法：祛风除湿、活血通络。

主方：蠲痹汤或羌活胜湿汤加减。若疼痛明显者，加乳香、没药等以增强活血止痛之效。

2. 瘀滞型

证候：肩部疼痛拒按、肿胀，以夜间疼痛明显，舌质暗红或有瘀斑、苔白或薄黄、脉弦细涩。

治法：活血通络、行气止痛。

主方：桃红四物汤或舒筋活血汤加减。若夜间疼痛明显，加桂枝、桑枝、地龙、全蝎以增强温经通络之效。

3. 气血虚型

证候：肩部酸痛，劳累后疼痛加重，面色苍白，气短赖言，或头晕心悸，肌肉萎缩，舌质淡、苔少或白、脉沉或弱。

治法：补气血、益肝肾、温经络。

主方：当归鸡血藤汤或八珍汤加减、也可用独活寄生汤加减。若气血虚甚者，加党参、黄芪、熟地以补气生血。

(二) 中成药

复方祖师麻膏，每日 2 次外贴。

风湿液，每次 10ml，每日 3 次。

疏风定痛丸，每次 1 丸，每日 2 次，适用于中后期疼痛重者。

小活络丹，每次 1 丸，每日 2～3 次，适用于中后期疼痛重者。

(三) 中医外治

1. 中药外用

急性疼痛期、触痛敏感，肩关节活动障碍者，可选用海桐皮汤肩部敷熏洗或熨风散局部热熨。

2. 针灸疗法

取肩髎、肩宗、肩髃、曲池、巨骨、肩井等穴，并以痛为腧，用泻法，结合灸法，每日 1 次。

3. 推拿疗法

患者端坐、侧卧或仰卧位，医者先用㨰、揉、拿捏法作用于肩前和肩外侧，用右手的拇、示、中三指对握三角肌束，作垂直于肌纤维走行方向的拨法，再拨动痛点附近的冈上肌、胸肌以充分放松肌肉；然后医者左手扶住肩部，右手握患手，作牵拉、抖动和旋转活动；最后帮助患肢作外展、内收、前屈、后伸等动作，解除肌腱粘连，帮助功能活动恢复。手法治疗时，会引起不同程度的疼痛，要注意用力适度，以患者能忍受为度，隔日治疗一次，10 次为一疗程。

4. 小针刀疗法

用小针刀在喙突处喙肱肌和肱二头肌附着点、冈上肌抵止端处、肩峰处、冈下肌和小圆肌的抵止端，分别作切开剥离法，或纵行疏通剥离法，在肩峰下滑囊作通透剥离法。5 天后未愈可再作一次，一般 5 次治愈。

（四）简易疗法和偏方

1. 穴位揉摩肩周炎

（1）穴位按摩：按摩手三里。用左手拇指腹按住右手三里穴，揉动 1 分钟，换左手，每日 3 次。按摩印堂穴。用食、拇指按住该穴，旋转揉动，每次 1 分钟，每日 3 次。

（2）捏压患处：用右手拇、食指捏住肩部痛点，用力深压，并向前后左右揉动 1 分钟，然后用同样的方法捏右肩。每日 2 次，再用手拍打肩部百余下。

2. 自我按摩法

（1）用健侧的拇指或手掌自上而下按揉患侧肩关节的前部及外侧，时间大约 1 ~ 2 分钟，在局部痛点处可以用拇指点按片刻。

（2）最后用手掌自上而下地掌揉 1 ~ 2 分钟，对于肩后部按摩不到的部位，可用前面介绍的拍打法进行治疗。

（3）用健侧拇指及其余手指的联合动作揉捏患侧上肢的上臂肌肉，由下至上揉捏至肩部，时间大约 1 ~ 2 分钟。

（4）还可在患肩外展等功能位置的情况下，用上述方法进行按摩，一边按摩一边进行肩关节各方向的活动。

（5）用健侧手的第 2 ~ 4 指的指腹按揉肩关节后部的各个部位，时间大约 1 ~ 2 分钟，按揉过程中发现有局部痛点亦可用手指点按片刻。

3. 自我功能锻炼

（1）抡拳。左右肩关节划圈抡动 15 圈。

（2）耸肩。双手叉腰，上下前后缩头耸肩，每次 15 下。

（3）揪耳廓。两手交叉揪住耳廓，连揪 15 下。

（4）举手。十指相挟，手心向上、举过头顶，上下前后摇动 30 下。

（5）展翅。双臂平抬成飞翔势，上下扇动 30 下。

（6）托头。两手插入脑后，手心向上十指相挟，向上托头 20 下。

（7）晃肘。两臂同时抱肘，上下左右晃动 30 下。以上方法每日早晚各一次，半月即有显效。

（8）爬墙梳头法

爬墙：就是在墙上高处划上白线，每天面对墙壁，双脚不动，仅是膝髋屈伸活动，使双手向上或向下爬。幅度由小到大，每次半小时，一天 3 ~ 4 次，半月即有显效。

梳头：站立或仰卧，患侧肘屈曲，前臂向前向上，掌心向下，患侧的手经额前，对侧耳部，枕部绕头一圈，即梳头动作。然后自然站立，在患侧上肢内旋并后伸姿势下，健侧手拉住患侧手或腕部，逐渐向健侧并向上牵拉。

（9）吊单杠。双手吊在单杠上，好像伸懒腰一样让全身放松，靠身体下坠轻轻拉伸肩关节，力量由轻到重，幅度由小到大。每次半小时，一天3~4次，半月即有显效。

4. 民间偏方处方

（1）老生姜、葱头各250~400g，捣烂如泥，用文火炒热后加高度白酒再炒片刻。睡前趁热（以能忍受为度）敷在疼痛处，再用毛巾或布条包紧。第二天早晨取下，到晚上再炒热继续敷。一剂药可用3~4个晚上。1~2个疗程即可见效。

（2）鲜生姜半斤，切碎，捣出汁，将姜及汁（汁不宜榨太多）装入纱布袋，敷于患处，临睡前敷上，每次敷7~10小时。第八天感觉明显的效果，第十天肩周炎明显好转。

（3）鸡屎白、麦麸各250g。共入锅内慢火炒热，加入适量酒精，混匀后用布包好，趁热敷患处，热散后取下。次日可再炒热后加酒精使用，连用4~5次后弃之。每日1次，7~10天为1疗程。

（4）将土鳖虫七个焙成灰，黄酒七两，共放一瓶内泡七天七夜，每晚七时喝七钱黄酒，并用拳头用力击打患处七七四十九下，病重者多服几疗程可痊愈。

（5）取活螃蟹3只，把螃蟹在清水中泡半天，等它腹中的泥排完，从水中取出捣成肉泥后摊在粗布上，直径不超过8cm，贴敷在肩肿最疼的区域。每天晚上贴，第二天早上取掉。

（6）食盐500g，小茴香80g，放锅内炒熟，装入布包内，敷患处，每晚一次。

【西医治疗】

1. 西药治疗

（1）非甾体抗炎药：可在中药治疗基础上作为辅助治疗，在关节剧痛情况下，可小量应用以缓解疼痛，缓解后即停用。该类药服后大部分都有胃肠道刺激症状或胃出血，应注意观察，并饭后服用，以减少对消化道刺激症状。

吲哚美辛具有抗炎、退热、镇静作用，口服每次25mg，每日2~3次。扶他林，每次25mg，每日3次；萘丁美酮，每次1.0g，每日1次；芬必得，每次300mg，每日2次。均饭后服用，溃疡病患者禁用或慎用。

（2）肾上腺皮质激素：此类药物能抑制变态反应，控制炎症发展，减少炎症渗出，但一般尽量不用。如泼尼松，每日10~20mg，分2~3次服；或地塞米松每日1.5mg，分2次口服。

2. 封闭治疗

以泼尼松龙12.5~25mg加2%利多卡因2~4ml，于肩部痛点局封，每周一次，共2~3次，局封后行功能锻炼。

3. 物理治疗

可采用超短波、磁疗、蜡疗、光疗、热疗等理疗，以减轻疼痛、促进恢复。对老年患者，不可长期电疗，以防软组织弹性更加减低，反而有碍恢复。

【预防与调护】

（1）中老年平时肩部要注意保暖，勿受寒湿邪侵袭，并经常进行肩关节的自我锻炼活动。

（2）急性期以疼痛为主，肩关节被动活动尚有较大范围，应减轻持重，减少肩关节活动；慢性期关节已粘连，关节被动活动功能严重障碍，肩部肌肉萎缩，要加强功能锻炼。

（3）练功疗法是治疗过程中不可缺少的重要步骤，早期由于肩关节的疼痛和肌肉痉挛而活动减少，此时可加强患肢的外展、上举、内旋、外旋等功能活动；粘连僵硬期，可在早期反复作外展、上举、内旋、外旋、前屈、后伸、换转等功能活动。如"内外运旋"、"叉手托上"、"手拉滑车"、"手指爬墙"等动作。锻炼必须酌情而行，循序渐进，持之以恒，久之可见效果。否则，操之过急，有损无益。

【营养配餐】

（一）急性期

1. 荔枝核粥

组成：荔枝核 50g，粳米 100g。将荔枝核捣碎洗净，置锅中，加清水 100ml，急火煮开 10 分钟，滤渣取汁；将粳米荔枝核汁共入锅中，加清水 500ml，急火煮开 5分钟，改文火煮 30 分钟，成粥，趁热服用。有行气止痛散结之功效，适用于肩周炎初期，局部肿胀明显者。

2. 月季花饮

组成：月季花 5g，红糖 15g。将月季花洗净，置锅中，加清水 200ml，急火煮沸 5 分钟，滤渣取汁，加红糖，分次饮服。功效为活血消肿止痛。适用于肩周炎损伤初期，肿胀疼痛明显者。

3. 桃仁冬瓜米粥

组成：桃仁 10g，冬瓜 20g，粳米 100g。桃仁捣烂如泥，用水研汁去渣，与冬瓜、粳米一同置锅中，加清水 200ml，急火煮开 3 分钟，改文火煮 30 分钟，成粥，趁热食用。功效行气消肿止痛。适用于软组织损伤早期，肿痛明显者。

4. 当归胡椒瘦肉汤

胡椒 12g，当归 20g，猪瘦肉 60g，水煎，饮汤吃肉，每日 1 次。

5. 北芪肉桂瘦肉汤

北芪 30g，肉桂 6g，猪瘦肉 50g，水煎吃肉饮汤，每日 1 次。

6. 归芎粥

当归头 20g，川芎 10g，粳米 100g。将当归、川芎入砂锅内水煎半小时，去药渣，加粳米煮粥服，每日 1~2 次。

（二）慢性期

1. 当归猪肝粥

当归 20g，猪肝 50g，糯米 60g，同煮粥，佐膳食用。

2. 入地金牛煲鸡蛋

入地金牛根 20g，鸡蛋 1 枚，水 2 碗煎煮，蛋熟去壳再煮 10 分钟，煮成 1 碗，饮汤食蛋。

3. 黄芪当归猪胰汤

黄芪 30g，当归 20g，猪胰 1 具，水煎，饮汤吃猪胰，每日 1 次

4. 韭菜炒鹌鹑蛋

组成：韭菜 200g，鹌鹑蛋 10 只。韭菜拣净洗清，段成条，鹌鹑蛋去壳拌匀。鹌鹑蛋下油锅炒成块，盛起备用；韭菜炒熟，再将鹌鹑蛋拌炒，加盐、味精拌和，上碟食用。功效行气活血散瘀。适用于肩周炎损伤中期。

5. 黄酒鸡血饮

组成：活鸡热血 15ml，热黄酒 25ml。活杀鸡时取鸡热血 15ml，即刻注入热黄酒内，趁热服用。功效行气通络散结。适用于肩周炎后期瘀肿趋于冻结者。

6. 牛肉荔枝羹

组成：牛肉 50g，荔枝（鲜）50g。牛肉煮熟后切成块，鲜荔枝去核，共置锅中，加清水 200ml，急火煮开 2 分钟，文火煲成羹，分次食用。功效益气健脾，理气止痛。适用于肩周炎后期。

【结语】

肩关节炎好发于 50 岁左右的中老年人，女多于男，有自愈的倾向，愈后较好。但肩周炎病程长、疗效慢，部分患者虽可自行痊愈，但治疗时间常，痛苦大，功能恢复不全。因此要鼓励患者树立信心，配合治疗，加强自主练功活动，以增进疗效，缩短病程，加速痊愈。

七、肘部扭挫伤

肘关节直接暴力或间接暴力作用下的软组织损伤称为肘关节扭挫伤。肘关节扭挫伤是常见的肘关节闭合性损伤，凡使肘关节发生超过正常活动范围的运动，均可引起关节内、外的筋伤。

【临床表现与诊断】

（1）有明显外伤史。

（2）伤后肘关节处于半屈曲位，呈弥漫性肿痛，肘关节活动受限，有的可出现瘀斑。

（3）压痛点往往在肘关节的内、外侧髁即尺、桡侧副韧带附着部，但以内后方和内侧副韧带附着部多见。

（4）肘关节侧向试验可阳性。如尺侧副韧带损伤，医生一手置于患者肘关节桡侧，另手置于前臂远端尺侧，双手相对挤压，肘关节尺侧疼痛时为阳性，表示尺侧副韧带有损伤。反之，为桡侧副韧带损伤。

（5）后期肿胀消退，疼痛减轻，但肘关节屈伸功能不见好转，局部仍有压痛点，肌肉较硬，应进行 X 线摄片，确定有无合并骨化性肌炎。

（6）X 线摄片检查多无阳性发现，但可排除骨折和肘关节其他疾患。

【鉴别诊断】

1. 骨折

环状韧带的断裂常使桡骨头脱位并尺骨上端骨折。在成人，通过 X 线摄片易确定有无合并骨折，在儿童骨骺损伤时较难区别，可与健侧同时拍片对比，避免漏诊。

2. 肱骨内、外上髁炎

肱骨外上髁炎多有职业劳损史，病变局部在肘关节内侧前臂伸肌腱附着点处，前臂伸肌腱牵拉试验（Mill 征）阳性，伸腕抗阻力试验阳性。肱骨内上髁炎病变局限在肘关节尺侧前臂屈肌腱附着处，屈腕抗阻力试验阳性。

【中医治疗】

（一）辨证分型

1. 气滞血瘀型

证候：肘部疼痛，弥漫性肿胀，偶见瘀斑，局部压痛，肘关节活动受限。舌质暗红或有瘀斑、脉弦紧。

治法：活血通络、消肿止痛。

主方：桃红四物汤、复原活血汤加减。若疼痛脉弦者，加乳香、没药以增强消瘀止痛之效。

2. 虚寒型

证候：多见于后期，肘部酸胀疼痛，劳累后疼痛加重，畏寒喜暖。舌淡苔白、脉细。

治法：散寒祛风、舒筋活血。

主方：补筋丸或舒筋丸加减。

（二）中成药

1. 损伤初期

回生第一丹，每次 1.0g，每日 2～3 次，或三七伤药片、沈阳红药、七厘胶囊、云南白药、骨折挫伤散等。

2. 损伤后期

小活络丹，每次 1 丸，每日 2～3 次。

（三）中医外治

1. 中药药浴、熏洗

初期外敷三色敷药或清营退肿膏；后期局用部损伤洗方中药熏洗。

2. 推拿

伤后即来诊治者，宜将肘关节作一次 0°～140°的被动伸屈，这对于微细的关节错位可起到整复的作用。

在触摸到压痛点后，以两手掌环握肘部，轻轻按压 1～2 分钟，有减轻疼痛的作用。然后用轻按摩拿捏手法，以患者有舒适感为度。但不宜反复作，尤其在恢复期，更不能作猛烈的被动伸屈，这样虽能拉开粘连，但同时又引起血肿，以后粘连更加严重，甚至引起血肿的钙化。

（四）简易疗法和偏方

参照"肩部扭挫伤"部分。

【西医疗法】

1. 西药治疗

消炎镇痛类药，用于炎症明显、疼痛重者。常用口服药有：扶他林，每次25mg，每日3次；萘丁美酮，每次1.0g，每日1次；芬必得，每次300mg，每日2次。

2. 封闭治疗

一般以泼尼松龙12.5～25mg加2%利多卡因2～4ml，行痛点局封。

3. 物理治疗

损伤后期可采用红外线、超声波等理疗。

【预防与调护】

（1）初期患肢用三角巾悬吊，肘关节置于屈曲90°的功能位，以限制肘关节的伸屈活动，并督促患者多做手指伸屈、握拳活动，以利消肿。早期制动时间不宜过长，要早期练功，争取及早恢复功能，尽量预防转变为慢性筋伤。

（2）肿痛减轻后，可逐步练习肘关节的伸屈功能，使粘连机化逐步松解，以恢复正常。如作被动伸屈活动，必须是轻柔的，不引起明显疼痛的活动，禁止作被动粗暴的伸屈活动。

（3）早期治疗应予以适当的外固定。严重的肘关节扭挫伤，治疗不及时或治疗不当，或因进行不适当的反复按摩，多可造成关节周围组织的钙化、骨化，形成骨化性肌炎。因此肘关节损伤后功能恢复是不能操之过急的，否则常遗留关节强直的后患。

【营养配餐】

参照"肩部扭挫伤"部分。

【结语】

肘部急性筋伤一般1周左右症状明显减轻，2-3周可以完全恢复。若早期没有得到正确、积极地治疗，易于迁延成慢性筋伤，因此在治疗时注重早期的治疗和后期的功能锻炼。

八、肱骨外上髁炎

肱骨外上髁炎亦称肱桡关节滑囊炎、肱骨外髁骨膜炎，因网球运动员较常见，故又称"网球肘"。肱骨外上髁是前臂伸腕肌的起点，由于肘、腕关节的频繁活动，长期劳累，使伸腕肌的起点反复受到牵拉刺激，引起部分撕裂和慢性炎症或局部的滑膜增厚、滑囊炎等变化。

【临床表现与诊断】

（1）多见于特殊工种，如砖瓦工、木工、网球运动员等。成年人右侧居多。

（2）有前臂伸肌群反复牵拉刺激的劳损史。起病缓慢，初起时在劳累后偶感肘外侧疼痛，逐渐加重，疼痛甚至可向上臂及前臂放散，影响肢体活动，但功能活动多不受限。作拧毛巾、扫地、端壶倒水等动作时疼痛加剧，前臂无力，甚至持物落地。静息时多无症状。

（3）肱骨外上髁以及肱桡关节间隙处有明显的压痛点，腕伸肌紧张试验阳性，前臂伸肌腱牵拉试验（Mill 征）阳性。

（4）X 线摄片检查多属阴性，偶见肱骨外上髁处有骨质密度增高的钙化阴影或骨膜肥厚影像。

【鉴别诊断】

1. 肘关节扭挫伤

有明显的外伤史，前臂伸肌腱牵拉试验阴性。

2. 肱桡滑膜囊炎

本病局部压痛点位置比网球肘略高，压痛较之稍轻，肘部旋前旋后受限明显，可引起剧烈疼痛。局部可有肿胀和触痛，穿刺针吸可见有积液。

【中医治疗】

（一）辨证分型

1. 风寒阻络型

证候：肘部酸痛麻木，屈伸不利，遇寒加重，得温痛减。舌苔薄白或白滑、脉弦紧或浮紧。

治法：祛风、散寒、宣痹。

主方：小活络丹加减。

2. 湿热内蕴型

证候：肘外侧疼痛，有热感，局部压痛明显，活动后疼痛减轻，伴口渴不欲饮，舌苔黄腻，脉濡数。

治法：清热化湿。

主方：三妙丸加减。

3. 气血亏虚型

证候：起病时间较长，肘部酸痛反复发作，提物无力，肘外侧压痛，喜按喜揉并见少气懒言，面色苍白，脉沉细。

治法：益气养血。

主方：八珍汤加减。

（二）中成药

祖师麻片：每次 3 片，每日 3 次。

风湿液：每次 10ml，每日 3 次。

疏风定痛丸：每次 1 丸，每日 2 次。

小活络丹：每次 1 丸，每日 2～3 次。

（三）中医外治

1. 中药药浴、熏洗

外敷定痛膏或用海桐皮汤熏洗。

2. 针灸

以痛点及周围取穴，隔日一次。或用梅花针叩打患处，再加拔火罐，3~4 天一次。

3. 推拿

用肘部弹拨法、分筋法、屈伸法、定推法。

患者正坐，医者先用拇指在肱骨外上髁及前臂桡侧痛点处作弹拨、分筋；然后医者一手由背侧握住腕部，另一手掌心顶托肘后部，拇指按压在肱桡关节处，握腕部之手使桡腕关节掌屈，并使肘关节做屈伸的交替的动作，同时另一手于肘关节由屈曲变伸直时，在肘后部向前顶推，使肘关节过伸，肱桡关节间隙加大，如有粘连时，可撕开桡侧伸腕肌之粘连。

4. 小针刀治疗

局部麻醉后患侧伸肘位，数着做手拇指在桡骨粗隆处将肱桡肌拨向外侧，将小针刀沿肱桡肌内侧缘侧刺入，直达肱桡关节滑囊和骨面，作切开剥离 2~3 针刀即可出针，无菌纱布覆盖针孔后患肘屈伸数次。

（四）简易疗法和偏方

参照"肱二头肌长头腱鞘炎"部分。

【西医治疗】

1. 西药治疗

消炎镇痛类药，用于炎症明显、疼痛重者。常用口服药有：扶他林，每次 25mg，每日 3 次；萘丁美酮，每次 1.0g，每日 1 次；芬必得，每次 300mg，每日 2 次。

2. 封闭治疗

是常用的一种方法，一般以泼尼松龙 12.5~25mg 加 2% 利多卡因 2~4ml，作外上髁部痛点封闭，5~7 天一次，3~4 次一疗程。

3. 物理治疗

可采用超短波、磁疗、蜡疗、光疗。离子导入疗法等理疗，以减轻疼痛、促进炎症吸收。

4. 手术治疗

使用于保守治疗无效者，根据病情酌情选择伸肌总腱附着点松解术、环状韧带部分切除术、桡侧腕伸肌腱延长术、皮下神经血管束切除术、桡神经关节支断裂术、旋后肌浅层筋膜切开桡神经深支松解术等。

【营养配餐】

参照"肱二头肌长头腱鞘炎"部分。

【预防与调护】

（1）肘部疼痛剧烈时，应减少肘、腕部的活动，必要时可做适当的固定，可选择三角巾悬吊或前臂石膏托固定 3 周左右，待疼痛明显缓解后应及时解除固定。

（2）并逐渐开始肘关节功能活动，但要避免使伸肌总腱受到明显牵拉的动作。

【结语】

本病一般均可先采用手法，药物及封闭等治疗而获痊愈，对经长期非手术疗法无效而症状严重的个别患者，多需手术治疗，疗效近于"根治"。

九、肱骨内上髁炎

肱骨内上髁炎，又称"高尔夫球肘"。与"网球肘"一样，同属劳损性病变，受伤机制与之相反，只是位于肱骨内上髁而已。是由于前臂屈肌的反复而紧张的收缩、牵拉，发生疲劳性损伤，发病率远较"网球肘"少。

【临床表现与诊断】

（1）有前臂屈肌群反复牵拉刺激的劳损史。

（2）初起在肘内侧觉灼痛、日久加重、疼痛可向上臂或前臂放散。当炎症刺激到尺神经时可出现前臂无力，无名指、小指间歇性麻感。可因疼痛而使活动受限，尤以旋前屈腕动作显著。

（3）压痛局限于肘关节内侧屈肌附着处，局部多无肿胀。

（4）腕屈肌紧张试验阳性，抗阻力旋前试验阳性。

（5）X 线摄片检查：偶有骨膜增生影。

【鉴别诊断】

1. 肘关节尺侧副韧带损伤

有明显的外展旋转外伤史，关节间隙压痛，局部肿胀，屈伸外翻肘关节疼痛，前臂屈肌紧张试验阴性，X 线关节外侧间隙可增大。

2. 肘关节骨性关节炎

患者多中年以上，由于肘部多次紧张用力累积损伤所致。局部酸痛不适，晨起僵硬感，压痛广泛，活动受限肘不能伸直，甚至关节活动时有"咿轧"音。X 线见关节间隙狭窄，骨边缘硬化，有游离体，骨质疏松等。

【中医治疗】

（一）辨证分型

1. 瘀滞型

证候：多为慢性损伤引起，肘部内侧疼痛，疼痛可向上臂或前臂放散，无名指、小指间歇性麻感，舌质暗红或有瘀斑、苔白或薄黄、脉弦或细涩。

治法：活血止痛。

主方：四物定痛汤加减。

2. 气血虚型

证候：多为后期，肘部内侧酸痛，劳累后疼痛加重，面色苍白，气短懒言，或有头晕心悸，肌肉萎缩，舌质淡、苔少或白、脉沉或弱。

治法：养血荣筋、舒筋活络。

主方：舒筋活血汤加减。

（二）中成药

祖师麻片：每次 3 片，每日 3 次。

风湿液：每次 10ml，每日 3 次。

疏风定痛丸：每次 1 丸，每日 2 次。

小活络丹：每次 1 丸，每日 2～3 次。

（三）中医外治

1. 中药药浴、熏洗

外敷定痛膏或用海桐皮汤熏洗。

2. 针灸

以痛点及周围取穴，隔日一次。或用梅花针叩打患处，再加拔火罐，3～4 天一次。

3. 推拿

采用旋后牵抖法。

以点按、弹拨法施于内上髁屈肌腱三遍；半屈肘，医者一手拇指在内上髁从屈肌止点处始向下揉拨屈肌群，一手握腕部来回作前臂旋后活动，如此拇指揉拨内上髁；医者一手握腕部，一手四指握内上髁上部，拇指在外，以快速内收屈肘后伸肘法牵抖肘关节；最后以揉搓法放松患肢肌群结束。

（四）简易疗法和偏方

参照"肱二头肌长头腱鞘炎"部分。

【西医治疗】

1. 西药治疗

消炎镇痛类药，用于炎症明显、疼痛重者。常用口服药有：扶他林，每次 25mg，每日 3 次；萘丁美酮，每次 1.0g，每日 1 次；芬必得，每次 300mg，每日 2 次。

2. 封闭治疗

是常用的一种方法，一般以泼尼松龙 12.5～25mg 加 2% 利多卡因 2～4ml，作内上髁部痛点封闭，5～7 天一次，3～4 次一疗程。

3. 物理治疗

可采用超短波、磁疗、蜡疗、光疗。离子导入疗法等理疗，以减轻疼痛、促进炎症吸收。

【营养配餐】

参照"肱二头肌长头腱鞘炎"部分。

【预防与调护】

（1）肘部疼痛剧烈时，应减少肘、腕部的活动，必要时可做适当的固定，可选择三角巾悬吊或前臂石膏托固定。

（2）尽量避免手腕、指做反复屈伸及旋转活动。

【结语】

本病一般均可先采用手法，药物及封闭等治疗而获痊愈。大部分患者经过系统的治疗，症状能得到有效的控制，仅有极个别人病情较顽固，需要治疗时间稍长。

十、尺骨鹰嘴滑囊炎

尺骨鹰嘴滑囊有两个，均不与关节腔相通。其一位于皮肤与肱三头肌腱之间，另一位于肱三头肌腱与鹰嘴突之间。滑囊炎多发生于较浅的前者。

急性损伤使滑囊受伤发炎，水肿渗出或出血肿胀，产生急性滑囊炎；未及时治愈可转为慢性，或局部慢性摩擦性刺激而引起囊壁增厚，囊内绒毛样增殖，纤维化而成为慢性鹰嘴滑囊炎。俗称"矿工肘"、"学生肘"，属慢性劳损性疾病。

【临床表现与诊断】

（1）有肘部反复摩擦史或碰撞等外伤史。

（2）劳损者起病缓慢，表现为鹰嘴部囊性肿物，多为圆形或椭圆形，直径约为 2~4cm，一般无疼痛，伴有感染时，肿胀可加重，亦可出现疼痛。肘关节屈伸功能轻度受限，前臂旋转功能可受影响。

（3）急性损伤者，因大量血性浆液渗出，在滑囊部可出现局部红肿，皮温稍高，有疼痛和压痛，有囊性波动感，逐渐形成圆形包块，关节活动不便。其软硬程度与囊内积液的多少有关。进而慢性囊壁增厚，其疼痛渐减或不痛，功能活动可轻度受限。

（4）X线摄片检查：可有钙化阴影。

【鉴别诊断】

1. 肘关节结核

关节肿胀位于肱三头肌腱两侧，关节呈梭形肿胀，肌肉萎缩，活动受限。X线摄片可见骨质破坏。

2. 肱三头肌腱炎

疼痛位于肘尖部，但局部多无肿胀，无肥厚隆起的滑囊，肱三头肌抗阻力试验阳性。

【中医治疗】

（一）辨证分型

1. 气滞血瘀型

证候：肘关节外后方及尺骨鹰嘴上方有条索状肿胀，有囊性波动感，肘关节活动有一定程度受限，被动活动疼痛加剧，苔薄质红、脉弦数。

治法：活血祛瘀、行气止痛。

主方：桃红四物汤加减。若肿痛甚者，加乳香、没药、木香等行气活血药以加强消肿止痛之功效。

2. 气虚血瘀型

证候：肘关节外后方、肱骨内髁后方及尺骨鹰嘴上方肿硬，无波动感，肘关节屈伸活动障碍及疼痛，苔薄质淡、脉弦细。

治法：活血补气、疏通经络。

主方：补阳还五汤加减。若肿胀、质硬者，加乳香、没药、三棱、莪术以活血散结。

3. 风寒湿阻型

证候：肘关节外后方及尺骨鹰嘴上方肿胀，局部肿痛，痛处局限，遇寒加重，肘关节屈伸不利，舌苔薄白、脉浮紧或沉紧。

治法：祛风燥湿、强肌壮筋。

主方：羌活胜湿汤或独活寄生汤加减。若寒邪偏胜，可祛风、散寒、除湿，方选乌头汤；若风邪偏胜，可祛风除湿、消除肿胀，方选蠲痹汤。

（二）中成药

回生第一丹：每次 1.0g，每日 2 ~ 3 次；三七伤药片、沈阳红药、七厘胶囊、云南白药、骨折挫伤散等，适用于急性期损伤。

祖师麻片：每次 3 片，每日 3 次，可用于疼痛甚者。

小活络丹：每次 1 丸，每日 2 ~ 3 次，可用于寒邪偏胜者。

滑膜炎冲剂、寒湿痹冲剂等也可酌情选用。

（三）中医外治

1. 中药外用

外敷定痛膏或用海桐皮汤熏洗。

2. 小针刀

久治不愈者可行小针刀松解术。

3. 推拿

可采用拨挤压按法，肘关节先伸后屈，效果较好。患者坐位，医者一手托其肘，另一手握住其腕部，用力将肘部尽量拔直，当肘部拔直后，立即迅速地将肘部屈曲，令其手指碰肩。当屈曲到一定幅度时，可以听到肘部肿块挤破"噗噜"声，肿胀即见消退，肘关节伸屈功能即可显著改善，甚至完全恢复。

（四）简易疗法和偏方

参照"肩峰下滑囊炎"部分。

【西医治疗】

1. 西药治疗

消炎镇痛类药，用于炎症明显、疼痛重者。常用口服药有：扶他林，每次 25mg，每日 3 次；萘丁美酮，每次 1.0g，每日 1 次；芬必得，每次 300mg，每日 2 次。

2. 封闭治疗

将滑液囊内液体抽出，注入泼尼松龙 12.5 ~ 25mg 及 2% 利多卡因 2 ~ 4ml 局封，局部加压包扎，每周一次，3 次为一疗程。

3. 物理治疗

可采用超短波、磁疗、蜡疗、光疗。离子导入疗法等理疗，以减轻疼痛、促进炎症吸收。

4. 手术治疗

若已并发感染或经久不愈，妨碍肘关节活动者，必要时可行手术切除滑液囊。

【预防与调护】

（1）注意肘部的保暖防寒。

（2）急性炎症过后，可适当作肘关节的屈伸运动，避免作肘关节的支撑活动，以防病情加重或复发。切忌运动量大，以防滑囊渗出增加。

（3）急性滑囊炎时，用三角巾将肘关节悬吊固定于胸前，以减少活动，有利于渗液吸收。同时要保暖防寒，促进局部炎症吸收。

【营养配餐】

参照"肩峰下滑囊炎"部分。

【结语】

急性期可采用颈腕带或石膏托制动休息，症状缓解后采用手法、药物、封闭等治疗。若合并感染者，或久治不愈者，可行滑液囊切除术。大部分患者经过系统的治疗，症状能得到有效的控制，仅有极个别人病情较顽固，需要治疗时间稍长。

十一、旋后肌综合征

旋后肌综合征是指桡神经深支在肘关节远侧被旋后肌卡压而产生的综合征。又称前臂骨间背侧神经卡压综合征。

【临床表现与诊断】

（1）多见于中、老年人，大多为手工劳动者。

（2）肘外侧疼痛、酸胀，沉重不适感，休息后不缓解，夜间加剧。上可放射至肩，下至前臂下段、手腕背侧放射。

（3）伸指伸拇无力，前臂旋后无力，常常有前臂伸肌群萎缩，后期可出现指下垂、拇下垂。"垂指而不垂腕，肌肉瘫痪而感觉正常"为本病特征。

（4）肱骨外上髁下 3～4cm 处有一显著压痛，有时可扪及条索样肿块。

（5）抗阻力旋后诱发疼痛阳性。

（6）X 线摄片检查无异常表现。

（7）肌电图检查　桡神经运动纤维传导速度延迟，伸指伸拇有失神经支配电位。

【鉴别诊断】

1. 肱骨外上髁炎

其压痛点在肱骨外上髁部，不在肱骨外上髁下方，无神经受损症状，无伸指伸拇无力，Mill 征阳性，肌电图检查也有助于鉴别。

2. 颈椎病

引起的肘部疼痛常为放射性，抽痛至手，常伴有颈部不适、疼痛，肘外侧压痛不明显，颈椎平片、颈椎 MRI 可证实颈椎病变。

【中医治疗】

（一）辨证分型

1. 气滞瘀阻型

证候：肘外侧疼痛、酸胀，沉重不适感，休息后不缓解，夜间加剧，肱骨外髁下可扪及条索样肿块，舌质暗红或有瘀斑、苔白或薄黄、脉弦。

治法：活血化瘀、消肿止痛。

主方：和营止痛汤加减。

2. 肝血不足型

证候：前臂伸肌群萎缩，伸指伸拇无力，前臂旋后无力，指下垂、拇下垂，舌淡、脉弦细。

治法：养血荣筋、舒筋活络。

主方：舒筋活血汤或壮筋养血汤加减。

（二）中成药

回生第一丹：每次 1.0g，每日 2～3 次，可用于早期疼痛瘀肿甚者。

小活络丹：每次 1 丸，每日 2～3 次，可用于早期疼痛瘀肿有条索样肿块者。

大活络丹：每次 1 丸，每日 2～3 次，可用于中晚期麻木无力者。

（三）中医外治

1. 中药外用

外敷定痛膏或用海桐皮汤熏洗患肘疼痛处。

2. 针灸疗法

取手三里、曲池、合谷、阳溪、小海等穴，每日 1 次。10 次一疗程。

3. 推拿疗法

先以揉搓拿捏手法放松前臂肌群，尤为前臂上端；然后以分筋手法于旋后肌痛点处稳力深压拨动 4～6 次，接着作肘关节的旋转屈伸、牵抖手法；最后理顺筋肉结束。

（四）简易疗法和偏方

参照"肱二头肌长头腱鞘炎"部分。

【西医治疗】

1. 西医治疗

首选非甾体消炎镇痛类药，用于炎症明显、疼痛重者。常用口服药有：英太青，每次 50mg，每日 2 次；芬必得，每次 300mg，每日 2 次。

2. 封闭治疗

以泼尼松龙 12.5～25mg 加 2% 利多卡因 2～4ml，于肘外侧、肱骨外上髁下方压痛点局封，每周一次，共 2～3 次，局封后行功能锻炼。

3. 物理治疗

常用的方法有红外线、中药离子导入法及超声波等理疗。

4. 手术治疗

对于保守治疗无效者，可行前或后入路，酌情行旋后肌纤维腱膜弓切开并桡神经深支松解术。

【预防与调护】

（1）肘部疼痛剧烈时，应减少肘、腕部的活动，必要时可做适当的固定，可选择三角巾悬吊或前臂石膏托固定。

（2）尽量避免手腕、指做反复屈伸及旋转活动。

（3）注意肘部的保暖御寒。

【营养配餐】

参照"肱二头肌长头腱鞘炎"部分。

【结语】

此病保守治疗效果一般，症状经常容易反复。个别顽固患者经长期保守治疗无效而症状严重者，需采用手术治疗。

十二、腕关节扭挫伤

腕部扭挫伤是指外力作用造成的腕关节部的韧带、筋膜等筋伤。

【临床表现与诊断】

（1）有明显的外伤史。

（2）伤后腕部肿胀、局部压痛疼痛，活动时加剧。

（3）桡骨茎突疼痛和压痛，多为桡侧副韧带损伤；尺骨茎突疼痛和压痛，多为尺侧副韧带损伤；腕部掌屈时疼痛，多为腕背侧韧带损伤；腕部背伸时疼痛，多为腕掌侧韧带损伤；腕部酸痛无力，尺骨小头异常突起，按之有松动感，多为下尺桡关节韧带损伤。

（4）X线摄片检查　可排除有骨折及半脱位的存在。若下尺桡关节韧带损伤，可显示下尺桡关节间隙明显增宽，必要时须与健侧片比较。

【鉴别诊断】

腕部的挫伤要与无移位的桡骨远端骨折、腕舟骨骨折相鉴别。拍腕关节 X 线片有助于鉴别。

【中医治疗】

（一）辨证分型

1. 瘀滞型

证候：局部肿痛，皮肤灼热，压痛，腕部活动不利，舌质红苔薄黄、脉弦或弦涩。

治法：散瘀消肿、活血止痛。

主方：桃红四物汤、复元活血汤加减。若肿痛明显，加乳香、没药、黄柏、大黄以增加消肿止痛之效。

2. 虚寒型

证候：多见于损伤后期，寒凝经脉，脉络痹阻，局部肿胀不明显，活动痛，喜揉喜按，腕部活动不利，舌质淡苔薄白、脉细或沉细。

治法：舒筋活血、温经通络。

主方：麻桂温经汤加减。若疼痛甚者，加乳香、没药、续断、五加皮等活血舒筋药。

（二）中成药

1. 损伤初期

回生第一丹，每次 1.0g，每日 2～3 次；口服三七伤药片、独一味胶囊、七厘散、云南白药、骨折挫伤胶囊等。

2. 损伤后期

小活络丹，每次 1 丸，每日 2～3 次。

（三）中医外治

1. 中药外用

（1）损伤初期：外敷三色敷药或双柏散。

（2）损伤后期：局部用海桐皮汤熏洗。

2. 推拿疗法

患者正坐，医者先在腕部肿痛部位作抚摸、揉、捏等手法，然后拿住拇指及第1掌骨，自外向里摇晃6～7次，再拔伸、屈腕。按上法依次拔伸2～5指，最后将腕关节背伸。术毕再依肌腱走行方向理顺筋络数次。

（四）简易疗法及偏方

参照"肩部扭挫伤"部分。

【西医治疗】

1. 西药治疗

消炎镇痛类药，用于炎症明显、疼痛重者。常用口服药有：扶他林，每次25mg，每日3次；萘丁美酮，每次1.0g，每日1次；芬必得，每次300mg，每日2次。

2. 封闭治疗

以泼尼松龙12.5～25mg加2%或利多卡因2～4ml，作局部痛点注射，1周一次，3次一疗程。

3. 物理治疗

常用的方法有红外线、超声波及中药离子导入法等理疗方法，在疼痛最甚处进行治疗。

【预防与调护】

（1）损伤早期，宜冷敷，有韧带撕裂者需予以固定，可用两块夹板将腕关节固定于功能位2周。去除固定后，可用弹力护腕保护。

（2）损伤后期，容易发生腕部的韧带挛缩，出现腕部关节、掌指关节的僵硬，应主动进行活动，如揉转金属球、核桃，以锻炼手腕部屈、伸和桡、尺侧偏斜及环转。

【营养配餐】

参照"肩部扭挫伤"部分。

【结语】

一般1周左右症状明显减轻，2～3周可以完全恢复。由于日常生活中手部活动较多，急性筋伤不能得到充分的休息，易于迁延成慢性筋伤，因此在治疗过程自始至终要注意动静结合原则。

十三、桡侧伸腕肌腱周围炎

前臂桡侧伸腕长肌、伸腕短肌、外展拇长伸肌、伸拇短肌在前臂中下1/3处相交。相交处没有腱鞘，只覆盖一层疏松的腱旁组织，伸腕肌活动时与外展拇长伸肌和伸拇短肌运动方向不一，肌腱与肌腱之间互相摩擦，引起肌腱周围组织充血、水肿、渗出等炎症反应。

【临床表现与诊断】

（1）多见于中、青年男性，以右侧多见。常有劳损史，多数发病突然。

（2）前臂中下1/3桡背侧疼痛、肿胀，腕部活动时加重，休息则减轻，腕部活动受限。

（3）腕关节或拇指活动时，前臂桡背侧下 1/3 处可听到或触及"吱吱"的捻发音。

（4）X线摄片检查多无异常表现。

【鉴别诊断】

前臂软组织挫伤

有明显的外伤史，局部肿胀、疼痛及压痛，可有皮下淤血。

【中医治疗】

（一）辨证分型

1. 瘀滞型

证候：前臂远端背侧疼痛，肿胀，局部压痛明显，活动痛甚，可触及捻发音，舌质红、苔薄黄、脉弦滑或弦细。

治法：通经活络、消肿止痛。

主方：桃红四物汤、复元活血汤加减。若肿痛明显，加乳香、没药、大黄以增加消肿止痛之效。

2. 虚寒型

证候：前臂远端背侧疼痛，肿胀不明显，劳累后疼痛加重，休息后减轻，喜揉喜按，舌质淡苔薄白，脉细或沉细。

治法：散寒祛风、舒筋活络。

主方：舒筋丸加减。若肿痛甚，日久难治愈者，加鸡血藤、地龙、全蝎等养血通络之药。

（二）中成药

回生第一丹：每次 1.0g，每日 2~3 次。

独一味胶囊：每次 2 粒，每日 3 次。

（三）中医外治

1. 中药外用

局部外敷消炎止痛膏，肿痛减轻时可用海桐皮汤煎水熏洗。

2. 推拿疗法

急性期一般不宜手法治疗，肿痛减轻后可采用轻柔的理筋手法，相对拔伸肌腱自下而上反复捋顺，直至桡腕关节活动时捻发音消失或减轻为止。肿胀消退后作拿捏和理顺手法。

（四）简易疗法和偏方

参照"肱二头肌长头腱鞘炎"部分。

【西医治疗】

1. 西医治疗

首选非甾体消炎镇痛类药，用于炎症明显、疼痛重者。常用口服药有：扶他林，每次 25mg，每日 3 次；萘丁美酮，每次 1.0g，每日 1 次；芬必得，每次 300mg，每日 2 次。

2. 封闭治疗

是常用的一种治疗方法，一般以泼尼松龙 12.5 ~ 25mg 加 2% 利多卡因 2 ~ 4ml，做局部分散注射，应使药液尽量注射到肌腱周围组织中。

3. 物理治疗

常用的方法有红外线、超声波、磁疗等理疗方法。

【预防与调护】

应避免腕关节超长时间、反复屈伸活动。待局部肿痛消退后，逐步恢复工作。恢复期练习前臂旋转活动可避免肌腱粘连。

【营养配餐】

参照"肱二头肌长头腱鞘炎"部分。

【结语】

急性期治疗宜用消肿止痛药物内服外用并固定，病情缓解后，再采用手法、练功等治疗。如及时治疗，经 1 ~ 2 周即可恢复。如没有治疗彻底，易反复发作，日久则局部可纤维变性而引起肌腱粘连。

十四、腕三角软骨损伤

腕三角软骨，又称腕关节盘，为纤维软骨组织，略呈三角形，其基底边附着于桡骨远端关节面的尺切迹的边缘，软骨尖端附着于尺骨茎突基底部。腕三角软骨边缘较厚，其掌侧缘和背侧缘均与腕关节囊相连，中央部较薄，呈膜状，容易破裂。腕三角软骨横隔于桡腕关节与下尺桡关节之间，将此两关节腔完全隔开，具有稳定下尺桡关节，增加关节滑动和缓冲的作用及限制前臂过度旋转的功能。

当腕关节遭受突然的过度扭动、旋转暴力时，常可引起限制前臂过度旋转的腕关节盘的损伤或破裂。有时可并发与桡骨远端骨折或腕部其他损伤中。

【临床表现与诊断】

（1）有腕部扭转、跌打等外伤史，或反复长期的腕旋转活动史。

（2）伤后早期腕部肿胀、疼痛，局限于腕关节的尺侧或下尺桡关节部位。中后期肿胀基本消退，尺骨头处局部压痛，酸楚乏力。腕关节旋转功能受限，握力显著下降。尺骨小头向背侧翘起不稳。

（3）并发下尺桡关节韧带的撕裂或断裂，可见尺骨小头移动度增大。作较快的伸屈旋转动作时可发出弹响声。三角软骨挤压试验阳性，即将腕关节尺偏，并作纵向挤压，可引起局部的疼痛。

（4）X 线摄片检查可排除骨折脱位，可见下尺桡关节间隙增宽。

（5）碘剂腕关节造影，可见到碘油从桡腕关节腔进入到下尺桡关节，即表明软骨盘已破裂。

【鉴别诊断】

1. 月骨无菌性坏死

月骨无菌性坏死同样有外伤史，但压痛点在腕正中部，下尺桡关节无异常活动，无旋转功能受限。X 线摄片检查，可进一步确诊。

2. 腕与尺侧副韧带损伤

痛点局限于侧副韧带起止点，腕桡偏时疼痛加剧。

3. 桡骨下 1/3 骨折合并下尺桡关节脱位（Galeazzi 骨折）

该骨折系一复合损伤，前臂正侧位 X 线摄片可以鉴别诊断。

【中医治疗】

（一）辨证分型

1. 瘀滞型

证候：腕部肿胀疼痛，压痛，活动痛增，下尺桡关节松弛，舌苔薄白或黄、脉弦。

治法：活血化瘀、消肿止痛。

主方：七厘散、复元活血汤加减。若疼痛明显，加乳香、没药以增加活血止痛之效。

2. 虚寒型

证候：腕部酸痛，活动痛，下尺桡关节松弛，有弹响音，舌质淡红、苔薄白、脉细。

治法：温经散寒、通经活络。

主方：麻桂温经汤加减。若下尺桡关节松弛甚者，加续断、寄生、杜仲等滋补肝肾药。

3. 肾亏型

证候：腕部酸楚疼痛，劳累后疼痛加重，同时伴有头晕目眩，腰膝酸软等症状，舌淡苔薄、脉沉细。

治法：补益肝肾、强筋壮骨。

主方：补肾壮筋汤加减。若疼痛甚者，加桃仁、红花、乳香、没药以增加活血止痛之效。

（二）中成药

（1）损伤初期：独一味胶囊，每次 2 粒，每日 3 次。

（2）损伤后期：小活络丹，每次 1 丸，每日 2～3 次。

（三）中医外治

1. 中药外治法

（1）损伤初期：外敷三色敷药或消瘀止痛膏。

（2）损伤后期：外用海桐皮汤煎水熏洗。

2. 手法复位、固定

（1）复位：患者正坐，掌心朝下，医者先行相对拔伸，之后将腕关节环转摇晃 6～7 次，然后再揉捏、挤压桡骨远端和尺骨小头的侧方以复位，使其突出处复平，最后将下尺桡关节捺正，保持稳定的位置。

（2）固定：损伤初期，手法捺正下尺桡关节后，将腕关节用石膏或马粪纸固定于功能位 4～6 周；损伤中、后期如症状加重时，也可作短期的固定制动。

【西医治疗】

1. 西药治疗

消炎镇痛类药，用于炎症明显、疼痛重者。常用口服药有：扶他林，每次 25mg，每日 3 次；萘丁美酮，每次 1.0g，每日 1 次；芬必得，每次 300mg，每日 2 次。

2. 封闭治疗

以强的松龙 12.5～25mg 加 2% 利多卡因 2～4ml，作痛点局部注射。

3. 物理治疗

常用的方法有红外线、超声波等理疗。

【预防与调护】

（1）避免腕关节的过度扭转活动引起腕三角软骨的损伤。

（2）腕三角软骨具有损伤容易痊愈难得特点，因此损伤早期应固定 4～6 周，为软骨修复提供良好环境。

（3）疼痛消失，解除固定后尽量避免作腕关节的旋转活动，并佩带护腕保护，逐渐加强活动。

【营养配餐】

参照"肩部扭挫伤"部分。

【结语】

腕三角纤维软骨边缘损伤，可自行修复。急性损伤应行手法复位和固定，固定的时间不能太短，以 6～8 周为宜。对个别难以复位的，多因关节囊或尺侧腕伸肌嵌入尺桡下关节间隙所致，应考虑手术治疗。

十五、腱鞘囊肿

腱鞘囊肿是发生在关节或腱鞘内的囊性肿物，囊肿外层为致密的纤维组织，内层光滑，内含有无色透明或微呈白色、淡黄色的浓稠胶冻状黏液。腱鞘囊肿是关节囊周围结缔组织退行性变的结果，以腕关节背侧最多见，可能伴有损伤或劳损史。古称"腕筋结"、"腕筋瘤"、"筋聚"、"筋结"等。

【临床表现与诊断】

（1）任何年龄均可发病，以青壮年和中年多见，女性多于男性。

（2）囊肿多逐渐发生，病程缓慢。最常见于腕背部，腕舟骨及月骨关节的背侧，拇长伸肌腱及指伸肌腱之间。起势较快，增长缓慢，多无自觉疼痛，少有局部肿痛。

（3）局部可见一个半球形隆起，肿物突出皮肤，表面光滑，皮色不变，触之有囊性感，与皮肤不相连，周围境界清楚，基底固定或推之可动，压痛轻微或无压痛。部分患者囊肿经长期的慢性炎症刺激，囊壁肥厚变硬，甚至达到与软骨相似的硬度。

（4）腱鞘囊肿还可见于踝关节背部和腘窝部。发生于腘窝部者，伸膝时可见如鸡蛋大的肿物，屈膝时则在深处，不易触摸清楚。

（5）X 线摄片检查无异常表现。

【鉴别诊断】

1. 腕背隆突综合征

应于第 2、3 腕掌关节背侧隆突,过度背伸和抗阻力时症状加重。X 线摄片切线位可见有骨质增生。

2. 滑膜囊肿

为类风湿关节炎的并发症,病变范围较大,基底部较宽广,关节成梭形肿胀。

【中医治疗】

（一）辨证分型

1. 气滞型

证候:多为初起,肿块柔软可推动,时大时小,局部可有疼痛或胀感,舌红、脉弦。

治法:行气散结。

主方:乌药顺气散加减。

2. 瘀结型

证候:多有发复发作病史,肿块较小而硬,可硬似软骨。患肢可有不同程度的活动功能障碍,舌红质暗、脉弦滑。

治法:祛瘀散结。

主方:桃红四物汤加减。

（二）中医外治

1. 中药外用

囊壁已破,囊肿变小,局部仍较肥厚者,可搽茴香酒或展筋丹,亦可贴万应膏,并用绷带加压包扎 2~3 天,使肿块进一步消散。

2. 针灸

对囊壁厚,囊内容物张力不大,压不破者,患处消毒后,用三棱针垂直刺入囊肿内。起针后在肿块四周加以挤压,可使囊肿内容物挤入皮下,部分胶状黏液可从针孔中挤出,然后用消毒敷料加压包扎,以减少复发。

3. 推拿

对于发病时间短,囊壁较薄,囊性感明显者,可将腕关节背伸,使囊肿固定和高突,医者用双手拇指压住囊肿,并加大压力挤压囊肿,使之囊壁破裂。捏破后局部按摩,以便囊内液体充分流出,散于皮下,使之逐渐减少或消失。

（三）简易疗法和偏方

参照"肱二头肌长头腱鞘炎"部分。

【西医治疗】

1. 西药治疗

消炎镇痛类药,用于炎症明显、疼痛重者。常用口服药有:扶他林,每次 25mg,每日 3 次;萘丁美酮,每次 1.0g,每日 1 次;芬必得,每次 300mg,每日 2 次。

2. 封闭治疗

对于局部疼痛明显者,以泼尼松龙 12.5~25mg 加 2% 利多卡因 2~4ml,于局部封闭。

3. 手术治疗

对于反复发作者，可行囊肿摘除术。仔细分离并完整切除囊壁，如囊壁与关节相通者，应用细针线，缝合关节囊，再将筋膜下左右两侧组织重叠缝合，术毕加压包扎。

【预防与调护】

（1）囊壁挤破后，在患部放置半弧形压片（如纽扣等），适当加压保持 1～2 周，以使囊壁间紧密接触，形成粘连，避免复发。

（2）患部的活动应适当，避免使用不适当的按摩手法，以免增加滑液渗出，使囊肿增大。

【营养配餐】

参照"肱二头肌长头腱鞘炎"部分。

【结语】

推拿手法挤压及针刺等保守治疗者容易复发，手术治疗效果较保守治疗为好。手术的复发率同术中医生处置方式有关，完整切除囊壁，缝扎蒂部是手术成功的关键。

十六、桡骨茎突狭窄性腱鞘炎

桡骨茎突腱鞘为外展拇长肌腱和伸拇短肌腱的共同腱鞘。在日常的劳作中，拇指的对掌和伸屈动作较多，使拇指的外展肌和伸肌不断收缩，以致该部位发生无菌性炎症，造成狭窄性腱鞘炎。

【临床表现与诊断】

（1）多有手腕部长期多度劳累史。女性及手工操作者多见。

（2）桡骨茎突部肿胀，疼痛，或有热感，或疼痛向上下放散，拇外展背伸无力，或有"咿轧"音。

（3）腕及拇指活动时疼痛加重，腕尺偏活动受限，有时拇指伸直受限。桡骨茎突处有隆起，或可有结节，在桡骨茎突及第 1 掌骨基底部之间有压痛。

（4）握拳尺偏试验阳性。

（5）X 线摄片检查无异常表现。

【鉴别诊断】

本病应与腕关节扭伤、下尺桡关节扭伤相鉴别。

【中医治疗】

（一）辨证分型

1. 瘀滞型

证候：腕部肿胀疼痛，压痛，皮肤稍灼热，筋粗，腕部活动不利，舌苔薄白或黄、脉弦或弦涩。

治法：散瘀消肿、活血止痛。

主方：舒筋活血汤加减。若疼痛明显，加云南白药吞服。

2. 虚寒型

证候：腕部酸痛无力，筋粗，局部肿胀不明显，劳累后疼痛加重，喜揉喜按，腕部活动不利，舌质淡、苔薄白、脉沉细。

治法：散寒祛风、舒筋活络。

主方：舒筋丸加减。

（二）中成药

祖师麻片，每次 3 片，每日 3 次；小活络丹，每次 1 丸，每日 2～3 次。

（三）中医外治

1. 中药外用

外用海桐皮汤熏洗。

2. 针灸疗法

取阳溪为主穴，配合谷、曲池、手三里、列缺、外关等，得气后留针 20 分钟，隔日一次，10 为一疗程。

3. 推拿疗法

患者正坐，医者一手托住患手，另一手于腕部桡侧疼痛处及其周围作上下来回的按摩、捏揉；然后按压手三里、阳溪、合谷等穴，并弹拨肌腱 4～5 次；再用左手固定患肢前臂，右手握住患手，在轻度拔伸下缓缓旋转及伸屈腕关节；最后用右手拇、示二指捏住患手拇指末节，向远心端拉伸，有舒筋解粘，疏通狭窄的作用，结束前再按摩患处一次。理筋手法每日或隔日一次。

4. 小针刀疗法

小针刀刀口和桡动脉呈平行刺入，在鞘内纵行疏剥，病情严重者，亦可刺穿腱鞘使刀口接触骨面，刀身倾斜，将腱鞘从骨面上剥离铲起，出针，针孔按压至不出血为止。注意勿伤桡动脉和神经支。

（四）简易疗法和偏方

参照"肱二头肌长头腱鞘炎"部分。

【西医治疗】

1. 西药治疗

消炎镇痛类药，用于炎症明显、疼痛重者。常用口服药有：扶他林，每次 25mg，每日 3 次；萘丁美酮，每次 1.0g，每日 1 次；芬必得，每次 300mg，每日 2 次。

2. 封闭治疗

是常用的一种治疗方法，一般以泼尼松龙 25mg 加 2% 利多卡因 2～4ml，于桡骨茎突部局封，5～7 天一次，连续 3～4 次。

3. 手术治疗

可行腱鞘松解术，在局麻下纵行切开腕部韧带和腱鞘（不缝合），解除对肌腱的卡压，缝合皮肤切口。有时外展拇长肌与伸拇短肌腱各有一个腱鞘，此种解剖变异，术中应探查清楚。

【预防与调护】

（1）患者平时做手部动作要缓慢，尽量脱离手腕部过度活动的工作，减少用凉水，以减少刺激。

（2）疼痛严重时，可用夹板或硬纸板将腕关节固定于桡偏位，拇指伸展位 3 ~ 4 周，以限制活动，可缓解症状。

【营养配餐】

参照"肱二头肌长头腱鞘炎"部分。

【结语】

大部患者经保守治疗后得以缓解，对顽固难愈的可行手术治疗。

十七、腕管综合征

腕管系指腕掌侧的掌横韧带与腕骨所构成的骨 – 韧带隧道。腕管中有正中神经，拇长屈肌腱和 4 个手指的指屈深肌腱、指屈浅肌腱。正中神经居于浅层，处于肌腱与腕横韧带之间。腕管综合征是由于正中神经在腕管中受压，而引起以手指麻痛乏力为主的综合征。

【临床表现与诊断】

（1）有手腕部劳损、外伤史。多见于中年人，女性多于男性。

（2）桡侧 3 个半手指麻木、刺痛或烧灼样痛，肿胀感。患手握力减弱，拇指外展、对掌无力。夜间、晨起、劳累后症状加重，疼痛有时可向肘、肩放射，活动或甩手后症状可减轻。寒冷季节患指可有发冷、发绀等改变。

（3）可见大鱼际肌萎缩，桡侧 3 个半手指感觉减退，出汗减少，皮肤干燥脱屑。

（4）屈腕压迫试验阳性、叩击试验阳性、止血带试验阳性、出汗试验异常等。

（5）X 线摄片检查可见到腕关节有骨质增生、骨折，月骨脱位等所致的腕管形态改变。

（6）肌电图检查可见大鱼际肌出现神经变性，可协助诊断。

【鉴别诊断】

1. 颈椎病、颈椎间盘突出症

两者麻木不单在手指，也不仅仅在正中神经分布区，往往前臂同时也有痛觉减低区，并且运动、腱反射也出现某一神经受压的异常变化，同时有颈部症状与体征等。

2. 颈肋

可有手部发麻或疼痛，但不只局限正中神经支配区域，多在患手尺侧，往往伴有血管症状，如手指发亮、发绀、一侧桡动脉搏动减弱，X 线可证实颈肋。

3. 腕月骨无菌性坏死

有外伤或劳累史，腕部酸软无力，轻度肿胀，活动受限伴有压痛，第三掌骨有轴向叩痛。X 线摄片显示月骨密度增高或囊性变。

【中医治疗】

（一）辨证分型

1. 气滞瘀阻型

证候：手部桡侧 3 个半手指麻木、刺痛或烧灼样痛，肿胀感，休息后不缓解，夜间、晨起、或劳累后症状加重，疼痛有时可向肘、肩放射，舌质暗红或有瘀斑、苔白或薄黄、脉弦。

治法：活血化瘀、消肿止痛。

主方：和营止痛汤加减。

2. 肝血不足型

证候：患手握力减弱，拇指外展、对掌无力，大鱼际肌萎缩，桡侧3个半手指感觉减退，出汗减少，皮肤干燥脱屑，舌淡、脉弦细。

治法：养血荣筋、舒筋活络。

主方：舒筋活血汤或壮筋养血汤加减。

（二）中成药

大活络丹，每次1丸，每日2次；独一味胶囊，每次2粒，每日3次。

（三）中医外治

1. 中药外用

外贴宝珍膏或万应膏，并用八仙逍遥汤或海桐皮汤熏洗。

2. 针灸疗法

取阳溪、外关、合谷、劳宫等穴，得气后留针15分钟，每日或隔日一次，10次为一疗程。

3. 推拿疗法

先在外关、阳溪、鱼际、合谷、劳宫及痛点等穴位处施以按压、揉摩手法；然后将患手在轻度拔伸下，缓缓旋转、屈伸腕关节数次；再左手握住腕上，右手拇、示指捏住患手拇、示、中、环指远节，向远心端迅速拔伸，以发生弹响为佳。以上手法可每日作一次，局部不宜过重过多施用手法，以减少已增加的腕管内压。

（四）简易疗法和偏方

参照"肱二头肌长头腱鞘炎"部分。

【西医治疗】

1. 西药治疗

消炎镇痛类药，用于炎症明显、疼痛重者。常用口服药有：扶他林，每次25mg，每日3次；萘丁美酮，每次1.0g，每日1次；芬必得，每次300mg，每日2次。

2. 封闭治疗

以泼尼松龙12.5～25mg加2%普鲁卡因2～4ml，于腕管内封闭，5～7天一次，连续3～4次为一疗程。

3. 手术治疗

对于症状严重的患者，经治疗无效后，可考虑切开腕横韧带以缓解神经压迫症状。

【预防与调护】

（1）对腕部的骨折、脱位要及时、正确的处理，对位要良好，以防日后发生腕管综合征。

（2）对已发生腕管综合征者，实行理筋手法之后要固定腕部，可用纸壳夹板，也可以将前臂及手腕部悬吊，不宜作热疗，以免加重病情。练习手指、腕关节的屈伸及前臂的旋转活动，防止废用性肌萎缩和粘连。

【营养配餐】

参照"肱二头肌长头腱鞘炎"部分。

【结语】

保守治疗对大部分患者效果不理想，手术治疗可以彻底解除患者痛苦。经保守治疗无效者应尽快决定手术治疗，防止正中神经长时间严重受压而变性。

十八、指间关节扭挫伤

指间关节扭挫伤多见于青壮年，当手指受到撞击压轧或过度背伸、掌屈或扭转、致使指间关节超过正常活动范围而致伤。

【临床表现与诊断】

（1）有明显的外伤史，可发生于各手指的远、近侧指间关节，以远侧较多见。

（2）受伤后指间关节迅速肿胀、剧烈疼痛，强直于几乎伸直位置，严重者手指不能伸屈。

（3）患指关节有明显压痛，作被动侧向活动时疼痛加重，如侧副韧带断裂或关节囊撕裂，则指关节不稳，有侧向异常活动，并可见手指偏斜畸形。并发脱位，则畸形更明显，半脱位则有软骨面塌陷。

（4）行 X 线摄片检查以除外关节边缘的撕脱骨折。

【鉴别诊断】

指间关节脱位

手指具有脱位的特殊畸形，检查可有弹性固定。

【中医治疗】

（一）辨证分型

1. 瘀滞型

证候：局部肿痛，皮肤灼热，压痛，指关节屈伸不利，舌质红苔薄白或黄、脉弦或弦涩。

治法：活血化瘀、行气止痛。

主方：七厘散加减。

2. 虚寒型

证候：局部筋粗，压痛，酸痛乏力，指关节屈伸不利，舌质淡红、苔薄白、脉细弱或沉细。

治法：通经散寒，活络祛瘀。

主方：麻桂温经汤加减。若疼痛甚者，加乳香、没药。

（二）中成药

（1）损伤初期：回生第一丹，每次 1.0g，每日 2~3 次；三七伤药片、沈阳红药、七厘胶囊、云南白药、骨折挫伤散等。

（2）损伤后期：小活络丹，每次 1 丸，每日 2~3 次。

（三）中医外治

1. 中药外用

（1）损伤初期：外敷三色敷药或双柏散。

（2）损伤后期：局部损伤洗方中药熏洗。

2. 推拿疗法

医者左手托住患手，右手拇、食指握住患指末节向远端牵引，使关节间隙拉宽，将卷曲的筋膜舒顺，而后将伤处轻柔伸屈、微微旋转，以滑利关节。侧副韧带断裂者，顺韧带的方向轻轻推压，将分离的组织推回原位，使其续接，并轻轻按压片刻以镇定，再在局部做推揉按摩，以局部舒适轻松为度。

3. 固定

带有撕脱小骨片者，可用铝板、夹板，将患指近侧指间关节尽量屈曲，远侧指间关节过伸位固定 4~6 周，当骨片愈合时，末节指骨无力背伸的症状即可消失。

（四）简易疗法和偏方

参照"腕部扭挫伤"部分。

【西医治疗】

1. 西药治疗

消炎镇痛类药，用于炎症明显、疼痛重者。常用口服药有：扶他林，每次 25mg，每日 3 次；萘丁美酮，每次 1.0g，每日 1 次；芬必得，每次 300mg，每日 2 次。

2. 封闭治疗

以泼尼松龙 12.5~25mg 加 2% 利多卡因 2~4ml，于痛点封闭。

3. 手术治疗

若伸指肌腱断裂，可行手术吻合肌腱修复。

【预防与调护】

（1）一般 1 周左右症状明显减轻，3 周可以完全恢复。若早期没有得到正确、积极地治疗，易于迁延成慢性筋伤。

（2）指间关节扭挫后，往往需要较长的时间才能痊愈，伤后肿痛期应以制动为主，肿痛减轻后再进行活动，不能操之过急。

（3）解除固定后即开始锻炼手指屈伸功能，练功前可先做局部的热敷或熏洗，锻炼应循序渐进，以不引起疼痛为限，禁止做被动猛烈的屈伸活动。

【营养配餐】

参照"腕部扭挫伤"部分。

【结语】

治疗时要注重早期的正确处理和后期的功能锻炼，即动静结合，以利于患者关节功能的完全康复，尽量预防转变为慢性筋伤。

十九、伸指、屈指肌腱断裂

指伸肌腱抵止于末节指骨的基底部背面，该肌腱在近侧指间关节的背面分成中央束和两侧束，并有骨间肌和蚓状肌的肌腱加入侧束，形成腱帽。指屈深肌腱抵止于末指骨基底部之掌侧面，屈指浅肌腱抵止于中节指骨干的掌侧面。

锐器切割伤或手指在伸直位时突然受到暴力冲击指端，指伸、屈肌腱强烈收缩，可造成指伸、屈肌腱的断裂。捻、挫或撕裂的损伤，皮肤多有缺损，常合并骨折或软组织广泛损伤，污染程度较重，修复较困难。

【临床表现与诊断】

（1）有明显的外伤史。

（2）伤指肿痛、明显的压痛、不能主动活动。

（3）指伸肌腱断裂

①掌指关节近侧断裂：掌指关节部能伸直，而指间关节因蚓状肌及骨间肌牵拉仍可伸直。

②中央束断裂：近侧指间关节不能伸直，而远侧指间关节反被侧腱束拉成过伸畸形。

③末节手指下垂屈曲畸形，不能主动伸直，临床上又称之为"锤状指"。

（4）指屈肌腱断裂

①指伸屈肌腱断裂：指深屈肌试验阳性，即固定患指中节，远侧指间关节，不能屈曲。

②指浅屈肌腱断裂：指浅屈肌试验阳性，即固定除患指外的其他3个手指于伸直位，患指近侧指间关节不能屈曲。

③指浅、深屈肌腱均断裂：上述两种方法检查手指关节均不能屈曲。

（5）拇长屈肌腱断裂：拇指不能屈曲末节指间关节。

（6）X线摄片检查：指伸肌腱断裂时，常将其止点所附丽的骨骼撕脱，可见末节指骨基底部之背侧有小骨片被撕脱。

【鉴别诊断】

应与指间关节脱位、指骨骨折相鉴别。指间关节脱位具有脱位的特殊畸形，检查可有弹性固定。指骨骨折X线摄片常可发现。

【中医治疗】

（一）辨证分型

1. 气滞血瘀型

证候：鉴于损伤初期，伤后局部疼痛、肿胀、压痛，指关节屈伸功能障碍，舌质暗或有瘀斑、苔白或薄黄、脉弦或细涩。

治法：行气活血、散瘀止痛。

主方：桃红四物汤、活血止痛汤加减。

2. 虚寒型

证候：局部轻度肿胀，压痛，酸痛乏力，指关节功能活动受限，舌质淡红、苔薄白、脉细弱或沉细。

治法：通经散寒、活络祛瘀。

主方：麻桂温经汤或舒筋活络汤加减。若疼痛甚者，加乳香、没药。

（二）中成药

（1）损伤初期：回生第一丹，每次1.0g，每日2~3次。骨折挫伤胶囊，每次2粒，每日3次。

（2）损伤后期：小活络丹，每次1丸，每日2~3次。

（三）中医外治

1. 中药外用

损伤后期用海桐皮汤熏洗。

2. 推拿疗法

主要用轻手法活动关节，主要用在损伤后期锻炼指间关节功能。

【西医治疗】

1. 西药治疗

消炎镇痛类药，用于炎症明显、疼痛重者。常用口服药有：扶他林，每次25mg，每日3次；芬必得，每次300mg，每日2次。

2. 手术治疗

新鲜的手指肌腱完全断裂时，应力争进行一期手术缝合。晚期由于肌腱断端的粘连及断端的回缩等，给手术增加了困难。

【预防与调护】

（1）指伸、屈肌腱断裂无论手术与否，都应将患手或指固定，且注意固定的体位和时间合适，以使肌腱的两断端相互贴近、充分粘合。

（2）对手指远节伸肌腱断裂者，可用铝板条或指骨夹板，将患指近侧指骨间关节尽量屈曲，远侧指骨间关节过伸位固定4~6周（带有撕脱小骨片者，固定方法相同）；指浅、深屈肌腱断裂者，患指固定于屈曲位4~6周。

【营养配餐】

损伤期间，宜饮食清淡，忌食生冷辛辣厚味。

1. 荔枝核粥

组成：荔枝核50g，粳米100g。

用法：将荔枝核50g捣碎洗净，置锅中，加清水100ml，急火煮开10分钟，滤渣取汁；将粳米100g与荔枝核汁共入锅中，加清水500ml，急火煮开5分钟，改文火煮30分钟，成粥，趁热服用。可行气止痛散结，适用于软组织损伤初期，局部肿胀明显或有结块者。

2. 桃仁冬瓜米粥

组成：桃仁10g，冬瓜20g，粳米100g。

用法：桃仁捣烂如泥，用水研汁去渣，与冬瓜、粳米一同置锅中，加清水200ml，急火煮开3分钟，改文火煮30分钟，成粥，趁热食用。

3. 桃仁牛血羹

组成：桃仁12g，鲜牛血（已凝固）200g，精盐少许。

用法：将桃仁去皮、尖，研成细末。将桃仁末、牛血同放入锅中，加清水500ml，急火煮开，文火煲成汤，放入精盐调味，即可食用。功效活血通络止痛，适用于软组织损伤中期。

4. 黄酒鸡血饮

组成：活鸡热血 15ml，热黄酒 25ml。

用法：活杀鸡时取鸡热血 15ml，即刻注入热黄酒内，趁热服用。功效行气通络散结。适用于软组织损伤后期瘀肿趋于硬结者。

5. 牛肉荔枝羹

组成：牛肉 50g，荔枝（鲜）50g。

用法：牛肉煮熟后切成块，鲜荔枝去核，共置锅中，加清水 200ml，急火煮开 2 分钟，文火煲成羹，分次食用。

功效：益气健脾，理气止痛。

6. 月季花饮

组成：月季花 5g，红糖 15g。

用法：将月季花洗净，置锅中，加清水 200ml，急火煮沸 5 分钟，滤渣取汁，加红糖，分次饮服。

功效：活血消肿止痛。适用于软组织损伤初期，肿胀疼痛明显者。

【结语】

肌腱断裂后，手指的功能恢复时间比较长，易引起指间关节僵硬，解除外固定后应积极、主动开始练习手指的伸屈活动，一周后逐渐加大活动量，尽早恢复关节功能。

二十、屈指肌腱腱鞘炎

手指频繁的伸屈活动和长期用力握持硬物，使屈肌腱与骨性纤维管反复摩擦、挤压，骨性纤维管发生局部充血、水肿，继之纤维管变性、管腔狭窄。指屈肌腱在狭窄的管腔内受压而变细，两端膨大呈葫芦状。屈指时膨大的肌腱部分通过腱鞘狭口受到阻碍，使屈伸活动受限，勉强用力伸屈患指或被动伸屈时，便出现扳机样的弹跳动作，并伴有弹响声。因此，指屈肌腱腱鞘炎又称"扳机指"、"弹响指"。

【临床表现与诊断】

（1）有手指劳作过度、积劳伤筋，或受寒凉发病的病史。

（2）本病多发生于手工劳动者，多见于妇女。好发于拇指，亦有单发于食指和中指，少数患者多个手指同时发病。

（3）在掌骨头的掌侧面明显压痛，并可触到米粒大的结节。压住此结节，再嘱患者作充分的屈伸活动时，有明显疼痛，且硬结可随手指的屈伸而活动。

（4）患指伸屈活动障碍，用力伸屈时疼痛，并出现弹跳动作，以晨起、劳动后和用凉水症状较重，活动后或热敷后症状减轻。后期患指伸屈活动障碍加重，可出现"弹响"、"弹跳"或"闭锁"现象，严重时被动活动也很难使闭锁的患指伸直。

（5）X 线摄片检查无异常表现。

【鉴别诊断】

指关节骨性关节炎

病在关节、肿胀疼痛，增生变粗，常在远、近侧指间关节背侧出现增生的骨性隆起，远侧称为赫伯登（Heberden's）结节，近侧称为布夏尔（Bouchard's）结节，没有与屈伸相关有规律的弹响。

【中医治疗】

（一）辨证分型

1. 瘀滞型

证候：局部轻度肿胀，压痛，扪及筋结，指屈伸不利，动则痛甚，有弹响声或交锁，舌质红、苔白或薄黄、脉弦。

治法：散瘀消肿、活血止痛。

主方：舒筋活血汤加减。若疼痛明显，加云南白药吞服。

2. 虚寒型

证候：局部有酸痛感，压痛，可扪及明显结节，指屈伸不利，有弹响声或交锁，舌淡、苔薄白、脉细或沉细。

治法：散寒祛风、舒筋活络。

主方：舒筋丸加减。

（二）中成药

回生第一丹，每次1.0g，每日2~3次；小活络丹，每次1丸，每日2~3次。

（三）中医外治

1. 中药外用

风痛灵外擦，金黄散、麝香壮骨膏等外敷或外贴。用中药洗剂外洗热敷患手。

2. 针灸疗法

取结节部及周围痛点多针丛刺，隔日一次，7次为一疗程。

3. 推拿疗法

医者左手托住患侧手腕，右拇指在结节部作按揉弹拨、横向推动、纵向拨筋等动作，最后握住患指末节向远端迅速拉开，如有弹响声则效果较好。每日或隔日一次，10次一疗程。

3. 小针刀治疗

局麻后，用小针刀平行于肌腱方向刺入结节部，沿肌腱走行方向作上下挑割，不要向两侧偏斜，否则可损伤肌腱、神经和血管。如弹响已消失，手指活动恢复正常，则表示已切开腱鞘。如创口小者可不缝合，以无菌纱布加压包扎即可。

（四）简易疗法和偏方

（1）改良钩型针刀治疗法：将市售Ⅰ型针刀末端折弯，折弯方向与刀柄一致，以利操作时定向，末端磨尖后凹侧成刃。施术时局部浸润麻醉，以硬结为进针点，针刀顺刀刃弧度刺入，达硬结后针尾向近侧稍倾斜，使刀刃进入狭窄腱鞘下方，挑切狭窄腱鞘，并左右剥离即可。退针后用创可贴敷盖针眼，2天后去除创可贴。勾型刀刃一定要与肌腱平行，以免切断肌腱。术后即可活动手指以免再粘连。

（2）还有人将小针刀改良，使其远端刀刃呈叉形，弯钩形或双刃形等等，治疗方法基本同上述方法。

【西医治疗】

1. 西药治疗

消炎镇痛类药，用于炎症明显、疼痛重者。常用口服药有：扶他林，每次25mg，每日3次；萘丁美酮，每次1.0g，每日1次；芬必得，每次300mg，每日2次。

2. 封闭治疗

以泼尼松龙12.5~25mg加2%利多卡因2~4ml，作腱鞘内注射，1周一次，连续3次。

3. 手术治疗

对症状严重患者保守治疗效果差时，可手术直视下切开或切除狭窄腱鞘，使肌腱压迫得到松解。

4. 经皮松解手术治疗

标记患指掌横纹处痛性硬结，局部麻醉，并用持尖刀垂直刺入皮肤至腱鞘前壁，当刀尖刺至增厚的鞘壁时会有韧性感。然后使刀锋与肌腱平行由近向远、由浅入深挑割腱鞘，并令患者伸屈指间关节，直至无弹响及阻力时。此时狭窄的腱鞘已被挑开，手指伸屈自如。切口不缝合仅加压包扎即可。施术切口呈纵行，长约0.5cm，刀尖触及增厚的腱鞘前壁时要轻轻挑割，切勿进刀过深，以防切断肌腱。

【预防与调护】

（1）患者平时作手部动作时一定要缓慢，避免长时间，单一动作式的劳累。

（2）少用凉水，以减少局部寒冷刺激。

（3）对发病时间短、疼痛严重的患者更要充分休息，有助于损伤筋腱的恢复。

【营养配餐】

参照"肱二头肌长头腱鞘炎"部分。

【结语】

对早期患者施用理筋手法要适当，可取得较好效果，但对晚期硬结明显者尽量不用，以免适得其反，可采用封闭或小针刀治疗。

第三节　下肢筋伤

一、髋部扭挫伤

髋部扭挫伤是指髋关节姿势不正受到扭挫损伤，致使髋部周围的肌肉、韧带和关节囊发生撕裂，水肿等现现象，而出现一系列症状。

【临床表现与诊断】

（1）多有外伤史或髋部过度运动史。

（2）患侧髋部疼痛、肿胀、功能障碍，活动时加重，休息静止时疼痛减轻。患肢不敢着地负重行走，呈保护性姿态，如跛行、拖拉步态、骨盆倾斜等。

（3）患侧腹股沟又明显压痛，在股骨大转子后方亦有压痛，髋关节各方向被动活动时均可出现疼痛加重。偶有患肢外观变长，托马斯（Thomas）征可出现阳性。

（4）X线摄片检查多无异常表现。

【鉴别诊断】

1. 股骨头骨骺炎

多发生于6～8岁的儿童，大多数有外伤史，病程长，走路跛行伴有疼痛，髋关节屈伸功能不受限，而内旋、外旋功能受限，患肢变短，肌肉萎缩，X线片示股骨头变平、龟裂、塌陷、密度增高、囊样变等改变。

2. 髋关节结核

多发生于少年，髋部肿胀、疼痛，患肢呈半屈曲位，托马斯征阳性，骨盆向患侧倾斜，病程长，有全身结核中毒表现，午后低热，盗汗，贫血，血沉快等，X线片示髋关节有骨质破坏、关节间隙狭窄等。

3. 化脓性髋关节炎

起病急，发热，有败血症表现，髋部有红肿热痛，关节液脓性，培养可得化脓菌。

【中医治疗】

（一）辨证分型

1. 气滞血瘀型

证候：局部肿胀明显，瘀斑，疼痛拒按，动则引痛，舌暗红、苔薄、脉弦。

治法：活血化瘀、行气止痛。

主方：桃红四物汤、活血止痛汤加减。若疼痛明显，加乳香、没药以增加活血止痛之效。

2. 瘀热入络型

证候：伤后迁延日久，瘀而化热，瘀热入络，局部可触及硬块，灼热红肿，活动受限，活动后疼痛加重，口干不欲饮，舌暗红、苔薄黄、脉弦数。

治法：清热利湿、舒筋活络。

主方：二妙丸加味。若肿痛甚者，加乳香、没药、三棱、莪术以活血散结止痛。

3. 血不濡筋型

证候：伤后日久未愈，伤气耗血，血虚不能濡养筋脉，活动乏力，舌淡，苔少，脉细。

治法：补益气血，养血荣筋。

主方：八珍汤加减。

（二）中成药

1. 损伤初期

三七伤药片，每次3片，每日2～3次；回生第一丹，每次1.0g，每日2～3次。

2. 损伤后期

小活络丹，每次1丸，每日2～3次。

3. 外用药物

局部可外贴麝香壮骨膏、伤湿止痛膏和复方祖师麻膏等。

（三）中医外治

1. 中药外用

（1）损伤初期：外贴消肿止痛膏。

（2）损伤后期：用布或纱布做成布袋，内装骨科腾洗药或海桐皮汤，熏洗或热熨患处。热熨时，在患处涂一层醋或酒，外盖一层疏松透气的织物（如毛巾），再把加热的药袋置于其上。每次40分钟左右，一天2次。

2. 针灸疗法

穴位可取环跳、委中、承筋、承山及阿是穴，针刺用泻法，留针30分钟，每日一次，10次一疗程。

3. 推拿疗法

（1）舒筋法：患者俯卧位，医者在髋部痛点用点压、揉滚和搓法等手法治疗，以解痉止痛、活血通络。

（2）然后改仰卧位，在髋部痛处作按摩推拿等理筋活络手法。

（3）最后一手固定盆骨，一手握膝在屈膝屈髋下边摇转边下压，并外展外旋伸直下肢数次，可使嵌顿的圆韧带或关节囊松解，消除肌肉痉挛，恢复髋关节活动度。

（四）简易疗法和偏方

1. 拔罐疗法

拔罐疗法对髋部扭挫伤有辅助治疗作用，取2个大号罐于髋部最痛处，上下间隔2cm处各拔火罐1个，隔日一次，5次为一疗程。

2. 民间偏方处方

（1）豆腐切片贴之，稍干即易。主治外伤青肿。

（2）松树枝加糯米饭捣烂成饼，外敷伤处；另取嫩梢取外皮，焙干研粉，每次15g，黄酒冲服。主治跌打损伤。

（3）将生姜适量捣烂，加入食盐少许，外敷患处。主治各种关节扭伤。

（4）细香葱头120g，生姜30g。捣烂外敷痛处，主治各种关节扭伤。

（5）熏洗法：艾叶、花椒各50g，装入纱布药袋内。水煎，煮沸3～5分钟，倒入盆内，将患肩悬置于盆上方，以热气熏蒸患处周围数分钟，边熏边待温度适宜时将患处浸于药液中擦洗浴，每次30分钟左右。药液变凉时可重新加热。每日1～2次。每剂药可用2～3日。

【西医治疗】

1. 西药治疗

对于疼痛肿胀严重者，常选用非甾体消炎镇痛类药。如芬必得，每次300mg，每日2次；扶他林，每次25mg，每日3次；另可选缓解骨骼肌紧张的鲁南贝特，每次2片，每日3～4次。

2. 局部封闭

一般以泼尼松龙25mg加2%利多卡因2～5ml，由压痛最甚处注入局部病变组织内，5~7天一次，3次为一疗程。

3. 物理疗法

受伤后1~2天，在患处用红外线、超声波和中低频治疗仪等物理仪器治疗。

【预防与调护】

（1）髋部扭挫伤的初期，出现瘀肿时忌热敷，可用冷水、冰块、冰袋或冰冻手巾贴敷，以减轻疼痛和抑制患部出血。根据伤情，待伤后1~2天再做热敷等理疗治疗。

（2）不需严格的固定，但患者应卧床休息，或患肢不负重。肿痛缓解后进行功能锻炼，早期宜主动练习大腿肌肉的等长收缩，以预防肌肉萎缩特别是股四头肌的肌肉萎缩。

【营养配餐】

损伤早期，饮食上以清淡为主，如蔬菜、蛋类、豆制品、水果、鱼汤、瘦肉等，忌食酸辣、油腻的食物，尤其不可过早地施以肥腻滋补之品，如骨头汤、肥鸡、炖鱼等，否则瘀血积滞，难以消散，会拖延病程，恢复迟缓，影响日后关节功能的恢复。

损伤中后期，瘀肿大部分吸收。此期饮食宜由清淡转为适当的高营养补充。可在初期的食谱上增加田七煲鸡、动物肝脏之类，以补给更多的钙、蛋白质及维生素A、维生素D。饮食上可逐渐解除禁忌，食谱可添加老母鸡汤、猪骨汤、羊骨汤、鹿筋汤、炖鱼等；能饮酒者可选用中药泡酒饮用等。

1. 荔枝核粥

组成：荔枝核50g，粳米100g。

用法：将荔枝核50g捣碎洗净，置锅中，加清水100ml，急火煮开10分钟，滤渣取汁；将粳米100g与荔枝核汁共入锅中，加清水500ml，急火煮开5分钟，改文火煮30分钟，成粥，趁热服用。可行气止痛散结，适于用软组织损伤初期，局部肿胀明显或有结块者。

2. 桃仁冬瓜米粥

组成：桃仁10g，冬瓜20g，粳米100g。

用法：桃仁捣烂如泥，用水研汁去渣，与冬瓜、粳米一同置锅中，加清水200ml，急火煮开3分钟，改文火煮30分钟，成粥，趁热食用。

3. 桃仁牛血羹

组成：桃仁12g，鲜牛血（已凝固）200g，精盐少许。

用法：将桃仁去皮、尖，研成细末。将桃仁末、牛血同放入锅中，加清水500ml，急火煮开，文火煲成汤，放入精盐调味，即可食用。功效活血通络止痛，适用于软组织损伤中期。

4. 黄酒鸡血饮

组成：活鸡热血15ml，热黄酒25ml。

用法：活杀鸡时取鸡热血15ml，即刻注入热黄酒内，趁热服用。功效行气通络散结。适用于软组织损伤后期瘀肿趋于硬结者。

5. 牛肉荔枝羹

组成：牛肉50g，荔枝（鲜）50g。

用法：牛肉煮熟后切成块，鲜荔枝去核，共置锅中，加清水200ml，急火煮开2分钟，文火煲成羹，分次食用。

功效：益气健脾，理气止痛。

6. 月季花饮

组成：月季花5g，红糖15g。

用法：将月季花洗净，置锅中，加清水200ml，急火煮沸5分钟，滤渣取汁，加红糖，分次饮服。

功效：活血消肿止痛。适用于软组织损伤初期，肿胀疼痛明显者。

【结语】

髋部扭挫伤由于大腿处肌肉多为大肌肉，位置较深。一般损伤后恢复时间稍长。若早期没有得到正确、积极地治疗，易于迁延成慢性筋伤。因此在治疗时注重早期的正确处理和后期的功能锻炼，即动静结合，以利于患者关节功能的完全康复。

二、髋关节暂时性滑膜炎

本病多见于10岁以下的儿童，是一种非特异性炎症所引起的短暂的以急性髋关节疼痛、肿胀、跛行为主的病症。临床病名很多，如一过性滑膜炎、单纯性滑膜炎、急性短暂性滑膜炎、小儿髋关节扭伤、小儿髋关节半脱位、髋掉环等。

【临床表现与诊断】

（1）多数患儿发病前有髋部的过度外展、外旋，劳累或感受风寒湿邪史。

（2）髋关节疼痛、肿胀、跛行，可伴有同侧大腿内侧及膝关节疼痛。

（3）髋关节囊前方及后方均可有压痛，髋关节处于屈曲、外展、外旋位，被动内旋、外展及伸直活动受限，且疼痛加剧，并有不同程度的股内收肌群痉挛。身体摆正后可见骨盆倾斜，两下肢长短不齐，可有患肢比健肢长0.5~2cm。

（4）个别病例发热，持续数天，重者类似急性关节感染。

（5）X线摄片检查多无异常表现。关节腔积液严重时可见股骨头向外侧移位，关节间隙增宽，无骨质破坏。

【鉴别诊断】

1. 髋关节滑膜结核

有明显的结核中毒症状，初起症状为髋痛，患髋活动受限，行走跛行，托马斯征阳性。X线片可见关节囊肿胀，关节间隙稍宽或窄，晚期可发展为骨关节结核，骨质破坏明显。

2. 化脓性髋关节炎

起病急、高热、寒颤，白细胞总数及中性粒细胞升高，血沉加快，有败血症表现。髋痛、活动受限，患肢短缩屈曲畸形，关节穿刺可抽出脓性液体，细菌培养可得化脓菌。

3. 风湿热合并髋关节炎

多表现为多发性、游走性关节痛，伴有高热，关节症状较重。血沉加快，抗"O"升高。

4. 股骨头缺血性坏死

髋关节活动轻、重度受限，X线摄片显示股骨头骨骺有密度增高或碎裂，股骨颈变短而宽。

【中医治疗】

（一）辨证分型

1. 肝火流筋型

证候：患肢疼痛跛行，面红目赤，烦躁易怒，夜寝不安，低热，舌尖红、苔薄白、脉弦数。

治法：清肝泻火、利湿止痛。

主方：龙胆泻肝汤加减。若有小便短赤涩痛，加黄柏、苦参、茯苓；如有头晕目眩、肝经热盛，加牛黄、钩藤。

2. 湿热阻络型

证候：患肢疼痛跛行，面垢目眵，口臭尿臭，便秘或便溏，不思饮食，舌红或淡红、苔黄腻、脉滑数。

治法：清热利湿、通络止痛。

主方：二妙丸加味。若痛甚者，加牛膝、乳香、没药；便溏者，加炒白术、砂仁壳；湿重者，加萆薢、薏苡仁、茯苓、泽泻。

3. 脾胃虚弱型

证候：患肢酸痛跛行，萎软乏力，面黄无华，纳呆便溏，怠倦无力，神疲懒言，舌淡、苔白或厚腻、脉缓。

治法：健胃补脾、活血通络。

主方：香砂六君子汤加减。若肌肉日渐萎缩、萎软乏力者，加活血通络之药，如地龙、桃仁、丹参、鸡血藤等；若肢冷畏寒，中阳已虚，寒气内盛者，加附子、干姜、肉桂以散寒；若脾阳下陷者，宜用黄芪、党参、白术以补脾升阳。

（二）中成药

回生第一丹，每次1.0g，每日2～3次；三七伤药片，每次3片，每日2～3次。

（三）中医外治

1. 中药外用

（1）损伤初期：外贴消肿止痛膏。

（2）损伤后期：用布或纱布做成布袋，内装骨科腾洗药或海桐皮汤，熏洗或热熨患处。每次40分钟左右，一天2次。

2. 推拿疗法

（1）患者仰卧位，医者立于患侧，先用指轻揉弹拨患髋股内收肌群，以缓解肌肉痉挛；而后一手虎口压在腹股沟处，另一手握住小腿下端，将下肢拨直环绕摇晃髋关节。

（2）将患侧踝部挟在腋下，在拔伸牵引下，将伤侧髋关节尽量屈曲，使膝靠近胸部，足跟接近臀部；做屈髋、内收、内旋患肢，同时缓缓将伤肢伸直；

（3）若患肢变短者，则作屈髋、外展、外旋手法。检查双下肢等长，骨盆不倾斜，症状可立即消失。若仍有残留症状，可再施手法一次。一般患者经手法治疗后一次可愈。

（四）简易疗法和偏方

参照"髋部扭挫伤"部分。

【西医治疗】

1. 西药治疗

首选非甾体消炎镇痛类药，用于炎症明显、疼痛重者。常用口服药有：扶他林，每次 25mg，每日 3 次；芬必得，每次 300mg，每日 2 次。10 岁以下儿童可服用泰诺口服液。

2. 牵引治疗

患侧下肢可作皮肤牵引或膝踝套牵引 2～3 周，重量 3～5kg 左右。

【预防与调护】

（1）小儿应避免下肢过度的外展、外旋或内收、内旋活动。

（2）治疗期间应卧床休息 2～3 日，避免负重和限制活动，局部可适当热敷，以利滑膜炎症的消退。

【营养配餐】

参照"髋部扭挫伤"部分。

【结语】

本病病因复杂，平时要预防感冒、腹泻等疾患，还要避免劳累、外伤病史。有资料显示反复多次的短暂性滑膜炎发作，易影响小儿髋关节股骨头的血运，致股骨头骨骺坏死发病率提高。

三、弹响髋

弹响髋是指髋关节在某些动作活动时出现听得见或感觉到的"咔哒"响声，为青壮年一种常见的疾病。由于常伴有较大响声和疼痛，对患者精神有一定的影响。本病多发生于奔跑、跳跃多，髋部活动度大的青壮年。

【临床表现与诊断】

（1）可有髋关节慢性劳损或急性劳损伤史。

（2）病史可长可短，因很少引起特别不适，故多数患者很少就诊。

（3）髋关节自主屈伸及行走时出现响声，但并不影响髋关节活动，疼痛不明显。

（4）以手触摸患侧大转子，让患者行走或屈伸髋关节，可触摸到有僵硬之筋滑过大转子和作响声。若形成滑囊炎，则可出现肿胀和滑囊积液。急性炎症时可有红肿、疼痛的症状。

（5）X 线摄片检查多无异常表现，可排除骨关节的病变。

【鉴别诊断】

先天性髋关节脱位

由于股骨头和关节囊发育不良，故患者在髋关节活动时，也可能有响声出现，X线片可以明确诊断，应注意鉴别。

【中医治疗】

1. 中药外用

可在大转子部外用麝香壮骨膏、奇正消痛贴等外用中成药。一般不必内服药，可在大转子部外用活血消肿止痛中药湿热敷，休息即可。

2. 推拿疗法

可于臀部及髋外侧阔筋膜张肌等处用滚法、捋顺法，于大转子部行弹拨分筋手法。然后让患者侧卧，患肢在上置于床沿，使髋关节内收，术者双手有弹性、节奏的按压膝及腰部，拔伸阔筋膜张肌。

【西医治疗】

1. 西药治疗

对于疼痛明显者。常用口服药有：英太青，每次 50mg，每日 2 次；芬必得，每次 300mg，每日 2 次。

2. 封闭治疗

是常用的一种治疗方法，一般以泼尼松龙 12.5～25mg 加 2% 利多卡因 2～4ml，于大转子部疼痛局部注射。

3. 手术治疗

对于关节外大转子处的弹响、疼痛，经保守治疗无效，可考虑切断引起弹响的髂胫束和臀大肌增厚部分或已形成的纤维带。

【预防与调护】

在发现弹响髋后，不要故意反复作引起弹响髋的动作，以减少局部摩擦的刺激。

【营养配餐】

参照"髋部扭挫伤"部分。

【结语】

患者多有劳损或外伤史，因女性骨盆结构的原因，女性患者较多。本病大多数人经过休息即可减轻，仅很少一部分人需手术治疗，预后较好。

四、股内收肌损伤

股内收肌损伤又称骑士损伤，由于股内收肌受到一次过度的牵拉或反复牵拉而造成损伤，产生大腿内侧疼痛，行走不便等症。本病多见于青壮年人。

【临床表现与诊断】

（1）多在骑马、骑摩托车、滑雪、攀登、跨越等运动中损伤股内收肌。

（2）大腿内侧疼痛、肿胀，压痛。急性损伤者，股内收肌可有明显肿胀和皮下瘀斑。肌肉断裂严重者，在肌肉抗阻收缩时可见异常隆起，并可触及断裂的凹陷和肌张力降低。

（3）患侧髋关节呈半屈曲位，大腿外展和屈曲功能受限，行走呈摇摆步态，股内收肌阻力试验阳性。

（4）X线摄片检查多无异常表现，晚期耻骨肌起点处可有骨质增生。

【鉴别诊断】

髂耻滑囊炎

又名腰大肌滑囊，位于髂腰肌和耻骨之间。髂耻滑囊炎时股三角区肿胀、疼痛和压痛，并可因股神经受压而出现股前侧及小腿内侧放散痛，患侧髋关节呈屈曲位，将其伸直、外展、内旋时可引起疼痛，髋关节活动障碍。

【中医治疗】

（一）辨证分型

1. 血瘀气滞型

证候：局部肿胀明显，瘀斑，疼痛拒按，动则引痛，舌暗红、苔薄、脉弦。

治法：活血化瘀、行气止痛。

主方：桃红四物汤、活血止痛汤加减。若疼痛明显，加乳香、没药以增加活血止痛之效。

2. 风寒痹阻型

证候：局部筋紧，活动受限，静则痛增，动则痛缓，喜按喜揉，或见恶寒头痛，舌苔白、脉浮紧。

治法：祛风散寒、温经止痛。

主方：麻桂温经汤、三痹汤加减。若疼痛明显，加乳香、没药。

3. 瘀热入络型

证候：伤后迁延日久，瘀而化热，瘀热入络，局部可触及硬块，灼热红肿，活动受限，活动后疼痛加重，口干不欲饮，舌暗红、苔薄黄、脉弦数。

治法：清热利湿、疏筋活络。

主方：二妙丸加味。若肿痛甚者，加乳香、没药、三棱、莪术以活血散结止痛。

4. 血不濡筋型

证候：伤后日久未愈，伤气耗血，血虚不能濡养筋脉，活动欠力，舌淡、苔少、脉细。

治法：补益气血、养血荣筋。

主方：八珍汤或当归鸡血藤汤加减。

（二）中成药

回生第一丹，每次1.0g，每日2~3次；三七伤药片、七厘胶囊、云南白药、骨折挫伤散等，适用于损伤初期。小活络丹，每次1丸，每日2~3次，适用于寒重者。大活络丹，每次1丸，每日2~3次，适用于病程较长，麻木伴有下肢肌肉萎缩者。

（三）中医外治

1. 中药外用

（1）损伤初期：疼痛较重时，外敷消瘀止痛膏或三色敷药。

（2）损伤后期：外贴伤湿止痛膏等，亦可用熏洗或藤药热熨患处。

2. 推拿疗法

患者仰卧位，伤肢屈膝屈髋，轻微旋外位。医者站在伤侧，一手指在股内收肌群处用分筋手法以解除粘连、痉挛；再用一手托腘窝，另一手指沿股内收肌群向上捋顺，同时将髋关节伸直。

（四）简易疗法和偏方

参照"髋部扭挫伤"部分。

【西医治疗】

1. 西药治疗

消炎镇痛类药，用于炎症明显，疼痛重者。常用口服药有：英太青，每次 50mg，每日 2 次；芬必得，每次 300mg，每日 2 次。

2. 封闭治疗

股内收肌群出现痉挛性疼痛，一般以泼尼松龙 12.5～25mg 加 2% 利多卡因 2～4ml，作闭孔神经封闭。

3. 物理治疗

常用的方法有红外线、超声波和中药离子导入等方法治疗。

【预防与调护】

（1）治疗期间，要禁止髋部作外展类的动作或姿势，应卧床休息，避免负重和限制活动，局部可适当热敷，以利炎症的消退及血肿的吸收。

（2）损伤后期主要练功，防止疼痛性瘢痕挛缩形成，促进功能恢复。

【营养配餐】

参照"髋部扭挫伤"部分。

【结语】

由于大腿处肌肉多为大肌肉，内收肌位置较深。加上不可能长期限制患者行走活动，易于迁延成慢性筋伤。因此在治疗时注重早期的正确处理和后期的功能锻炼，即动静结合，以利于患者关节功能的完全康复。

五、坐骨结节滑囊炎

坐骨结节滑囊位于臀大肌与坐骨结节之间，常见于久坐、年老而较瘦弱的妇女，发病与长期坐姿、摩擦、损伤有关，故又称"编织臀"。

【临床表现与诊断】

（1）多有长期坐位工作史。

（2）两侧或一侧坐骨结节部位疼痛，不适感及肿块。

（3）局部压痛明显，肿块大小不等，张力较大，此滑囊炎易出血，穿刺常为血性液体。

（4）X 线摄片检查多无异常表现。

【鉴别诊断】

皮脂腺囊肿

多位于皮下，位置表浅，一般与皮肤相粘连，活动度差，疼痛不明显。

【中医治疗】

（一）辨证分型

1. 气滞血瘀型

证候：坐骨结节部位肿胀、疼痛，有囊性波动感，压痛明显，穿刺可为血性液体，苔薄质红、脉弦数。

治法：散瘀生新、行气止痛。

主方：桃红四物汤加减。若肿痛甚者，加乳香、没药、木香等行气活血药以加强消肿止痛之功效。

2. 气虚血瘀型

证候：坐骨结节部位肿硬，疼痛或不适感，无波动感，穿刺可见淡黄色黏性液体，苔薄质淡、脉弦细。

治法：活血补气、疏通经络。

主方：补阳还五汤加减。若肿胀、质硬者，加乳香、没药、三棱、莪术以活血散结。

（二）中成药

小活络丹，每次 1 丸，每日 2～3 次，适用于寒重者。大活络丹，每次 1 丸、每日 2～3 次，适用于病程较长者。

（三）中医外治

1. 中药外用

可用追风膏、消瘀滞痛膏或中药热敷等方法。

2. 针灸疗法

可取阿是穴、八髎穴、承扶、委中、悬钟等穴，每日一次，10 次一疗程。

（四）简易疗法和偏方

参照"髋部扭挫伤"部分。

【西医治疗】

1. 西药治疗

消炎镇痛类药，用于炎症明显、疼痛重者。常用口服药有：扶他林，每次 25mg，每日 3 次；英太青，每次 50mg，每日 2 次；芬必得，每次 300mg，每日 2 次。

2. 封闭治疗

先将囊内液体抽出，再以泼尼松龙 12.5～25mg 加 2% 普鲁卡因 2～4ml 注入囊内，每周 1 次，3～4 次为 1 个疗程。

3. 物理治疗

常用的方法有红外线、超声波、中药离子导入等理疗。

4. 手术治疗

经长期非手术疗法仍不见效，疼痛剧烈，严重影响工作者，可考虑手术治疗。

滑囊较大、囊壁较厚者，可手术摘除滑囊。

【预防与调护】

避免久坐或在坐具上加一软垫，同时避免臀部受寒凉。

【营养配餐】

参照"髋部扭挫伤"部分。

【结语】

久治不愈者可手术治疗。

六、股骨大粗隆滑囊炎

股骨大粗隆滑囊位于大粗隆与臀大肌之间，多因髋部活动过度造成臀大肌腱与大粗隆的摩擦而发生慢性滑囊炎症。

【临床表现与诊断】

（1）多有髋部活动过度病史。

（2）股骨大粗隆部有压痛、肿胀，可于大粗隆后上方摸到有明显压痛的、边缘较清楚的包块，有时有波动感。患者不敢患侧卧，行走可见跛行，髋关节内收、内旋时症状加重，外展、外旋可使肌肉松弛，症状减轻。

（3）局部穿刺抽液可见有黄色或血性液体。

（4）X线摄片检查：可见有大粗隆有钙化的表现。

【鉴别诊断】

1. 结核性滑囊炎

有明显的结核中毒症状，午后低热，贫血、盗汗、血沉快等，局部疼痛较轻，肿胀，穿刺可抽出米汤样脓液。

2. 化脓性滑囊炎

起病急、高热、寒颤，白细胞总数及中性粒细胞升高，血沉加快，有败血症表现。局部红肿热痛，穿刺可抽出脓性液体，细菌培养可得化脓菌。

【中医治疗】

（一）辨证分型

1. 气滞血瘀型

证候：股骨大粗隆部位肿胀，疼痛，有囊性波动感，压痛明显，行走跛行，穿刺可为血性液体，苔薄质红、脉弦数。

治法：散瘀生新、行气止痛。

主方：桃红四物汤加减。若肿痛甚者，加乳香、没药、木香等行气活血药以加强消肿止痛之功效。

2. 气虚血瘀型

证候：股骨大粗隆部位肿硬或触及边缘较清楚的包块，疼痛或不适感，波动感不明显，穿刺可见淡黄色黏性液体，苔薄质淡、脉弦细。

治法：活血补气、疏通经络。

主方：补阳还五汤加减。若肿胀、质硬者，加乳香、没药、三棱、莪术以活血散结。

（二）中成药

小活络丹，每次1丸，每日2~3次，适用于寒重者。大活络丹，每次1丸，每日2~3次，适用于病程较长者。

（三）中医外治

1. 中药外用

可在坐骨结节部外用活血消肿止痛中药湿热敷。

2. 针灸疗法

可取阿是穴、八髎穴、承扶、梁丘、委中、悬钟等穴，每日一次，10次一疗程。

（四）简易疗法和偏方

参照"髋部扭挫伤"部分。

【西医治疗】

1. 西药治疗

消炎镇痛类药，用于炎症明显、疼痛重者。常用口服药有：扶他林，每次25mg，每日3次；芬必得，每次300mg，每日2次。

2. 封闭治疗

先将囊性液体抽出，再以泼尼松龙12.5~25mg加2%利多卡因2~4ml注入囊内，每周一次，3~4周为一个疗程。

3. 物理治疗

常用的方法有红外线、超声波及中药离子导入等理疗。

4. 手术治疗

滑囊较大、囊壁较厚者，可手术摘除滑囊。

【预防与调护】

避免髋部活动过度。尽量减少下肢活动多的活动，避免长途旅行、爬山登高、跑步跳跃等项目。

【营养配餐】

参照"髋部扭挫伤"部分。

【结语】

经长期非手术疗法仍不见效，疼痛剧烈，严重影响工作者，可考虑手术摘除滑囊治疗。

七、梨状肌综合征

梨状肌起自骶骨前面的外侧面，由坐骨大孔穿出，将坐骨大孔分为梨状肌上孔与下孔，止于股骨大转子。此肌为髋关节的外旋肌，坐骨神经紧贴梨状肌下缘自坐骨大孔穿出骨盆。

由于梨状肌解剖位置特殊，故在工作或日常生活中如受到风寒侵袭或过度牵扯，均可引起该肌充血，痉挛，水肿，肥厚等无菌性炎症反应，从而刺激或压迫该部位的坐骨神经，产生以坐骨神经痛为主要症状的综合征，称为梨状肌综合征。

【临床表现与诊断】

（1）大部分患者有外伤史，如闪、扭、跨越、久站及负重行走等。部分患者有受寒史。

（2）患者自觉患肢变短，臀部深在性酸胀、疼痛，大腿后侧肌小腿外侧放射性疼痛。有时小腿外侧发麻，趾端发凉。遇寒冷则症状加重。严重者臀部呈"刀割样"或"烧灼样"疼痛，双下肢屈曲困难，双膝跪卧，夜不能眠。大小便或咳嗽增加腹压时，患肢窜痛加重。如压迫阴部神经时可出现阴部麻木不适，阴囊、睾丸抽痛等症。

（3）行走跛行，重者可出现不同程度的腰功能受限，但腰部一般无压痛点，患侧臀肌可有萎缩，梨状肌有明显压痛，可触及弥漫性钝厚、成条索状肌束。

（4）梨状肌紧张试验阳性；直腿抬高试验，在小于60°时，梨状肌被拉紧，疼痛明显，而大于60°时，梨状肌不再被拉长，疼痛反而减轻；直腿抬高加强试验阴性；梨状肌封闭后，疼痛可消失。

（5）X线摄片检查多无异常表现。

【鉴别诊断】

1. 腰椎间盘突出症

多见于青壮年，可有反复发作病史，腰痛并有放射性腿痛的根性症状，直腿抬高试验和加强试验阳性，CT、MRI检查可明确诊断。

2. 腰椎管狭窄症

多见于老年人，腰腿痛并有典型间歇性跛行，脊柱后伸时疼痛加重，CT、MRI检查可明确诊断。

【中医治疗】

（一）辨证分型

1. 气滞血瘀型

证候：臀痛如锥，拒按，疼痛可沿大腿后侧向足部放射，痛处固定，动则痛甚，夜不能眠，舌暗红苔黄、脉弦。

治法：活血化瘀、舒筋定痛。

主方：桃红四物汤加减。宜加苏木、乳香、没药、牛膝等以增强其活血通络之功。

2. 风寒湿阻型

证候：臀腿疼痛，屈伸首先。偏寒者得寒痛增，肢体发凉，畏冷，舌淡苔薄腻，脉沉紧；偏湿者肢体麻木，酸痛重着，舌淡苔白腻，脉濡缓。

治法：温经散寒、疏风通络。

主方：麻桂温经汤加减。寒甚者加制附子、淫羊藿以增温阳驱寒之力；湿重者加独活、防己、川椒、五加皮、萆薢以收祛湿通络之效；风重者加羌活、穿山甲等以祛风通络。

3. 湿热蕴蒸型

证候：臀腿灼痛，腿软无力，关节重着，口渴不欲饮，尿黄赤，舌质红、苔黄腻、脉滑数。

治法：清利湿热、宣痹止痛。

主方：知柏地黄丸加减。宜加苍术、薏苡仁以利湿清热；痛甚加桃仁、红花、土鳖虫、麻黄、地龙以活血宣痹。

4. 肝肾亏虚型

证候：臀部酸痛，腿膝乏力，遇劳更甚，卧则减轻。偏阳虚者面色无华，手足不温，舌质淡，脉沉细；偏阴虚者面色潮红，手足心热，舌质红，脉弦细数。

治法：壮腰益肾、调补阴阳、活络止痛。

主方：补肾活血汤加减。偏阳虚者加肉桂、炮姜、淫羊藿以温阳补肾；偏阴虚者加生地、黄柏、知母以滋阴清热。

（二）中成药

回生第一丹，每次 1.0g，每日 2～3 次；三七伤药片、七厘胶囊、云南白药等，适用于急性损伤。小活络丹，每次 1 丸，每日 2～3 次，适用于寒重者。大活络丹，每次 1 丸，每日 2～3 次，适用于病程较长，麻木伴有下肢肌肉萎缩者。风湿液、祖师麻片、疏风定痛丸等也可酌情选择。

（三）中医外治

1. 中药外用

用布或纱布做成布袋，内装骨科腾洗药或海桐皮汤，熏洗或热熨患处。热熨时，在患处涂一层醋或酒，外盖一层疏松透气的织物（如毛巾），再把加热的药袋置于其上。每次 40 分钟左右，一天 2 次。

2. 针灸疗法

取阿是穴、环跳、殷门、承扶、阳陵泉、足三里等穴，用泻法，以有酸麻感向远端放散为宜。针感不明显者，可加强捻转。急性期每天针刺 1 次，好转后隔日 1 次。

3. 推拿疗法

患者仰卧位，医者先按摩臀部痛点，点按环跳、委中、承筋、承山等穴，使局部略有发热的舒适感；然后以双指相重叠，触摸钝厚变硬的梨状肌，用力深压并用弹拨法来回拨动梨状肌，弹拨方向应与肌纤维相垂直，对较肥胖患者力度不够时，可用肘尖部深压弹拨。弹拨 10～20 次后，再作痛点按压；最后由外侧向内侧顺梨状肌纤维走行方向作推按捋顺，两手握住患肢踝部牵抖下肢结束。手法每日一次，10 次一疗程。

（四）简易疗法和偏方

参照"髋部扭挫伤"部分。

【西医治疗】

1. 西药治疗

消炎镇痛类药，用于炎症明显、疼痛重者。常用口服药有：扶他林，每次 25mg，每日 3 次；芬必得，每次 300mg，每日 2 次；吲哚美辛（消炎痛栓），100mg，每日纳肛一次。

2. 物理治疗

常用的方法有红外线、超声波及中药离子导入等理疗。

3. 封闭治疗

是常用的一种治疗方法，一般以泼尼松龙 12.5～25mg 加 2% 利多卡因 2～4ml，行梨状肌封闭，每周一次，3～4 次为 1 个疗程。

【预防与调护】

（1）急性期疼痛严重者应卧床休息，将伤肢保持在外旋、外展位，避免髋关节的旋转动作，使梨状肌处于松弛状态。

（2）疼痛缓解后应加强髋关节及腰部活动和功能锻炼，以减少肌肉萎缩，促进血液循环，避免感受风寒。

【营养配餐】

参照"髋部扭挫伤"部分。

【结语】

大部分梨状肌综合征患者有外伤过劳史，部分患者有受寒史。症状和腰椎间盘突出症及腰椎管狭窄症很相似，其下肢均为坐骨神经受累症状，临床上须仔细检查患者，明确诊断才能取得良好的效果。

八、膝关节创伤性滑膜炎

膝关节的关节囊滑膜层是构成关节的主要结构之一，膝关节的关节腔除了股骨下端内外侧髁、胫骨平台及髌骨的关节软骨面之外，其余的大部分为关节囊滑膜所遮盖。滑膜富有血管，血运丰富。滑膜细胞分泌滑液，保持关节软骨面的润滑，并能吸收营养，排除代谢产物，增加关节活动的范围。

膝关节创伤性滑膜炎是指膝关节损伤后引起的滑膜无菌性炎症反应，临床上分为急性创伤性和慢性劳损性炎症两种。一旦滑膜病变，如不及时、有效地处理，滑膜则发生功能障碍，逐渐变成增生性关节炎。

【临床表现与诊断】

（1）急性创伤性滑膜炎多发生于爱好运动的青年人，多有明显的外伤史。

（2）慢性创伤性滑膜炎多发于中老年人，一般由急性创伤性滑膜炎失治转化而成，或膝关节长期负重慢性劳损，或外感风寒湿而发病。

（3）伤膝疼痛，功能活动受限，膝部弥漫性肿胀，特别是髌上囊膨隆爆满。伤膝周围压痛广泛，局部皮温增高，呈温热感。

（4）浮髌试验阳性，膝关节穿刺可抽出血性、淡红色或淡黄色积液。

（5）X 线摄片检查可显示膝关节肿胀阴影，中老年人可见膝关节骨质增生，还可排除骨折和膝关节骨病疾患。

【鉴别诊断】

1. 膝关节创伤性积血

多有严重创伤史，甚至并发关节内骨折，或韧带、滑膜撕裂，造成血管破裂出血，或者医源性损伤，手术或穿刺所致。一般在创伤后立即出现，疼痛明显，局部温度增高，甚至发热，关节穿刺抽液为全血。

2. 急性风湿热

虽有关节疼痛和积液，但急性风湿热以多关节游走性肿痛为特征，有发热、血沉增快、抗"O"增高。

3. 化脓性关节炎

很快出现关节肿胀和积液，早期即有关节活动障碍，有发热、血沉增快、白细胞计数显著增高，关节穿刺可抽出脓性液体。

【中医治疗】

（一）辨证分型

1. 气滞血瘀型

证候：伤后即肿，肿胀较甚，按之如气囊，广泛瘀斑，疼痛剧烈，动则痛甚，舌质红、苔薄、脉弦。

治法：活血行气、散瘀止痛。

主方：桃红四物汤或祛瘀止痛汤加减。可加乳香、没药、丹参、三七粉等以增强其活血止痛。若局部红肿，加栀子、黄柏、防风、金银花以清热消肿；若局部肿甚加苍术、木通、白茯苓通利关节。

2. 风寒湿阻型

证候：进行性反复性肿胀，按之如棉絮，游走性痛为风重，重坠肿甚为湿重，固定冷痛为寒重，舌淡、苔白腻、脉弦滑。

治法：祛风除湿、活络消肿。

主方：羌活胜湿汤加减或乌头汤、蠲痹汤等。若局部肿甚加防己、木通、木瓜以除湿消肿；寒重冷痛者加肉桂、细辛以温经散寒。

3. 脾肾不足型

证候：肿胀持续日久，面色少华，纳呆便溏，膝酸软无力，肌肉萎缩，舌红光、脉细无力。

治法：补脾益肾、强壮筋骨。

主方：健步虎潜丸或健脾利湿汤加减。

4. 痰湿结滞型

证候：肿胀持续日久，痰湿结滞，脉络痹阻，肌肉硬实，筋粗筋结，膝关节活动不利，舌淡苔白腻、脉滑。

治法：祛风散结、活血通络。

主方：小活络丹加减。

（二）中成药

回生第一丹：每次 1.0g，每日 2～3 次；或三七伤药片、七厘散胶囊、骨折挫伤散等，适用于损伤初期。

疏风定痛丸：每次 1 丸，每日 2 次，适用于中后期疼痛重者。

小活络丹：每次 1 丸，每日 2～3 次，适用于中后期寒重者。寒湿痹冲剂等也可酌情选用。

（三）中医外治

1. 中药外用

（1）急性期：外用消肿化瘀散、七厘散。

（2）慢性期：可外贴万应膏或用熨风散热敷，四肢损伤洗方、海桐皮汤熏洗患处。

2. 推拿疗法

急性损伤时，应将膝关节伸屈一次。先伸直膝关节，然后充分屈曲，再自然伸直，可使局限的血肿消散，减轻疼痛。

肿胀消退后以点、按、揉法为主。令患者仰卧，医者先点按髀关、伏兔、双膝眼、足三里、阴陵泉、三阴交、解溪等穴，然后于患肢大腿前侧及膝关节周围运用滚揉等手法，以舒筋活血。重点在于揉按双膝眼，此处为髌下脂肪垫，有调节关节内压，促进积液吸收的作用。

（四）简易疗法和偏方

参照"髋部扭挫伤"部分。

【西医治疗】

1. 西药治疗

消炎镇痛类药，用于炎症明显、疼痛重者。常用口服药有：扶他林，每次 25mg，每日 3 次；芬必得，每次 300mg，每日 2 次。

2. 物理治疗

常用的方法有红外线、超声波等理疗。

3. 关节穿刺

对膝关节积血、积液较多者，可在严格的无菌操作下穿刺抽液，抽尽关节内的积血、积液后，以泼尼松龙 12.5~25mg 加 2% 利多卡因 2~4ml，注入关节腔，用弹性绷带加压包扎。以促进消肿和炎性的吸收，防止纤维化和关节粘连。关节腔注射药物包括注射软骨保护素和补充关节腔内黏液的药物。如透明质酸钠注射液和关节腔注射碱化药液（碱化药液包括：5% 碳酸氢钠 5ml，泼尼松龙 50mg，地塞米松 5mg，维生素 B_1 0.1mg，维生素 B_{12} 0.5mg，2% 利多卡因 4ml）。

【预防与调护】

（1）急性期应将膝关节固定于伸直位 2 周制动，卧床休息，抬高患肢，并禁止负重，以减轻症状。但不能长期固定，以免肌肉萎缩。

（2）慢性期关节内有积液较多者，亦应卧床休息，减少关节活动，以利于炎症的吸收、肿胀的消退。平时要注意膝关节的保暖，勿受风寒，勿劳累。

【营养配餐】

参照"髋部扭挫伤"部分。

【结语】

要配合适当的活动，膝部过多的活动，必然加重对滑膜的刺激和损伤。尽早进行股四头肌的舒缩锻炼，防止股四头肌萎缩，增强关节稳定性，也有利于促进关节积液的吸收，可采用直腿抬高、蹬空增力等方式练功。

九、膝关节侧副韧带损伤

膝关节的内侧及外侧各有坚强的副韧带所附着，是维持膝关节稳定的主要支柱。当膝外侧受到暴力打击或肿物压迫，迫使膝关节过度的外翻、外旋时，可使膝内侧间隙拉宽，内侧副韧带发生拉伤、撕裂或断裂等损伤；反之，膝内侧受到暴力打击或重物压迫，迫使膝关节过度的内翻时，可使膝外侧间隙拉宽，外侧副韧带发生拉伤、撕裂或断裂等损伤。

【临床表现与诊断】

（1）膝关节内侧副韧带损伤，有明显的膝外翻位受伤史。膝关节外侧副韧带损伤，有明显的膝内翻位受伤史。

（2）膝关节内侧副韧带损伤：膝关节内侧肿胀、疼痛、皮下瘀斑，压痛点在韧带的起止部或体部，韧带完全断裂者，局部可触及凹陷缺损；膝关节伸屈功能障碍，呈半屈曲位，主动、被动活动均不能伸直或屈曲，膝关节有过度外翻活动。

（3）膝关节外侧副韧带损伤：膝关节外侧肿胀、疼痛，压痛点在腓骨小头或股骨外上髁；膝关节活动受限，韧带完全断裂者，可发生过度内翻活动。可合并腓骨小头骨折及腓总神经损伤，腓总神经损伤可出现足下垂、足背和小腿外侧麻木等。

（4）膝关节侧向（挤压）分离试验阳性。

（5）X线摄片检查：在内、外翻应力下摄片，可发现侧副韧带损伤处关节间隙增宽，有助于诊断，并注意有无骨折。

【鉴别诊断】

膝关节半月板损伤

多有膝部旋转扭伤史，伤后膝部疼痛、肿胀、活动受限，浮髌试验阳性；后期膝关节出现弹响和交锁，股四头肌萎缩，压痛点常位于半月板撕裂部位，麦氏征等特殊检查可明确诊断。

【中医治疗】

（一）辨证分型

1. 气滞血瘀型

证候：伤后肿胀严重，剧烈疼痛，皮下瘀斑，膝关节松弛，屈伸障碍，舌暗瘀斑、脉弦或涩。

治法：活血化瘀、消肿止痛。

主方：舒筋活血汤加减。若疼痛明显，加乳香、没药以增加活血止痛之效。

2. 筋脉失养型

证候：伤后迁延，伤气伤血，钝痛酸痛，喜按喜揉，肌肉萎缩，膝软无力，上下台阶有错落感，舌淡无苔、脉细。

治法：补养肝肾、舒筋活络。

主方：补筋丸加减。若膝软无力加续断、杜仲、山药、山萸肉以强筋壮骨。

3. 湿阻筋络型

证候：伤后日久，肿胀反复，时轻时重，酸楚肿痛，或见筋粗筋结，屈伸不利，舌淡胖、苔白滑、脉沉弦或滑。

治法：温化寒湿、通经活络。

主方：麻桂温经汤加减。若肿甚加木瓜、牛膝、五加皮、防己以散寒通络。

（二）中成药

（1）损伤初期：回生第一丹，每次 1.0g，每日 2～3 次。骨折挫伤胶囊，每次 2 粒，每日 3 次。

（2）损伤中后期：小活络丹，每次 1 丸，每日 2～3 次。

（三）中医外治

1. 中药外用

（1）损伤初期：局部外敷消瘀止痛膏。

（2）损伤后期：局部用四肢损伤洗方或海桐皮汤熏洗。

2. 推拿疗法

（1）侧副韧带部分撕裂者，初诊时先在膝关节侧方痛点部位及其上下施以指揉法、摩法、擦法。

（2）再沿侧副韧带走行方向施以顺筋手法，最后扶膝握踝，予以伸屈一次膝关节，以恢复轻微之错位，并可以舒顺卷曲的筋膜。

（3）这种手法不宜多做，否则有可能加重损伤。在后期可做局部按摩，运用手法可以解除粘连，恢复关节功能。

3. 固定

侧副韧带有部分断裂者，可用石膏托或超膝关节夹板固定于膝关节功能位 3～4 周。

（四）简易疗法和偏方

参照"髋部扭挫伤"部分。

【西医治疗】

1. 西药治疗

首选非甾体消炎镇痛类药，用于炎症明显、疼痛重者。常用口服药有：扶他林，每次 25mg，每日 3 次；英太青，每次 50mg，每日 2 次；芬必得，每次 300mg，每日 2 次。

2. 封闭治疗

侧副韧带拉伤或有部分断裂者，以泼尼松龙 12.5～25mg 加 2% 利多卡因 2～4ml 局封治疗，5～7 天一次，3～5 天可减轻症状。

3. 物理治疗

常用的方法有红外线、超声波等理疗。

4. 手术治疗

侧副韧带完全断裂者，应尽早做手术修补，术后屈膝 45° 位石膏外固定，3 周后解除固定。

【预防与调护】

平时避免下肢过度或持久的外展；损伤后患膝关节应限制内、外翻动作，外固定后作股四头肌舒缩活动，解除固定练习膝关节的伸屈活动。

【营养配餐】

参照"髋部扭挫伤"部分。

【结语】

膝关节内侧副韧带与内侧半月板相连，故内侧副韧带损伤常可合并内侧半月板损伤，临症时应注意鉴别，必要时进一步检查。

十、膝关节半月板损伤

半月板是位于股骨髁与胫骨平台之间的纤维软骨，分为内侧和外侧半月板，内侧半月板较大，呈"C"形，其后半部分与内侧副韧带相连，扭转外力易造成交界处损伤；外侧半月板稍小，近似"O"形，不予外侧副韧带相连，常有先天性盘状畸形，呈先天性盘状半月板。半月板具有缓冲震荡和稳定关节的功能。

半月板损伤多见于球类运动员、矿工、搬运工等。引起半月板破裂的外力因素有撕裂性外力和研磨性外力两种，撕裂性外力发生在膝关节半屈曲状态下的旋转动作；研磨性外力多发生在负重较大（或先天性盘状半月板）的外侧半月板，因半月板长期受关节面的研磨挤压，加快其蜕变，发生慢性撕裂性损伤，常见为分层破裂。

【临床表现与诊断】

（1）患膝多有典型的扭伤史。

（2）扭伤时，患者自觉关节内有撕裂感，伤后膝关节立即发生剧烈的疼痛、关节肿胀、伸屈功能障碍。损伤半月板的相应关节间隙有较明显的压痛点。

（3）弹响及交锁征，半月板损伤后常可发生关节内弹响、关节交锁及滑落感等现象。

（4）股四头肌萎缩，病程较长者出现股四头肌萎缩，尤以内侧头萎缩明显。

（5）回旋挤压试验（麦氏征）、挤压研磨试验阳性。

（6）X 线摄片检查可排除膝部骨性病变；必要时作关节空气造影、碘溶液造影、关节镜检查或 CT、MRI 检查。

【鉴别诊断】

1. 膝关节游离体

膝关节内游离体常可引起交锁和膝关节不稳定感，有时能触及活动度较大的硬性肿块，X 线片可见钙化程度较高的游离体。

2. 膝关节盘状半月板

多见于青少年，膝关节外侧疼痛，关节活动时可出现圆钝弹响声，有弹跳、交锁、打软腿等症状。但外伤史不明显，膝关节无肿胀，股四头肌萎缩较轻，压痛点多在膝外侧。

【中医治疗】

（一）辨证分型

1. 气滞血瘀型

证候：膝关节肿胀疼痛明显，关节交锁不易解脱，局部压痛明显，动则痛甚，舌暗红、脉弦或细涩。

治法：活血化瘀、消肿止痛。

主方：桃红四物汤加减。

2. 痰湿阻滞型

证候：损伤日久后手术后膝关节肿胀明显，酸痛乏力，屈伸受限，舌淡胖、苔腻、脉滑。

治法：温经活络、祛瘀化湿。

主方：麻桂温经汤、三痹汤加减。

3. 肝肾亏损型

证候：无明显外伤史或轻微扭伤，肿痛较轻，静时反痛或损伤日久，肌肉萎缩，膝软无力、弹响交锁频作，舌红或淡、少苔、脉细或细数。

治法：补肾壮筋、活血止痛。

主方：补肾活血汤、健步虎潜丸或补肾壮筋汤加减。

（二）中成药

（1）损伤初期：回生第一丹，每次 1.0g，每日 2～3 次。

（2）损伤中后期：小活络丹，每次 1 丸，每日 2～3 次。

（三）中医外治

1. 中药外用

（1）损伤初期：外敷消瘀止痛膏，七厘散等膏药。

（2）损伤后期：可外贴万应膏或用熨风散热敷，四肢损伤洗方、海桐皮汤熏洗患处。

2. 针灸疗法

主穴：内膝眼、犊鼻、阳陵泉、曲泉。配穴：悬钟、侠溪、阴陵泉、血海、梁丘、足三里等。每次选 4 个主穴，2～4 个配穴；内膝眼和犊鼻为一组，阳陵泉和曲泉为一组，接电针仪，10 次为一疗程。

3. 推拿疗法

（1）外侧半月板损伤

①外旋过伸屈膝法：适用于外侧半月板急性嵌顿，患者取仰卧位。术者立于伤侧，一手握伤肢膝部，另手拿其踝部，在小腿被动外旋姿势下过伸膝关节；将膝关节过度屈曲（此时，多有明显的半月板弹响或复位感觉），再缓缓伸直膝关节。

②回旋伸膝按压法：适用于外侧半月板轻度撕裂伤，患者取仰卧位。术者立于伤侧，一手握拿伤肢踝部，另一手指按压外侧半月板痛点，余四指扶住膝内侧，两手协同动作，屈膝 90°，将小腿内收、外旋，并迅速外展、伸直膝关节。此时，按压外侧半月板痛点之指趁机向内按压半月板前角，并顺关节间隙挤压半月板边缘，偶可闻及半月板破裂处的闭合声。

（2）内侧半月板损伤

①内旋过伸屈膝法：适用于内侧半月板急性嵌顿，操作方法与"外旋过伸屈膝法"相似，但应在小腿被动内旋姿势下过伸与过屈膝关节。

②回旋伸膝按压法：适用于内侧半月板轻度撕裂伤，与外侧半月撕裂伤手法操作相似，但应在屈膝姿势下，使小腿外展、内旋、内收，同时将膝关节伸直，另手（指按压于内侧半月板前角，余四指扶膝关节外侧）复位方法相同。

（四）简易疗法和偏方

参照"髋部扭挫伤"部分。

【西医治疗】

1. 西药治疗

消炎镇痛类药，用于炎症明显、疼痛重者。常用口服药有：扶他林，每次 25mg，每日 3 次；萘丁美酮，每次 1.0g，每日 1 次；芬必得，每次 300mg，每日 2 次。

2. 固定疗法

急性损伤期用石膏或夹板固定膝关节于功能位 3~4 周，并禁止下床负重。以限制膝部活动，消除关节肿胀，促进损伤半月板修复。

3. 关节穿刺

对膝关节积血、积液较多，张力过大时，可在严格的无菌操作下穿刺抽液，将积液和积血完全抽净并进行关节腔灌洗。有人推荐透明质酸钠注射液关节腔内注射，认为能有效地缓解关节疼痛、肿胀与改善关节功能。也可以泼尼松龙 12.5~25mg 加 2% 利多卡因 2~4ml，注入关节腔，用弹性绷带加压包扎。以促进消肿和炎性的吸收，防止纤维化和关节粘连。

4. 物理治疗

常用的方法有红外线、微波、短波、干扰电和超声波等理疗，可减轻伤后局部症状。

5. 手术治疗

如经非手术治疗无效，诊断明确者，应及早手术切除损伤的半月板或把撕裂部分切除或进行半月板修补缝合，以防发生创伤性关节炎。对年轻患者，损伤位于血液供应区域，而且韧带完整应尽量将撕裂的半月板缝合；如果患者年龄比较大，损伤位于没有血液供应区域，应将半月板撕裂的部分切除。术后伸膝位加压包扎，两周后开始下地行走，一般在术后二三个月可恢复正常功能。

6. 关节镜手术

关节镜下半月板缝合术是最常使用的方法，关节镜下半月板缝合术基本方法有以下三种：由内到外，由外到内，全内缝合。愈合率为 61.8%~77.3%；92% 的半月板临床表现稳定。

半月板边缘撕裂可行缝合修复，通常行半月板部分切除，保留未损伤的部分。对早期怀疑半月板损伤者可行急诊关节镜检查，早期处理半月板损伤，缩短疗程，提高治疗效果，减少损伤性关节炎的发生。通过关节镜手术创伤小，恢复快，处理半月板问题成功率高。

【预防与调护】

（1）半月板损伤，应减少患肢运动，避免膝关节骤然的扭转、伸屈动作。

（2）肿痛稍减后，应进行股四头肌的舒缩锻炼，以防止肌肉萎缩。解除固定后，除加强股四头肌锻炼外，还可练习膝关节的伸屈活动和步行锻炼。

（3）施行手术治疗，术后一周开始股四头肌舒缩锻炼，术后 2～3 周如无关节积液，可下地步行锻炼。若出现积液则应立即停止下地运动，配合理疗及中药治疗等。

【营养配餐】

参照"髋部扭挫伤"部分。

【结语】

以往多采用半月板部分或全部切除手术，近期疗效比较满意。但近年来随着对半月板结构、功能及损伤机制研究的深入，多数学者主张尽量非手术保留或手术修复损伤的半月板。

为了避免和减少半月板全切除后的不良后果，半月板的全切除改为部分切除术。半月板部分切除优于全切，提出宁可保留退变但无破裂的半月板甚至破裂的但不影响正常关节生物力学的半月板也不做切除的观点；半月板应该保留越多越好，最好的方法是破裂口缝合，使裂口愈合。因此，尽可能修复损伤的半月板是以后的研究方向。

近年来出现了利用基因技术治疗损伤半月板，有些细胞因子可以加速半月板细胞增生和基质合成，促进损伤半月板修复和愈合。另外半月板移植和半月板重建手术也已处于临床实验阶段。

十一、膝关节交叉韧带损伤

膝关节交叉韧带有前后两条，交叉如十字，又名十字韧带。前交叉韧带起于股骨髁间窝的外后部，向前内止于股骨髁间隆突地前部，限制胫骨向前移位；后交叉韧带起于股骨髁间窝的内前部，向后外止于胫骨髁间隆突的后部，限制胫骨向后移位。交叉韧带对稳定膝关节起着重要作用。

膝交叉韧带位置深在，多因膝关节受到严重的打击外力引起，多伴有其他损伤，如当外力撞击小腿上端的后方时，可使胫骨向前移位，造成前交叉韧带损伤，可伴有胫骨隆突撕脱骨折、内侧副韧带和内侧半月板损伤；当外力撞击小腿上端的前方时，使胫骨向后移位，造成后交叉韧带损伤，可伴有膝后关节囊破裂、胫骨隆突撕脱骨折、外侧半月板损伤。

【临床表现与诊断】

（1）膝关节有明显的外伤史。

（2）受伤时自觉关节内有撕裂感，剧烈疼痛并迅速肿胀，关节内有积血。膝关节呈半屈曲状态，关节松弛、失去原有的稳定性，功能活动障碍。

（3）浮髌试验阳性，抽屉试验阳性（检查前先抽出关节内积血或积液）。

（4）注意检查有无合并半月板、侧副韧带等损伤的症状体征。

（5）X 线摄片检查有时可见胫骨隆突撕脱骨片或膝关节脱位。膝关节造影及关节镜检查可协助诊断。

（6）CT、MRI 检查有助于交叉韧带损伤的诊断。

【鉴别诊断】

1. 膝关节创伤性血肿

均有明显的外伤史，伤后膝关节肿胀、疼痛、功能活动障碍，但抽屉试验阴性。

2. 膝关节半月板损伤

膝关节半月板损伤多有膝部旋转扭伤史，伤后膝部疼痛、肿胀、活动受限，浮髌试验阳性；后期膝关节出现弹响和交锁，股四头肌萎缩，压痛点常位于半月板撕裂部位，麦氏征阳性，但抽屉试验阴性。

3. 膝关节侧副韧带损伤

均有明显的外伤史，伤后膝关节肿胀、疼痛、功能活动障碍，膝关节侧向分离试验阳性，但抽屉试验阴性。

【中医治疗】

（一）辨证分型

1. 筋断筋伤型

证候：伤后肿胀严重，剧烈疼痛，皮下瘀斑，膝关节松弛，屈伸障碍，舌暗瘀斑、脉弦或涩。

治法：活血化瘀、消肿止痛。

主方：舒筋活血汤加减。若疼痛明显，加乳香、没药以增加活血止痛之效。

2. 筋脉失养型

证候：伤后迁延，伤气伤血，钝痛酸痛，喜按喜揉，肌肉萎缩，膝软无力，上下台阶有错落感，舌淡无苔、脉细。

治法：补养肝肾、舒筋活络。

主方：补筋丸加减。若膝软无力加续断、杜仲、山药、山萸肉以强筋壮骨。

3. 湿阻筋络型

证候：伤后日久，肿胀反复，时轻时重，呈坠胀痛，屈伸不利，舌淡胖、苔白滑、脉沉弦或滑。

治法：温化寒湿、通经活络。

主方：麻桂温经汤加减。若肿甚加木瓜、牛膝、五加皮、防己以散寒通络。

（二）中成药

（1）损伤初期：回生第一丹，每次 1.0g，每日 2~3 次。

（2）损伤中后期：小活络丹，每次 1 丸，每日 2~3 次。

（三）中医外治

1. 中药外用

（1）损伤初期：外敷消瘀止痛膏，七厘散等膏药。

（2）损伤后期：可外贴万应膏或用熨风散热敷，四肢损伤洗方、海桐皮汤熏洗患处。

2. 针灸疗法

主穴：内膝眼、犊鼻、阳陵泉、曲泉。配穴：悬钟、侠溪、阴陵泉、血海、梁丘、足三里等。每次选 4 个主穴，2~4 个配穴；内膝眼和犊鼻为一组，阳陵泉和曲泉为一组，接电针仪，10 次为一疗程。

（四）简易疗法和偏方

参照"髋部扭挫伤"部分。

【西医治疗】

1. 西药治疗

消炎镇痛类药，用于炎症明显、疼痛重者。常用口服药有：扶他林，每次 25mg，每日 3 次；萘丁美酮，每次 1.0g，每日 1 次；芬必得，每次 300mg，每日 2 次。

2. 固定疗法

没有完全断裂的交叉韧带损伤，抽尽血肿后将患膝固定于屈膝 20°~30°位 6 周，使韧带处于松弛状态，以便修复重建。

3. 物理治疗

常用的方法有红外线、微波、短波、干扰电和超声波等理疗，可减轻伤后局部症状。

4. 手术治疗

对于交叉韧带完全断裂或伴有半月板、侧副韧带损伤者，须手术治疗。前交叉韧带损伤不满 2 周的患者，应争取手术缝合。如果在韧带体部断裂，最好再移植一根肌腱以增强交叉韧带的稳定性，一般选用髌韧带的中 1/3 作为移植材料。对部分断裂者，可以缝合断裂部分，再石膏制动 4~6 周。目前主张在关节镜下作韧带缝合术。

【预防与调护】

（1）膝关节制动期间进行股四头肌舒缩锻炼，防止肌肉萎缩。解除固定后，可练习膝关节屈曲，并逐步练习扶拐行走。

（2）伤后膝关节不稳时，可佩戴护膝保护，以增加膝关节的稳定性。

【营养配餐】

参照"髋部扭挫伤"部分。

【结语】

对断裂的后交叉韧带是否要缝合以往有争论，目前的意见偏向于在关节镜下早期修复。

十二、髌骨软化症

髌骨的后侧面大部分由软骨覆盖，表面光滑，呈"V"形，与股骨髁间切迹关节面相对应，形成髌股关节。

髌骨软骨软化症又称"髌骨软骨病"、"髌骨劳损"，是膝关节在长期过度伸屈活动中，髌股关节软骨之间的猛烈摩擦、互相撞击，致使软骨面被损伤、磨损，产生退行性变，软骨表面无光泽、粗糙、软化、纤维化、弹性减弱、碎裂和脱落。好发于膝关节活动较多的运动员，如田径、登山运动员、舞蹈演员等。属中医学"骨痹"的范畴。

【临床表现与诊断】

(1) 多有膝关节劳损或扭伤史。

(2) 起病缓慢,最初感膝部隐痛或酸痛、乏力,有时出现打软腿现象,继则疼痛加重,髌后疼痛,劳累后加重,上下楼梯困难,休息后减轻或消失。

(3) 检查膝部无明显肿胀,髌骨压痛、髌周挤压痛,活动髌骨时有粗糙的磨擦音,关节内有时可有积液,股四头肌有轻度的萎缩。

(4) 髌骨研磨试验阳性,挺髌试验阳性,下蹲试验阳性。

(5) X线摄片检查早期无明显的改变,中、后期的侧位及切线位片可见到髌骨边缘骨质增生、髌骨关节面粗糙不平、软骨下骨硬化、囊样变,髌股关节间隙变窄等改变。

【鉴别诊断】

膝关节骨性关节炎

多见于中老年人,一般为双侧性,症状与髌骨软骨软化症基本一致,严重者膝关节可见畸形,但X线摄片检查除显示髌骨软骨面不平外,髌骨上下缘、胫骨髁间嵴及平台两侧均可见有增生的骨赘。

【中医治疗】

(一) 辨证分型

1. 痰湿痹阻型

证候:膝软乏力或疼痛,并日渐加重,上下楼梯、下蹲时疼痛加重,局部肿胀或关节内有积液,伴体倦、神疲、纳呆,舌淡胖、苔白腻、脉弦滑。

治法:温经散结、活血通络。

主方:小活络丹加减。

2. 肝肾亏虚型

证候:腰膝酸软无力,大腿肌肉萎缩,并日渐加重,上下楼梯、下蹲时疼痛加重,舌淡苔白、脉细无力。

治法:补肾壮筋、活血止痛。

主方:补肾活血汤或补肾壮筋汤加减。宜加木瓜、牛膝、络石藤等引经通络之品。

(二) 中成药

壮骨关节丸每次6g,每日3次。风湿液,每次10ml、每日3次。小活络丹,每次1丸,每日2~3次。

(三) 中医外治

1. 中药外用

可外贴万应膏或用熨风散热敷,四肢损伤洗方、海桐皮汤熏洗患处。

2. 针灸疗法

取阿是穴、内外膝眼、鹤顶、梁丘、犊鼻、膝阳关、阳陵泉、足三里等穴,每次选穴6~8个,接电针仪,10次为一疗程。

3. 推拿疗法

患者仰卧，患肢伸直，股四头肌放松，医者用手掌轻轻按压髌骨体作研磨动作，以不痛为度，每次 5~10 分钟；然后用拇、示指扣住髌骨的两侧，作上下捋顺动作，以松解髌骨周围组织，减轻髌股之间的压力和刺激；再以膝关节周围施以按法、揉捻法、捋顺法、散法等舒筋手法。

4. 小针刀疗法

局部麻醉后患侧伸膝位，将小针刀沿髌周压痛最著处侧缘侧刺入，直达髌骨与关节滑膜交界处，作切开剥离 2~3 针刀即可出针，无菌纱布覆盖针孔后患膝屈伸数次即可。

（四）简易疗法和偏方

参照"髋部扭挫伤"部分。

【西医治疗】

1. 西药治疗

消炎镇痛类药，用于炎症明显、疼痛重者。常用口服药有：扶他林，每次 25mg，每日 3 次；萘丁美酮，每次 1.0g，每日 1 次；芬必得，每次 300mg，每日 2 次。

2. 封闭治疗

可用透明质酸钠注射液 2ml 行膝关节腔内注射，每周一次，连续注射 5 次。

3. 物理治疗

常用的方法有红外线、微波、短波、干扰电和超声波等理疗，可减轻伤后局部症状。

【预防与调护】

（1）平时要减少膝关节剧烈的反复屈伸活动动作，注意膝部的保暖，勿受风寒，勿劳累。

（2）症状明显时要减轻劳动强度或减少运动量，膝关节屈伸动作宜缓慢，尤其要避免半蹲位。加强股四头肌的舒缩锻炼和髌周的自我按揉活动。

（3）疼痛较重时可将膝关节固定于伸直位制动，卧床休息，以减轻症状。

【营养配餐】

参照"髋部扭挫伤"部分。

【结语】

绝大多数单纯髌骨软化症患者经保守治疗可以缓解。如果保守治疗无效，症状还在加重，髌骨软化症就要考虑手术治疗了。平时，应避免对髌骨面过度的挤压、摩擦。对于年龄在 50 岁以上，身体较肥胖者，髌骨软化症更应避免膝关节半屈曲位的反复操练。坚持非负重下的膝关节屈伸和股四头肌的操练。

十三、髌骨下脂肪垫损伤

髌骨下脂肪垫损伤又称脂肪垫炎、脂肪垫肥厚及脂肪垫劳损。髌下脂肪垫是位于髌骨下方，髌韧带与关节囊之间的脂肪组织，呈钝性三角形，充填于膝关节前部的间隙，有增加关节稳定性和减少摩擦的作用。

　　一般认为损伤或劳损是引起本病的主要原因，包括由关节内其他疾病继发引起，多发生于 30 岁以上青壮年。膝关节的极度过伸或直接遭受外力的撞击，使脂肪垫受到挤压或碾挫，引起脂肪垫充血、水肿等无菌性炎症改变，或由于膝部其他疾病的炎性刺激、渗透引起脂肪垫炎症。病史较长者，脂肪垫肥厚，可与髌韧带发生粘连，影响膝关节的屈伸活动。

【临床表现与诊断】

　　(1) 有膝部受伤、经常长途行走、爬山、下蹲等劳损或受寒史。

　　(2) 膝前下部疼痛，过伸时疼痛明显，上、下楼梯加重。患处垂直按压不痛，需一手将髌骨向下推挤，使其下缘稍翘起，另一手用指尖水平向上挤按髌骨下缘。在髌骨、髌韧带和髌下脂肪垫三者交界处有剧痛，为髌下脂肪垫紧张试验阳性。

　　(3) 膝眼部位压痛，韧带两侧肿胀膨隆。尤以髌骨下缘脂肪垫附丽区压痛明显。后期脂肪垫肥厚，且与髌韧带粘连者，则膝关节活动稍受影响。

　　(4) 影像学检查：X 线摄片检查可排除膝部骨性病变。

【鉴别诊断】

1. 髌腱周围炎

　　多由外伤或劳损引起，髌腱周围疼痛，膝关节伸屈活动时加重，局部压痛，有时可触及捻发音，伸膝抗阻时疼痛加重。

2. 髌下滑囊炎

　　髌腱周围酸胀疼痛，稍活动后减轻，两侧膝眼处可见隆起，局部压痛，触压肿胀处有囊性感，推挤时可向髌韧带两侧移动。

3. 髌骨软化症

　　膝部疼痛，上下台阶时加重，有时腿打软，压痛点位于髌骨两侧缘，屈伸膝关节时可触及粗糙摩擦感，髌骨研磨试验阳性。

【中医治疗】

（一）辨证分型

1. 血瘀气滞型

　　证候：膝部受伤或膝关节过伸史，局部轻度肿胀，或有皮下瘀斑，双膝眼压痛明显，步行痛，以下楼为甚，膝过伸试验阳性，舌有瘀斑、脉弦。

　　治法：活血行气、散瘀止痛。

　　主方：桃红四物汤、复元活血汤、舒筋活络汤加减。

2. 肝肾亏损型

　　证候：膝关节疼痛，日渐加重，膝酸痛无力，双膝眼持续肿胀隆起，舌淡苔白，脉滑。

　　治法：补肾壮筋、活血止痛。

　　主方：补肾活血汤活补肾壮筋汤加减。宜加木瓜、牛膝、五加皮、防己、茯苓等引经通络、渗湿消肿之品。

（二）中成药

　　祖师麻片，每次 3 片，每日 3 次；壮骨关节丸，每次 6g，每日 3 次。

（三）中医外治

1. 中药外用

可外贴万应膏或用熨风散热敷，四肢损伤洗方、海桐皮汤熏洗患处。

2. 针灸疗法

取髌骨下缘阿是穴，用多针丛刺法治疗。另选内外膝眼、鹤顶、梁丘、血海、犊鼻、膝阳关、阳陵泉、足三里等穴，每次 6～8 穴，接电针刺激仪，10 次为一疗程。

3. 推拿疗法

患者仰卧位，膝关节伸直。先点按膝眼、阴陵泉、阳陵泉、足三里等穴位，在髌骨下缘施以揉捻法，约 5～10 分钟；然后髋、膝关节各屈曲 90°，医者一手扶膝，一手握踝部，牵引下环转摇晃小腿六七次后，使膝关节尽量屈曲、再伸直；术者一手将髌骨向下推挤，使其下缘稍翘起，另一手用指尖水平向上掐按、弹拨髌骨下缘的痛点。最后在膝部周围施以滚法、揉捻法、捋顺法、散法等以舒筋。

4. 小针刀疗法

患侧下肢伸膝位局部麻醉后，术者左手将髌骨向下推挤，使髌尖部翘起并固定。进小针刀抵住髌骨下缘骨质后，在脂肪垫于髌下缘的附着处纵行摆动剥离数次，以松解粘连。酒精棉球按压针孔，无菌敷料包扎。

（四）简易疗法和偏方

参照"髌部扭挫伤"部分。

【西医治疗】

1. 西药治疗

消炎镇痛类药，用于炎症明显、疼痛重者。常用口服药有：扶他林，每次 25mg，每日 3 次；英太青，每次 50mg，每日 2 次；芬必得，每次 300mg，每日 2 次。

2. 封闭治疗

以泼尼松龙 12.5～25mg 加 2% 利多卡因 3～5ml，于髌下缘疼痛最剧烈处局封。要求把药物注射到髌骨、髌韧带和髌下脂肪垫三者交界处。

3. 物理治疗

常用的方法有红外线、微波、短波、干扰电和超声波等理疗，可减轻伤后局部症状。

【预防与调护】

（1）注意膝部保暖，对伴有膝部其他疾病者，应同时给予治疗。

（2）加强股四头肌的舒缩锻炼和膝眼的自我按揉活动。

【营养配餐】

参照"髌部扭挫伤"部分。

【结语】

增强股四头肌力量练习，穿半高跟鞋，预防膝反张，防止本病。

十四、髌前滑囊炎

髌前滑囊位于皮肤与髌骨、髌韧带之间，覆盖于髌骨的下半部和髌韧带的上半部。髌前滑囊有三，即髌前皮下囊、髌前筋膜下囊、髌前腱下囊。髌前滑囊炎是由于外伤或反复摩擦等慢性刺激而出现的以滑液增多、滑膜囊肿大为主要表现得一种疾患。

【临床表现与诊断】

（1）急性滑囊炎多由外伤或感染所致。慢性滑囊炎多与职业性慢性劳损有关。

（2）急性滑囊炎表现为髌前疼痛及肿胀，压痛轻微，波动征阳性，髌骨和膝关节受限不明显。慢性滑囊炎可见髌前肿胀、压痛和粗糙的摩擦音。

（3）滑膜囊穿刺可得淡红色或棕黄色滑液，培养无细菌生长。

（4）感染性滑囊炎局部症状加重，髌前红肿热痛，可有全身症状，滑膜囊穿刺可得脓液。

（5）X线摄片检查多无异常。

【鉴别诊断】

感染性滑囊炎应与膝关节化脓性关节炎相鉴别。膝关节化脓性关节炎起病急，有全身不适，高热畏寒，膝关节红肿疼痛，皮温高，关节稍活动即疼痛剧烈，患肢不敢负重，关节穿刺可见脓液，细菌培养阳性。X片显示膝关节周围软组织肿胀，关节间隙增宽。

【中医治疗】

（一）辨证分型

1. 瘀血留滞型

证候：膝部受伤后，髌前肿痛明显，广泛瘀斑，压痛较甚，膝关节活动明显受限，舌暗红或瘀斑、脉弦有力。

治法：活血化瘀、消肿止痛。

主方：活血祛瘀汤加减。若痛甚者，加延胡索；便秘者去骨碎补、乳香、没药，加郁李仁、火麻仁。

2. 气虚湿阻型

证候：关节局部肿痛呈反复性，每因劳累后加重，面白无华，纳呆，舌淡胖、边有齿痕、苔白滑或腻、脉细无力或濡。

治法：益气活血、消肿祛湿。

主方：八珍汤加减。若肿甚，加木瓜、木膝、独活、五加皮；若痛甚，加乳香、没药、穿山甲、陈皮、枳壳；若气虚，加黄芪、肉桂。

3. 湿热壅盛型

证候：有感染病灶，膝前红肿灼热，疼痛较剧，身体发热，口渴，舌质红、苔黄腻、脉滑数。

治法：清热解毒、祛湿活络。

主方：五味消毒饮或仙方活命饮加减。湿重治宜健脾利湿、祛风散寒，可选健脾除湿汤加减；肿痛甚者加桃仁、红花、三七；热盛者加生地、丹皮、赤芍、泽兰、乳香、没药。

（二）中成药

回生第一丹：每次 1.0g，每日 2~3 次；或三七伤药片、沈阳红药、骨折挫伤散等，适用于急性期损伤。祖师麻片：每次 3 片，每日 3 次，可用于疼痛甚者。小活络丹：每次 1 丸，每日 2~3 次，可用于寒邪偏胜者。

（三）中医外治

1. 中药外用药

可外贴万应膏、麝香壮骨膏及消瘀滞痛膏等。或用熨风散热敷，骨科腾洗药、海桐皮汤熏洗患处。

2. 针灸疗法

可取膝前阿是穴、内外膝眼、鹤顶、梁丘、血海、犊鼻、膝阳关、阳陵泉、足三里等穴，每次 6~8 穴，接电针刺激仪，10 次为一疗程。

3. 推拿疗法

用于非化脓感染，患者仰卧位，医者两手指在髌前肿胀部位点按，逐渐加力，再辅以局部推揉。

（四）简易疗法和偏方

参照"坐骨结节滑囊炎"部分。

【西医治疗】

1. 西药治疗

消炎镇痛类：用于炎症明显疼痛重者。常用药有：扶他林，每次 25mg，每日 3 次口服；萘丁美酮，每次 1.0g，每日 1 次口服；芬必得，每次 300mg，每日 2 次口服。

若局部有感染者，可根据病情选用抗生素。

2. 封闭治疗

用于非化脓感染，先将囊内液体抽出，再以泼尼松龙 12.5~25mg 加 2% 利多卡因 2~4ml 注入，然后加压包扎。

3. 物理治疗

非化脓感染可用红外线、超声波和中药离子导入等理疗。

4. 手术治疗

反复发作的慢性滑囊炎，可手术切除；感染者，如已化脓，则切开排脓、引流。

【预防与调护】

平时避免膝前部局部过多的不良刺激，注意保暖。

【营养配餐】

参照"坐骨结节滑囊炎"部分。

【结语】

经长期非手术疗法仍不见效，局部肿胀疼痛剧烈，严重影响工作者，可考虑手术摘除滑囊治疗。

十五、腘窝囊肿

腘窝囊肿又称"Baker's 囊肿"，为发生于腘窝的囊性肿物，内为胶冻状液体，常与关节腔相通，有时甚至是后关节囊的疝出，起源于关节内部分的腘肌腱滑囊。最常见的腘窝囊肿系膨胀的腓肠肌—半膜肌腱滑囊，此种囊肿经关节囊后壁的小孔与关节腔相通。

腘窝囊肿多数发生于中年后，有时为双侧发病，多无明显诱因，囊肿生长缓慢。

【临床表现与诊断】

（1）囊肿生长缓慢，起初无症状，或膝关节轻度不适、或力弱、或屈曲受限。

（2）腘窝部触及囊性肿物，表面光滑，质地较软，压痛不明显，与皮肤不粘连，有移动感。肿物随膝关节伸直而隆起，张力增高而变硬，屈曲时缩小或不见，张力变低而变软；慢慢用力按压可缩小或消失，但可复发，再肿大。

（3）X 线摄片检查多无异常表现，腘窝部有一个球形的软组织阴影。膝关节造影可显示腘窝囊肿与膝关节腔相通。

（4）B 超检查腘窝部可显示囊性肿物及肿物的大小，并观察囊肿与关节腔是否相连通。

【鉴别诊断】

1. 半月板囊肿

多位于膝外侧，关节间隙平面、侧副韧带前面的肿物，肿物较突出，膝伸直时变小或消失，膝稍屈时张力大，有压痛。

2. 腘窝动脉瘤

腘窝包块，中老年人多见，动脉硬化症可并发动脉瘤，大范围内能扪及与动脉一致的波动，若发现震颤与杂音，即可确诊。

3. 腘窝静脉曲张

为柔软、形态不定的一团曲张静脉。

4. 腘窝脂肪瘤

质地较软，小者不影响膝关节功能，穿刺肿物抽不出内容物。

【中医治疗】

1. 中药外治

可外贴万应膏、麝香壮骨膏及消瘀滞痛膏等。或用熨风散热敷，骨科腾洗药、海桐皮汤熏洗患处。

2. 推拿疗法

对于那些与关节腔不通的大的囊肿，患者膝关节于屈曲位，医者用指将囊肿推挤到一边，最好压在骨性的壁上，将其囊壁挤破，待囊肿消失，再施以揉按，局部加以棉球垫压迫包扎。

【西医治疗】

1. 穿刺抽液

囊肿如果不与关节腔相通，可穿刺抽液减轻张力，缓解疼痛。复发率较高。

2. 物理治疗

常用的方法有红外线、微波、短波、干扰电和超声波等理疗，可减轻伤后局部症状。

3. 手术治疗

腘窝囊肿长期存在或反复出现，妨碍关节运动时，可行手术切除。先尽可能切除腘窝囊肿壁，缝合囊肿的内口，并翻腓肠肌内侧头肌腱（关节面）腱瓣加强缝合修复囊肿疝口。术后腘窝用棉垫绷带加压包扎，限制下肢活动 3 周。

【预防与调护】

如膝关节得到真正充分的休息，囊肿可缩小，疼痛也可明显减轻。

【营养配餐】

参照"髋部扭挫伤"部分。

【结语】

通常传统的治疗方法的复发率都很高。穿刺抽吸不能解除腘窝囊肿产生的病因，复发不难理解。开放手术失败的原因可能是由于术中解剖变异、手术技巧等原因常常难以正确判断囊肿的开口，有时甚至不能完整切除囊壁。

十六、腓肠肌损伤

腓肠肌有两个头，即内侧头和外侧头，两头分别起于股骨的内上髁和外上髁，然后下行与比目鱼肌会合共同组成跟腱，止于跟骨结节。

腓肠肌损伤有急性损伤和慢性劳损之分，急性损伤多由于外力使腓肠肌过度收缩或牵拉，导致肌纤维撕裂、出血，多见于运动员；慢性劳损是由于腓肠肌的慢性积累性损伤，或因急性损伤未获及时而有效的治疗，导致肌肉水肿、渗出，产生无菌性炎症，久之则发生粘连甚至纤维化。如再受风寒湿邪，病情往往加重，多见于登山队员、售货员等。

【临床表现与诊断】

（1）急性腓肠肌损伤，有剧烈运动史或扭伤史。

（2）慢性腓肠肌损伤，有急性腓肠肌扭伤失治或慢性劳损病史，或与一定的职业工种有关，如长期走路等。

（3）小腿后部疼痛、肿胀、且局部发硬，小腿不敢伸直，行走和跑跳时均使疼痛加重。

（4）腓肠肌有广泛而轻重不等的压痛，跛行步态，腓肠肌抗阻力试验阳性。

（5）X 线摄片检查多无异常表现。

【鉴别诊断】

跟腱周围炎

体力劳动者多见，跟腱周围肿胀、压痛，接诊时局部有捻发音。

【中医治疗】

（一）辨证分型

1. 气滞血瘀型

证候：见于损伤初期，局部疼痛，肿胀，瘀斑，压痛，如肌肉断裂者疼痛剧烈，在断裂处可扪及肌肉凹陷，步态跛行，舌暗红、脉弦。

治法：行气、活血、止痛。

主方：桃红四物汤、复元活血汤、舒筋活络汤加减。若疼痛明显，加乳香、没药以增加活血止痛之效。

2. 寒湿痹阻型

证候：小腿肌肉疼痛、肿胀反复、时轻时重、或僵硬、酸痛肿痛，舌淡胖、苔白滑、脉沉弦或滑。

治法：活血补气、疏通经络。

主方：补阳还五汤加减。若肿胀、质硬者，加乳香、没药、三棱、莪术以活血散结。

3. 气血虚损型

证候：局部肌肉萎缩，肿胀不明显，劳累后肌肉酸痛，面色苍白，少气懒言，舌淡、脉细无力。

治法：补益气血、养血荣筋。

主方：八珍汤或当归鸡血藤汤加减。

（二）中成药

（1）损伤初期：回生第一丹，每次1.0g，每日2～3次。

（2）损伤后期：小活络丹，每次1丸，每日2～3次。

（三）中医外治

1. 中药外用

可外贴万应膏、麝香壮骨膏等。或用骨科腾洗药、海桐皮汤熏洗患处。

2. 针灸疗法

常用阿是穴、承山、足三里、阳陵泉、昆仑等穴。每次6～8穴，10次为一疗程。

3. 推拿疗法

沿腓肠肌走行方向用揉法、弹筋法、分筋法、顺法、按法等手法。

（四）简易疗法和偏方

参照"髋部扭挫伤"部分。

【西医治疗】

1. 西药治疗

消炎镇痛类药用于炎症明显、疼痛重者。常用口服药有：扶他林，每次25mg，每日3次；英太青，每次50mg，每日1次；芬必得，每次300mg，每日2次。

2. 封闭治疗

以泼尼松龙12.5～25mg加2%利多卡因2～4ml，于疼痛最明显处局封。

3. 物理治疗

常用的方法有红外线、微波、短波和超声波等局部理疗，可减轻伤后症状。每日一次，每次30分钟。

【预防与调护】

（1）平时预防为主，要加强体育锻炼，提高肌肉的耐受力，并避免劳损。

（2）急性炎症期过后，要长期坚持腓肠肌的锻炼，增强肌力，增加肌肉的耐受性。

【营养配餐】

参照"髋部扭挫伤"部分。

【结语】

急性炎症期要适当休息，以减少炎症的渗出，同时要防寒保暖，促进渗出液的吸收。

十七、踝关节扭伤

踝关节的内、外侧有内侧副韧带和外侧副韧带。内侧副韧带又称三角韧带，起于内踝，自下呈扇形止于足舟状骨、距骨前内侧、下跟舟韧带和跟骨的载距突，此韧带相对坚强，不易损伤；外侧副韧带起自外踝，止于距骨前外侧的为腓距前韧带，止于跟骨外侧的为腓跟韧带、止于距骨后外侧的为腓距后韧带，该韧带相对薄弱，容易损伤。

踝关节扭伤临床上分为内翻型和外翻型，以内翻损伤多见，可发生于任何年龄，但多以青壮年较多。

【临床表现与诊断】

（1）有踝关节内翻或外翻受伤史，多因行走不平道路，上下楼梯时不慎跌倒而引起。

（2）伤后局部肿胀、疼痛、瘀血，不能行走或勉强行走。

（3）局部压痛明显，若内翻扭伤将踝关节作内翻动作，外踝前下方剧痛；若外翻扭伤将踝关节作外翻动作，则内踝前下方剧痛。

（4）X线摄片检查：可作与受伤姿势相同的踝关节内翻位或外翻位的摄片，如有韧带断裂可显示患侧关节间隙增宽，并可除外踝关节撕脱性骨折。

【鉴别诊断】

踝部骨折

局部压痛明显，可有骨擦音、畸形等，X线摄片检查有骨折征象。

【中医治疗】

（一）辨证分型

1. 气滞血瘀型

证候：损伤初期，踝关节肿痛，活动时加剧，皮下有瘀斑，关节活动受限，舌红、边有瘀点、脉弦。

治法：活血散瘀、消肿止痛。

主方：桃仁四物汤加减。宜加苏木、乳香、没药、牛膝等以增加活血通络之功。

2. 筋脉失养型

证候：损伤后期，踝关节慢性疼痛、轻度肿胀，或可触及硬结，步行欠力，舌淡苔薄、脉弦细。

治法：养血荣筋、活络止痛、补养肝肾。

主方：补筋丸加减。

（二）中成药

（1）损伤初期：回生第一丹，每次 1.0g，每日 2~3 次；云南白药、中华跌打丸内服。

（2）损伤中后期：正骨紫金丹，每次 3g，每日 3 次。小活络丹，每次 1 丸，每日 2~3 次。

（三）中医外治

1. 中药外用

可外贴万应膏、麝香壮骨膏及消肿止痛膏等。或用骨科滕洗药、四肢损伤洗剂、腾洗药及海桐皮汤熏洗患处。

2. 针灸疗法

常用阿是穴、太冲、跗阳、丘墟、解溪、商丘、昆仑等穴。每次 6~8 穴，10 次为一疗程。

3. 推拿疗法

伤后 2~3 天肿胀明显者，不宜重手法刺激。对单纯韧带扭伤或韧带部分撕裂者，可进行理筋。患者平卧，医者一手托住足跟，一手握住足尖，缓缓作踝关节的背伸、跖屈及内翻、外翻动作；然后用两掌心对握内外踝，轻轻用力按压，有散肿止痛作用；并由下而上理顺筋络，反复进行数遍；再于商丘、解溪、丘墟、昆仑、太溪等穴位上按摩。

（四）简易疗法和偏方

参照"髋部扭挫伤"部分。

【西医治疗】

1. 西药治疗

消炎镇痛类药：用于炎症明显、疼痛重者。常用口服药有：扶他林，每次 25mg，每日 3 次；芬必得，每次 300mg，每日 2 次。

2. 固定

症状轻微者，可用弹性绷带包扎或胶布粘帖法固定，限制踝关节的活动。症状较重者，应用托板或石膏托外固定。踝关节内侧韧带断裂，一般勿需手术治疗，用托板或石膏将踝关节固定于内翻位 3~4 周；踝关节外侧韧带完全断裂，用钢丝托板或石膏将踝关节固定在外翻位 3~4 周。

3. 封闭疗法

以泼尼松龙 12.5~25mg 加 2% 利多卡因 3~5ml，于踝关节疼痛最剧烈处局封。

4. 物理治疗

常用的方法有红外线、微波、短波、干扰电和超声波等理疗，可减轻伤后局部症状。

5. 手术治疗

踝关节外侧韧带断裂，X 线摄片显示距骨倾斜度大于 15° 时，应考虑手术修补外侧韧带，术后小腿石膏托固定 6 周。

【预防与调护】

（1）踝部扭伤早期，瘀肿严重者可局部冷敷，忌手法按摩。

（2）踝关节外固定，在固定期间作足趾屈伸活动；解除固定后开始锻炼踝关节的屈伸功能，并逐步练习行走。

（3）踝关节的严重扭伤、韧带撕裂伤，易造成韧带松弛，要注意避免反复扭伤以免形成习惯性。如反复扭伤者，可穿包帮鞋保护踝部，并将鞋外侧加高 1～1.5cm。

（4）在恢复期，手法适当加重，同时可以配合局部热敷，或活血通络之中药外洗，常能收到比较满意的疗效。

（5）注意损伤的局部应防寒保暖。

【营养配餐】

参照"髋部扭挫伤"部分。

【结语】

踝关节在急性扭伤后，如果没有正确地处理，尤其是过早的开始活动、站立，就会影响关节囊、关节韧带的恢复。剧烈疼痛或肿胀持续不退并有内出血时，可能是骨折，必须去医院就诊。

十八、跟腱周围炎

跟腱由腓肠肌与比目鱼肌的肌腱联合组成，止于跟骨结节，主要功能是使踝关节作跖屈运动。跟腱是人体最强有力的肌腱，承受负重步行、跳跃、奔跑等强烈的牵拉力量。

跟腱周围炎是指跟腱周围的脂肪组织、腱膜和跟腱下滑囊，因受到外伤或慢性劳损引起的炎性改变。局部反复过度疲劳引起跟腱周围组织血管损伤和血液循环障碍，从而使腱周组织增生变厚，粘连变性。一次急性拉伤或挫伤，也能导致跟腱周围炎。故临床可分为急性和慢性损伤。

【临床表现与诊断】

（1）有跟腱外伤或劳损史，行走、跑跳或踮足时跟腱疼痛，或跟腱负荷过重疼痛加剧病史。

（2）急性损伤时，可见跟腱周围肿胀、压痛，踝关节的屈伸可引起疼痛加剧，跟腱周围皮肤温度增高。

（3）损伤早期，跟腱两侧有压痛和捻发音。损伤后期，可在局部出现梭形肿大，压痛明显，局部发硬，呈梭状改变。小腿三头肌抗阻力试验阳性。

（4）X线摄片检查可能发现有跟腱周围的变性钙化影。

【鉴别诊断】

闭合性跟腱断裂

多发生于年轻人，多由于骤然足用力跖屈所致，感觉跟腱部位骤然疼痛，走路时跖屈无力，跟腱止点上方有压痛，断裂处可触及凹陷，伤肢单腿站立时不能抬起足跟。

【中医治疗】

（一）辨证分型

1. 气滞血瘀型

证候：跟腱周围肿痛，皮肤灼热，压痛，可触及捻发音，舌质红、苔薄黄、脉弦滑或弦细。

治法：通经活络、消肿止痛。

主方：桃红四物汤、复元活血汤加减。若肿痛明显，加乳香、没药、大黄以增加消肿止痛之效。

2. 虚寒型

证候：跟腱周围疼痛，出现梭形肿大或发硬，压痛明显，劳累后疼痛加重，休息后减轻，喜揉喜按，舌质淡苔薄白、脉细或沉细。

治法：散寒祛风、舒筋活络。

主方：舒筋丸加减。若肿痛甚、日久难愈者，加鸡血藤、地龙、全蝎等养血通络之药。

（二）中成药

（1）损伤初期：回生第一丹，每次 1.0g，每日 2~3 次；三七伤药片，每次 3 片，每日 3 次。

（2）损伤中后期：正骨紫金丹，每次 3g，每日 3 次。

（3）损伤后期：小活络丹，每次 1 丸，每日 2~3 次。

（三）中医外治

1. 中药外用

外用骨科擦剂、腾洗药、麝香壮骨膏等。

2. 推拿疗法

（1）捋顺法：患者仰卧位，医者一手拿起足趾部，将踝关节背屈，使跟腱处于紧张状态，另一手用、示指沿跟腱发炎处用捋顺手法，以促进局部血液循环，解除粘连，消肿止痛。

（2）㨰捏法：患者仰卧位，小腿及足部垫以软枕，医者用㨰法、捏法治疗小腿后部肌肉及跟腱，手法由轻渐重、由浅及深，以有明显酸胀感为宜，自上而下，反复4~5次。

（3）拿捻法：患者仰卧位，屈膝90°、踝关节跖屈，以充分放松跟腱，医者一手握足背，另一手在小腿后侧施轻快柔和的拿法；用拇、示指相对作跟腱周围捻法，以散其结；随后握足背之手将踝关节摇动，并慢慢加大幅度使踝关节背伸。

（四）简易疗法和偏方

参照"髋部扭挫伤"部分。

【西医治疗】

1. 西药治疗

首选非甾体消炎类药。常用口服药有：扶他林，每次 25mg，每日 3 次；芬必得，每次 300mg，每日 2 次；英太青，每次 50mg，每日 2 次。

2. 封闭治疗

是常用的一种治疗方法，以泼尼松龙 12.5 ~ 25mg 加 2% 利多卡因 2 ~ 4ml，局部注射在跟腱周围，但不可注于跟腱肌腱内。

3. 物理治疗

常用的方法有红外线、超声波及中药离子导入法等理疗。

【预防与调护】

（1）避免踝关节剧烈的跖屈运动。

（2）发病时卧床休息，抬高患肢，减轻或避免踝关节的活动；严重者可将踝关节固定于跖屈位 2 ~ 3 周。

【营养配餐】

参照"髋部扭挫伤"部分。

【结语】

由于不可能长期限制患者行走活动，故易于迁延成慢性疼痛。因此在治疗时注重早期的正确处理和后期的功能锻炼，即动静结合，以利于患者功能的康复。

十九、跟腱断裂

跟腱损伤可因直接暴力或间接暴力所致，以直接暴力多见。多发生于 20 ~ 40 岁男性，临床上分为完全性断裂与不完全性断裂。

直接暴力损伤常发生于锐器割裂伤，多造成跟腱开放性断裂伤，其断面较整齐，腱膜也同时受到损伤。

间接暴力伤多由跟腱本身存在病理改变，如职业性运动伤造成的小血管断裂，肌腱营养不良，发生退行性改变，跟腱钙化等，剧烈运动时，小腿三头肌的突然收缩，使跟腱受到强力牵拉，而引起跟腱部分或完全撕裂，此种撕裂伤的断面参差不齐，其主要断面多在跟腱附着点上方 2 ~ 4cm 处，腱膜可以完整，少数患者于跟腱附着部或近于肌腹部断裂。多见于演员、运动员。

直接与间接暴力的联合损伤，在跟腱处于紧张状态时，受到垂直方向的外力，加之小腿三头肌的突然猛力收缩，如被踢伤或器械击伤造成的断裂多为横断，局部皮肤挫伤较严重，周围血肿较大，断面参差不齐，常见于产业工人。

【临床表现与诊断】

（1）有明显的外伤史。开放性损伤易于诊断，肉眼可见到跟腱部断裂。

（2）闭合性跟腱断裂时，患者常听到小腿或足部有响声，其后立即出现剧痛不能行走。但部分患者，症状可以不典型。

（3）跟腱部肿痛、压痛、有皮下瘀斑，足跖屈无力，走路跛行；在断裂处可摸到凹陷空虚感，足背伸时更明显，跟腱近端由于小腿三头肌的收缩而向上回缩，在腓肠肌腹内可摸到隆起物。日久，足被动背伸幅度大于正常侧，但主动跖屈力差或丧失，甚至不能提足跟站立。

（4）捏小腿三头肌试验阳性。跟腱完全断裂时，患足跖屈功能消失，部分断裂时跖屈功能部分丧失。

（5）X线摄片检查：跟腱阴影不连贯或紊乱，跟腱紧张度消失，跟腱前脂肪垫后移。还可观察有无合并骨折与跟腱钙化。

【鉴别诊断】

跟骨骨折

在跟骨部位压痛、叩击痛，或有骨擦音、畸形等，X线摄片检查有骨折征象。

【中医治疗】

（一）辨证分型

1. 气滞血瘀筋伤型

证候：伤后肿胀严重，剧烈疼痛，皮下瘀斑，足跖屈无力，活动受限，舌暗瘀斑、脉弦或涩。

治法：活血化瘀、消肿止痛。

主方：舒筋活血汤加减。若疼痛明显，加乳香、没药以增加活血止痛之效。

2. 筋脉失养型

证候：伤后迁延，伤气伤血，钝痛酸痛，喜揉喜按，肌肉萎缩，足跖屈无力，舌淡、无苔、脉细。

治法：补阳肝肾、舒筋活络。

主方：补筋丸或壮筋骨丸加减。若膝软无力加续断、杜仲、山药、山萸肉以强筋壮骨。

3. 湿阻筋络型

证候：伤后日久，肿胀反复，时轻时重，酸楚肿胀，或见筋粗筋结，屈伸不利，舌淡胖、苔白滑、脉沉弦或滑。

治法：温化寒湿、通经活络。

主方：麻桂温经汤加减。若肿甚加木瓜、牛膝、五加皮、防己以散寒通络。

（二）中成药

（1）损伤初期：回生第一丹，每次 1.0g，每日 2～3 次。

（2）损伤后期：小活络丹，每次 1 丸，每日 2～3 次。

（三）中医外治

1. 中药外用

损伤后期外用散瘀和血汤、海桐皮汤熏洗。

2. 推拿疗法

是用于跟腱部分撕裂损伤，将患足跖屈，在肿痛部位作较轻的按压、顺推，并在小腿三头肌肌腹处作按压揉拿，使肌肉松弛以减轻近段跟腱回缩，促进功能恢复。亦适用于手术后恢复期。

（四）简易疗法和偏方

参照"髋部扭挫伤"部分。

【西医治疗】

1. 西药治疗

消炎镇痛类药：用于炎症明显、疼痛重者。常用口服药有：扶他林，每次 25mg，每日 3 次；萘丁美酮，每次 1.0g，每日 1 次；芬必得，每次 300mg，每日 2 次。

2. 固定

跟腱部分撕裂损伤者，在理筋手法后，可用夹板或石膏托将踝关节固定于跖屈位 4～6 周。跟腱修补缝合术后，应管型石膏将膝关节屈曲、踝关节跖屈位固定，3 周后改用高跟短腿石膏外固定，6 周解除固定。

3. 手术治疗

是用于新鲜的跟腱完全性断裂损伤或开放性断裂损伤，宜早期施行手术修补缝合。

【预防与调护】

固定期间抬高患肢以利消肿，禁止踝部背伸活动。解除固定后，改穿高跟鞋，使跟腱处于松弛状态，开始锻炼踝关节的伸屈功能，并逐步练习行走，半年内不做足踝部的剧烈运动。

【营养配餐】

参照"髋部扭挫伤"部分。

【结语】

对于新鲜完全性或开放性跟腱断裂，宜早期施行手术缝合。对陈旧性断裂伤，因腓肠肌短缩，一般常做跟腱修补。

二十、跟痛症

跟痛症是跟部周围疼痛疾病的总称，包括跟骨下滑囊炎、跟骨下脂肪垫损伤、跖筋膜起点筋膜炎及跟骨骨刺等。好发于 40～60 岁的中年和老年妇女。

跟部皮肤是人体最厚的皮肤，其皮下脂肪致密而发达，又称脂肪垫。在脂肪垫与跟骨之间有滑液囊存在，跖腱膜及趾短屈肌附着于跟骨结节前方。随着机体素质的下降，长期慢性的劳损，以及某些持久的站立、行走的刺激均可发生跟骨周围的痛症。

【临床表现与诊断】

（1）有足跟部急性或慢性损伤史。

（2）跟骨下脂肪垫炎：多有外伤史，站立或走路时跟骨下方疼痛，压痛范围较广，不限于跟骨结节内下方，没有囊性感但有僵硬肿胀感。

（3）跟骨下滑囊炎：走路或站立时跟下疼痛明显，跟骨结节下方肿胀、压痛，按之有囊性感。

（4）跖筋膜起点筋膜炎：患者身胖体重，起病缓慢，晨起下地足跟疼痛，稍走动后明显缓解，但行走较多，疼痛又明显加重，有碍行走活动。疼痛位于跟骨结节前方偏内侧，局部微肿，在跟骨内侧结节处或跟骨压痛明显。

（5）跟骨骨刺：病程长久者，在跟骨结节负重面可产生骨质增生（跟骨骨刺），有人认为骨刺的方向与疼痛有关，骨刺与跟骨底面平行，可能没有疼痛，骨刺斜向下方，常有疼痛。

（6）肾虚性跟痛症：患者行走、站立时觉双腿酸软无力，双跟部酸痛，走路越长酸痛越明显，按压时没有固定的痛点。

（7）临床上一般分三类：

①跟后痛：主要有跟后滑囊炎、跟腱止点撕裂伤、痹证性跟痛症。

②跟下痛：主要有跖筋膜起点筋膜炎、跟骨下滑囊炎、跟骨下脂肪垫炎、肾虚性跟痛症。

③跟骨骨病：跟骨本身的疾病，如跟骨骨髓炎、骨结核、偶尔也是良性肿瘤或恶性肿瘤的易患部位，但在此不属伤筋学范围。

（8）X线摄片检查有助于骨刺的诊断，可排除跟骨的骨质病变。

【鉴别诊断】

1. 跟骨骨骺炎

即跟骨粗隆骨骺无菌性坏死，又称塞维尔（Sever）病或 Haglund 病，好发于 8 ～ 12 岁儿童，男孩多见，外伤史不明显，跟骨下方疼痛及压痛，有轻度肿胀，跛行，运动后疼痛加重。X线可显示跟骨骨骺小而扁平，外形不规则，骨化不全或有硬化、碎裂现象。

2. 跟骨结核

多发于青少年，局部微热，肿痛范围大，可有脓肿、窦道形成。有明显的结核中毒症状，午后低热，贫血、盗汗、血沉快等，X线可显示跟骨骨质呈磨沙样玻璃样，可有死骨和空洞。

3. 跟骨周围化脓性感染

足跟部软组织化脓感染虽有跟痛症状，但局部有红、肿、热、痛，严重者有发热、白细胞高等全身症状。

【中医治疗】

（一）辨证分型

1. 痹证型

证候：跟部肿胀、疼痛，皮肤色红，皮温稍高，跟骨部压痛，活动稍有跛行，跟部受力时疼痛加重，寒湿者舌淡胖、苔白滑、脉沉弦或滑；湿热者舌质红、苔黄腻、脉滑数。

治法：祛风除湿、通络止痛。

主方：独活寄生汤加减。若疼痛较重者，加制川乌、蜈蚣、红花；寒邪偏重者，加附子、干姜；湿邪偏重者，加防己、苍术；热盛者加生地、丹皮、赤芍、泽兰等。

2. 肾虚型

证候：年老体弱或久病长久卧床不起者，足不能负重，两腿酸软无力，两足跟部酸痛，行走时间越长，酸痛越明显，舌淡苔白、脉细无力。

治法：补肾益气、强壮筋骨。

主方：六味地黄丸、金匮肾气丸加减。

（二）中成药

六味地黄丸：每次 1 丸，每日 2 次。金匮肾气丸：每次 1 丸，每日 2 次。

（三）中医外治

1. 中药外用

局部外用八仙逍遥汤熏洗患足，或用熨风散作足部热熨，每次半小时，每日 2 ～ 3 次。

2. 推拿疗法

在跖腱膜的跟骨结节附着处作按压、推揉手法，以温运气血，使气血疏通，减轻疼痛。

（四）简易疗法和偏方

1. 点穴按摩法

用一手指尖尽力捏压另一手内掌纹尽处掌根部位（稍偏指侧），施术手另四指握手背作依托，在患者能接受的情况尽量用力。捏压 3 分钟后，变为一松一压，有规律、有节奏地点穴 36 次为 1 遍，缓解后再继续捏压 5 分钟。用此法治病：右足跟痛，点压左手；左足跟痛，点压右手。双足跟痛，可先后点压双手穴位。一般治疗 5 日后起效。

2. 运动疗法

双手扣脑后站立，然后蹲下，立刻再起来，如此为 1 次。每天做 200 次，分 2 回进行，3 个月可见效。

3. 拔罐法

选疼痛局部、阿是穴。采用闪罐法。用小号罐在足部疼痛部位进行闪罐治疗，反复 5 次。每日一次。

4. 民间偏方处方

（1）取仙人掌适量，刮去其两面毛刺，然后剖成两半，用剖开的一面敷于患足痛处，外用胶布固定，敷 12 小时后再换半片，冬天可将剖开一面烘热再敷患处，一般宜晚上敷，治疗期间宜穿布底鞋，适量活动，使气血经脉畅通。

（2）取米醋或陈醋 500 ～ 1000ml。先将醋加热后倒入盆中，然后先熏后洗患足，待温度合适时，再将患足放置在热醋中浸泡 20 分钟，一般每日熏洗 1 ～ 2 次，10 天为 1 个疗程。

（3）取较大的花岗石，煅烧后置于地，以童尿渍于上并立即将足跟部置于石上，任水汽蒸腾，切勿烫伤脚。无花岗石可用铁块代之。临床常用芒硝饱和液与白酒调匀，取代童尿，亦效。

【西医治疗】

1. 西药治疗

消炎镇痛类药：用于炎症明显、疼痛重者。常用口服药有：扶他林，每次 25mg，每日 3 次；英太青，50mg，每日 2 次；芬必得，每次 300mg，每日 2 次。

2. 封闭治疗

是常用的一种治疗方法，以泼尼松龙 12.5 ～ 25mg 加 2% 利多卡因 2 ～ 4ml，行跟骨局部痛点注射，1 周一次，3 次一疗程。

3. 物理治疗

常用的方法有红外线、超声波等理疗。

4. 手术疗法

对非手术治疗无效者，可考虑手术切除尖端向下的跟骨骨刺，或做胫后神经跟下支切断术。对休息后跟痛加重者，可行跟骨钻孔减压术治疗。

【预防与调护】

（1）急性期宜休息，并抬高患肢，症状好转后仍宜减少步行，鞋以宽松为宜，并在患足鞋内垫跟骨垫，以减少足部压力。

（2）让患者改穿高跟软底鞋，鞋跟高 3~4cm 为宜，配合每晚热水泡脚 0.5~1 小时。泡洗脚时用指在患处按揉、挤压。

【营养配餐】

1. 百花酿茄子

组成：茄子 2 个（约 250g），虾胶 100g，蒜茸、精盐、白糖、生抽、鸡精适量。

用法：茄子去蒂洗净，斜切连刀件，往夹缝处拍入生粉，酿入虾胶，用油锅煎至两面呈焦黄色时盛起，炒锅下油，爆香蒜茸，加入煎茄子炒匀，调入味料及适量汤水煨熟，用湿生粉打芡，炒匀上碟。

功效：散瘀止痛。

主治：跟痛症早期者。

2. 肉桂米粥

组成：肉桂 20g，粳米 50g。

用法：肉桂洗净，粳米淘清，置锅中，加清水 1000ml，急火煮开 5 分钟，改文火煮 30 分钟，分次服用。

功效：温中助阳，散寒止痛。

主治：跟痛症中后期，属肾阳虚型，足跟疼痛伴四肢不温者。

3. 大蒜炖鳖肉

组成：大蒜 25g，鳖 1 只（200g），姜、葱、黄酒、精盐。

用法：将鳖活杀，去内脏，洗净，大蒜去皮压碎，置锅中，加黄酒、姜、葱等，隔水炖熟，约 1 小时左右，分次服用。

功效：滋补肝肾。

主治：跟痛症中后期，属肾阴虚型，足跟疼痛，伴有形体消瘦，五心烦热者。

4. 黄豆猪蹄煲

组成：黄豆 200g，猪蹄 4 只，姜、葱、酒。

用法：将黄豆洗净浸泡 12 小时，猪蹄去皮毛、爪壳，斩成块，将黄豆和猪蹄置锅中，加少许清水、姜、葱、黄酒，急火煮开 5 分钟，文火煲 1 小时，分次服用。

功效：益精血，壮筋骨。

主治：跟痛症中后期，足跟疼痛，痛程较长，腰膝无力。

5. 红花羊骨汤

组成：红花 20g，羊骨 500g，姜、葱、酒。

用法：将羊骨洗净斩成块，开水浸泡 10 分钟，再浸于冷水中；将红花、羊骨置锅中，加清水 1000ml，加姜、葱、黄酒等，急火煮开 5 分钟，改文火煮 1 小时，分次服用。

功效：补肾强筋，活血止痛。

主治：跟痛症中后期，足跟疼痛，反复发作，疼痛固定不移者。

6. 芝麻胡桃散

组成：黑芝麻 500g，胡桃肉 500g。

用法：黑芝麻、胡桃肉洗净凉干，热锅中炒熟，研末，加白糖拌匀，分次食用。

功效：滋肾养阴。

主治：跟痛症属肾阴虚型，足跟疼痛，伴头晕目眩，五心烦热者。

7. 木耳芝麻汤

组成：黑木耳 50g，黑芝麻 50g。

用法：洗净的黑木耳炒黑，略带焦味；黑芝麻炒香。将木耳、芝麻置锅中，加清水 200ml，急火煮开 5 分钟，文火煮 20 分钟，纱布滤渣取汁，分次饮用。

功效：滋肾阴而润肠。

主治：跟痛症伴大便秘结，头发早白者。

8. 苦瓜拌豆腐

组成：豆腐 150g，苦瓜 150g。

用法：苦瓜去子洗净后切成薄片，用花生油将苦瓜炒至七成熟后放入豆腐，加入盐、味精调味，再煮 15 分钟后即可食用。每日一次，连服 2 周。

功效：清热降糖。

主治：跟痛症伴有糖尿病者。

【结语】

本症经综合治疗后，一般效果较好，惟肾虚性跟痛症，病程较长，治疗时间也较长。

二十一、踝管综合征

踝管综合征是指胫后神经及胫后肌腱等在胫骨内踝后下方的踝管内受压而引起的一组综合征。

踝管为足内踝后下方一个由后上向前下走行长约 2~2.5cm 的缺乏弹性的骨纤维管。其深面为跟骨、距骨及关节囊，浅面为跨于胫骨内踝及跟骨结节的分裂韧带。踝管内有胫后肌腱、屈趾长肌腱、胫后神经、胫后血管及足屈长肌腱。本病多发于 15~30 岁的青壮年男性，多为从事体力劳动或体育运动员，女性肥胖者也多发，单侧多于双侧。

【临床表现与诊断】

（1）发病缓慢，多有足踝部的外伤和劳损史。

（2）胫后神经受压症状，早期常在行走，久站或疲劳后内踝后方有不适感，患足底面烧灼或针刺感，活动后加重，甚至夜间可痛醒。严重者局部皮肤发亮、干燥、脱毛、无汗等自主神经功能紊乱征象。

（3）内踝后下方有压痛，有时可摸到一梭形肿大。Tinel 征阳性，即轻叩内踝后下方引起足底疼痛、针刺感加剧；足极度背伸或外翻时症状亦加剧；胫后神经所支持的足部内在肌肉有萎缩。

（4）压脉带试验阳性，用止血带和血压计在小腿充气，压力维持在收缩压与舒张压之间，使动脉畅通静脉回流阻滞 1 分钟，可引起内踝部疼痛及麻木为阳性。

（5）X 线摄片检查多无异常表现，少数显示距跟骨内侧骨质增生或骨刺形成。

【鉴别诊断】

1. 坐骨神经痛

是坐骨神经通路上的疼痛症状群，多数为神经外因素所致，多见于腰椎间盘突出症，也见于椎管内肿瘤、椎管狭窄、梨状肌损伤等所引起。

2. 趾间神经纤维瘤

以成人女性多见，起病于外伤、类风湿或畸形，于第 3、4 跖骨头或第 1、2 跖骨头部局限性疼痛、压痛，疼痛为间歇性，进行性，痛向足趾触电样放射，相邻跖骨头挤压试验阳性。

【中医治疗】

（一）辨证分型

1. 气滞瘀阻型

证候：局部皮肤发白、发凉，或皮肤干燥、漫肿或见皮肤发亮变薄，趾甲失泽变脆，足底肌萎缩，内踝后方可有胀硬感，或可扪及梭形肿胀，压痛，伴放射状麻木感，舌质红或有瘀斑、苔白或薄黄、脉弦。

治法：祛风活络、活血散结。

主方：小活络丹。

2. 肝血不足型

证候：局部皮肤发白、发凉，或皮肤干燥、漫肿或见皮肤发亮变薄，趾甲失泽变脆，足底肌萎缩，内踝后方可有肿硬感，或可扪及梭形肿胀，压痛，伴放射状麻木感，舌淡、脉弦细。

治法：养血荣经、舒筋活络。

主方：舒筋活血汤或壮筋养血汤加减。

（二）中成药

（1）损伤初期：回生第一丹，每次 1.0g，每日 2～3 次。

（2）损伤后期：小活络丹，每次 1 丸，每日 2～3 次。

（三）中医外治

1. 中药外用

金黄散、五虎丹等外敷，还可用骨科腾洗药熏洗。

2. 针灸疗法

取踝部周围阿是穴、三阴交、阴陵泉，太溪、照海、金门等穴。每日 1 次，10 次一疗程。

3. 推拿疗法

先点按足踝部相关穴位，于踝管部位施揉捻法；而后患者侧卧床上，足踝部放于床外，医者一手拿前足，一手拿足跟，指在上，晃拔外翻使足背伸，指自跗管远端向近端顺筋数次，可配合局部痛点弹拨法。每天一次，7 次一疗程。

（四）简易疗法和偏方

患者用双手指按于内踝后下方，施以按揉，弹拨，捋顺手法各数十次，然后摇晃足踝。配合每天热水泡脚 1~3 次。

【西医治疗】

1. 西药治疗

消炎镇痛类药：用于炎症明显、疼痛重者。常用口服药有：扶他林，每次 25mg，每日 3 次；萘丁美酮，每次 1.0g，每日 1 次；芬必得，每次 300mg，每日 2 次。

2. 封闭治疗

以泼尼松龙 12.5~25mg 加 2% 普鲁卡因 2~4ml，行踝管内局封，每周 1 次，3 次一个疗程。

3. 物理治疗

常用的方法有红外线、超声波等理疗。

4. 手术治疗

症状较重者，行踝管松解减压术。部分患者在胫后神经的深层有骨性隆起，手术时需将其凿去，并切除部分分裂韧带。

【预防与调护】

（1）注意休息，抬高患肢可减轻症状。

（2）平时行走时注意勿损伤踝部。

（3）症状严重者应适当控制踝部活动，症状缓解后可练习踝关节屈伸和内外翻活动或旋转活动。

【营养配餐】

参照"跟痛症"部分。

【结语】

一般情况下均可先采用手法、药物针灸封闭等治疗，如经 1~2 个月治疗后无效，甚至症状加重者，可考虑手术治疗。

二十二、踇囊炎

踇囊炎是踇外翻畸形的继发病，是中年以上妇女的足部常见病。踇外翻畸形大多数发生在有平足或长期穿紧小尖鞋者。

【临床表现与诊断】

（1）绝大多数伴有踇外翻畸形，或穿着不合适的鞋。

（2）早期症状不太明显，仅感局部微红或稍肿，穿尖头紧鞋时感有受压感，活动时有轻痛，行走较多时疼痛加剧。

（3）患处跖趾关节外突，皮肤又发红、肿胀、压痛、皮厚的感觉，并可触到一壁厚的滑囊。后可继发第 1 跖趾关节的骨性关节炎，活动受限。

（4）X 线摄片检查可见到第 1 跖趾关节的半脱位或骨质增生。

【鉴别诊断】

痛风性关节炎

对见于中老年男性，饮酒和进食高蛋白食物是发病的主要诱因。患者多于午夜突然出现单侧第一跖趾关节的剧烈疼痛，表现为关节红肿热痛、活动受限，大关节受累时可有关节腔积液。血尿酸增高，可作为早期诊断的重要指标，晚期 X 线检查为在骨软骨临近关节的骨质有圆形的穿凿样或不整齐的虫蚀样缺损。

【中医治疗】

1. 中成药

中华跌打丸：每次 1 丸，每日 2 次。独一味：每次 3 片，每日 3 次。祖师麻片：每次 3 片，每日 3 次。

2. 中药外用

局部可用消肿中药腾洗，外敷双柏散；合并感染可用金黄散外敷。

3. 推拿疗法

可于足内侧缘局部作揉按或一指禅推法，由近及远推至跖趾关节处，并将足趾向远端牵拉及内收，对症状有缓解作用。

【西医治疗】

1. 西药治疗

消炎镇痛类药：用于炎症明显、疼痛重者。常用口服药有：扶他林，每次 25mg，每日 3 次；萘丁美酮，每次 1.0g，每日 1 次；芬必得，每次 300mg，每日 2 次。也可用扶他林乳剂外涂。

2. 封闭治疗

以泼尼松龙 12.5～25mg 加 2% 利多卡因 2～4ml，于第 1 跖趾关节内侧部局封。

3. 物理治疗

常用的方法有红外线、超声波等理疗。

4. 手术治疗

对严重踇外翻畸形，伴有反复发作的踇囊炎，可考虑手术矫正畸形，切除踇囊。

【预防与调护】

（1）注意早期预防，穿宽大合适的鞋，不宜穿尖头高跟鞋，以避免摩擦。注意局部清洁，经常洗足，换袜子，防止踇囊炎急性发作，有平足畸形者也可穿平足矫形鞋。

（2）急性期应适当休息。伴有平足畸形者，应积极锻炼足部踇侧肌肉的力量、足底肌肉的自主收缩、足的内翻跖屈等运动。

【营养配餐】

参照"跟痛症"部分。

【结语】

本病是踇外翻畸形的继发病，随着踇外翻的矫正，本病会大为减轻。

第四节　躯干筋伤

一、颈部扭挫伤

颈部扭挫伤是指直接暴力或间接暴力，使颈部突然扭转或过度前屈、后伸，肌肉骤然收缩或过度牵拉而造成颈肌的部分或大部分肌纤维撕裂损伤，从而出现颈部的疼痛、功能受限等临床症状。其损伤的部位好发于胸锁乳突肌、斜方肌上不合斜角肌、颈夹肌及头长肌。青壮年发病率较高。

【临床表现与诊断】

（1）扭伤多为间接暴力致伤，颈部有明显的扭转损伤史。挫伤多为直接暴力所致，颈部有打击或撞击史。

（2）扭伤者颈部多出现一侧疼痛，头向患侧偏斜，颈部活动受限，并有肌肉痉挛；挫伤者局部可有肿胀，明显压痛，功能障碍。

（3）过伸损伤者患者颈部活动仍可良好，伤后一段时间出现颈部前后疼痛，双手托着头部，稍后活动即疼痛加重。若伤及气管和食管，可引起吞咽困难、声嘶；若伤及交感神经，可引起恶心、头晕、视力模糊、耳鸣，甚至心前区疼痛。损伤严重者，可致脊髓受伤，表现为上肢瘫痪症状重于下肢，手功能障碍重于肩肘部，出现感觉分离等。

（4）过屈损伤者疼痛和压痛可发生在颈后正中部，颈不稳定，用手托着头颈。挥鞭伤除有颈后韧带、棘上韧带等损伤外，疼痛往往持久，颈后软组织增厚，肌肉痉挛，头颈转动不便，并常固定在一定位置，活动不合适时还会出现一侧上肢闪电样疼痛或颈后剧痛。

（5）损伤后期或慢性损伤者往往局部（颈后）疼痛较轻，主要表现为颈部交感神经受压症状或眩晕，有的患者表现为典型的椎动脉颈椎病或交感神经型颈椎病。

（6）颈部损伤严重者可见椎体撕脱性骨折、棘突骨折或颈椎脱位等。

（7）实验室检查一般均无明显异常改变。

（8）X线摄片检查可见颈椎生理曲度改变，年龄大者可有颈椎骨质增生、项韧带钙化等退行性改变。

【鉴别诊断】

1. 落枕

其颈部症状有的与本病相似，但无明显外伤史，多发生于早晨起床后。

2. 环枢椎半脱位

颈部疼痛仅限于近后枕部，环枢椎开口位 X 线摄片可明确诊断。

【中医治疗】

（一）辨证分型

1. 气滞血瘀型

证候：颈部损伤后出现疼痛，且痛处固定，活动受限，压痛明显，舌暗或有瘀斑、脉沉涩。

治法：活血化瘀、舒筋活络。

主方：舒筋活血汤加减。

2. 肝肾不足型

证候：损伤日久后颈后酸胀不适，经久不愈，或颈后强痛麻木，有结节状或条索状物，舌淡、脉细缓。

治法：祛风除湿止痛，补气血，益肝肾。

主方：独活寄生汤加减。

（二）中成药

活血止痛胶囊：每次 3 粒，每日 3 次，适用于急性扭挫伤，颈部疼痛者。独一味胶囊：每次 3 粒，每日 3 次，以用于损伤日久经久不愈者。六味地黄丸：每次 20 粒，每日 3 次，与独一味胶囊合用效更佳。

（三）中医外治

1. 外用中药

可用麝香壮骨膏、伤湿止痛膏、狗皮膏、奇正消痛贴等在疼痛剧烈处敷贴。还可用活血化瘀、芳香祛湿、行气止痛之骨科腾洗药，用布袋缝装，蒸热敷于患处。

2. 针灸疗法

应用经络辨证，循经和损伤部位结合取穴。

（1）颈后部损伤者，多取手足太阳经和手足少阳经穴，主穴取天柱、风池、肩井、肩中俞、后溪，配穴相应夹脊穴、阿是穴、昆仑。

（2）颈前部损伤者，多取手足阳明经穴，主穴取扶突、天鼎、风池、合谷，配穴取阿是穴、天窗、悬钟、外关。

（3）急性损伤用泻法，慢性损伤中等刺激。也可采用艾条、艾炷灸、温针灸等在上述穴位上进行灸法治疗。

3. 推拿疗法

手法要求轻重适宜，"刚柔并济"，切记粗暴，一般以患者能够耐受为度，以免增加新的损伤。

（1）滚法：即用手第 4～5 掌指关节指侧放在患部，作上下来回滚动，约持续 3～4 分钟。

（2）提端摇晃捻转法：（以右侧筋伤为例）患者正坐凳上，医者在患者背后，用双手拇指放在患者枕骨后下方（相当于风池穴的上方），余双手四指托住下颌，双前臂压住患者双肩。双手合力将头向左侧方提起，同时作环转摇晃，逐渐将患者头向右后方旋转数次。

（3）提捏法：患者正坐凳上，医者站在患者背后，用一手拇指、食指捏住颈部僵硬之筋，反复提捏 5 次。

（4）点穴开筋法：患者正坐凳上，医者站在患者背后，逐次点百会、风池、肩井、肩髃、曲池、手三里、内外关、合谷、列缺。

（5）捻散法：患者正坐凳上，医者在患者背后，用双手大鱼际按压在颈部肩部疼痛之筋肌上，作前后捻散反复 5 次即可。

（四）简易疗法和偏方

1. 以头"写字"的运动疗法

以自己的头部摆动模仿笔，向空中做写字状，使点头的动作让颈部、头部的肌肉得到上下、左右、前后各方位的活动，消除局部的气血瘀滞、通经活络，防止肌肉粘连。可写"米"字，也可写自己的姓氏，感到头颈部发热时为止。

2. 热敷疗法

待到炎症疼痛减轻时，再考虑热敷。可采用热水袋、电热手炉、热毛巾及红外线灯泡照射均可起到止痛作用。必须注意防止烫伤。

3. 拔罐疗法

取颈部压痛最显处。用力揉按片刻，常规消毒后，以三棱针快速点刺 3～5 下，或用皮肤针中等度叩打，叩打面积，大小相当于罐口。然后，选用适当口径之罐具吸拔。配穴可取 1～2 个，针刺得气后，留针，再于针上拔罐。吸拔时间均为 10～15 分钟。起罐后，可在阿是穴用艾灸。隔日一次，5 次为一疗程。

4. 民间偏方处方

（1）取醋 300～500g 及姜汁 100g，加热至沸腾后，将毛巾浸入其中，浸泡一会儿，感觉不十分烫手时，将毛巾拧成半干敷在颈部肌肉疼痛处，保持 20～30 分钟。为了保持热敷的温度，可用两块毛巾轮换进行。一般治疗 1～2 次，疼痛即可缓解。

（2）取食醋 100g，加热至不烫手为宜，然后用纱布蘸热醋在颈背痛处热敷，可用两块纱布轮换进行，痛处保持湿热感，同时活动颈部，每次 20 分钟，每日 2～3 次，两日内可治愈。

（3）韭菜汁加热擦颈肩部痛点，日擦七八次，2～3 天可治好。

（4）细香葱头 120g，生姜 30g。捣烂外敷痛处，主治各种关节扭伤。

（5）熏洗法：艾叶、花椒各 50g，装入纱布药袋内。水煎，煮沸 3～5 分钟，倒入盆内，将患肩悬置于盆上方，以热气熏蒸患处周围数分钟，边熏边待温度适宜时将患处浸于药液中揉擦洗浴，每次 30 分钟左右。药液变凉时可重新加热。每日 1～2 次，每剂药可用 2～3 日。

【西医治疗】

1. 固定制动

早期可采用颈托或颈椎围领托，也可以用枕颌带持续牵引等方法固定颈椎。

2. 西药治疗

常用口服药有：芬必得，每次 0.3g，每日 2 次；英太青，每次 50mg，每日 2 次；鲁南贝特，每次 2 片，每日 3 次。

3. 物理治疗

常用的方法有：蜡疗、中低频治疗仪，微波治疗仪及离子导入法等。

4. 封闭疗法

一般以泼尼松龙 25mg 加 2% 利多卡因 2～5ml，由颈肩压痛最甚处注入局部病变组织内，5～7 天一次，3 次为一疗程。

【预防与调护】

（1）平时经常进行颈部功能锻炼，增强颈部肌力，维持颈部稳定，增强抗损伤的耐受力；做体育运动时要注意要领，做好运动前的预备活动。

（2）平时要注意自我保护，以防颈部遭受损伤。如坐车打瞌睡，遇到急刹车时头部突然后仰，可致颈部受损。

（3）颈部损伤合并骨折者，早期要注意颈部固定，避免再损伤。

【营养配餐】

损伤早期，饮食上以清淡为主，如蔬菜、蛋类、豆制品、水果、鱼汤、瘦肉等，忌食酸辣、油腻的食物，尤其不可过早地施以肥腻滋补之品，如骨头汤、肥鸡、炖鱼等，否则淤血积滞，难以消散，影响日后功能的恢复。

损伤中后期，淤肿大部分吸收。此期饮食宜由清淡转为适当的高营养补充。可在初期的食谱上增加田七煲鸡、动物肝脏之类，以补给更多的钙、蛋白质及维生素A、维生素D。饮食上可逐渐解除禁忌，食谱可添加老母鸡汤、猪骨汤、羊骨汤、鹿筋汤、炖鱼等；能饮酒者可选用中药泡酒饮用等。

1. 葛根炖金鸡

葛根50g加水700ml煎至500ml，滤过取汁。小公鸡1只宰杀后去毛、内脏，切块，放锅内用适量油稍炒。兑入葛根药汁、姜丝黄酒，文火焖烂，调入味精、细盐。佐餐食。

功可活血解肌，补血壮筋。主治跌打损伤，颈项痛。

2. 桃仁冬瓜米粥

组成：桃仁10g，冬瓜20g，粳米100g。

用法：桃仁捣烂如泥，用水研汁去渣，与冬瓜、粳米一同置锅中，加清水200ml，急火煮开3分钟，改文火煮30分钟，成粥，趁热食用。

3. 桃仁牛血羹

组成：桃仁12g，鲜牛血（已凝固）200g，精盐少许。

用法：将桃仁去皮、尖，研成细末。将桃仁末、牛血同放入锅中，加清水500ml，急火煮开，文火煲成汤，放入精盐调味，即可食用。功效活血通络止痛，适用于软组织损伤中期。

4. 黄酒鸡血饮

组成：活鸡热血15ml，热黄酒25ml。

用法：活杀鸡时取鸡热血15ml，即刻注入热黄酒内，趁热服用。功效行气通络散结。适用于软组织损伤后期瘀肿趋于硬结者。

5. 月季花饮

组成：月季花5g，红糖15g。

用法：将月季花洗净，置锅中，加清水200ml，急火煮沸5分钟，滤渣取汁，加红糖，分次饮服。

功效：活血消肿止痛。适用于软组织损伤初期，肿胀疼痛明显者。

【结语】

颈部扭挫损伤易后期遗留不适感，可配合功能锻炼，直到患者有意识地松弛颈部肌肉，练习颈部的屈伸旋活动，平时注意保持颈部于正常位置。

二、落枕

落枕又称失枕，多由于在无准备的情况下，颈部肌肉突然收缩，引起肌纤维部分撕裂或睡觉时姿势不对，颈部受强烈牵拉或者因风寒侵袭，气血凝滞，经络闭塞不通而致。它受累的组织有颈肌、关节突关节及副神经，多见于青壮年，与职业有一定关系，男多于女，冬春两季发病率较高。

【临床表现与诊断】

（1）患者平素喜卧高枕，或睡眠时姿势不良，或当风露宿的病史。常于晨起时发病，并反复发作，有自行缓解的倾向。

（2）常在睡眠起床后即感颈部疼痛不适，也可在突然颈部扭动后发病，出现颈项强痛，头部被逼迫于强制体位，颈部歪斜，头歪向患侧，不能做点头、仰头、转头活动，转头时常与上身同时转动，以腰部代偿颈部的旋转活动，疼痛可向肩背部放射

（3）病变累及颈肌时，在肌肉起止点，肌肉痉挛，呈斜颈状，压痛，触及条索状结节，颈部活动受限，颈部前屈或向健侧旋转可牵拉受损肌肉加重疼痛；累及副神经时，沿着神经分布区有压痛与放射痛；累及关节突关节时，在棘突旁压痛或触及棘突、横突偏移，或有棘突间隙的改变。

（4）X线摄片检查：由于颈肌痉挛，头颈部歪斜，可见颈椎侧弯，颈椎生理弧度改变为平直、甚至反张。

【鉴别诊断】

1. 颈椎病

反复出现颈痛，活动受限，应与颈椎病相鉴别，后者肌肉、韧带劳损，骨质增生，颈椎间盘退化等改变影响颈部的神经根、脊髓、椎动脉和交感神经的病变而出现一系列症状。

2. 环枢椎半脱位

儿童发现有头颈部突然歪斜，不能轻易诊断为落枕。其颈部疼痛多限于近后枕部，环枢椎开口位 X 线片可明确诊断。

【中医治疗】

（一）辨证分型

1. 气滞血瘀型

证候：睡觉姿势不良，或过度疲劳者，睡醒后出现颈部刺痛，活动不利，颈部有压痛点，舌暗或有瘀斑、苔薄白、脉弦紧。

治法：活血化瘀、行气止痛。

主方：桃红四物汤加柴胡、枳壳、甲珠、白芷等。

2. 风寒外侵型

证候：颈项疼痛重者，疼痛多向一侧放射，时伴肩背麻痛，或伴恶寒发热，头痛，身体重着疼痛，舌淡，苔薄白，脉浮紧。

治法：祛风散寒除湿。

主方：羌活胜湿汤加减。

3. 肝肾亏虚型

证候：颈部疼痛反复发作，久治未愈，颈肌麻木不仁，伴腰膝酸软无力，五心烦热，身体重着疼痛、舌淡、苔白、脉细弱。

治法：补益肝肾、祛风止痛。

主方：独活寄生汤加减。

（二）中成药

活血止痛胶囊：每次 3 粒，每日 3 次，适用于急性扭挫伤，颈部疼痛者。独一味胶囊：每次 3 粒，每日 3 次，以用于损伤日久经久不愈者。颈复康：每袋 5g，一次 1～2 袋，一日 2 次，用于风湿瘀阻所致的颈椎疾患。

（三）中医外治

1. 中药外用

可用麝香壮骨膏、伤湿止痛膏、狗皮膏、奇正消痛贴等再疼痛剧烈处敷贴。还可用活血化瘀、温经通络、行气止痛之骨科腾洗药，用布袋缝装，蒸热敷于患处。

2. 针灸疗法

（1）毫针：主穴风池、天柱、落枕、悬钟，配穴大椎、肩中俞、外关、阿是穴、人中；每次选 3～5 穴，先刺阿是穴，不留针，继刺落枕或悬钟穴，捻针时嘱患者活动颈项；用泻法，悬钟穴直针 1～1.5 寸，使局部及踝关节酸胀，若针感上传者更佳。落枕穴背侧进针，斜向掌侧，使酸胀、重感向上臂放射。

（2）梅花针：取大椎、肩井、肩中俞、风池、颈夹脊穴、阿是穴；自上而下、自内而外沿穴间连续叩刺。阿是穴重叩，使局部皮肤发红或微出血，叩后可拔火罐。

（3）灸法：取阿是穴、天柱、肩中俞、悬钟；常用艾条灸、艾炷灸，每穴 10～20 分钟或 5～7 壮，一日 2 次。高血压患者不宜重灸。

3. 推拿疗法

（1）擦法：患者取坐位，在患侧斜方肌部位用擦法，同时配合颈部左右旋转动作，持续 3～5 分钟。

（2）拔摇捻顺法：患者坐位，医者双手拇指顶在枕骨后方，余下四指托住下颌骨，并用两前臂向下压住双肩，双手向上将头托起，在拔伸下摇晃头颈部。将颈部前屈后伸，下颌骨旋转向患侧；然后一手托住患者下颌骨，与医者肩部继续保持头颈部的拔伸力量。另一手拇指顺着颈部所在疼痛痉挛的肌肉（胸锁乳突肌或斜方肌）由上而下边捻边顺，同时将患者头颈部转向健侧，以上手法可重复数次。

（3）拿捻劈散法：双手或单手拿肩颈部方肌用弹筋法，同时两拇指用捻法。双手小鱼际在痉挛的部位用劈法，力量小。双手虎口按压斜方肌上用散法。

（4）复位：有棘突偏歪者行手法复位。

（四）简易疗法和偏方

1. 简易按摩

立落枕者身后，用一指轻按颈部，找出最痛点，然后用一拇指从该侧颈上方开始，直到肩背部为止，依次按摩，对最痛点用力按摩，直至感明显酸胀即表示力量已够，如此反复按摩 2～3 遍，再以空心拳轻叩按摩过的部位，重复 2～3 遍。重复上述按摩与轻叩，可迅速使痉挛的颈肌松弛而止痛。

2. 运动疗法

（1）伸缩颈部：坐站均可，挺起胸部，先将颈部向上伸，尽量伸至最长，至不能再伸长时，尽量向下缩，缩至不能再缩短时，改为向上伸，这样能防止颈部肌肉发生粘连，连续伸缩 30 次。

（2）旋转颈部：坐站均可，先将颈部尽量向左转动，两眼看左肩膀，停 5 秒钟后，颈部向右转动，看右肩膀，左右旋转各 20 次。

（3）轻揉颈部：解开上衣领扣，将两手掌搓热，颈部尽量向上伸，用两手掌在颈部轻轻揉搓，先轻后重，直到局部发热为止。

（4）左右歪头：坐站均可，两臂自然下垂，头先向左歪，左耳尽量贴靠左肩，然后再将头向右歪，右耳尽量贴靠右肩，左右歪头 20 次。

（5）低头仰头：坐站均可，头先向下低，尽量让下颌骨贴近胸部，停 5 秒钟后改为尽量仰头，眼看天空或房顶，停 5 秒钟后再低头，如此反复做 20 次。

（6）摇摆下颌：坐站均可，向左右摆动下颌，先轻后重，尽量使颈部肌肉有牵拉感，从幅度小到幅度大，连续 30 次。

（7）耸动双肩：坐站均可。两肩膀同时向上下耸动，先轻后重，先慢后快，连续 30 次。

（8）拍打双肩：坐站均可，用左手搭在右肩膀上，用右手搭在左肩膀上，两手同时拍打两侧肩膀，先轻后重，连续 30 次。

（9）按摩枕部：解开上衣领口，将两手搓热，放在枕部（后脑勺）转圈按摩，先轻后重，直到局部发热为止。

（10）以头"写"字：以自己的头部摆动模仿笔，向空中做写字状，使点头的动作让颈部、头部的肌肉得到上下、左右、前后各方位的活动，消除局部的气血淤滞、通经活络，防止肌肉粘连。可写"米"字，也可写自己的姓氏，感到头颈部发热时为止。

3. 冷敷

一般落枕都属于急性损伤，多见局部疼痛、僵硬。这样，在 48 小时内只能用冷敷。可用毛巾包裹细小冰粒敷患处，每次 15～20 分钟，每天两次，严重者可每小时敷一次。

4. 热敷

待到炎症疼痛减轻时，再考虑热敷。可采用热水袋、电热手炉、热毛巾及红外线灯泡照射均可起到止痛作用。必须注意防止烫伤。

5. 民间偏方处方

（1）取醋 300～500g 及姜汁 100g，加热至沸腾后，将毛巾浸入其中，浸泡一会儿，感觉不十分烫手时，将毛巾拧成半干敷在颈部肌肉疼痛处，保持 20 ~ 30 分钟。为了保持热敷的温度，可用两块毛巾轮换进行。一般治疗 1 ~ 2 次，疼痛即可缓解。

（2）取食醋 100g，加热至不烫手为宜，然后用纱布蘸热醋在颈背部处热敷，可用两块纱布轮换进行，痛处保持湿热感，同时活动颈部，每次 20 分钟，每日 2 ~ 3 次，2 日内可治愈。

【西医治疗】

1. 西药治疗

常用口服药有：芬必得，每次 0.3g，每日 2 次；英太青，每次 50mg，每日 2 次；鲁南贝特，每次 2 片，每日 3 次。

2. 物理治疗

常用的方法有：蜡疗、中低频治疗仪，微波治疗仪及离子导入法等。

3. 封闭疗法

一般以泼尼松龙 25mg 加 2% 利多卡因 2 ~ 5ml，由颈肩压痛最甚处注入局部病变组织内，5 ~ 7 天一次，3 次为一疗程。

【预防与调护】

（1）选用合适枕头，保持良好睡姿，人在熟睡后，颈肩部肌肉完全放松，只靠椎间韧带和关节囊的弹性来维持椎间结构的稳定，如果长期使用高度不适合的枕头，使颈椎某处屈曲过度，造成此处韧带、关节囊牵拉损伤出现症状。睡眠时以仰卧为主，侧卧为辅，左右交替，头放于枕头中央，以防落枕。

（2）天气寒冷时，睡眠要注意颈部保暖；天气炎热时，睡眠不要贪凉而当风露宿，以免受风寒侵袭而发病。

【营养配餐】

参照"颈部扭挫伤"部分。

【结语】

落枕一般均能自愈。保守治疗效果较好，症状较重者可配合内服中西药治疗。反复多次的落枕是颈椎病的前兆。

三、颈椎病

颈椎病是指颈椎骨质增生、颈项韧带钙化、颈椎间盘萎缩退化等改变，刺激或压迫颈部神经、脊髓、血管而产生的一系列症状和体征的综合征。本病多因颈部的急性损伤、慢性劳损、咽喉部急慢性感染、感受风寒湿邪等原因引起，多见于四十岁以上中老年，是在颈椎以退行性改变为病理基础上发病。颈椎病在临床上可分为颈型、神经根型、脊髓型、椎动脉型交感型和混合型六种。中医学中虽然没有颈椎病的提法，但其相关症状散见于痹证、痿证、项强、眩晕等方面的论述。

【临床表现与诊断】

（1）大多有长期从事低头伏案工作史。颈部有受外伤史。

（2）颈型颈椎病

①枕颈、肩部疼痛，头颈部活动因疼痛而受限，多在早晨起床时发病，有落枕

反复发作史。

②检查见颈肌紧张、僵硬，相应棘突旁有压痛。

（3）神经根型颈椎病

①颈部疼痛呈酸痛、灼痛或电击样痛，向肩、臂、前臂及至手指放射，且有麻木感，或以疼痛为主，或以麻木为主。颈部后伸、咳嗽、甚至增加腹压时疼痛可加重。上肢沉重，酸困无力，持物易坠落。

②检查见颈部活动受限、僵硬，颈椎横突尖前侧有放射性压痛，患侧肩胛骨内上部也常有压痛点。

③受压神经根皮肤分段分布区感觉减退，腱反射异常，肌力减弱。颈 5~6 椎间病变时，刺激颈 6 神经根引起患侧拇指或拇、食指感觉减退；颈 6~7 椎间病变时，则刺激颈 7 神经根而引起食、中指感觉减退。臂丛神经牵拉试验阳性，椎间孔压缩试验阳性。

（4）脊髓型颈椎病

①早期单侧或双侧下肢发紧发麻、疼痛僵硬、酸楚沉痛无力、打软腿、易跌倒，步态笨拙、行走不稳、如履沙滩。继而单侧或双侧上肢发麻、疼痛、烧灼感，手部肌肉减弱、发抖、不灵活，持物易落地，肌肉萎缩。晚期一侧下肢或四肢瘫痪，二便失禁或尿潴留。

②检查可以发现感觉减退，最早出现于下肢，逐渐向上，感觉平面不规则，肌张力增高，腱反射亢进，霍夫曼征及巴宾斯基征阳性，腹壁反射，提睾反射减弱或消失。

（5）椎动脉型颈椎病

①主要症见头颈部体位改变而引起眩晕，单侧颈枕部或枕顶部发作性头痛、视力减弱、耳鸣、听力下降，可有猝倒发作。

②常因头部活动到某一位置时诱发或加重，头颈旋转时引起眩晕发作时本病的最大特点。

（6）交感型颈椎病

①患者常诉枕颈痛，头痛头晕，眼睑无力，视物模糊，眼目干涩，心悸失眠，心前区痛，血压增高，四肢发凉或手指发红发热，一侧肢体多汗或少汗等症状。

②检查常发现颈椎压痛，颈部活动功能受限，心律失常，心动过速或过缓，血压波动，生理反射减弱或活跃增强。

（7）混合型颈椎病：同时合并两种或两种以上类型的症状体征者。混合型的患者病程一般较长、年龄较大。

（8）影像学检查

①颈型颈椎病：颈椎正侧位 X 线片上可显示颈椎生理弧度改变（减小、消失或反屈），或椎间关节不稳。

②神经根型颈椎病：颈椎正侧位、斜位或过伸、过屈侧位 X 线片可显示椎体增生、钩椎关节增生、椎间隙变窄、椎间孔变小、颈椎生理弧度改变、轻度滑脱、项韧带钙化等改变。

③脊髓型颈椎病：X 线摄片检查显示颈椎生理弧度改变、病变椎间隙狭窄、椎体后缘唇样骨赘、椎间孔变小；CT 检查可见椎间盘变性、颈椎增生、椎管前后径缩小、脊髓受压等改变；MRI 检查可显示受压节段脊髓有信号改变，脊髓受压成波浪样压迹，椎体后缘增生较严重者可突入椎管。部分病例伴有后纵韧带或黄韧带钙化或骨化。

④椎动脉型颈椎病：椎动脉血流检测及椎动脉造影可协助诊断，椎动脉造影椎动脉迂曲，变细或完全梗阻。X 线可有钩椎关节增生、椎间孔变小、椎节不稳、横突间距变小等。CT 检查可显示左右横突孔大小不对称，一侧相对狭窄。

⑤交感型颈椎病：X 线、CT、MRI 检查，颈椎生理弧度改变或有不同程度错位失稳、钩椎增生、椎间孔变狭窄。椎动脉造影有受压现象。

【鉴别诊断】

1. 落枕、肩周炎

落枕多于晨起时发病，其病因多由于睡眠中颈部体位不良以致局部肌肉损伤；肩周炎疼痛点位于肩关节活动明显受限。颈型椎病应与此相鉴别。

2. 颈肋综合征、胸腔出口综合征

主要影响臂丛下干，检查时可触及条索样之前斜角肌或骨性颈肋，向深部加压（或让患者作深吸气运动）可诱发或加剧症状，Adson 征多属阳性而压颈试验为阴性，神经根型颈椎病应与此相鉴别。

3. 腕管综合征

具有低位正中神经末梢之感觉障碍，主要表现为桡侧 3 个半指麻木，而神经根型颈椎病不仅限于正中神经范围，应与此相鉴别。

4. 椎管内肿瘤、脊髓空洞症

椎管内肿瘤特点是起病缓慢，进行性发展；脊髓空洞症的主要特点是在颈胸神经分布区出现痛、温觉障碍，而触觉正常，既感觉分离现象。CT、MRI 有助于鉴别。

5. 进行性脊肌萎缩症

是运动神经元疾病的一个类型，病理损害以脊髓前角细胞变性为主，可出现上下肢肌肉萎缩，但无感觉障碍，如出现下肢瘫，为弛缓性瘫痪，而脊髓型颈椎病出现下肢瘫为痉挛性瘫痪。

6. 梅尼埃病、颅内肿瘤

梅尼埃病引起的眩晕属周围性（又称内耳性）眩晕，其特点是眩晕发作有规律，伴有水平性眼球震颤，缓解后可毫无症状，神经系统检查无异常发现，前庭功能试验不正常；颅内肿瘤在头晕的同时伴有颅内压增高的表现。椎动脉型病应与此相鉴别。

7. 神经官能症、冠状动脉供血不全

神经官能症可见有神经衰弱的表现，冠状动脉供血不全可见有心电图异常等表现，交感型颈椎病应注意与此鉴别。

【中医治疗】

（一）辨证分型

1. 气滞血瘀型

证候：颈肩部及上肢刺痛、痛处固定、伴有肢体麻木，舌质暗、脉弦。

治法：活血化瘀、通络止痛。

主方：身痛逐瘀汤加减。

2. 风寒湿型

证候：颈、肩、上肢窜痛麻木，以痛为主，头有沉重感、颈部僵硬、活动不利、恶寒畏风，舌淡红、苔薄白、脉弦紧。

治法：祛风散寒除湿、通络止痛。

主方：羌活胜湿汤、蠲痹汤加减。

3. 气血亏虚型

证候：头晕目眩、面色苍白、心悸气短、四肢麻木、倦怠乏力，舌淡苔少、脉细弱。

治法：益气养血、舒筋活络。

主方：归脾汤加减。

4. 痰湿阻络型

证候：头晕目眩、头重如裹、四肢麻木、纳呆，舌暗红、苔厚腻、脉弦滑。

治法：祛湿化痰、舒筋活络。

主方：温胆汤加减。

5. 肝肾不足型

证候：眩晕头痛、耳鸣耳聋、失眠多梦、肢体麻木，面红目赤，舌红少津、脉弦。

治法：滋水涵木、调和气血。

主方：六味地黄汤加减。

6. 瘫痪型

证候：头晕目眩、肢体沉重、瘫软无力、步态笨拙、活动牵强、肌肉萎缩，舌淡红、脉沉细无力。

治法：益气养血、舒筋通络。

主方：补阳还五汤加减。

（二）中成药

颈复康冲剂：每次 1 包，每日 2 次，适用于颈型、神经根型颈椎病。

六味地黄丸：每次 1 丸，每日 2 次，适用于肝肾不足之颈性眩晕。

愈风宁心片：每次 5 片，每日 3 次，适用于颈性眩晕。

（三）中医外治

1. 针灸疗法

可常灸大椎、关元、气海、足三里。对于一般颈痛患者进针后，经过手捻法转得气后即可出针，颈椎病患者病程较长者，得气后可将针留置在穴位内 10～20 分钟。

留针期间每隔数分钟，还可运针一次，反复数次以保持一定的刺激量以增强疗效。一般 10~20 次为一疗程。间隔 1~2 周再进行下一疗程的治疗。

2. 推拿疗法

（1）舒筋手法：在颈项部用点压、拿捏、弹拨、㨰法、按摩等舒筋活血、和络止痛的手法，放松紧张痉挛的肌肉。

（2）颈项旋扳法：患者取稍低坐位，术者站于患者的侧后，以同侧肘弯托住患者下颌，另一手托其后枕部，嘱患者颈部放松，术者将患者头部向头顶方向牵引，尔后向本侧旋转，当接近限度时，再以适当的力量使其继续旋转 50°~100°，可闻及轻微的关节弹响声，之后再行另一侧的旋扳。旋扳手法若适用不挡有一定危险，故宜慎用，不可用暴力，脊髓型颈椎病禁用，以免发生危险。

（四）简易疗法和偏方

参照"落枕"部分。

【西医治疗】

1. 西医治疗

（1）消炎镇痛类药：用于炎症明显、疼痛重者。常用药有：扶他林，每次 25mg，每日 3 次，口服；萘丁美酮，每次 1.0g，每日 1 次，口服；芬必得，每次 300mg，每日 2 次，口服。

（2）扩张血管药：用于椎动脉型、脊髓型颈椎病。常用药：桂利嗪，25mg，每日 3 次，口服；氟桂利嗪，10mg，每晚 1 次，口服。

2. 理疗治疗

常用的方法有蜡疗、超声波感应电、低频脉冲及中药离子导入法等理疗。

3. 牵引治疗

通常用枕颌带牵引法。患者可取坐位或仰卧位牵引，牵引姿势以头部略向前倾为宜，牵引重量可逐渐增大到 6~8kg，隔日或每日一次，每次 30 分钟。

4. 手术治疗

有明显的脊髓、神经根、椎动脉损害，或伴有颈椎间盘突出，经非手术治疗无效者需手术治疗。手术后有后路椎板切除减压和前路减压等方法。

【预防与调护】

（1）长期伏案工作，应注意经常作颈项部的前屈、后伸、左右侧屈及左右旋转等活动锻炼，还可以作体操、太极拳、健美操等运动锻炼，以避免颈项部长时间处于某一低头姿势而发生慢性劳损。

（2）急性发作期应该注意休息，以静为主，以动为辅，也可用颈围或颈托固定 1~2 周。慢性期以活动锻炼为主。

【营养配餐】

参照"颈部扭挫伤"部分。

【结语】

患者平日应加强体育锻炼，避免长期伏案工作，减少颈肩部的疲劳。经系统的非手术治疗，一般预后较好。

四、胸壁扭挫伤

胸壁是由骨性胸廓与软组织两部分组成，软组织主要是指胸部的肌肉组织。由于在搬物等劳动活动时用力不当，或该部受到直接暴力挤压、冲击而致胸壁损伤，称胸壁扭挫伤，本病多见于青壮年人。

【临床表现与诊断】

（1）扭伤患者多有搬抬重物时用力不当史。挫伤有明显的外伤史。

（2）挫伤者，皮下可有淤血斑，局部有明显肿胀和压痛。扭伤者，胸壁疼痛明显，并可有窜痛，即肋间神经痛，吸气时疼痛加重。

（3）疼痛有一定的规律性，如在呼吸、咳嗽抬肩活动上肢时，可使疼痛加重。并且疼痛多从受伤之日始可逐渐加重，4～7天达到高峰，以后疼痛日渐减轻。

（4）X线摄片检查多无异常改变。

【鉴别诊断】

肋骨骨折

其压痛点局限，可触及骨擦音，胸廓挤压征阳性。

【中医治疗】

（一）辨证分型

1. 气滞型

证候：胸壁扭伤后，胸胁胀闷作痛，其痛游窜，常无定处，咳嗽、喷嚏或深呼吸时疼痛加剧，患者不能平卧或俯仰转侧，胸壁无明显的压痛点，无红肿瘀斑，舌红、脉弦。

治法：疏肝、行气、止痛。

主方：柴胡疏肝散或金铃子散加减。气闷咳嗽不顺者，加瓜蒌、杏仁、桔梗等。

2. 瘀血型

证候：胸壁挫伤后，疼痛明显，逐渐加重，固定不移，咳嗽、喷嚏或深呼吸时疼痛加剧，翻身转侧困难，伤处微肿，皮下瘀斑，重者可有咳血、吐血、低热等，舌暗瘀斑、脉弦或涩。

治法：活血、化瘀、止痛。

主方：复元活血汤加减。

3. 气血两伤型

证候：兼有以上两型症状。

治法：活血理气。

主方：柴胡疏肝散、复元活血汤、活血止痛汤加减。

4. 胸肋陈伤型

证候：胸肋受伤后，胸肋隐痛，经久不愈，时轻时重，稍一劳累即能诱发。但无肿胀及固定之压痛，舌暗红、脉弦细或细涩。

治法：行气破瘀，佐以调补气血。

主方：以气滞为主者，方用柴胡疏肝散、活血止痛汤加减。以血瘀为主者，方用三棱和伤汤加黄芪、党参。

（二）中成药

骨折挫伤胶囊：每次3粒，每日3次，适用于胸部挫伤者。

活血止痛胶囊：每次3粒，每日3次，适用于胸部扭伤者。

独一味胶囊：每次3粒，每日3次，以上两种损伤均适用。

（三）中医外治

1. 中药外治

可外用消瘀止痛膏，双柏散敷贴。对陈伤或夹杂寒湿痹痛者，可选贴狗皮膏药，万应膏。

2. 针灸疗法

常用阿是穴加患侧大包穴、内关、公孙、支沟、阳陵泉等穴，留针20分钟，疼痛甚者可行强刺激手法。每日针一次，每8次为一疗程，一般针一疗程可愈。

3. 推拿疗法

（1）分筋捋顺法：对于挫伤者要在患部施以较轻的分筋捋顺手法，以解除肋间肌痉挛，起到理气化瘀之效。

（2）摇晃捋按法：用于扭伤者，患者坐位，助手蹲在患者前方，用双手按压住患者两侧腹股沟部，医者站在患者身后，双前臂由患者两腋下穿过，双手按在胸前，抱住患者。将其轻轻摇晃8次，后再将患者提起，并嘱之深吸气后，用手巾清洁捂住患者口鼻，并使之身体向左侧倾斜，再向右侧倾斜，同时迅速撤除捂口鼻之手，并将手改按在伤处行戳按法，同时令患者用力咳嗽，戳按之手沿肋骨走形方向，捋按舒筋，此手法可重复作3～4次。本法对肋椎关节错缝的患者有速效。

（四）简易疗法和偏方

参照"颈部扭挫伤"部分。

【西医治疗】

1. 西医治疗

常用口服药有：英太青，每次50mg，每日3次；鲁南贝特，每次2片，每日3次；芬必得，每次300mg，每日2次。

2. 物理治疗

常用热敷、蜡疗、红外线等局部治疗。

【预防与调护】

在治疗期间注意防风寒保暖，停止从事重体力工作并适当休息。

【营养配餐】

参照"颈部扭挫伤"部分。

【结语】

本病一定要排除肋骨骨折，特别是肋软骨骨折的诊断多依靠局部的体格检查。若伤后失于治疗，则病情缠绵不愈，稍劳即可诱发疼痛。

五、肋软骨炎

肋软骨炎又称非化脓性肋软骨炎、肋软骨增生症、胸肋关节错缝、胸肋关节软骨炎。1921 年 Tietze 首先报道，故又称泰齐（Tietze）病。本病的病因尚不明确，有少数患者在 1 周内有上呼吸道感染病史、胸壁损伤史。好发于冬春及秋冬交界季节，青年女性多见。本病属中医胸肋"骨痹"范畴。

【临床表现与诊断】

（1）许多人有流行性感冒或其他病毒性感染史，上肢经常有搬取重物史，有扩胸运动动作史。

（2）发病部位一般在第 2~4 胸肋关节，单发多见，以第 2 肋软骨为最多，亦可见于肋弓。

（3）胸部受到扭挫伤后，起病突然，胸前刺痛，不敢深呼吸，上肢活动、咳嗽或大声说话时疼痛加重，数日后受累的肋软骨肿胀、隆起。

（4）胸部因急性损伤未治、或治疗不彻底、或慢性劳损后，起病缓慢，胸前隐痛，呼吸道感染，天气变化或情绪忧虑时，可使疼痛加重。

（5）局部检查，主要表现为肋软骨肿大隆起，质硬压痛，表面光滑，边界清楚，与基底固定不动，与皮肤无粘连，皮肤不红不热。

（6）X 线摄片检查无异常改变。

【鉴别诊断】

1. 胸壁结核

多见于形瘦体虚之人，常有结核病史，可破溃流出清稀脓水，混有干酪样物质。

2. 胸肋关节部位肿瘤

疼痛剧烈，难以忍受，夜间为甚，压痛明显。X 线摄片检查见有骨质破坏。

【中医治疗】

（一）辨证分型

1. 气滞血瘀型

证候：有外伤史，局部刺痛，拒按，压痛明显，舌暗紫瘀斑、脉涩。

治法：活血化瘀止痛。

主方：桃红四物汤加柴胡、枳壳、甲珠、白芷等。

2. 肝郁气滞型

证候：局部疼痛，伴有胸闷不舒、嗳气、食欲不振，苔薄白、脉弦。

治法：疏肝理气。

主方：逍遥散加减或小柴胡汤加瓜蒌、薤白、郁金、青皮、川芎、芍药。

3. 痰瘀阻滞型

证候：病情缠绵，持续坠胀，胸闷，伴恶心吐痰，苔白腻、脉滑。

治法：行瘀化痰。

主方：瓜蒌薤白白酒汤加减。

（二）中成药

七厘胶囊：每次 2 粒，每日 2 次，适用于气滞血瘀型。

独一味胶囊：每次 3 粒，每日 3 次，适用于以上各型。

（三）中医外治

1. 中药外治

局部可敷涂活血散、如意金黄散、伤痛宁，或外贴伤湿止痛膏、奇正消痛贴等。

2. 针灸疗法

常以围刺为主，疼痛较重者配大包穴。疗效尚佳。或选用膻中、内关等穴，可有宽胸理气、活络止痛功能。

3. 推拿疗法

除局部行推、揉、按、拍击、振动等手法外，还有下列两种手法可供选择，以纠正关节错缝。

（1）顿拉法：患者仰卧位，医者双手拇指指腹分别按压于凸起的肋骨的上下缘，助手双手紧握患侧腕部，嘱患者深吸气，在深吸气末助手用力向前、外、上方顿拉前臂，医者指下有跳动感，可见凸起平复。

（2）膝顶法：患者坐于低凳上，医者站于患者背后，用双手按住患者双肩，屈膝屈髋，用屈曲的膝部抵在病损肋软骨的相应肋椎关节的棘突上，嘱患者抬头挺胸，于吸气末在患者不备的情况下，双手向后搬肩，同时用屈曲的膝部向前顶胸椎，在两力合作下，可使肋软骨的凸部复平。

（四）简易疗法和偏方

参照"颈部扭挫伤"部分。

【西医治疗】

1. 西医治疗

常用口服药有：吲哚美辛，每次 25mg，每日 3 次；芬必得，每次 300mg，每日 2次；鲁南贝特，每次 275mg，每日 3 次。

2. 物理疗法

常用热敷或电疗法。

【预防与调护】

虽然肋软骨炎的病因尚不十分明确，但多数学者认为与外伤、劳损和病毒感染有关。所以，预防主要应从上述病因入手。在冬春和秋冬交界季节，一旦发病要积极治疗，多休息，避免风寒湿邪乘虚而入，加重病情。

【营养配餐】

参照"颈部扭挫伤"部分。

【结语】

有人认为本病有自愈倾向，应解除患者思想顾虑，保持心情舒畅，因为肝气郁结也是本病的主要诱因。

六、背肌筋膜炎

背肌筋膜炎又称背纤维组织炎，是指背部肌肉、筋膜、韧带等软组织因无菌性炎症而引起背痛的一种慢性疾病，因而有人称之为背部软组织劳损。多见于中老年人，常与职业工作环境有关，缓慢发病，背部酸痛，病程缠绵，阴雨天气或劳动之后疼痛常常加重，适当休息可以可到缓解。

背肌筋膜系由背阔肌、菱形肌等肌肉的筋膜组成，覆盖肌肉表层，形成一个有机的整体，故临床中有一处肌肉筋膜受损，由于炎症的扩散，往往背部出现大片的疼痛区域。中医学称此为"背痛"。

【临床表现与诊断】

（1）大多有长期从事伏案工作，或背部有外伤、劳损、风寒湿侵袭病史。

（2）背部酸痛、肿痛、沉重感，轻重不等，范围较广，喜按、劳累后加重，休息时减轻。

（3）病程久者与天气变化有关，如遇阴雨天、潮湿、风寒等可使症状加重，喜暖恶寒，局部热敷疼痛可缓解。

（4）背部肌肉紧张、僵硬，压痛广泛，多在肩胛内缘、棘突及其两侧骶棘肌、菱形肌、肩胛下肌。压痛区可触及增厚、粘连、变性的痛性硬块或条索物，触按或叩击时患者有舒服感，严重者按压痛点时可向颈肩臂放射。背部屈伸功能一般不受限。

（5）X线摄片检查有时可见脊柱侧弯或椎体轻度增生，无骨质破坏。

【鉴别诊断】

（1）应与胸椎骨质破坏性疾病，如感染、肿瘤、结核等相鉴别。

（2）青壮年男性应与强直性脊柱炎相鉴别。

（3）应与复发性骨髓瘤相鉴别。

【中医治疗】

（一）辨证分型

1. 气滞血瘀型

证候：有外伤史，背部刺痛或肿痛，拒按，晨起疼痛较重，稍事活动后减轻，舌质暗紫、脉涩。

治法：活血行气。

主方：复元活血汤加减。

2. 风寒侵袭型

证候：有外感风寒湿邪病史，背部疼痛、沉重感，喜暖恶寒，与天气变化关系密切，阴雨天疼痛加重，舌质淡红、苔薄白、脉沉缓。

治法：疏风、散寒、祛湿。

主方：羌活胜湿汤加减。

3. 肝肾亏虚型

证候：背部酸痛，时好时坏，反复发作，缠绵难愈，休息后减轻，劳累后加重，常伴有腰膝酸软无力，舌胖嫩、脉细弱。

治法：补肝益肾。

主方：六味地黄丸或金匮肾气丸加减。

（二）中成药

独一味胶囊：每次 0.9g，每日 3 次，适用于气滞血瘀及风寒侵袭背肌筋膜炎者。

疏风定痛丸：每次 1 丸，每日 2 次，适用于风寒侵袭者。

散风活络丸：每次 1 袋，每日 2 次，适用于风寒侵袭者。

六味地黄丸：每次 20 粒，每日 3 次，适用于肝肾亏虚者。

（三）中医外治

1. 中药外治法

参照"颈部扭挫伤"部分。

2. 针灸疗法

可常用背夹脊穴、天突、委中。对于一般背痛患者进针后，经过手法捻得气后即可出针；病程较长者，得气后留针 20 分钟，每隔数分钟，可运针一次，以保持一定的刺激量可增加疗效。一般 10 次为一疗程。间隔 1~2 周再进行下一疗程的治疗。

3. 推拿疗法

（1）㨰法：患者俯卧位，在背部用㨰法 3~4 分钟。

（2）弹筋法：用大拇指和食、中两指的指端部分对称地拿住疼痛的患处筋肉进行间断的挤压，或提起后迅速放手，可行数次。

（3）分筋法：用拇指在患处与肌纤维或肌腱呈垂直的方向来回弹拨，反复数次。

（四）简易疗法及偏方

参照"颈部扭挫伤"部分。

【西医治疗】

1. 西药治疗

参照"颈部扭挫伤"部分。对于疼痛较重者，可首选双氯芬酸钠 0.1g，每日 1 次口服。

2. 物理疗法

常用的方法有：热水袋外敷，蜡疗，超声波和中药离子导入疗法等。

【预防与调护】

（1）避免风寒湿邪侵入。坚持不断地锻炼背肌，增强背肌肌力，主要以俯卧背伸"飞燕式"方法为主，此法为预防和巩固疗效的重要方法。

（2）注意节制房事，尤其是肝肾素虚、筋骨痿弱者，必要时可久服一些补肝肾壮筋骨的药物，如六味地黄丸等。

【营养配餐】

参照"颈部扭挫伤"部分。

【结语】

避免过劳，工作中要经常变换体位，不要在某一种姿势下时间太长，尤其是长期伏案工作者，更应该每隔 1~2 小时后起身活动一下，做工间操是非常必要的。

七、急性腰部扭挫伤

急性腰部扭伤是指腰部肌肉、筋膜、韧带、椎间关节、关节突关节、腰骶关节承受超负荷运动或活动不当、过猛等原因引起的急性损伤，俗称"闪腰"、"岔气"。

多发于青壮年男性，多见于重体力劳动者、运动员，或偶尔参加体力劳动的人员。腰部挫伤则是腰部受到外力的直接打击。

腰部范围广、关节多，腰部肌肉、筋膜、韧带、关节的急性损伤可单独发生，亦可合并损伤，不同组织或不同部位损伤其临床表现各不相同，故腰部急性损伤病情较为复杂，需仔细检查，明确组织和部位，早期进行合理正规系统的治疗，避免后遗症的发生。

急性腰部扭挫伤属中医学的"腰痛"范畴。

【临床表现与诊断】

（1）患者腰部有明显的扭伤或受暴力打击史。

（2）骤然发病，患者常感到受伤时腰部有响声或有软组织撕裂感。

（3）腰部疼痛伤后即感一侧或双侧腰部呈持续性疼痛，疼痛多见于腰骶部，有时有单侧或双侧臀部及大腿后部有反射性疼痛。为减轻腰部疼痛，常双手扶持固定腰部，步履艰难，站立时腰部僵直。

（4）腰肌紧张：单侧或双侧骶棘肌和臀大肌紧张、痉挛，俯卧时松弛，按压时又出现紧张。因肌肉不对称的痉挛可引起脊柱生理前屈减小或消失，出现侧凸。

（5）腰部压痛：肌肉和筋膜的损伤，压痛点多在椎旁的骶棘肌、横突、髂后上棘处；棘间韧带的损伤，压痛点多在中线棘突间的深压痛，浅压痛多为棘上韧带的损伤；椎间小关节损伤，压痛点在棘突旁伸出；骶髂关节、腰骶关节的损伤，其压痛点在骶髂关节、腰骶关节处。

（6）腰部活动受限：腰部因疼痛剧烈，呈僵直被迫体位，活动受限。

（7）特殊检查：棘上或棘间韧带损伤、腰椎小关节损伤、腰骶关节损伤，可见屈膝屈髋试验阳性；骶髂关节损伤，可见"4"字试验或床边试验阳性；因腰部受伤组织受到牵拉，可见直腿抬高试验阳性，但加强试验为阴性。

（8）X线摄片检查：表现为生理曲度消失或侧凸。

【鉴别诊断】

腰椎间盘突出症

为腰痛和根性坐骨神经痛症状，直腿抬高试验和加强试验阳性，腰椎 CT 可显示椎间盘突出。

【中医治疗】

（一）辨证分型

1. 气滞血瘀型

证候：闪挫及强力负重后，腰部疼痛剧烈，腰肌痉挛，腰部不能挺直，俯仰屈伸困难，舌暗红或有瘀点、苔薄、脉弦紧。

治法：行气活血、化瘀止痛。

主方：活血止痛汤加减。

2. 湿热内蕴型

证候：劳作时姿势不当或扭闪腰部后板滞疼痛，有灼热感，可伴腹部肿痛，大便秘结，尿黄赤，舌苔黄腻、脉濡数。

治法：活血逐瘀、清利导滞。

主方：大成汤加减。若湿热壅盛者，加黄柏、苍术以清利湿热；若痛甚者，加麻黄、地龙、桃仁以活血通络止痛。

（二）中成药

活血止痛胶囊：每次3粒，每日3次，适用于气血瘀滞者。

独一味胶囊：每次3粒，每日3次，适用于湿热者。

（三）中医外治

1. 中药外用

可用麝香壮骨膏、伤湿止痛膏、狗皮膏、奇正消痛贴等在疼痛剧烈处敷贴。还可用活血化瘀、芳香祛湿、行气止痛之骨科腾洗药，用布袋缝装，蒸热敷于患处。

2. 针灸疗法

可用体针及耳针。体针多取阿是穴、闪腰穴、中泉穴，强刺激不留针，针刺后可加拔火罐，以散瘀止痛，通经活络。

3. 推拿疗法

（1）㨰法：患者俯卧位于床上，在腰背部疼痛的肌肉上施以㨰法，可持续3分钟，使痉挛的肌肉放松。

（2）拍法：在腰背部用单掌或双掌拍打。

（3）摇晃提端法：患者坐凳上。助手用双手按住腹股沟部。医者用两臂抱住患者躯干，再拔伸下环转摇晃腰部，再向后上方提端，并向斜后方倾斜，使腰部向健侧做扭转动作。嘱患者将两下肢伸直。医者一手按住背部，使患者尽量迅速弯腰，用另一手手掌由上而下沿脊柱两旁推散。再用一臂抱住躯干，使腰部伸直，并用力向上提端，另一手掌按在腰部痛处，用力推按。

（4）直立摇晃法：适用于腰部前屈后伸活动受限者。患者两足分开与肩等宽、直腿站立，腰微前屈，双手伸直扶墙。医者用一手扶患者腹部，另一手按在腰部疼痛处，将腰部环转摇晃，扶腹之手后推使腰前屈，按腰之手随即可向前用力推按使腰过伸，再揉捻痛处。

（四）简易疗法和偏方

参照"颈部扭挫伤"部分。

【西医治疗】

1. 西医治疗

常用口服药有：扶他林，每次25mg，每日3次；英太青，每次50mg，每日2次；芬必得，每次300mg，每日2次；鲁南贝特，每次2片，每日3次。

2. 物理疗法

理疗不宜过早，以免增加损伤组织渗出，一般1周后可行中药离子导入、石蜡、红外线或超短波治疗。

3. 封闭疗法

一般以泼尼松龙25mg加2%利多卡因2～5ml，由腰部疼痛最甚处注入局部病变组织内，5~7天一次，3次为一疗程。

4. 手术治疗

对于保守治疗无效的棘上、棘间韧带断裂，疼痛严重者，可行手术修补，对腰背筋膜破裂并肌疝者，应探查缝合；合并附件骨折者，宜行相应手术。

【预防与调护】

急性腰扭挫伤强调以预防为主，绝大多数患者可通过预防以免其发生。主要有以下几点。

（1）劳动前或运动前做好充分的准备活动，对于各项劳动或活动应量力而行，不可勉强，以免发生意外。

（2）掌握正确的搬持重物姿势。

（3）对于腰部肌力弱者或劳动活动强度大时，使用防护腰带保护好腰部，增加腰部承受负荷能力。

【营养配餐】

参照"颈部扭挫伤"部分。

【结语】

伤后2~3周，伤处逐渐愈合，应开始腰背肌功能锻炼，可同时行腹肌锻炼，以恢复肌力，增加腰椎稳定性，应循序渐进，早期不宜过多，从静止状态下肌肉主动收缩开始，无明显不适后，再增加活动量。

八、腰肌劳损

腰肌劳损是引起慢性腰痛的常见疾患之一，有人称之为"功能性腰痛"或"腰背肌筋膜炎"等，主要病变在腰背肌纤维、筋膜等软组织。多见于青壮年，有时外伤史不明显，常与职业和工作环境有一定的关系。缓慢发病，腰部酸痛，病程缠绵，阴雨天气或劳动之后酸痛常常加重，适当休息可以得到缓解。

【临床表现与诊断】

（1）大多有长期从事弯腰工作史；少数有腰部扭伤史。

（2）腰部酸痛或肿痛，休息则轻，劳累加重，若适当活动或经常改变体位也会使症状减轻。常与天气变化有关，阴雨天气潮湿环境或感受风寒，疼痛常常加重。

（3）腰部肌肉广泛压痛，骶棘肌有时可触之发僵。

（4）腰部功能活动范围一般均为正常，外形也多无改变。

（5）X线摄片检查多无异常发现，少数患者在腰骶椎可有先天性变异或骨质轻度增生。

【鉴别诊断】

1. 腰肌扭伤

有扭伤史，病程短，压痛局限，疼痛较重，腰功能活动可受限制。

2. 强直性脊柱炎

好发于青年人。腰痛范围广泛，无固定压痛点，脊柱僵直，X线摄片检查示双侧骶髂关节增生，间隙狭窄，脊柱小关节与脊椎韧带可有钙化，呈"竹节样"改变。

【中医治疗】

(一) 辨证分型

1. 风寒湿型

证候：腰部冷痛重者，活动不利，每遇阴雨天气及劳累后疼痛加重，腰部两侧肌压痛广泛，疼痛甚者，可见有肌紧张，苔薄白微腻、脉滑。

治法：祛风散寒、利湿通络止痛。

主方：独活寄生汤加减。

2. 湿热型

证候：痛而有热感，炎热或阴雨天气疼痛加重，活动后减轻，尿赤，苔黄腻、脉濡数。

治法：清利湿热、宣痹止痛。

主方：二妙丸加木瓜、薏苡仁、生地、黄柏等。

3. 肾虚型

证候：腰痛反复发作，患者体质虚弱，常出现腰背酸痛，休息后减轻，劳累加重，全身乏力，精神萎靡，面色苍白，气短，苔淡白、脉细。

治法：治宜滋补肝肾、强筋壮骨、通络止痛。

主方：方用杜仲汤加减。

4. 瘀血型

证候：腰痛如刺，痛有定处，轻则俯仰不变，重则因痛剧不能转侧，拒按，舌暗红或有瘀点、苔薄、脉弦紧。

治法：通络活血、行气止痛。

主方：桃仁四物汤加减。宜加牛膝、杜仲、络石藤等通络之品。

(二) 中成药

蠲痹冲剂：每次1袋，每日2次，适用于风寒夹湿者。

独一味胶囊：每次3粒，每日3次，适用于风寒夹湿兼有血瘀者。

金匮肾气丸：每次1丸，每日2次，适用于肝肾虚弱者。

(三) 中医外治

可用伤湿止痛膏、狗皮膏、奇正消痛贴等在疼痛剧烈处敷贴。还可用活血化瘀、行气止痛之骨科腾洗药，用布袋缝装，蒸热敷于患处。

2. 针灸疗法

常选用肾俞、腰阳关、腰夹脊、委中、足三里、三阴交穴，针时并灸，取针后拔罐疗效更佳。

3. 推拿疗法

在患者腰部沿骶棘肌肌纤维走行方向施以㨰法、分筋法，顺筋法、散法和按压法等理筋手法。如有明显条索状改变时，手法要略施重力。

(四) 简易疗法和偏方

参照"落枕"部分。

【西医治疗】

1. 西药治疗

常用口服药有：鲁南贝特，每次2片，每日3次；氨糖美辛，每次0.1g，每日3次；芬必得，每次300mg，每日2次。

2. 物理疗法

常用的方法有：局部热敷、红外线、超声波、中药离子导入等。

3. 封闭疗法

一般以泼尼松龙25mg加2%利多卡因2~5ml，由腰部疼痛最甚处注入局部病变组织内，5~7天一次，3次为一疗程。

【预防与调护】

（1）经常改变体位，作腰部风摆荷叶势及鲤鱼打挺势锻炼。不要过力过累及猛然搬动物体。

（2）避免遭受风寒湿邪，防寒保暖，注意节制房事。

【营养配餐】

参照"颈部扭挫伤"部分。

【结语】

病程严重者，可先卧硬板床休息，病情缓解后，可戴腰围保护固定，并配合推拿手法、中药辨证施治等保守治疗。

九、第3腰椎横突综合征

第3腰椎横突综合征是以第3腰椎横突明显压痛为特征的慢性腰痛，又称为第3腰椎横突周围炎或第3腰椎横突滑囊炎。

第3腰椎位于腰椎生理前凸顶点处，两侧横突发育最长，横凸末端有腹横肌、腰背筋膜、腰大肌和腰方肌等附着其上。当腰腹部肌肉强力收缩时，横凸末端附着处承受拉力及杠杆作用力较大，因此末端组织损伤的机会最多。另外臀上皮神经发自腰1~3脊神经后支的外侧支，穿横突间隙向后，再经过附着于腰1~4横突的腰背筋膜深层，分布于臀部及大腿后侧皮肤，第3腰椎横突处周围组织损伤可刺激该神经纤维，引起臀部及腿部疼痛。

本病多见于从事体力劳动的青壮年，男性多于女性，多有外伤史。属中医学"腰痛"范畴。

【临床表现与诊断】

（1）有不同程度的外伤病史，或有腰部长期慢性劳损或扭伤史。

（2）主要表现为慢性腰痛，以一侧为主，晨起或弯腰时疼痛加重，有时翻身及步行困难。久坐直起疼痛明显，略微活动后可减轻，活动范围可增大。有时疼痛可涉及下腰部、内收肌、股后及膝部。

（3）在骶棘肌外缘第3腰椎横突末端有明显压痛，并可触及一纤维化的软组织硬结。

（4）腰功能活动多无明显受限。

（5）X 线摄片检查可见第 3 腰椎横突过长外，有时又左右横突不对称，或向后倾斜，有的末端有骨密度增高改变。

【鉴别诊断】

腰椎间盘突出症

其压痛点位于相应的棘突和棘旁，腰功能活动受限，且有坐骨神经痛症状。

【中医治疗】

（一）辨证分型

1. 风寒湿型

证候：多见身体瘦高，腰肌不发达患者，有长期慢性劳损史，腰痛日久，酸软无力，遇劳更甚，卧则减轻，腰肌痿软，喜揉喜按。偏阳虚者面色无华，手足不温；舌质淡、脉沉细。偏阴虚者面色潮红，手足发热；舌质红、脉弦细数。

治法：益肾滋阴、填精补血。

主方：左归饮加减。

2. 风寒阻络型

证候：多见于有受凉受寒史者，腰部冷痛，转侧俯仰不利，腰肌硬实，遇寒痛增，得温痛缓，舌质淡、苔白滑、脉沉紧。

治法：祛风散寒、除湿通络。

主方：独活寄生汤加减。

3. 气滞血瘀型

证候：多见于有扭伤史者，腰痛如刺，痛处固定，拒按，腰肌板硬，转摇不能，动则痛甚。舌质红，脉弦紧。

治法：活血化瘀、行气止痛。

主方：合营止痛汤加减。

（二）中成药

参照"颈部扭挫伤"部分。

（三）中医外治

1. 针灸疗法

针刺阿是穴，留针 20 分钟，每日一次，10 次为一个疗程。

2. 推拿疗法

（1）揉捻法：患者俯卧位，医者用拇指指腹在患侧第 3 腰椎横突部位用力作深部的揉捻动作。每次持续 4 分钟。

（2）擦法：患者体位同上，医者站在患侧，在腰 3 横突部位（患部）由上至下，由轻到重反复用擦法，每次持续 3 分钟。

（3）散法：医者站在患侧，以单手或双手大小鱼际或掌根部，在患部筋肉部位较广范围内做均匀和缓的动作。每次可持续反复 2 分钟。

（四）简易疗法和偏方

参照"颈部扭挫伤"部分。

【西医治疗】

1. 西药治疗

常用口服药有：鲁南贝特，每次 2 片，每日 3 次；氨糖美辛，每次 0.1g，每日 3 次；芬必得，每次 300mg，每日 2 次。

2. 物理疗法

常用的方法有：热敷、超声波、红外线及中药离子导入治疗等。

3. 封闭疗法

一般以泼尼松龙 25mg 加 2% 利多卡因 5～15ml，由腰部疼痛最甚处注射，要求针尖达到横突尖端再注入药液。5～7 天一次，3 次为一疗程。

4. 小针刀疗法

5. 手术治疗

对于非手术治疗无效，疼痛严重，影响生活及工作者，可行腰背筋膜松解术、横突软组织剥离术或横突部分切除术。

【预防与调护】

（1）在急性期应卧床休息，起床活动时可用腰围保护。

（2）治疗期间应避免腰部过度屈伸和旋转活动，宜保暖，避风寒。

【营养配餐】

参照"颈部扭挫伤"部分。

【结语】

平时要加强腰背肌功能锻炼。

十、腰椎间盘突出症

腰椎间盘突出症，又称腰椎间盘纤维破裂髓核突出症。是由于腰椎间盘发生退行性变化以后，在外力的作用下，纤维环破裂、髓核突出刺激或压迫硬脊膜和神经根而引起的腰痛和坐骨神经放射性疼痛等症状为特征的一种病变。

腰椎间盘突出症，多数髓核向后侧方突出为侧突型，单侧突出出现同侧下肢症状；若髓核自后纵韧带两侧突出，则出现双下肢症状，多为一先一后，一轻一重；髓核向后中部突出为中央型，压迫马尾甚至同时压迫两侧神经根，出现马鞍区麻痹及双下肢症状。

本病好发于 20～40 岁的青壮年，男性多于女性。其发病部位以腰 4、5 为最多见，腰 5 骶 1 次之，腰 3、4 较少见。属中医学的"腰痛"、"腰腿痛"范畴。

【临床表现与诊断】

（1）多数患者因腰扭伤或劳累后发病，如反复弯腰动作之积累性损伤；少数可无明显外伤，有受寒湿病史。绝大多数患者先腰痛而后腿痛，随后两者同时存在；少数患者只有腰痛或只有腿痛。

（2）典型症状：为腰痛和下肢坐骨神经放射痛，可因咳嗽、打喷嚏、用力排便等腹压升高时加剧，卧床休息可使疼痛减轻。重者卧床不起，翻身即感困难。

（3）腰部畸形：因腰肌紧张、痉挛，腰椎生理前凸减小或消失，甚至出现后凸畸形；突出物在神经根的内下方脊柱向患侧弯曲，突出物在神经根外上方则脊柱向健侧弯曲，突出物完全在硬脊膜中央可无侧弯畸形。

（4）腰部活动受限：急性发作期腰部活动可完全受限，绝大多数患者腰部伸屈和左右侧弯功能活动呈不对称性受限。

（5）压痛和叩痛：突出的椎间隙及椎旁 1~2cm 除有压痛和叩痛，并沿患侧的大腿后侧向下放射至小腿外侧、足跟部和足背外侧。

（6）皮肤感觉异常：受压神经根所支配区域的皮肤节段感觉早期多为过敏，渐而出现麻木，刺痛及减退。腰 4、5 椎间盘突出，压迫腰 5 神经根，其感觉变化在小腿前外侧、足背前内侧和足底；腰 5 骶 1 椎间盘突出，压迫骶 1 神经根，其感觉变化在小腿后外侧、足背外侧皮肤；中央型突出则表现为马鞍区麻木、刺痛，膀胱、肛门括约肌功能障碍。

（7）肌萎缩和肌力减退：受压神经根所支配的肌肉可出现肌萎缩和肌力减退。腰 5 神经根受压，引起足伸蹰肌力减退；骶 1 神经根受压，引起踝跖屈力减弱，跟腱反射减弱或消失。

（8）特殊检查：直腿抬高试验及加强试验、屈颈试验、颈静脉压迫试验阳性。

（9）影像学检查

①X 线摄片检查：正位片显示腰椎侧凸，椎间隙变窄或左右不等，患侧间隙较宽。侧位片显示腰椎前凸消失，甚至反张后凸，椎间隙前后等宽或前窄后宽，椎体可见休默结节等改变。或还有椎体缘唇样增生等退行性改变。X 线平片的显示必须与临床的体征定位相符合才有临床意义，主要以排除结核、肿瘤等骨病的病变。

②脊髓造影：能观察到整个椎管情况，可鉴别肿瘤和椎管狭窄。髓核造影能显示其突出的具体情况；蛛网膜下腔造影可显示髓核突出及硬膜脊受压的部位和程度；硬膜外造影可显示硬脊膜外腔轮廓和神经根的走向，反映神经根受压的状况。

③CT、MRI 检查：有重大的诊断价值，可清晰的显示出椎管形态、髓核突出的解剖位置和硬膜囊、神经根受压的情况，必要时可加以造影。

（10）实验室检查：一般无异常发现，少数患者有脑脊液蛋白轻微增高。

【鉴别诊断】

1. 梨状肌综合征

其特点为臀腿痛，压痛点位于环跳穴处，腰部无明显压痛点，梨状肌紧张试验阳性，直腿抬高试验在小于 60° 时，梨状肌被拉紧，疼痛明显，而大于 60° 时，梨状肌不再被拉长，疼痛反而减轻。

2. 脊柱肿瘤

椎管内肿瘤或椎管外肿瘤，可对脊神经和马尾神经压迫，出现神经根或马尾神经损害症状，其病程发展为进行性，休息不能缓解症状。可疑病例可作 CT、MRI 检查有助于鉴别。

3. 腰椎结核

可见腰痛，少数有神经根激惹症状，可合并截瘫，多有全身症状，如低热、盗汗、消瘦、血沉加快等。X 线片显示有骨质破坏、椎间隙变窄等改变。

【中医治疗】

（一）辨证分型

1. 血瘀型

证候：腰腿疼痛如刺，痛有定处，日轻夜重，俯仰不便，转侧不能，咳嗽时加重，间有便结溺清，烦燥口干，舌质暗紫或有瘀斑、脉沉涩。

治法：活血化瘀、理气止痛。

主方：身通逐瘀汤加减。

2. 寒湿痹证型

证候：腰腿冷痛，肢冷无力，按有定处，有时觉下肢麻木重着，得寒痛剧，遇热痛减，溲清长，舌质淡、苔薄白或腻、脉沉微紧。

治法：温经散寒、祛湿止痛。

主方：乌附麻辛桂姜汤加减。

3. 风湿痹证型

证候：腰脊疼痛，痛引下肢，肌肤麻木，痛无定处，走窜不定，与天气变化有关，伴有微恶风寒，舌质淡、苔薄白或薄黄、脉虚细。

治法：祛风除湿、宣痹通络。

主方：方用独活寄生汤加减。

4. 肾阳虚型

证候：腰痛绵绵酸软，肢冷麻木无力，久治不愈，喜按喜揉，遇劳尤甚，常伴少腹拘急，面色㿠白，畏寒，少气乏力，舌质淡、苔薄润、脉沉弱。

治法：温补肾阳、通经活络、强筋壮骨。

主方：右归饮加丹参、红花、地龙。

5. 肾阴虚型

证候：腰痛绵绵，酸软无力，久治不愈，遇劳则甚，常伴心烦不眠，口燥咽干，面色潮红，手足心热，舌红少苔、脉弦细数。

治法：滋阴补肾、舒筋活络、强筋壮骨。

主方：六味地黄丸或左归饮加减。

（二）中成药

独一味胶囊：每次3粒，每日3次，适用于痹证型。

活血止痛胶囊：每次3粒，每日3次，适用于血瘀型。

六味地黄丸：每次20粒，每日3次，适用于肝肾亏虚型。

（三）中医外治

1. 针灸疗法

常用腰夹脊穴、腰阳关、腰眼、环跳、承扶、殷门、委中、承山等穴。耳穴可取神门、腰骶、坐骨神经等穴。

2. 推拿疗法

可按以下步骤进行，推拿手法忌用暴力。中央型突出者不适宜推拿治疗。

（1）㨰法：在腰部及患侧下肢施以㨰法，以放松紧张的肌肉。

（2）点穴法：点按肾俞、关元俞、环跳、殷门、委中、承山、太溪、昆仑等穴，在点穴时用力要稍大，位置要准确。

（3）俯卧位推扳法：推髋扳肩，医者一手掌于对侧推髋固定，另一手自对侧肩外上方缓缓扳起，使腰部后伸旋转到最大限度时，在适当推扳1～3次，对侧相同；推腰扳腿，医者一手掌按住对侧患椎以上腰部，另一手自膝上方外侧将腿缓缓扳起，直到最大限度时，在适当推扳1～3次，对侧相同。

（4）侧卧位推扳法：推髋扳肩，在上的下肢屈曲，贴床的下肢伸直，医者一手扶患者肩部，另一手同时推髂部向前，两手同时向相反方向用力斜扳，使腰部扭转，可闻及或感觉到"咔嗒"响声，换体位作另一侧；推腰扳腿，医者一手掌按住患处，另一手自外侧握住踝上，使之屈膝，进行推腰牵腿，作腰髋过伸动作1～3次，换体位作另一侧。

（5）足蹬法：患者仰卧位（以左侧为例）医生左手放在膝关节下，右手扶在膝关节上保护髌骨，患者小腿放在医生左手及肘部，然后作伸膝足蹬的被动活动，患肢的抬高角度由小到大，以患肢能忍受为度，目的在于解除伤侧神经根的粘连。

（6）捋顺法：在腰部及患侧下股沿肌纤维方向施以此法，在此基础上还可加一些散法，反复数次。

（四）简易疗法和偏方

参照"颈部扭挫伤"部分。

【西医治疗】

1. 西药治疗

常用口服药有：鲁南贝特，每次2片，每日3次；氨糖美辛，每次25mg，每日3次；芬必得，每次300mg，每日2次。

2. 物理疗法

常用短波、超短波电疗法、间动电流疗法、传导热疗法。对于有神经根症状者可用超声波、中频中药离子导入或碘离子导入疗法。

3. 牵引治疗

骨盆牵引为目前最常用的治疗方法。采用特制的骨盆牵引带，通过滑轮在床头进行牵引，牵引重量一般每次约5～12kg，每次30～60分钟，每天一次。牵引疗法对突出物在神经根外侧者疗效佳，突出物在神经根内侧或伴有神经根粘连者疗效较差，甚至症状加重，此时应停止牵引。此外尚有一种牵引床疗法，一般每日一次。

4. 硬膜外封闭

方法同硬膜外麻醉，先局麻插入硬膜外穿刺针，继之沿此针芯插入塑料导管至硬膜外处，可直接注射泼尼松龙25mg，加1%利多卡因5～10ml，每周一次，2～3次为一疗程。

5. 手术疗法

经非手术治疗无效者，或中央型脱出引起马尾征者需手术治疗。手术的方法有，经皮激光椎间盘减压术、椎间盘融解术、关节镜椎间盘抽吸术、椎间盘摘除术等术式，根据其适应证加以选择。

【预防与调护】

（1）腰椎间盘突出症的发病与椎间盘本身的退变和外伤为主要因素，预防的重点在于如何避免加速椎间盘的退变，避免在椎间盘生理退变情况下的损伤。因此，要改善不良的劳动和用力姿势，避免强力举重，以防止腰部负荷的增加。坐位时腰部应略后倾，同时腰后放一垫，屈髋屈膝；弯腰提取重物时应屈髋屈膝，直腰取物，避免腰部的扭曲动作。

（2）加强腰背肌、腹肌的功能锻炼，可维持脊柱的稳定性，减轻腰部的负荷，同时强有力的腰背部肌肉可防止腰背部软组织的损伤。

（3）中医学认为在寒冷潮湿的环境中，腰部宜为寒湿所困，产生腰痛，成为腰椎间盘突出症的诱因和基础，要注意改善居住的环境。

（4）急性期患者应卧硬板床休息，可避免椎间盘的进一步损伤，减轻对破裂椎间盘的压力，促进局部炎症反应物的吸收，使疼痛症状缓解或消失。

【营养配餐】

参照"颈部扭挫伤"部分。

【结语】

本病易反复发作，经久不愈。应多卧床休息，做到饮食起居有节，避免腰部过度屈曲、过劳或受风寒，久坐、久站时可佩戴腰围保护腰部，增加高蛋白和高维生素食物，并适当补钙，对疾病的康复裨益非浅。

十一、腰椎管狭窄症

腰椎管狭窄症是指腰椎椎管、神经根管、椎间孔因先天发育性或后天各种因素（退变增生、外伤骨折、失稳滑脱及其他因素）引起变形或狭窄，马尾及神经根受压而产生相应的临床症状。

本病好发于40岁以上的中老年人，男性多于女性，体力劳动者多见。好发部位为腰4、5，其次为腰5骶1间隙。在中医学归属为"痹证"、"腰腿痛"范畴。

【临床表现与诊断】

（1）部分患者有外伤史，或与先天发育不足、平素体质较弱有关。多数有慢性腰痛病史。

（2）典型症状：为缓发性、持续性的下腰痛、腿痛和间歇性跛行。腰痛在下腰部、骶部，腿痛多为双侧，可左、右交替出现，或一侧轻一侧重。疼痛性质为酸痛、刺痛或灼痛。间歇性跛行是其特征性症状，即当站立或行走时，出现腰腿痛或麻木无力，跛行逐渐加重，甚至不能继续行走，下蹲休息后缓解，若继续行走其症状又出现，骑自行车无妨碍。

（3）腰部后伸受限，腰过伸试验阳性，并引起小腿疼痛，是本病的一个重要体征。

（4）主诉多、体征少：其症状和体征的不一致时本病的特点之一。部分患者可出现下肢肌肉萎缩，以胫前肌及伸拇肌最明显，足趾背伸无力。受压神经支配区皮肤感觉减退或消失，跟腱反射减弱或消失，直腿抬高试验可出现阳性。但部分患者可没有任何阳性体征，病情严重者，可出现尿频尿急或排尿困难，马鞍区麻木，肛门括约肌松弛、无力，性功能障碍，两下肢不完全瘫痪。

（5）影像学检查

①X线摄片检查：显示椎体骨质增生，小关节突增生、肥大，椎间隙狭窄，椎板增厚、密度增高，椎间孔前后径变小，或见椎体滑脱、腰骶角增大等改变。

②脊髓造影检查：碘柱可显示出典型的"蜂腰状"缺损，根袖受压及阶段性狭窄等影像，甚至部分或全部受阻。完全梗阻时，断面呈梳齿状。

③CT、MRI检查：有助于明确诊断及量化标准。可显示椎体后缘骨质增生呈骨唇或骨嵴，椎管矢径变小；关节突关节可增生肥大向椎管内突出，椎管呈三叶形，中央椎管、侧隐窝部狭窄，黄韧带肥厚等征象。

【鉴别诊断】

腰椎间盘突出症

多见于青壮年，起病较急，腰痛合并有放射性腿痛，直腿抬高试验和加强试验阳性。

【中医治疗】

（一）辨证分型

1. 风寒痹阻型

证候：腰腿酸胀重着，时轻时重，拘急不舒，遇冷加重，得热痛减，舌淡、苔白滑、脉弦紧。

治法：祛风除湿、温经通络止痛。

主方：乌头汤加味或三痹汤加减。

2. 肾气亏虚型

证候：腰腿酸痛，腿膝无力，遇劳更甚，卧则减轻，形羸气短，肌肉瘦削，舌淡、苔薄白、脉沉细。

治法：补肾壮骨、强筋止痛。

主方：左归饮或右归饮加减。

3. 气虚血瘀型

证候：面色少华，神疲无力，腰痛不耐久坐，疼痛缠绵，下肢麻木，舌质瘀紫、苔薄、脉弦紧。

治法：活血定痛、补气畅络。

主方：定痛和血汤、黄芪五物汤加减。

（二）中成药

活血止痛胶囊：每次3粒，每日3次，适用于血瘀型。

六味地黄丸：每次20粒，每日3次，适用于肝肾亏虚型。

独一味胶囊：每次3粒，每日3次，以用于损伤日久经久不愈者。

六味地黄丸：每次20粒，每日3次，与独一味胶囊合用效更佳。

（三）中医外治

1. 针灸疗法

可用毫针、梅花针、耳针、头皮针、水针、电针等，对于症状轻又无特殊体征者，针灸治疗可收到一定效果。以补肾壮腰、通经活络、散瘀止痛为原则取穴。

2. 推拿疗法

（1）以减轻肌肉痉挛、松解粘连、促进血液循环、活血散瘀、舒筋活络，操作时应轻柔，禁用强烈的旋转手法，以免加重病情。

（2）点按腰夹脊、大肠俞、八髎、环跳、委中、承山、太溪、昆仑等穴位，以酸胀为度。

（3）在腰骶部、臀部施以轻柔的按、揉、摴法。

（4）两助手分别牵引腋下及足踝部，维持 2~3 分钟，医者双手交叠置于患处，进行抖动按压 20 次左右，力量均匀，幅度要适当。

（5）患者仰卧，医者一手扶患者双足，另手扶膝下，使双膝、髋关节屈曲，然后逐渐增大屈髋度数，使大腿贴近胸壁，下压双膝，使腰部极度屈曲，然后略放松，轻度摇摆下腰部 30 次左右。

（6）患者侧卧位行左右轻度斜扳法，行扳法前应先顺势活动几下，扳时不可刻意追求听到弹响声，更不可用暴力猛扳。

（7）患者俯卧，沿受损神经根及其分布区进行摴、按、揉、拿手法，促进气血运行，疏通经络等，最后以患部擦法结束。

（四）简易疗法和偏方

参照"颈部扭挫伤"部分。

【西医治疗】

1. 西药治疗

常用口服药有：英太青，每次 50mg，每日 3 次；鲁南贝特，每次 2 片，每日 3 次；芬必得，每次 300mg，每日 2 次。

2. 物理疗法

可选用超短波、红外线、中药离子透入等局部理疗治疗。

3. 牵引治疗

骨盆牵引为目前最常用的治疗方法。采用特制的骨盆牵引带，通过滑轮在床头进行牵引，牵引重量一般每次约 5~12kg，每次 30~60 分钟，每天一次。此外尚有一种牵引床疗法，一般每日一次。

4. 硬膜外封闭

方法同硬膜外麻醉，先局麻插入硬膜外穿刺针，继之沿此针芯插入塑料导管至硬膜外处，可直接注射泼尼松龙 25mg，加 1% 利多卡因 5~10ml，每周一次，2~3 次为一疗程。注意勿将药液注入硬脊膜腔内。

5. 手术疗法

经非手术治疗无效者，且症状逐渐加重，或出现马尾征者应手术治疗。手术方法有，全椎板、半椎板切除减压术；对有下腰椎失稳或有滑脱者，需同时植骨椎体融合内固定，以稳定下腰椎。

【预防与调护】

（1）治疗期间早期应注意卧床休息，加强局部保暖，避免风寒潮湿，活动时用腰围保护。

（2）病情缓解后，行腰屈曲及腰背肌功能锻炼。腰椎屈曲可使椎管容量和有效横截面积增大，以减轻退变组织对马尾神经的压迫；腰背肌肌力增强可加强脊柱的稳定性，改善其症状。

（3）行手术治疗者，术后卧床休息一二个月；若行植骨融合术者，应到植骨愈合，然后行腰背肌、腰肌功能锻炼，可巩固治疗效果。

【营养配餐】

参照"颈部扭挫伤"部分。

【结语】

经合理、综合的治疗3个月，一般预后较好。若无效，影像学提示腰椎管严重狭窄者，宜椎管成形手术治疗。

第四章 骨 病

第一节 退行性关节炎

一、概论

退行性骨关节病简称骨关节病，又称退行性关节炎、增生性关节炎、肥大性关节炎、老年性关节炎。是由于关节退化，引起关节软骨被破坏的慢性关节炎。其主要病变是因物理的、生物力学的和代谢方面的原因，使关节软骨面受到退行性变，新生骨在应力处形成骨赘，关节滑膜增厚，关节囊产生纤维变性和增厚，致使关节功能受到限制；关节周围的肌肉因疼痛而产生保护性痉挛，使关节活动进一步受到限制，增加了退行性变的进程，关节发生纤维性强直。

本病多发生于中老年人，好发于负重大、活动多的关节，如脊柱、膝、髋等关节。退行性关节炎属于中医痹、痿证范畴，中医学认为，中年以后，肝肾渐亏，肝虚则血不养筋，肾虚而髓失所养；或因劳损致气血不和，经脉凝滞，筋骨失养而致本病。

【临床表现和诊断】

（1）患者多为45岁以上的中年或老年人。

（2）起病缓慢，无全身症状。通常为多关节发病，也有单关节者。

（3）受累关节可有持续性隐痛，活动增加时加重，休息后好转，气压降低时加重，故与气候变化有关。

（4）有时可有急性疼痛发作，同时有关节僵硬，关节内磨擦音等症状。

（5）久坐后关节僵硬加重，稍活动后好转。

（6）晨起时僵硬及疼痛，活动后减轻，有人称之为"休息痛"。

（7）后期关节肿胀、增大、运动受限，但很少完全强直。

（8）实验室检查：血沉、血象一般无异常变化。关节液常清晰、微黄、黏稠度高，白细胞计数在小于2000个/ml以内，主要为单核细胞。黏蛋白凝块坚实。

（9）X线表现：早期无明显异常，以后逐渐出现关节间隙狭窄，说明关节软骨逐渐变薄。

（10）在早期，不负重时关节间隙正常，但在承重时，可出现狭窄。病变明显时，关节间隙显著狭窄，软骨下骨质硬化，关节边缘变尖，有骨赘形成，负重处软骨碎裂、边缘不整，软骨下囊性变，形成骨关节病的典型征象。

（11）根据临床表现及X线所见，诊断比较容易。但X线有时不能说明是原发性还是继发性骨关节病，还要根据病史及其他病情进行分析，以明确病因。

【鉴别诊断】

1. 类风湿关节炎

常累及手足小关节，多呈双侧、对称性发病。无寒性脓肿或窦道，血清类风湿因子常呈阳性。随着病情的发展，可累及其他关节，并可出现关节变形及关节强直。

2. 强直性脊柱炎

病变多由髋、骶髂关节开始，逐渐向上发展至颈椎，四肢大关节可同时受累。多数患者，脊椎的韧带、软骨发生钙化、骨化，椎间形成骨桥，脊柱由僵硬逐渐变为强直，骨质疏松，但无破坏及死骨，无脓肿，常并发虹膜炎。

3. 化脓性骨、关节感染（骨痈疽）

发病多急剧，开始就有高热，剧烈疼痛，白细胞总数及中性粒细胞均明显增高。X 线片可见骨质破坏及大量新骨形成。细菌培养和病理检查可以帮助诊断。

4. 风湿性关节炎

游走性多关节疼痛，对称性，关节周围有红肿、热痛，炎症消退后，关节功能恢复，不留关节功能障碍。

【中医治疗】

（一）辨证分型

1. 瘀血阻滞型

证候：关节刺痛，痛有定处，关节变形，活动不利，腰弯背驼，面色晦暗，唇舌紫暗，脉沉或细涩。

治法：活血化瘀，理气止痛。

方药：补肾活血汤加减或身痛逐瘀汤加减。

2. 肾虚髓亏型

证候：关节隐隐作痛，腰膝酸软，伴有头晕目眩，耳鸣耳聋，舌淡红，苔薄白，脉细。

治法：滋补肾阴，养精益髓。理气止痛。

方药：六味地黄汤或知柏地黄丸加减。

3. 阳虚寒凝型

证候：肢体关节疼痛，重著，屈伸不利，昼轻夜重，遇寒痛增，得热稍减，舌淡，苔白，脉沉细缓。

治法：温补肾阳、通络散寒。

方药：用金匮肾气丸加枸杞、杜仲、仙茅、巴戟天、桑寄生等。

（二）中成药

壮骨关节丸 6g，口服，每日 2 次；追风透骨丸 6g，口服，每日 3 次。

（三）中医外治

1. 中药外用

可用骨刺膏、麝香壮骨膏及祖师麻膏贴敷，外涂麝香正骨水等外用药。

2. 小针刀

运用小针刀闭合手术的独特作用，对骨关节周围痛点区，进行纵横疏通、铲削和切割等手法，以松解组织粘连、缓解肌肉痉挛、切开瘢痕组织，达到松动关节，调整关节力学平衡的作用。同时运用小针刀的针刺作用，疏通经络，调和气血，达到"通则不痛"之目的。配合运用手法，能够进一步松解膝部组织粘连，增强肌肉纤维的收缩和舒展运动，改善和恢复肌腱、韧带的弹性，促进静脉和淋巴回流，降低关节内压力，改善微循环，有利于关节软骨的基质合成，加快损伤修复。因此小针刀与手法配合运用，相得益彰，可取得良好的效果。

3. 推拿疗法

推拿治疗应用得当，对骨性关节炎疗效也很好。此法多在患病局部采用揉法、摩法、拿法、研磨法、穴位指压法等方法治疗，在急性炎症期最好不用推拿法，或谨慎使用轻手法推拿，以免炎症加剧。

4. 针灸疗法

针灸对骨性关节炎治疗效果较好。根据研究，针灸有消炎止痛、消肿、促进血液循环等作用，通过改变患处血流量和血流速度，把一些致病炎性因子带走，以达到改善症状的目的。针刺常用的穴位以关节附近取穴为主，配合辩证选穴，可以用电针，也可加艾灸，或加拔罐法。据研究，以电针和温灸效果为最好，一般能在数次治疗后缓解症状。

（四）简易疗法和偏方

1. 冷敷法

患者感到疼痛发作，关节发热时，可用毛巾包裹冰袋后置于疼痛关节上，每次不超过 10 分钟，每日 3 次。

2. 热疗法

在急性期过后，可以用热毛巾热敷患处，也可以泡热水澡，每次不超过 40 分钟，每天 2～3 次。

3. 运动疗法

通过适当运动增加关节的灵活性及肌肉力量：如手指屈伸活动、膝关节屈伸活动、髋部屈伸活动治疗等。

4. 民间偏方处方

鲜毛茛叶适量。用法：将毛茛叶洗去泥土，晾干，用手指揉搓成泥状，大小如绿豆，在患侧膝关节内外膝眼穴各粘贴 1 丸，以胶布固定。待局部有风行蚁动感，或贴 5 分钟后，最迟不超过 20 分钟，揭去药料。

【西医治疗】

1. 西药治疗

西药治疗主要解决疼痛，常用的消炎镇痛药物为非甾体类药物及其衍生物，包括保泰松，每次 0.1g，口服，每日 2～3 次；吲哚美辛，每次 25mg，口服，每日 2～3 次；芬必得，每次 300mg，口服，每日 2 次等。此类药物对胃肠道有刺激作用，使其应用受到一定限制，多在饭后服用。

2. 封闭治疗

可用 2% 利多卡因 5ml 加曲安奈德 10mg 局部痛点注射，每周一次，3 次为一个疗程或可局部注射 0.5% 普鲁卡因 5～10ml 加醋酸氢化强的松 12.5mg，每周一次，3 次为一个疗程。

3. 玻璃酸钠关节腔注射

用法：玻璃酸钠注射液（施沛特）每次 2ml，每周一次，用于关节腔内注射，5 次为一个疗程，能有效地缓解关节疼痛、肿胀与改善关节功能。

4. 物理治疗

可用直流电感应醋离子导入法，超短波电疗法，磁疗及激光理疗等，促进炎症吸收，消除肿胀，有镇痛、缓解症状的作用。

5. 手术治疗

如经保守治疗无效，持续性疼痛，畸形严重，关节功能障碍，可依据患者具体病情、年龄、部位选择关节镜手术检查、治疗，关节清理术，人工关节置换术等手术治疗。

【预防与调护】

（1）避免外伤和劳损，避免超强度劳动和运动造成损伤，适当减轻受累关节的负重，短期休养或改变工种。

（2）减少关节部位活动，减轻体重。

（3）肢体有畸形应及时矫正，改善负重力线，避免发生创伤性关节炎。

（4）患病关节应妥善保护，防止再度损伤，如带护膝，用支具或用石膏固定，防止畸形发生。

（5）要避免长期或滥用肾上腺皮质激素类药物。

【营养配餐】

平常注意调节饮食，防止发生骨质疏松和继发性关节炎，经常使用以下方法，可减缓关节的退变。

1. 三七丹参粥

用法：将三七 10～15g，丹参 15～20g，鸡血藤 30g 洗净，加入适量清水煎煮取浓汁，再把粳米 300g 加水煮粥，待粥将成时加入药汁，共煮片刻即成。每次随意食用，每日 1 剂。功效：活血化瘀，通络止痛。主治瘀血内阻，经脉不利的关节疼痛。

2. 三七炖鸡

用法：取雄乌鸡 1 只，三七 6g，黄芪 10g（切断），将三七、黄芪共纳入鸡腹内，加入黄酒 10ml，隔水小火炖至鸡肉熟。用酱油随意蘸食，隔日一次。功效：温阳，益气，定痛。主治膝关节炎，证属阳气不足者。

3. 猪肾粥

用法：取猪肾 1 对洗净切片，人参 6g，核桃肉 10g，与粳米 200g 加适量水共煮成粥，随意服用，每日一剂。功效：祛风除湿，补益肾气。主治膝关节炎，证属肾气不足者。

4. 防风粥

用法：取防风 10～15g，葱白两根洗净，加适量清水，小火煎药汁备用；再取粳米 60g 煮粥，待粥将熟时加入药汁熬成稀粥即成。每日一剂，作早餐用。功效：祛风湿。主治膝关节骨性关节炎，证属风湿痹阻者。

5. 桃仁粥

用法：取桃仁 10 ~ 15g 洗净，捣烂如泥，加水研去渣，与薏苡仁 30g，粳米 50 ~ 100g 同煮为粥，随意服用，每日一剂。功效：益气活血，通利关节。主治膝关节骨关节炎，证属气虚血瘀，阻滞关节者。

6. 冬瓜薏仁汤

用法：冬瓜 500g 连皮切片，与薏苡仁 50g 加适量水共煮，小火煮至冬瓜烂熟为度，食时酌加食盐调味。每日一剂，随意食之。功效：健脾，清热利湿。主治膝关节骨关节炎，证属湿热内蕴而湿邪偏盛者。

7. 丝瓜竹叶粥

用法：将丝瓜 100g 洗净，连皮切片与淡竹叶 20g 加适量水共煎煮取汁备用；再将薏苡仁 60g 加水煮粥，待粥成时加入药汁。随意服用，每日一剂。功效：健脾祛湿，清热通络。主治膝关节骨性关节炎，证属风湿痹阻而热邪偏胜者。

【结语】

（1）关节软骨破坏程度与关节负重和活动有直接关系。因此，最重要最基本的治疗方法是减少关节的活动幅度和强度，减轻关节的负重，对患病关节要爱惜，以延缓病变的发展。

（2）下肢关节可用拐杖或手杖，以减轻关节的负担。理疗、适度的活动和锻炼可保持关节的活动范围，湿热敷，支具保护对控制急性症状有帮助。

（3）本病目前无特效治疗方法，远期预后不佳。对疼痛明显，关节变形，功能障碍严重者，可行人工关节置换，以改善关节功能，提高生活质量。

二、脊柱骨关节病

脊柱骨关节疾病包括脊柱的肥大性关节炎，以及由颈胸腰段脊柱退变为基础引起的临床综合征，属于中医学痹证、颈肩痛、腰腿痛的范畴。对其病理机制，中医学多从整体角度来考虑。根据脏腑理论和气血学说，认为与肾和肝的关系最为密切。

【中医对脊柱退行性变的认识】

临证之际，按其疼痛的性质、部位，审证求因，方可作出明确诊断。大体上可以分为以下几个证型。

1. 肾元亏虚，肝血不足

有的肾亏患者发病年龄较轻，先天秉赋不足，偶受外伤或略感风寒湿邪，便引起颈肩腰腿的疼痛，其痛势可急可缓，病情发展缓慢而持续，或可见有腰膝酸软，肢体渐痿，头晕目眩，舌质淡，脉细弦。X 线摄片可见到关节突和椎体缘的骨质增生，椎间隙变窄，或有骨性椎管狭小，或有腰骶椎的隐裂，椎体发育不良、横突变异或棘突游离等，较多数的肾亏患者系高年之体，病久及肾虚因而出现一派肾元亏虚，筋脉失养的征象，与年轻的肾亏患者有所不同，诊断上必须分清二者的区别，一为肾亏致病，一为久病伤肾，肾虚类同而病机各异。

2. 外力损伤

外力损伤致病，必有外伤史可询。或由强大暴力，或由慢性劳损，或有偶发的扭挫之伤，突然引起颈肩腰腿的疼痛，其疼痛可先发于躯干，经数日或数月后向肢体放射，日久躯干痛势得减而肢体痛势渐增。经休息和适当治疗后可获缓解，日久又可发作，部分患者病程可达数年或数十年之久。发病之初，必有瘀血内聚之征象，痛有定处，活动障碍，舌见紫色瘀斑，脉来弦涩，口渴不欲饮水等。各种症状体征在发病之初最为显著，渐次消减，但每遇复发又可加重。X线摄片可见脊柱侧弯，椎体失稳，骨缝相错，或胸椎紊乱，关节模糊，或腰椎间隙异常，关节间隙不清，甚至有椎体旋转等。诊断必须病史、体征、X线摄片三者互参，方保无虞。

3. 外感风寒湿邪

外感致病，可以急剧气候变化为诱因，也可以因长期处湿居寒而受邪，其发病可急可缓，临床上常常表现为先有微恙，卒然大作；或自诉不明原因，渐渐罹患。疼痛部位可在颈肩或胸胁或在腰部。如疼痛以上身为主，痛无定处，且有恶风，颈项强，头痛，关节凌胀等，多为风邪所害；如痛剧，肢体拘急，屈伸活动不利，筋骨关节俱觉痛甚且有寒从内生之感，得热稍缓，多为寒邪所害；如疼痛绵绵，日久不瘥，头重如裹，身体困乏，四肢酸楚，颈项强痛，肌肤麻木，关节以酸为主等等，多为湿邪所害。当然，临证之际兼杂之象颇多，往往难于截然分开。X线摄片可见此类患者脊柱各部多有严重的骨质增生征象，骨桥骨赘也有出现，盖外邪入里，痹阻气血，筋骨失养所致。

【西医学对脊柱退行性变的认识】

西医学认为，脊柱退行性疾病是指椎骨、椎间盘，以及周围软组织的一系列退行性和增生性变化的结果，临床上常见的代表性变化是脊柱生理弯曲的异常和变形；X线摄片可见椎间隙变窄，椎体缘的骨刺、椎管和脊柱变形以及椎间关节的肥大等。

（一）椎间盘的退变

椎间盘的变性从20岁即可开始，30岁以后则大多数都已发生变性。变性首先是椎间盘发生脱水、干燥，并出现松弛、裂隙、碎裂、褐色素沉着，以致椎间隙变窄，上下椎体间发生异常运动，出现脊柱的不稳定或脊柱弯曲异常。组织学上可见到髓核的粘液样物质减少，中心部出现空隙，纤维变粗，而周围部软骨细胞增多，以致于纤维环的界限变得模糊不清。继续退化时出现纤维化增强，发生钙化等。纤维环的纤维软骨细胞因变性而减少，纤维不规整，出现玻璃样变、钙化和裂隙等，以致带小血管的肉芽组织开始侵入。软骨终板容易发生裂隙。

椎间盘的水分特别是髓核的水分，随年龄增长而减少，青年人约含80%，70岁时约为70%。由于椎间盘含水量减少而从椎体吸收水分，即吸水功能也降低。这种吸水功能是由髓核的凝胶构造来维持的，构成凝胶的酸性黏多糖因年龄增加而减少，但胶原却增加。椎间盘物理特性的退化现象是：对压缩、牵拉、扭拽等外力的抵抗力以20～30岁时最强，随退化而逐渐减弱。老年人的椎间盘大体上也有粘弹性物质的性质，但对负重所致变形的抵抗力较弱，吸收冲击的功能也降低。

（二）骨刺的发生

由于椎间盘尤其是髓核的褐色软化与耗损，致使弹性降低，并使附着于椎体边缘的韧带断裂和耗损，反应性地形成骨刺。但也有人认为骨刺的形成原因不在于髓核的耗损，而是从纤维环最外层的断裂开始，当椎体和椎间盘的正常连接出现破绽时，由于体重负荷或运动的作用，纤维环向外膨隆，压迫前、后纵韧带，使韧带和椎体附着部的骨膜受到持续性的牵拉，从而产生骨刺。若有髓核耗损或椎间盘产生裂隙时，由于内压减少，前、后纵韧带也少受牵拉，骨刺的形成反而不显著。

（三）椎间关节的变化

椎间盘变性的结果导致椎间隙失稳，椎间盘间隙狭窄，椎体间的异常运动以及脊柱生理弯曲异常，可致后方关节——椎间关节歪斜，从而引起关节面对合不良，关节囊肥厚或陷入、滑膜增生、骨刺形成等退变性变化。同时，在退行性变化的多发部位，棘间、棘上和黄韧带多发生肥厚、断裂、空泡和钙化等。

【临床表现与诊断】

（1）脊柱退行性疾病的症状十分复杂，体征也因其病变部位而异，其共同之处是疼痛麻木等神经症状，或椎间关节失稳、僵硬所致的功能紊乱。

（2）患者多为45岁以上的中年或老年人。

（3）起病缓慢，无全身症状。通常为多关节发病，也有单关节者。

（4）受累关节可有持续性隐痛，活动增加时加重，休息后好转，气压降低时加重，故与气候变化有关。

（5）有时可有急性疼痛发作，同时有关节僵硬，关节内磨擦音等症状。

（6）久坐后关节僵硬加重，稍活动后好转。晨起时僵硬及疼痛，活动后减轻，有人称之为"休息痛"。后期关节肿胀、增大、运动受限，但很少完全强直。

（7）实验室检查：血沉、血象一般无异常变化。关节液常清晰、微黄、黏稠度高，白细胞计数在小于2000个/ml以内，主要为单核细胞。

（8）X线表现：早期无明显异常，以后逐渐出现关节间隙狭窄，说明关节软骨逐渐变薄。

在早期，不负重时关节间隙正常，但在承重时，可出现狭窄。病变明显时，关节间隙显著狭窄，软骨下骨质硬化，关节边缘变尖，有骨赘形成，负重处软骨碎裂、边缘不整，软骨下囊性变，形成骨关节病的典型征象。

（9）根据临床表现及X线所见，诊断比较容易。但X线有时不能说明是原发性还是继发性骨关节病，还要根据病史及其他病情进行分析，以明确病因。

【鉴别诊断】

1. 脊柱肿瘤

以恶性转移癌多见，多为老年人，健康状况不良，症状呈进行性加重，多受累1个椎体，X线片显示椎体有破坏和均匀压缩，椎间隙正常，常侵犯一侧或两侧椎弓。经抗结核治疗无好转，反而加重。

2. 脊柱结核

脊柱结核又称脊柱痨，是骨痨中最为常见的一种。在整个脊柱中，以腰椎发病率最高，其次为胸椎，继之为胸腰段和腰骶段，颈椎、颈胸段、骶尾椎较少。

3. 强直性脊柱炎

多见于青壮年男性，腰椎板直，脊柱各方向活动均明显受限，范围比椎体结核广泛。早期 X 线片仅见骨质疏松，无骨破坏，晚期可见竹节样强直，韧带及椎间盘骨化。

【中医治疗】

（一）辨证分型

（1）参照"概论"中"辨证分型"部分。

（2）对于脊柱退行性疾病的内服药治疗，可以贯彻"同病异治，异病同治"的原则。不论具体病种如何，一般病程初期，疼痛剧烈者，以活血化瘀、祛风散寒、理气止痛为主，

（3）可结合病情辅以补肾、养血、化湿、通络等，一般用身痛逐瘀汤加减。常用药物有麻黄、羌独活、桂枝、秦艽、威灵仙、当归、赤芍、乳没、制川乌、香附、郁金、五灵脂、泽泻、甘草等。进入病程中期，疼痛见缓，仍绵绵不绝，实证征象减少而虚象增多时，拟活血理气，祛邪通络，补益肝肾为主，既不可滋腻太过以防恋邪，又不可一味强攻耗气伤血，临床常用复元活血汤加四物汤治疗。常用药物有羌独活、秦艽、威灵仙、当归、川芎、桃仁、红花、柴胡、鸡血藤、丹参、桑寄生、川断、穿山甲、瓜蒌、甘草等。当病变进入后期，疼痛已十去八九，仅觉绵绵隐痛，表现更多的肝肾亏虚之象，便须固护气血，大补肝肾，益以通络，一般用十全大补汤加减，常用药物有党参、黄芪、白术、白芍、当归、川芎、生熟地、桑寄生、川断、怀牛膝、淮山药、枸杞子、秦艽、威灵仙等。这就是脊柱退行性疾病的内治三期分治法。

（二）中成药

壮骨关节丸 6g，口服，每日 2 次；追风透骨丸 6g，口服，每日 3 次。骨筋丸 0.3g，口服，一次 3~4 粒，一日 3 次。

（三）中医外治

1. 中药外用

对于脊柱退行性疾病的药物外用疗法，虽然开展并不广泛，但却是十分有效的。由于种种客观，这种疗法目前运用较少，但只要认真实施，常常事半功倍。一般根据病变的部位和发生时间，来决定外敷药和膏药的种类。在某些重要穴位上及压痛点上可采用宿伤膏外敷或热敷散外敷等治疗。如果疼痛涉及范围广，可以在经络循行部位的重要穴位上施治。

2. 小针刀

小针刀对骨关节周围痛点区，进行纵横疏通、铲削和切割等手法，以松解组织粘连、缓解肌肉痉挛、切开瘢痕组织，达到松动关节，调整关节力学平衡的作用。同时运用小针刀的针刺作用，疏通经络，调和气血，达到"通则不痛"之目的。主

要用于持续顽固的固定痛点的治疗。

3. 推拿疗法

参照"概论"中"推拿疗法"部分。

对脊柱退行性疾病的推拿治疗法，是整个治疗学中比重最大的一部分，有70%以上的患者，可用此法治疗。实施治疗时，根据脊柱各段的退变程度和筋、骨、缝的开错、扭旋、凝结等不同情况，采取不同的手法。治疗中还要注意虚实辨证，病程初期实证为主之际，运用泻法。泻法推拿，要求时间短，手法刺激宜强，在推拿时逆经络的循行路线或向心脏方向用力施术。待到病程中期及后期，处于虚实夹杂或虚证为主时，运用补法，要求推拿时间长，手法渗透柔和缓慢，在推拿时，顺从经络循行路线或逆心脏方向，推按四肢末端及病变部位。当然，这个补泻的实施是没有严格界限的，二者互有交融，常可先用补法准备，再用泻法施治；或先施泻法纠偏，再用补法善后，总之要结合患者的病情、病程、年龄、性别、体质、心理等因素，根据治疗者本身的经验和习惯、传统，灵活地选用适当手法。这也可称为辨证外治法。

4. 针灸疗法

参照"概论"中"针灸疗法"部分。

对于脊柱退行性疾病的针灸拔罐疗法，临床运用也很多，虽然随着病种的不同，取穴也很不一致，但其机制却是一致的。这就是通过针灸、拔罐等刺激，引起经络系统的强烈反应，既可活血行气通络止痛，又可益肾养血强筋壮骨，从根本上消除病痛。

（四）简易疗法和偏方

参照"概论"部分。

【西医治疗】

1. 西药治疗

西药治疗主要解除疼痛，常用非甾体消炎镇痛药物，如阿司匹林，保泰松0.1g口服，每日2~3次；吲哚美辛25mg口服，每日2~3次；布洛芬（芬必得）300mg口服，每日2次等。此类药物对胃肠道有刺激作用，使其应用受到一定限制。

2. 封闭治疗

用2%利多卡因5ml加得保松或泼尼松龙1ml，局部痛点注射，5~7天一次，3次一疗程。

3. 物理治疗

可用直流电感应醋离子导入法，超短波电疗法，磁疗及激光理疗等，促进炎症吸收，消除肿胀，有镇痛、缓解症状的作用。

4. 手术治疗

脊柱退行性疾病引起明显的神经系统并发症或功能障碍者，经保守治疗无效或病情呈进行性加重者，可选择手术治疗。根据病变的部位和具体情况，通常有椎管扩大减压术、骨赘摘除减压术和椎间盘摘除术等。

一般颈部的手术多采用侧前方入路，要求做到暴露清楚，减压彻底，同时行椎间融合。腰部的手术多采用全椎板或半椎板切除，部分关节突切除，合并椎间盘突出者，要求同时摘除，充分地对马尾及神经根进行减压。

必须强调指出，对每一例手术患者的手术预后估计，手术中可能发生的问题、手术的禁忌证等必须做全面的分析，要充分地做好术前准备，包括检查心、肺和肝、肾功能，要确保手术安全，防止并发症的发生。脊柱手术设备和技术条件要求比较高，千万不能草率从事，以免造成不良后果。

【预防与调护】

对于脊柱退行性疾病，重在预防。注意平时的站姿、坐姿、劳动的姿势以及睡姿的合理性，纠正不良姿势和习惯，加强锻炼，增强体质，尤其加强腰背肌的功能锻炼，因为适当的锻炼能改善肌肉血液循环，促进新陈代谢，增加肌肉的反应性和强度，松解软组织的粘连，纠正脊柱内在平衡与外在平衡的失调，提高腰椎的稳定性、灵活性和耐久性，从而达到良好的治疗及预防作用，并在寒冷潮湿的季节应注意保暖，防止本病的复发。

【营养配餐】

（1）用羊肾 1 对，羊肉 100g，枸杞子 10g，粳米 80g。加水适量同煮粥，服食。

（2）用羊胫骨 1 根、黄酒适量。将羊胫骨用火烤至焦黄色、砸碎，研细末。每次饭后以温黄酒送服 5g，每日 2 次。

（3）组成：牛肉 100g，粳米 50g，五香粉、精盐各适量。用法：牛肉切成薄片，与粳米加水适量同煮粥，粥熟后加五香粉和精盐调味，温热食用。

（4）组成：杜仲 30g，白酒 500g。用法：将杜仲浸于白酒中，密封 7 日后开封饮服。每次 10~20g，每日 2~3 次。

（5）组成：淡菜、黄酒、韭菜各适量：用法：将淡菜浸入黄酒中，然后同韭菜共煮后服食。

（6）组成：丝瓜根及近根部的老藤适量，黄酒少许。用法：将丝瓜根、藤焙干研末。每次取 6g，用黄酒送服，每日 2 次。

（7）组成：韭菜根、陈醋各适量。用法：将韭菜根洗净，捣烂，加醋调和。敷于痛处。

【结语】

脊柱退行性疾病的辨证，必须抓住"邪实正虚"四个字。邪实，为瘀血内阻，邪袭络脉，气血凝滞不通，不通而痛；正虚，为肾元亏虚，肝血不足，筋骨不坚，过早过快的衰老退变，脊柱易于遭损受邪。

具体析证求因，须当辨明邪实之中哪类为主，瘀血证应明确其部位，外邪证应了解其风寒湿之偏盛。如若正虚为主，又须明确肝肾之间何脏为主，阴阳之中有无偏颇。根据具体证候的不同，再给予适当的处理。治疗大法必含有祛邪扶正两大因素，二者可有偏重但决不可偏废。

在施治手段上，必须强调内外合用，既要有药物内治其脏腑，又要有膏药、手法、针灸等处理其筋络。

三、髋关节骨关节病

骨关节病又称骨关节炎，退化性关节炎，由于关节退变软骨被破坏的慢性关节炎。髋关节是最常发生骨关节病的部位之一，在病因上分两大类：一类是先天性因素，这类患者可能股骨颈前倾角增大，起因于先天性发育不良；另一类属继发性因素，如股骨头骨骺炎所致的股骨头骨骺滑脱的扁平髋；先天性髋关节半脱位或全脱位，复位后仍残留髋臼发育不良，使承重力集中于一处，而不是分散在整个关节面上；其他原因引起的关节承重应力分布不均，如髋内翻、外翻畸形等；股骨头缺血性坏死，承重面塌陷，关节软骨失去支撑和营养；肥胖和更年期等全身因素；感染、外伤等导致关节软骨直接受损者。在早期，关节软骨发生退变、纤维化和碎裂；软骨细胞坏死；基质丧失异染性；裂隙延伸至骨面，软骨基底部钙化层增厚；髓腔血管增生，并向软骨下延伸，产生新生骨，形成骨赘。滑膜充血，表层细胞增生，有成团的绒毛纤维化，软骨和骨的退化脱落微屑进入关节腔。关节下骨血管增多，新骨形成，硬化骨代替松质骨，关节面磨损、变平，产生边缘骨赘，股骨头增宽、变扁，呈蘑菇状。在负重面下有囊肿形成，囊肿周围有硬化骨。后期纤维性关节粘连，关节滑膜和纤维囊纤维化，挛缩，从而使关节屈曲、内收、外旋，并在这畸形体位发生纤维性强直。

【临床表现与诊断】

（1）病变发展缓慢，起初仅在过度活动后或扭伤后出现髋关节疼痛，休息后好转。

（2）肌肉痉挛、跛行、局部疼痛、僵硬都随着时间的推移而增加发作次数，频繁发作，使患者的无痛行走距离也逐渐缩短。

（3）疼痛位于髋关节的前方、内侧、外侧或后方，以外侧和内侧较常见，内侧疼痛常向膝内侧放射。冷和湿都可使疼痛加重。至后期，关节活动受限，因疼痛而行走困难，经常跛行。若已有纤维性强直，则活动已受限，疼痛也将减轻。跛行和姿势的改变将引起劳损性腰痛。

（4）检查时，可见跛行，局部有压痛，肌肉痉挛，髋关节运动受限，有屈曲、内收、外旋畸形挛缩。"4"字试验阳性。

（5）X线表现：最早表现为关节间隙狭窄，若半脱位，内侧常增宽，Shenton线失去连续性，一般为单侧性。与间隙狭窄相对应的骨面，常有不规则的骨质硬化，髋臼的周边非承重区有骨质增生，使股骨头呈蘑菇状，髋臼边缘的骨质增生形成致密的三角形骨块或弧形长条，覆盖于向外扩大的股骨头上方，在股骨头承重区骨面下和髋臼外上方可有单个或多个大小不等，略呈圆形、卵圆形或不规则的囊性变，可有硬化的骨壁。

【鉴别诊断】

1. 类风湿关节炎

受累关节以手腕、膝、趾关节近侧指间关节最常见，仅个别人可侵犯髋关节，局部症状不典型，但多呈对称性、多发性。典型畸形表现有手指的鹅颈畸形和扣眼畸形，足部呈外翻畸形等。化验血沉加快，约70%的病例可出现类风湿因子阳性。X线可见三角形骨盆、髋臼内陷等畸形，晚期，关节软骨面完全破坏消失后，关节即纤维或骨性强直于畸形位置。

2. 化脓性关节炎

本病多见于小儿和青少年，男多于女。发病以膝、髋关节最多见，通常是单个关节受累。全身的感染症状明显，病变关节的肿痛热红，功能受限，加上关节内穿刺液的混浊黏稠或脓性改变和细菌培养阳性，即可作出诊断。X线摄片晚期关节间隙狭窄，关节边缘骨赘增生。最后呈纤维强直或骨性强直。

3. 强直性脊柱炎

本病多见于16~25岁男性青年，男女之比约为10∶1，初发关节以腰椎、骶髂和髋、膝关节最多。该病有更强的家族遗传倾向。骶髂关节改变这是诊断本病的主要依据之一。亦有15%年龄较小的患者，始发症状可以是单侧或双侧的膝、踝关节肿痛，易和类风湿关节炎混淆。早期似类风湿关节炎的体征。晚期可见各种畸形。髋关节常出现屈曲挛缩、内收、外展或旋转畸形、骨性强直机会多。X线片可见髋关节间隙消失，骨性强直于各种畸形位。

4. 股骨头坏死

早期症状和体征均不明显，患者早期感觉髋周疼痛，间隙性发作或进行性加重，后期以跛行为主，局部疼痛可因劳累、受凉而加重，髋关节功能明显受限。影像学检查可明确诊断，CT和同位素骨扫描都可较早的发现坏死病灶。

【中医治疗】

（一）辨证分型

1. 肝肾亏虚型

证候：周身或局部关节疼痛，尤以腰膝多见，不能劳作，劳累后尤甚，腰膝酸软，活动无力，时打软腿，形体瘦弱，面色欠华，头昏目眩，或耳鸣、听力下降，舌淡苔薄白，脉弦细无力或虚弱。

治法：补益肝肾、强筋壮骨、荣骨止痛。

主方：补肾壮骨汤加味。

2. 寒凝瘀阻型

证候：骨节冷痛，疼痛剧烈，遇冷加重，得暖则缓，昼轻夜重。伴有关节冷痛感或麻木，功能受限（活动不利），全身畏冷，四肢不温，活动后减轻，有骨擦音，舌淡暗，苔白，脉沉迟弦。

治法：散寒活血、祛瘀散结、滑利关节。

主方：阳和汤加减。

3. 虚夹痰瘀型

证候：关节疼痛，活动不利或骨关节僵硬，关节周围瘦削或骨节突形成，关节畸形。关节局部麻木或肿胀，舌淡暗，脉细涩或迟缓。

治法：补虚祛瘀、化痰行痹、活络肢节。

主方：独活寄生汤合抗骨质增生丸或骨痹汤加减。

4. 气滞血瘀

证候：头颈、肩背及四肢麻木、疼痛，以刺痛为主，痛有固定，拒按，昼轻夜重、肢体肌肉萎缩、紫绀、无光泽，皮肤干燥。重者肢体无力，拘挛、抽搐。伴有头晕、眼花、失眠健忘，胸闷胸痛、气短等症状。舌质紫暗，或有瘀点、瘀斑，脉弦细或细涩。

治法：活血化瘀、理气通络。

主方：血府逐瘀汤加减。

（二）中成药

如壮骨关节丸、骨刺宁胶囊、野木瓜片、骨刺片、活络丹等。

（三）中医外治

参照"概论"部分。

（四）简易疗法和偏方

（1）鲜嫩桑枝 30g。用白酒将桑枝炒后再用水煎服。

（2）虎杖 100g。将虎杖用高粱酒 1 斤浸泡 7 日，每日服 1 小酒杯，孕妇忌服。

（3）独活 20g。用水煎服。

（4）柳枝 2g。将柳枝研细加酌量茶叶，泡汤代茶饮。

【西医治疗】

1. 西药治疗

参照"概论"部分。

2. 手术治疗

（1）对原发病变采取适当的矫形术，如髋关节半脱位、股骨头骨骺炎所致扁平髋，髋内、外翻等畸形，可采用截骨术，改变负重力线。

（2）对关节功能明显受限，又有明显疼痛，而年龄较轻，不宜作全关节置换者，特别是对有股骨头畸形或缺血性坏死，变形塌陷，做关节成形术，能改善症状，增加活动范围，改善关节功能，优点是如果手术失败还可作全关节置换。

（3）对 60 岁以上老年人的晚期骨关节病，疼痛和功能障碍明显，经保守治疗无效者，以全关节置换（人工关节置换）为宜，这种手术可消除疼痛，术后 6 周可恢复关节的完全承重和活动功能，是较为理想的治疗办法。

（4）闭孔神经切断和髋关节周围肌肉松解术对解除疼痛症状有一定价值。

【预防与调护】

经常活动可以预防或治疗骨关节的退行性改变，长期坚持户外活动，如做操、打拳、活动颈椎与腰椎、散步及慢跑等人，虽然也会有骨关节的老年退行性改变，但却没有疼痛或有疼痛也较轻。

有些人曾患过颈椎增生、颈椎痛、肩周炎、肥大性关节炎等，但他们坚持活动锻炼，因而症状减轻甚至消失。经常活动防治骨关节病的道理就在于：关节的活动可以保持关节维持较大的活动范围，使关节不易僵硬同关节内骨与骨间的接触面随关节的活动而增大，因而使关节面上压力均匀，避免了压力局限在关节面某一小的范围上，从而减少了关节的损伤。关节的活动可使供应软骨的滑液的渗透作用加强，因而软骨得到的养料增加；经常活动使肌肉和韧带得到锻炼，增强肌力，从而加强对关节的支持和保护作用。所以，活动锻炼是防治骨关节病的好办法。在活动锻炼过程中，消耗掉过多的脂肪，使体重减轻，这样，也就减少了对骨关节的压力，推迟或减轻骨关节的退行性改变。所谓生命在于运动，也正是这个道理，在不断的运动中，气血流畅，新陈代谢旺盛，各个器官、组织、系统的功能增强，人的衰老也就延缓了。自然也就谈不上骨关节病。骨关节病活动的方式、内容及运动量的确定，要根据个人的年龄、体力及反应性等具体情况而定。体质较差的人，可选择缓慢柔和，运动量不大的太极拳、气功、保健操、慢跑等。活动后不应出现疲乏无力等现象。患心、肺等疾病的人，最好在医生的指导下，进行锻炼。已往患上骨关节病的人，同样要进行适当的活动。事实上，好些骨关节病患者，于必要的治疗和适度的活动锻炼后，疼痛消失或减轻了，关节的活动度维持在正常范围内，而那些不敢活动和锻炼的人，则出现肌肉萎缩，软弱无力等。

【营养配餐】

选择合适的饮食可以固本培元，调补肝肾，从而强筋壮骨，这是预防骨关节病的有效措施，但不能认为凡食皆补，凡补皆用，这样无的放矢难以取得应有效果。应该因人而异，常用的有如下几种。

1. 红枣米仁粥

薏苡仁 100g，红枣 100g，加水熬粥，作早、晚餐点。

2. 白扁豆汤

白扁豆 30g，水煎服。

3. 芝麻叶汤

芝麻叶 30g，洗净水煎服，常服。

4. 川乌粥

生川乌头 3～5g，粳米 50g。将粳米煮粥，加入研为细末的生川乌头，改用文火慢煮，熟后加入生姜汁、蜂蜜搅匀，再煮片刻即可。每日早、晚服用。5～7 日为 1个疗程。

5. 排骨冬瓜汤

猪排骨 250g，冬瓜 500g，煨汤。宜淡忌浓。适用于骨性关节炎急性期，关节肿胀明显的患者日常保健食用。

6. 百合米仁汤

薏苡仁 50g，绿豆 25g，鲜百合 100g，将百合掰成瓣，撕去内膜，盐腌以除去苦味；绿豆、薏苡仁洗净后烧开，文火煎成豆酥，然后加入百合一起熬至汤稠。食用时加少许白糖，早晚各用 1 碗。适于急性期症状显著患者食用。

【结语】

从中医理论分析，骨关节病多属肾气亏损和邪瘀痹阻，以滋补肝肾和养血荣筋法治疗，配合祛风散寒，对缓解疼痛有一定作用。手法推拿按摩、理筋弹拨，配合适当的功能锻炼和局部热敷、理疗，能解除肌肉痉挛，松解软组织粘连，并起行气活血和消炎止痛的作用。采用手杖、拐杖等减轻负荷是保护关节功能的有效办法。

四、膝关节骨关节病

膝关节是全身骨关节病较多的部位，以继发性最多见。常见的原发病因有外伤，如半月板损伤、关节软骨损伤、股骨髁或胫骨平台骨折、髌骨骨折或脱位等。其次为膝内、外翻畸形，髌骨软化症和各种慢性炎症都可以导致骨关节病。从中医理论认识，该症属肝肾亏损，筋骨失荣，夹杂风寒湿痹着着所致。病变初发于髌-股关节或股-胫关节，然后波及全关节。主要病理变化是关节软骨受损、破坏，从髌骨和股骨髁有软骨片剥脱，形成游离体，滑膜、关节囊和髌下脂肪垫可充血、增生、肥厚和纤维化。

【临床表现与诊断】

（1）主要特点是关节主动活动时有磨擦音和疼痛，上下楼梯、上下斜坡、在早晨起床或从坐位站立时疼痛特别明显，稍微活动以后症状可减轻，然而活动过多，疼痛又会加重。

（2）挤压髌骨时，可有压痛和磨擦感，在伸屈膝关节时有明显磨擦感。有时肥厚的关节滑膜、破裂的半月板、游离体或髌下脂肪垫在关节活动时被卡于关节面间，可产生交锁症状。

（3）急性期可出现股四头肌痉挛。后期股四头肌萎缩，关节活动明显受限，经常疼痛，关节边缘有唇样骨质增生，使关节边缘变形增粗。最后可强直于半屈曲位。

（4）X线表现：早期可无变化，以后可在髌骨后上角或后下角有骨质增生，髌骨中部与股骨髁相对面软骨下骨质硬化，膝关节内侧或外侧间隙一部分区域狭窄。狭窄的关节面下有骨质硬化区，其下方可有囊肿形成，胫骨平台一侧或两侧可有骨赘形成，胫骨髁间隆起变尖。

【鉴别诊断】

1. 风湿性关节炎

风湿性关节炎是一种常见的急性或慢性结缔组织炎症。可反复发作并累及心脏。临床一以关节和肌肉游走性酸楚、重着、疼痛为特征，属变态反应性疾病。

2. 髌骨软化症

膝关节活动量越大，疼痛越明显，且有过伸痛，行走无力。膝前侧、下端、内侧、外侧及腘窝均有压痛，按压髌骨时伸膝，可触及摩擦感及疼痛。髌骨研磨试验阳性。

3. 膝关节侧副韧带损伤

在韧带损伤部位有固定压痛，常在韧带的上下附着点或中部。膝关节呈半屈曲位，活动关节受限。侧方挤压试验阳性。

4. 膝关节半月板损伤

有外伤史，伤后关节疼痛、肿胀，有弹响和交锁现象，膝内外间隙压痛。慢性期股四头肌萎缩，以股四头肌内侧尤明显。麦氏征和研磨试验阳性。

5. 髌下脂肪垫损伤

有外伤、劳损或膝部受凉病史。膝关节疼痛，下楼梯为甚，膝过伸位疼痛加重，髌下脂肪垫压痛明显，膝过伸试验阳性，髌腱松弛压痛试验阳性。X线膝侧位片，可见脂肪垫支架的纹理增粗，少数可见脂肪垫钙化阴影。

【中医治疗】

（一）辨证分型

1. 气滞血瘀型

治法：活血化瘀，行气止痛。

主方：理气化瘀汤加减

2. 风寒湿痹型

治法：散寒除湿，温经通络。

主方：独活寄生汤加减

3. 肝肾亏虚型

治法：补益肝肾，强壮筋骨。

主方：六味地黄汤加减

（二）中成药

内服骨质增生丸、健步虎潜丸有舒筋活络，活血荣筋的作用。

（三）外治

1. 中药外用

患处局部可用中药离子导入法、铁末热敷法、熏洗法和中药外敷法等。

2. 小针刀

参照"概论"部分。

3. 推拿治疗

中医手法对增加关节功能，解除肌肉痉挛，减轻疼痛，松解关节周围软组织粘连能起很好的治疗作用。常用的手法介绍如下。

（1）点血海：患者取坐位或卧位，稍屈膝，医者一手扶膝上，一手用拇指点血海穴，以理气活血。

（2）点膝眼：体位同前，医者用双手拇指点患者双侧膝眼穴。

（3）压推法：患者平卧屈膝，双手拇指交叉，压住髌下韧带，然后稳力向上推，反复数次。

（4）推揉法：实际上是推揉髌骨，以带动整个膝部的气血使之流通，使关节的活动和功能得以改善。患膝伸直，双手拇指压住髌骨的下缘，向上推揉，然后再按住髌骨的上缘，向下推揉，反复数次。

（5）扣提法：医者用单手扣住髌骨，稳力向上扣提髌骨，顺髌骨边缘反复扣提数次。

（6）圈晃法：患者坐位，医者半蹲位，一手扶患膝，一手握踝部，顺逆时钟方向或顺时钟方向反复晃数次，可解除关节交锁，缓解疼痛。除上述手法外，还有刮筋法、铲筋法、捶击法、镇定法和扳压法等。

（7）由于膝关节骨关节病常为两侧同时发病，常先做完一侧再做另一侧。

（四）简易疗法和偏方

参照"概论"部分。

【西医治疗】

1. 西药治疗

参照"概论"部分。

2. 封闭治疗

关节内注入泼尼松龙和普鲁卡因可控制急性症状，使症状缓解，改善功能。

3. 物理治疗

局部使用红外线照射，中低频谱治疗仪，微波治疗，中药电离子导入等治疗，对消肿止痛有较好的疗效。

4. 手术治疗

对膝外翻或膝内翻畸形可使关节的一侧负荷过重。若另一侧完好，骨关节病仅限于关节的一侧，可行胫骨高位截骨，使畸形得以矫正，将负荷均匀地分布于关节面上，阻止退行性病变的延续。此手术还可以产生血流动力学的变化，消除软骨下骨髓腔的淤血，从而减轻症状。

当关节内有明显的游离体或赘生物影响关节活动者可做关节清理术，手术后早期功能锻炼。对严重的膝关节骨关节病患者，可做膝关节全关节置换术。

【预防与调护】

首先要控制体重，肥胖不仅诱发其他全身性疾病，同时使身体关节受累，加速关节间软组织的磨损引发骨关节炎。其次要适当参加体育锻炼，强肌健骨，但要避免运动过量引起关节的损伤，少做负重蹲起动作，少爬山爬楼。此外长时间坐时要注意姿势，办公室一族要经常变换姿势避免某个部位的关节长期处于负重状态。要注意适度锻炼和合理饮食平时还要注意防止外伤，不要长时间低头和弯腰；防止过度疲劳，避免让关节经受长期压力；改变过量饮酒等生活习惯。

如果已经患了骨关节炎，要注意以下措施以减缓病情的发展：秋冬季节寒冷潮湿，患者要注意保暖，不要让患处接触凉风；少爬很陡的楼梯，少走上下坡路；平时避免机械性损伤，膝关节受累者应避免跑步和球类等剧烈体育运动；有条件者可以定期接受保护关节软骨的治疗。

【营养配餐】

1. 无花果猪瘦肉汤

组成：无花果 150g，猪瘦肉 100g。

用法：将无花果、瘦肉分别洗净切片，加水 300ml，烧开后加入精盐，煮至熟透，下味精、淋麻油。

2. 生姜鸡

组成：刚刚开叫的公鸡 1 只，生姜 100 ~ 250g。

用法：将公鸡、生姜切成小块，在锅中爆炒焖熟，不放油盐。会饮酒者可放少量酒，一天内吃完，可隔一周或半月吃一次。

3. 独活黑豆汤

组成：独活 12g，黑豆 60g，米酒少许。

用法：将独活、黑豆放入清水中，文火煮 2 小时，取汁，兑入米酒，一日内分 2 次温服。

4. 甘草附子汤

组成：甘草 9g，白术 12g，炮附子 9g，桂枝 12g。

用法：上料加清水 5 碗，煎至 1 碗，分 2 次温服。

【结语】

急性期应适当休息，减少下肢的负重活动。必要时借助手杖，或行走支具帮助行走，对体重较大的患者，教育帮助其减肥也是一种长期的治疗方法。

五、踝关节骨关节病

踝关节骨关节病仅次于髋关节和膝关节。原发性较少，多为继发性。其中主要是创伤，如内、外踝和胫骨下端的骨折、踝关节脱位等。上述损伤如复位不理想和处理不当，或关节面不平整，踝穴宽度改变，常导致软骨磨损。距骨骨折脱位也常产生距骨顶部不平整或距骨缺血性坏死。胫骨骨折于成角畸形后，使踝关节面负荷不匀。踝关节扭伤或半脱位可使关节软骨受到直接损伤，导致踝关节骨关节病。踝关节化脓性感染、结核、痛风、类风湿关节炎、大骨节病等，以及各种先天性足部畸形，都可导致骨关节病的发生。主要病理变化是滑膜肿胀、增生，关节间隙变窄，软骨脱落，骨赘形成，关节变形等。

【临床表现与诊断】

（1）主要症状是踝关节在活动和步行后疼痛加重，但静止时也有隐痛。

（2）踝部僵硬，活动受限，有跛行，关节周围肿胀、积液。

（3）其步态的特征是足平放行走，一步一停，不能跖屈用足尖起步连续行走。

（4）X 线检查：关节间隙狭窄，胫骨前缘或后缘骨赘形成，距骨和胫骨相对关节面下骨质硬化，并有囊肿形成。此外，可表现出原发病变，如骨折的畸形愈合，距骨缺血性坏死，炎症性破坏等。

【鉴别诊断】

1. 风湿性关节炎

患者多个大关节呈游走性疼痛，常见由一个关节转移至另一个关节关节。受累关节多为膝踝、肩、肘腕等大关节。化验室检查有抗"O"阳性，血沉升高等表现。

2. 类风湿关节炎

受累关节以手腕、踝、趾关节近侧指间关节最为常见，多呈对称性、多发性。足部呈外翻畸形等。化验血沉加快，约 70% 的病例可出现类风湿因子阳性。X 线可见关节软骨面及骨质破坏。

3. 踝关节结核

患者体瘦乏力，潮热盗汗，多有结核中毒症状。关节微胀痛，不红不热，有局限性微肿和压痛。化验有血沉增高，关节积液穿刺为黄色混浊的液体。后期患侧关节伸屈功能丧失，患踝周围冷脓肿穿溃，窦道形成。

【中医治疗】

（一）辨证施治

增生性关节炎属于痹证范围。是外伤夹杂风寒湿三气蚀骨所致，适用行气散瘀、祛风散寒之法，可用三痹汤和活血止痛散治之。

如关节积液明显可用积液汤治之（中国中医研究院骨伤科研究所陈正光经验方），焦白术 3g，苍术 3g，茯苓 5g，甘草 2g，木瓜 4g，菖蒲 10g，泽泻 3g，滑石 3g（包），木通 3g，陈皮 2g，黄柏 3g，路路通 3g。水煎服。

（二）中成药

内服骨质增生丸、健步虎潜丸有舒筋活络，活血荣筋的作用。

（三）简易疗法和偏方

狗骨头 3 两，砸碎炒黄浸白酒 1 斤，3 日后用酒擦患处，一日 3 次，需用半月可愈。

（四）中医外治

参照"概论"部分。

【西医治疗】

1. 西药治疗

可用消炎镇痛类药物如阿司匹林、布洛芬等。

2. 封闭治疗

急性期可作关节穿刺，或在局部疼痛剧烈处注入类固醇激素，因有副作用，不可多用。

3. 物理治疗

局部使用红外线照射，中低频谱治疗仪，微波治疗等治疗。

4. 手术治疗

若疼痛持续不断，并引起踝关节功能障碍时可考虑手术治疗。一般先作关节清理，切除大部分关节滑膜，清除游离体，保持踝关节功能。若关节增生明显，症状经保守治疗无效者，可作踝关节融合或同时作三关节融合术，或做踝关节人工关节置换术。

【预防与调护】

（1）踝关节易受伤，应注意工作及生活中的防护。

（2）踝关节的骨折，要求达到完全或接近完全的对位；踝关节韧带损伤，应等同于骨折来治疗。

（3）其他相关病的治疗。

【营养配餐】

薏苡仁粥

组成：薏苡仁 60g，糖 60g，木瓜 15g，干姜 9g。

用法：先将薏苡仁、木瓜、干姜加水适量煮烂成粥，再调白糖服食，每天一次。

【结语】

急性疼痛发作期，适当休息，避免承重。

第二节　骨关节痹证

一、类风湿关节炎

类风湿关节炎是一种以关节病变为主，能引起肢体严重畸形的慢性全身性自身免疫性疾病。因为它不但侵犯关节和腱鞘滑膜，也常累及其他器官，确实是一种结缔组织疾病的原型。虽然如此，关节仍然是类风湿性炎症的主要受害者。有人将类风湿性肉芽比作局部恶性病变，因为它毫不留情侵蚀、破坏关节的软骨面、软骨下骨质、关节囊、韧带和关节附近的肌腱组织，造成关节脱位、畸形或强直，最后使受害关节完全丧失功能。除关节外，还经常侵犯皮肤、眼、心脏、血管和其他器官。据国外统计，此病轻型患者（包括只有一次发作的患者）约占全人口的2.5%，较重者约占其中的10%，该病多见于女性，男女之比约为1：2.5。16～55岁年龄组发病率最高。该病多隐渐发病，病期从3个月到50年不等，而以1～5年者最多。在绝大多数情况下，本病不致影响患者寿命，但在少数患者中，可造成严重残废，使患者完全丧失劳动力。如病变严重破坏颈椎并造成病理性半脱位和高位截瘫，或类风湿血管炎累及重要脏器的血管，都可危及患者的生命。

【临床表现与诊断】

（1）多数患者常可提供引起本病发作的各种诱因，如精神刺激、受凉、受潮、受风、劳损、产后、外伤等。

（2）临床表现随发作方式、受累部位、严重程度和进展速度而异。70%的患者隐渐发病，但亦常有急性发作（暴发型）。

（3）早期的全身表现可有：低热，倦怠，乏力，全身肌肉酸痛，纳呆，消瘦，贫血等。

（4）初起时，患者仅感觉少数（1～2个）关节疼痛，疼痛时轻时重，时好时犯，但无明显肿胀和发热。此时血沉较快，类风湿因子常为阴性。数周或数月后，渐发现少数关节肿胀及活动受限，并逐渐累及其他对称关节。

（5）受累关节以手腕、膝、趾关节最常见，在手指关节又以掌指及近侧指间关节最常见。其次为踝、肘、肩关节，跟骨、颈椎及骶髂关节最少。每个患者受累关节不等，病情轻重亦极不一致。受累关节少则1～2个，多则可达30～40个。

（6）常见的局部症状是：关节疼痛、肿胀，功能受限，此外还有明显的晨僵及类似增生性关节病的关节僵硬现象。

（7）常见的体征有：受累关节的红、肿、热、痛等炎症表现；局部压痛及活动痛；受累关节常呈对称性、多发性；手的掌指关节、近侧指间关节及腕、膝、踝、肘、趾依次受累。

（8）常继发地累及手、足的腱鞘和肌腱；肌肉和皮肤萎缩；局部淋巴结肿大；

交感神经紊乱，如手掌多汗及手掌红斑；典型畸形表现为腕关节尺偏畸形，手指的鹅颈畸形和扣眼畸形，握力减弱；足部呈外翻畸形，行走速度减慢等；

（9）有时可见皮下结节，血管炎等其他关节外结缔组织病损。

（10）实验室检查：可见血红蛋白减少，白细胞计数正常或降低，淋巴细胞计数增加，血沉加快，但久病者可正常。约70%的病例可出现类风湿因子阳性。滑液较混浊，黏稠度降低，黏蛋白凝力差，滑液的含糖量降低。

（11）X线检查：早期可见关节周围软组织肿胀，骨质疏松，骨皮质密度减少，正常骨小梁排列消失，严重者呈炭画样。关节间隙因积液而增宽。以后软骨面边缘骨质腐蚀，关节软骨下有囊腔形成，在手足小骨及尺、桡骨远端可见到骨膜新生骨形成。关节间隙因软骨面破坏而变狭窄，但在手、足小关节及肩锁关节等处，因关节破坏骨端骨质可被吸收。由于骨盆和椎体的高度疏松，可见到众多压力变形性改变，如三角形骨盆、髋臼内陷、椎体压缩骨折和鱼椎。由于严重的关节破坏和肌肉痉挛，可见到关节的脱位、半脱位和各种畸形，如腕下垂、膝屈曲挛缩、掌指关节尺偏，手指的鹅颈、扣眼及前足的踇趾外翻和爪形趾等畸形。至晚期，关节软骨面完全破坏消失后，关节即纤维或骨性强直于畸形位置。

（12）CT表现：一般只作平扫，软组织窗CT图像清楚显示关节周围软组织肿胀，密度增高。骨窗CT图像表现为骨端关节面边缘小凹状骨质缺损，或骨内骨质破坏的低密度区，横断面图像或矢状面、冠状面重建图像上可显示关节间隙狭窄，病变至后期可显示骨质增生和关节脱位。

（13）核磁共振（MRI）表现：类风湿关节炎最早表现为软组织改变，MRI图像上显示关节滑膜增厚，尤其在T2加权图像上显示更为清楚。Gd－DTPA增强可显示增厚的滑膜强化而早期发现病变。关节软骨破坏而出现软骨面毛糙和低信号区，甚至软骨下骨端骨质缺损而显示骨皮质不规则，骨髓内因充血而T2加权图像上显示信号增强。

【诊断标准与分期】

（一）诊断标准

因该病早期缺乏特异的临床、病理实验室和CT、核磁共振、X线特征，因而各家诊断出入较大，为统一诊断标准，美国风湿病协会（ARA）于广泛征求有关专家的意见之后，在1958年提出了经过修改的诊断标准，现介绍诊断标准于下。

①晨僵。

②至少一个关节活动时疼痛或有压痛（为医生所看到）。

③至少一个关节肿胀（软组织肿胀或积液而非增生，为医生所看到）。

④至少另一个关节肿胀（为医生所看到，两个关节受累所间隔的时间应不超过3个月）。

⑤对称性关节肿胀（为医生所看到），同时侵犯机体两侧的同一个关节（双侧侵犯近侧指间关节、掌指关节或跖趾关节时不需要完全对称）。远侧指间关节的累及不能满足此项标准。

⑥骨隆起部或关节附近的皮下结节（为医生所看到）。

⑦标准的 CT、核磁共振及 X 线片所见（除骨质增生外，必须有受累关节附近的骨质疏松存在）。

⑧凝集试验阳性——任何检查类风湿因子的方法，在两个实验室，其正常对照者中的阳性率应不超过 5%。

⑨关节滑液的黏液素沉淀不良。

⑩具有下述滑膜组织学改变中的 3 个或更多：明显的绒毛增生；表层滑膜细胞增殖及呈栅栏状；明显的慢性炎细胞（主要为淋巴细胞及浆细胞）浸润及形成淋巴结的趋势；表层或间质内致密的纤维素沉淀。

⑪皮下结节中的组织学改变应显示中心区细胞坏死灶，围绕着栅栏状增生的巨噬细胞及最外层慢性炎细胞浸润。

根据上述标准，诊断方法如下：

典型类风湿关节炎其诊断需上述项目的 7 项。在 1～5 项中，关节症状至少必须持续 6 周。

肯定类风湿关节炎其诊断需上述项目中 5 项，在以上 1～5 项中关节症状至少必须持续 6 周。

可能类风湿关节炎其诊断需上述项目中的 3 项。1～5 项中至少有一项，其关节症状至少必须持续 6 周。

可疑类风湿关节炎其诊断需下列各项标准中的 2 项。而且关于症状的持续时间应不少于 3 周。①晨僵。②压痛及活动时痛（为医生所见），间歇或持续至少 3 周。③关节肿胀的历史或所见。④皮下结节（为医生所看到）。⑤血沉增快、C 反应蛋白阳性。⑥虹膜炎（除非在儿童类风湿关节炎，否则其价值可疑）。

（二）分期

类风湿关节炎的分期主要以 X 线表现为主：

（1）早期：普遍骨质疏松和软组织肿胀。

（2）中期：除上述所见外，还有骨端边缘腐蚀，软骨下囊性变和关节间隙狭窄。

（3）晚期：除上述所见外，还有关节严重破坏、骨质吸收、脱位或畸形。

（4）末期：关节已呈纤维性或呈骨性强直。

【鉴别诊断】

因类风湿关节炎常以多种形式出现，故需与之鉴别的疾病也甚多。如强直性脊柱炎，风湿热，牛皮癣性关节炎，瑞特（Reiter）综合征，肠炎性关节炎，细菌感染性关节炎，关节结核、病毒性关节炎，痛风及假性痛风，骨性关节病，外伤性关节病，滑膜软骨瘤病，结核性风湿病，增殖性肺性骨关节病，系统性红斑狼疮，心肌炎，系统性硬化病等，都需与类风湿关节炎一一予以鉴别，才不致误诊或漏诊。它们的症状早期都很相似，难以区分，鉴别诊断主要依靠生化组织免疫检测和病理诊断手段。

【中医治疗】

（一）辨证分型

1. 行痹型

证候：肢体关节疼痛，游走不定，屈伸不便，可伴有恶风、发热等表证，舌苔薄白或薄白腻，脉浮。

治法：祛风除湿，通络止痛。

主方：防风汤加羌活、桂枝。

2. 痛痹型

证候：肢体关节疼痛剧烈，遇寒更甚，疼痛不游走，痛处皮色不红，触之不热，苔薄白，脉弦紧。

治法：散寒止痛，祛风活络。

主方：乌头汤。

3. 着痹型

证候：肢体关节疼痛重滞，肿胀，疼痛固定，手足沉重，肌肤麻木，舌苔白腻，脉濡缓。

治法：除湿消肿，祛风散寒。

主方：薏苡仁汤、川芎茯苓汤或除湿蠲痛汤加减。

4. 热痹型

证候：关节疼痛，局部灼热红肿，痛不可触，得冷则舒，疼痛可游走，涉及多个关节，或发热，口渴，烦躁等，舌苔黄燥，脉滑数。

治法：清热通络，疏风胜湿。

主方：白虎汤加桂枝。

5. 尪痹型

证候：病程日久，关节疼痛持续但不剧烈，关节变形、僵硬、屈伸不利，肌肉萎缩，严重者出现显著畸形，舌质淡、苔白、脉细弱。

治法：补肾祛寒，通经活络。

主方：桂枝汤、真武汤或补肾祛寒治尪汤加减。

（二）**中成药**

雷公藤制剂治疗

取雷公藤干根彻底去除内外两层皮，将木质部切碎，日用15g，加水400ml，文火煎2小时，不加盖，煎取药液150ml，渣再加水煎取100ml，混合后分早晚两次服，每日1剂，7～10天为1个疗程，疗程间停药2～3天，如加猪脚1只或瘦肉100g，老酒适量同煎服，效果更好。也可制成雷公藤酊（含生药12%），成人每日剂量为30ml（相当于生药3.6g），分3次，饭后半小时服用，常配服胃舒平或复合维生素B，以减轻口唇疱疹或口疮等不良反应。症状控制后，即行减量服用，以达到最后完全停药的目的。其适应证是：①长期使用一线药物，疗效有限或不能控制病变发展的重症和比较重的早、中期患者。②长期服用皮质类固醇，因疗效不佳或已发生不良反应，患者希望使用而停药又有困难者。由于雷公藤不良反应较多，为慎重起见，对于肝肾功能不佳、心脏病、高血压、较重贫血（Hb 在 80g/L 以下）溃疡病、过敏体质等应视为禁忌症。青年女病人有导致闭经的副作用，故亦应慎用或尽量不用。

（三）中医外治

1. 中药外用

可采用麝香虎骨膏、伤湿止痛膏等敷贴，或狗皮膏、宝珍膏等膏药烊化后温贴。此外，可应用骨科腾洗药、风伤洗剂等熏洗，祛风水、活络水等外擦。

2. 针灸治疗

一般采用皮肤针刺。选择弹刺区的原则是：按病取经，经穴相配，循经弹刺，远近结合，中、轻弹刺激结合，以皮肤充血为度。每日一次，15 次为一个疗程。

3. 理筋手法

局部肿痛者可选用点穴镇痛及舒筋手法；关节活动不利、功能障碍者，可选用活节展筋手法。

（四）简易疗法和偏方

（1）柳枝 30～60g，水煎服。

（2）老桑枝 30～60g，黄柏 10g，水煎服。

（3）苍术、黄柏各 9g，忍冬藤 30g，水煎服。

（4）嫩桑枝 30g、怀牛膝 10g、汉防己 10g、丝瓜络 30g，水煎服。

（5）青风藤 15g、防己 10g，水煎服。

（6）豨莶草 30g、桑枝 30g、嫩柳枝 15g、嫩槐枝 15g，水煎分 3 次服。

（7）虎杖 30g、白酒 1 匙，酒水同煎，每日 1 剂。

（8）鲜忍冬藤、根、叶 90g，水煎分 3 次服。

（9）鲜荔枝 60g，用清水、甜酒各半同煎，去渣加红糖 30g，调服。

【西医治疗】

1. 西药治疗

（1）一线药物（即首选药物）：包括①水杨酸制剂：阿司匹林、水杨酸钠。②消炎痛药物：消炎痛等。③灭酸类药物：甲灭酸、氟天酸、氯灭酸、甲氯灭酸，炎痛喜康等。④丙酸类药物：布洛芬等。⑤吡唑酮类药物：保泰松羟基、保泰松、瑞比林。

（2）二线药物：包括①金制剂：硫代苹果酸金钠、硫代葡萄糖金钠、硫代硫酸金钠等。②抗疟药：氯奎、羟氯奎。③D－青霉胺。

（3）三线药物：该类药物属免疫抑制药，亦称细胞毒或细胞稳定药。经临床使用过的药物如：①硫唑嘌呤。②环磷酰胺。

（4）肾上腺皮质类固醇和垂体促肾上腺皮质素包括：①皮质类固醇：可的松、氢化可的松、泼尼松、泼尼松龙、甲基泼尼松龙、去炎松、倍他米松。②促肾上腺皮质素——ACTH。这类药物的消炎止痛作用非常突出，既迅速又安全，居各种西药之冠，但不能根治。长期大量服用后，不良反应颇多，而且停药困难；所以该药的临床使用受到了一定的限制。

用来治疗该病的西药品种繁多，然非甾体消炎止痛药临床应用最广，常作为本病的首选药物，故称为一线药物。导致缓和的药物临床使用较少；而且仅适用于长期使用一线药物不能控制病情发展时才考虑使用，故又称为三线药物。一般认为一线药物是对症治疗药，对初诊患者一般先给一种一线药物，以便观察其疗效、耐受性和不良反应。每种药全量服用两周仍不满意，再试用其他药物。最后可选用两种合适的药物继续服用。至于各类药物的药理、适应证、不良反应，用法和用量，可参照有关资料酌情使用。

2. 物理疗法

理疗可增加局部血液循环，达到消炎、退肿、镇痛的效果。功能锻炼的方法可保持和增进关节功能。但急性期间治疗（特别是热疗）会加剧症状，须先用药物解除急性炎症后再进行。理疗可在患处用1%雷公藤或2%乌头直流电离子导入，中、短波电疗，超声波直接移动法或水下辐射法，放射线及同位素疗法，激光疗法，热水浴泥疗法及石蜡疗法等。

3. 手术治疗

四肢关节病变，应用上述综合治疗18个月以上，关节肿痛仍无明显改进者，可行关节滑膜切除术。术中应尽可能地切除肿胀肥厚的滑膜，同时尽可能少破坏关节的稳定性，以便术后早期开始功能煅炼。病变已静止，关节尚有一定活动度，但明显畸形者，可行截骨矫形术。髋膝的屈曲挛缩畸形可行关节囊剥离和肌腱延长术。对少数破坏严重的负重关节，如膝、踝、髋等，可行关节融合术。足趾严重畸形影响穿鞋或行走的可行跖趾关节切除术。多数关节强直或破坏，功能甚差但肌力尚可的，可行关节成形术或人工关节置换术。

【预防与调护】

只要能充分发挥患者的主观能动性，树立与疾病作斗争的决心与信念，运用中、西医结合的各种治疗方法，对于大多数患者来说，可以起到减轻疼痛，缓解关节破坏，预防和纠正关节畸形，改进或重建关节功能的作用。因此，对该病的治疗采取悲观失望或盲目乐观的态度都是不科学，不可取的。

（1）日常饮食注意包括富于蛋白及维生素的饮食；针对贫血及骨质疏松，可补充铁剂、维生素D和钙剂。

（2）鼓励患者多晒太阳，适当增服健骨药物。

（3）适当休息，改善潮湿、阴冷工作环境，避免过劳。

（4）短暂和间断地使用支架或夹板固定受累关节，既可消肿止痛，又不致引起关节强直。

（5）慢性期患者，可适当选用物理疗法或中药外敷，如能配合按摩、练功、体操、适当疗养，对疾病的康复将大有益处。

【营养配餐】

中医学认为药食同源，食物也是药物，只要使用得当，配之得法，也能起到防病治病的作用。由于类风湿关节炎病程迁延，恢复缓慢，患者必须长期服药治疗，配合饮食调理不仅可以增加疗效，而且可以弥补药物治疗的不足和抑制药物的毒副反应，对该病的治疗与康复十分有益，应用时应掌握如下原则：

辨证配食辨证配食是食疗的基本原则。"虚者补之，实者泻之"，"寒者热之，热者寒之，温者清之，凉者温之"为治疗大法。配膳时要根据"证"的阴阳、虚实、寒热，分别给予不同的饮食治疗。一般而言，风痹者宜用葱、姜等辛温发散之品；寒痹者宜用胡椒、干姜等温热之品，而禁忌生冷；湿痹者宜用薏苡仁、黑豆等利湿之品；热痹者一般湿热之邪交织，药膳要求清中能利，而不宜食用辛辣刺激之品。

凡食疗物品，一般不采取炸、烤、熬、爆等烹调方法，以免有效成分破坏，或使其性质发生改变而失去治疗作用。应该采取蒸、炖、煮、煲汤、酒浸、泡等方法。烹饪的目的在于既使其味美可口，又使其保持药性。

合理饮食饮食要节制，类风湿关节炎患者，常见久病体虚，故饮食不可过量，进食要守时、适量，不可暴饮暴食、饥饿失常，饮食应以清淡为主。膳食应高蛋白、中脂肪、低糖、高维生素、中热量和低盐。少量多餐，少刺激性食物，多味佳可口易消化的食物。膳食中碳水化合物、蛋白和脂肪的比例以 3∶2∶1 为合适。多用植物油，少用动物油，动植物脂肪比例为 2∶1 为宜。以色拉油、玉米油、橄榄油、葵花子油和鱼油（不是鱼肝油）为佳。饮食中热卡的分配以早餐 30%、午餐 40%、下午餐 10%、晚餐 20% 为合适。饮水量应根据病情和个体饮食习惯决定。

正确选食，一般选择味佳可口、增强食欲的饭菜，以素食为主，饭后食用水果类（苹果、葡萄等），饮料以不含任何添加剂的果汁等天然饮料为宜，少用汽水等易引起胃酸的饮料。可适量选食富含维生素 E、C、A、B 等丰富的蔬菜和水果，如萝卜、豆芽、紫菜、洋葱、海带、木耳、干果（栗子、核桃、杏仁、葵花籽）及草莓、乌梅、香蕉，以及含水杨酸的西红柿、橘柑、黄瓜等。

应注意的饮食，饮食营养应注意全面，不要忌口和偏食。一些食物应限量，但不是忌食。

要少食牛奶、羊奶等奶类和花生、巧克力、小米、干酪、奶糖等含酪氨酸、苯丙氨酸和色氨酸的食物，因其能产生致关节炎的介质前列腺素、白三烯、酪氨酸激酶自身抗体及抗牛奶 IgE 抗体等，易致过敏而引起关节炎加重、复发或恶化。

少食肥肉、高动物脂肪和高胆固醇食物，因其产生的酮体、酸类、花生四烯酸代谢产物和炎症介质等，可抑制 T 淋巴细胞功能，易引起和加重关节疼痛、肿胀、骨质脱钙疏松与关节破坏。

少食甜食，因其糖类易致过敏，可加重关节滑膜炎的发展，易引起关节肿胀和疼痛加重。

少饮酒和咖啡、茶等饮料，注意避免被动吸烟，因其都可加剧关节炎恶化。

可适量多食动物血、蛋、鱼、虾、豆类制品、土豆、牛肉、鸡肉及牛"腱子"肉等富含组氨酸、精氨酸、核酸和胶原的食物等。

1. 风湿热邪，阻痹关节型

（1）薏苡仁粥（《本草纲目》）：薏苡仁为未，同粳米煮粥常食。

（2）柳枝或西河柳 50～100g。水煎服。每天一次，连服 14 天。（经验方）

（3）小麦 60g，茅根、甘草各 30g，水煎服，每日一剂，连服有效。（经验方）

2. 风寒湿邪，阻痹关节型

（1）薏苡仁干姜粥（民间验方）：薏苡仁50g，糖50g，干姜9g。先将薏苡仁、干姜加水适量煮烂成粥，再调白糖服食。每天一次，连服1个月。

（2）辣椒根煮猪肉（民间验方）：瘦猪肉100g，辣椒根90g。共煮汤，调味后服食。每天一次，连服7~10天。

（3）石榴皮煮母鸡（民间验方）：石榴皮150g，母鸡1只。将母鸡去毛及内脏，切块，加石榴皮同煮汤调味服食。可连服数剂。

3. 肝肾亏损，痰湿凝结型

（1）公鸡汤（民间验方）：黄腿公鸡一只（重500g），加麻黄、牛膝、木瓜各6g，和鸡肉炖着吃，剩下骨头焙干，冲黄酒服出汗。

（2）五加皮炖母鸡（民间验方）：五加皮60g，老母鸡1只（去头、足及内脏），加水炖熟，取汤及鸡腿。待症状减轻，隔3~5天再服一剂。

（3）乌头大米粥（民间验方）：生川乌头3~5g，大米50g，姜汁10滴，蜂蜜适量。将川乌头捣为细末，先煮沸米粥，后加川乌头末改用小火慢煮，熟后加入姜汁，搅匀再煮片刻即可。早晚餐服食，5~7天为一疗程。

【结语】

对类风湿关节炎，目前尚未发现"根治良方"。而且无论哪一种治疗方法，不见得对每一个患者都同样有效，也不见得对同一位患者的每个时期都有效。本病虽无根治良方，但及时、积极和妥善的治疗，加上患者的主动配合，确实可以做到减轻疼痛、缩短疗程、预防畸形、减少病残和改进功能的目的。

二、风湿性关节炎

风湿性关节炎是一种常见的急性或慢性结缔组织炎症。可反复发作并累及心脏。临床以关节和肌肉游走性酸楚、重着、疼痛为特征。属变态反应性疾病，是风湿热的主要表现之一。部分患者也有几个关节同时发病，不典型的患者仅有关节疼痛而无其他炎症表现，急性炎症一般于2~4周消退不留后遗症，但常反复发作。若风湿活动影响心脏则可发生心肌炎甚至遗留心脏瓣膜病变。

风湿在医学上是指关节及其周围软组织不明原因的慢性疼痛。风湿性疾病则指一大类病因各不相同但共同点为累及关节及周围软组织，包括肌腱、韧带、滑囊、筋膜的疾病。关节病变有疼痛外尚伴有肿胀和活动障碍，呈发作与缓解交替的慢性病程。

【临床表现与诊断】

（1）多以急性发热及关节疼痛起病，典型表现是轻度或中度发热，游走性多关节疼痛。受累关节多为膝、髋、踝、肩、肘腕等大关节，手足的小关节少见，常见由一个关节转移至另一个关节，病变局部呈现红肿、灼热、剧痛。

（2）关节疼痛游走不定，一段时间是这个关节发作，一段时间是那个关节不适，但疼痛持续时间不长，几天就可消退。

（3）关节肿胀和压痛往往出现在有疼痛的关节，是滑膜炎或周围软组织炎的体征，其程度因炎症轻重不同而异。可由关节腔积液或滑膜肥厚所致。骨性增生性肥大则多见于骨性关节炎。

（4）关节畸形和功能障碍指关节丧失其正常的外形和活动范围受到限制，如膝不能完全伸直，手的掌指关节有尺侧偏斜，关节半脱位等。治愈后很少复发，关节不留畸形，有的患者可遗留心脏病变。

（5）血化验血沉加快，抗"O"滴度升高，类风湿因子阴性。

（6）滑液检查在一定程度上反映了关节滑膜炎症。特别是在滑液中找到尿酸盐结晶或滑膜细菌培养阳性则分别有助于痛风或化脓性关节炎的确诊。

（7）影像学检查：X线检查有助于关节病变的诊断和鉴别诊断，亦能随访了解关节病变的演变。是目前最常用的影像学诊断方法，其他尚有关节 CT、MRI、同位素等检查。

（8）病理活组织检查所见的病理改变如狼疮带对系统性红斑狼疮、类风湿结节对类风湿关节炎、唇腺炎对干燥综合征、关节滑膜病变对不同病因所致的关节炎都有着重要的意义。

【鉴别诊断】

1. 类风湿关节炎

受累关节以手腕、膝、趾关节的近侧指间关节最常见，仅个别人可侵犯髋、膝关节，局部症状不典型，但多呈对称性、多发性。典型畸形表现有手指的鹅颈畸形和扣眼畸形，足部呈外翻畸形等。化验血沉加快，约70%的病例可出现类风湿因子阳性。X线晚期，关节软骨面完全破坏消失后，关节即纤维或骨性强直于畸形位置。

2. 化脓性关节炎

本病多见于小儿和青少年，男多于女。发病以膝、髋关节最多见，通常是单个关节受累。全身的感染症状明显，病变关节的肿痛热红，功能受限，加上关节内穿刺液的混浊黏稠或脓性改变和细菌培养阳性，即可作出诊断。X线摄片晚期关节间隙狭窄，关节边缘骨赘增生。

3. 强直性脊柱炎

本病多见于 16～25 岁男性青年，男女之比约为 10∶1，初发关节以腰椎、骶髂和髋、膝关节最多。该病有更强的家族遗传倾向。骶髂关节改变这是诊断本病的主要依据之一亦有 15% 年龄较小的患者，始发症状可以是单侧或双侧的膝、踝关节肿痛，易和风湿关节炎混淆。X线片可见髋、膝关节间隙消失，骨性强直于各种畸形位。

3. 痛风性关节炎

痛风早期易与类风湿关节炎及风湿性关节炎相混淆。痛风多见于男性，好发部位第一跖趾关节，也可侵犯踝、膝、肘、腕及手指等关节。发作时多急骤起病，数小时内出现红、肿、热、痛、疼痛剧烈时不能触。关节附近或皮下，形成痛性结节逐渐增大，致使局部畸形及骨质破坏。血清尿酸升高，关节腔穿刺或结节活检，可见到针状尿酸结晶。

【中医治疗】

（一）辨证分型

1. 行痹型

证候：肢体关节疼痛，游走不定，屈伸不便，可伴有恶风、发热等表证，舌苔薄白或薄白腻，脉浮。

治法：祛风除湿，通络止痛。

主方：防风汤加羌活、桂枝。

2. 痛痹型

证候：肢体关节疼痛剧烈，遇寒更甚，疼痛不游走，痛处皮色不红，触之不热，苔薄白，脉弦紧。

治法：散寒止痛，祛风活络。

主方：乌头汤。

3. 着痹型

证候：肢体关节疼痛重滞，肿胀，疼痛固定，手足沉重，肌肤麻木，舌苔白腻，脉濡缓。

治法：除湿消肿，祛风散寒。

主方：薏苡仁汤、川芎茯苓汤或除湿蠲痛汤加减。

4. 热痹型

证候：关节疼痛，局部灼热红肿，痛不可触，得冷则舒，疼痛可游走，涉及多个关节，或发热，口渴，烦躁等，舌苔黄燥，脉滑数。

治法：清热通络，疏风胜湿。

主方：白虎汤加桂枝。

5. 尪痹型

证候：病程日久，关节疼痛持续但不剧烈，关节变形、僵硬、屈伸不利，肌肉萎缩，严重者出现显著畸形，舌质淡、苔白、脉细弱。

治法：补肾祛寒，通经活络。

主方：桂枝汤、真武汤或补肾祛寒治尪汤加减。

（二）中成药

对需长期服用中药治疗的慢性风湿性关节炎患者，尤为适宜。对急性风湿性关节炎配合西药治疗也有较好的疗效。疏风定痛丸功能温经散寒，散风除湿，通络止痛，兼能强壮筋骨。适用于关节肌肉疼痛、遇寒加重、屈伸不便、肢体沉重、四肢麻木、腰膝酸软者。每次 1 丸，每日 2 次。与疏风定痛丸功用相类似，能治疗风寒湿痹而偏重于风寒的还有风湿骨痛片、九味羌活丸、祛风活络丸、小活络丸等。

（三）中医外治

1. 中药外治

可采用麝香虎骨膏、伤湿止痛膏等敷贴，或狗皮膏、宝珍膏等膏药烊化后温贴。此外，可应用骨科腾洗药、风湿洗剂等熏洗，祛风水、活络水等外擦。

2. 针灸治疗

一般采用皮肤针刺。选择弹刺区的原则是：按病取经，经穴相配，循经弹刺，远近结合，中、轻弹刺激结合，以皮肤充血为度。每日一次，15 次为一个疗程。

3. 理筋手法

局部肿痛者可选用点穴镇痛及舒筋手法；关节活动不利、功能障碍者，可选用活节展筋手法。

（四）简易疗法和偏方

参照"类风湿关节炎"部分。

【西医治疗】

1. 药物治疗

治疗的原则是早期诊断和尽早合理、联合用药。常用的抗风湿病药物如下。

（1）非淄体抗炎药：此类药物因可抑制前列腺素的合成而迅速产生抗炎止痛作用，对解除疼痛有较好效果，但不能改变疾病的病程。临床上常用的有布洛芬、萘普生、双氯芬酸、阿司匹林、吲哚美辛等。

（2）慢作用抗风湿药：此类药物多用于类风湿关节炎及血清阴性脊柱关节病。对病情有一定控制作用但起效较慢。常用的有金制剂（肌内注射或口服）、青霉胺、柳氮磺胺吡啶、氯喹等。

（3）细胞毒药物：此类药物通过不同途径产生免疫抑制作用。常用的有环磷酰胺、甲氨蝶呤、雷公藤等。它们往往是系统性红斑狼疮、类风湿关节炎和血管炎的二线药物，副作用虽较多且较严重，但对改善这些疾病的愈后有很大的作用。

（4）肾上腺皮质激素：本类药物是强力抗炎、抗过敏药物，明显地改善了系统性红斑狼疮等结缔组织病的愈后，但不能根治这些疾病。其众多的副作用随剂量加大及疗程延长而增加，故在应用时要衡量它的疗效和副作用而慎重选用。

2. 外科疗法

包括不同的矫形手术、人工关节的置换、滑膜切除等。手术不能治愈疾病只能改善关节功能和生活的能力。

3. 其他治疗

包括物理、康复、职业训练、心理等治疗，是本类疾病综合治疗的不可少的部分。

【预防与调护】

只要能充分发挥患者的主观能动性，树立与疾病作斗争的决心与信念，运用中、西医结合的各种治疗方法，对于大多数患者来说，可以起到减轻疼痛，缓解关节破坏，预防和纠正关节畸形，改进或重建关节功能的作用。因此，对该病的治疗采取悲观失望或盲目乐观的态度都是不科学，不可取的。

（1）加强锻炼，增强身体素质。经常参加体育锻炼，如保健体操、练气功、太极拳、做广播体操、散步等，大有好处。凡坚持体育锻炼的人，身体就强壮，抗病能力强，很少患病，其抗御风寒湿邪侵袭的能力比一般没经过体育锻炼者强得多。

（2）避免风寒湿邪侵袭。要防止受寒、淋雨和受潮，关节处要注意保暖，不穿湿衣、湿鞋、湿袜等。夏季暑热，不要贪凉受露，暴饮冷饮等。秋季气候干燥，但秋风送爽，天气转凉，要防止受风寒侵袭。冬季寒风刺骨，注意保暖是最重要的。

（3）注意劳逸结合。饮食有节、起居有常，劳逸结合是强身保健的主要措施。临床上，有些类风湿关节炎患者的病情虽然基本控制，处于疾病恢复期，往往由于劳累而重新加重或复发，所以要劳逸结合，活动与休息要适度。

（4）保持正常的心理状态。有一些患者是由于精神受刺激，过度悲伤，心情压抑等而诱发本病的；而在患了本病之后，情绪的波动又往往使病情加重。这些都提示精神（或心理）因素对本病有一定的影响。因此，保持正常的心理状态，对维持机体的正常免疫功能是重要的。

（5）预防和控制感染。有些风湿性关节炎是在患了扁桃体炎、咽喉炎、鼻窦炎、慢性胆囊炎、龋齿等感染性疾病之后而发病的。人们认为这是由于人体对这些感染的病原体发生了免疫反应而引起本病的。所以，预防感染和控制体内的感染病灶也是重要的。

【营养配餐】

患者辅以饮食疗法，可加快康复进程。风湿性关节炎患者在配制药膳时，应遵循中医辨证论治的基本原则，采用虚者补之，实者泻之，寒者热之，热者寒之等法则。配膳时要根据"证"的阴阳、虚实、寒热，分别给予不同的药膳配方。一般而言，风（行）痹患者宜用葱、姜等辛湿发散之品；寒（痛）痹患者宜用胡椒、干姜等湿热之品，而要忌食生冷；湿（着）痹患者宜用茯苓、苡米等健脾祛湿之品；热痹患者一般有湿热之邪交织的病机，药膳宜采用黄豆芽、绿豆芽、丝瓜、冬瓜等食物，不宜吃羊肉及辛辣刺激性食物。

风湿性关节炎患者经常受病痛折磨，又长期以药物为伴。病发作时，多是茶饭不香，故食宜清淡。一则可以保持较好的食欲，二则可以保持较好的脾胃运化功能，以增强抗病能力。

注意饮食宜忌。风湿性关节炎患者有的病程较长，如果患病后忌口太严，长年日久，影响营养的吸收，对疾病的康复不利。一般说风湿性关节炎患者可以食用任何饮食，不必忌口。只是在急性期或急性发作，关节红肿灼热时，不宜进辛辣刺激的食物；久病脾胃虚寒者，少食生冷瓜果及虾、蟹、竹笋之类。一旦病情稳定，忌口即可放宽。

1. 木瓜汤

木瓜4个，白蜜1kg。将木瓜蒸熟去皮，研烂如泥，白蜜1kg炼净。将两物调匀，放入净瓷器内盛之。每日晨起用开水冲调1~2匙饮用。

2. 老桑枝煲鸡

老桑枝60g，雌鸡1只约500g，将老桑枝和鸡加水适量煲汤，用食盐少许调味，喝汤吃肉。

3. 木瓜粥

木瓜10g，薏苡仁30g，粳米30g。木瓜与薏苡仁、粳米一起放入锅内，加冷水适量、武火煲沸后文火炖薏苡仁酥烂即可食用。喜糖食者可加入白糖1匙，宜每日或间日食用。

4. 川乌粥

生川乌头 3~5g，粳米 30g，姜汁 10 滴，蜂蜜适量。将乌头捣碎研为极细末，粳米煮粥，沸后加入川乌头末改文火慢煎，熟后加入生姜汁及蜂蜜搅匀，稍煮一二沸即可。宜温服。患者有热性疼痛，在发热期间及孕妇忌服。本方不可与半夏、瓜蒌、贝母、白及、白蔹等中药同服。

5. 胡椒根煲老母鸡

每次可用胡椒根 60g（鲜品 90g），老母鸡 1 只（约 500~750g），红枣 6 个。制作时，先将老母鸡剖杀，去毛及内脏，洗净血污，斩成粗块备用；胡椒根洗净沙泥，斩成小段备用；红枣洗净去核。将老母鸡肉、胡椒根、红枣肉同放进沙锅内，加进适量清水，用武火煮开后，再用中火煲 1 个半小时，然后用食盐调味，待温分次饮汤吃鸡肉、红枣。

6. 竹叶酒

淡竹叶 30g，白酒 500g。将淡竹叶剪碎装入纱布袋中，浸泡酒内，3 日后即可饮用。

【结语】

对风湿性关节炎，目前尚未发现"根治良方"。而且无论哪一种治疗方法，不见得对每一个患者都同样有效，也不见得对同一位患者的每个时期都有效。

三、强直性脊柱炎

该病是慢性多发性关节炎的一种类型。其特征是从骶髂关节开始，逐步上行性蔓延至脊柱关节，造成骨性强直。病损以躯干关节为主，也可波及近躯干的髋关节，但很少波及四肢小关节。与类风湿关节炎相比，从发病年龄，性别，患病部位和对治疗的反应等各项指标来分析，两者都不相同，以后随着类风湿因子和组织相容抗原 HLA-B27 的发现，进一步证明类风湿关节炎和强直性脊柱炎是两个完全不同的疾病，目前公认该病属结缔组织血清阴性疾病，而不再是类风湿关节炎的一种类型，它的发病率比类风湿关节炎为低，约占全人口的 0.1%，因本病多见于男性青年，故在部队或大学校园里相当常见，男女之比约为 10:1，因本病好发于 15~30 岁，其中又以 16~25 岁的年龄组发病率最高，初发关节以腰椎、骶髂和髋、膝关节最多，先发于腕及手指小关节者最少。该病起因尚未明了，但比类风湿关节炎有更强的家族遗传倾向。家族史的阳性率为 23.7%，类风湿因子仅见于 10% 以下的病例。除心脏合并症及肾淀粉样变性和颈椎骨折脱位外，本病对患者的寿命并无明显影响。

中医学认为与本病与机体肾虚督空，感受风寒湿等六淫邪气有关。

【临床表现与诊断】

（1）本病以隐渐发病者居多，约占 80% 左右，初发症状常为下腰、臀、髋部疼痛及活动不便（腰僵）。

（2）其疼痛常因腰部扭转、碰撞、咳嗽、喷嚏而加重，一般持续数日即缓解消失，阴天或劳累后加重，休息或遇热减轻。以后随着病变的进展，疼痛和腰僵均变为持续性，疼痛的性质亦变为深部钝痛，刺痛，酸痛或兼有疲劳感，甚至可使患者在凌晨从睡梦中疼醒。部分患者可出现单侧或双侧的坐骨神经痛，此系骶髂关节疼痛反射到坐骨神经所致。而绝非腰间盘突出症。亦有15%年龄较小的患者，始发症状可以是单侧或双侧的膝、踝关节肿痛，易和类风湿关节炎混淆。

（3）患病数年之后，疼痛和脊柱活动受限逐渐上行性扩展到胸及颈椎。只有少部分患者呈下行性发展。此时，患者可出现胸痛、胸部呼吸活动度减弱、甚至消失。胸椎和肋椎关节病变可刺激肋间神经，引起肋间神经痛，如发生在左侧易误诊为心绞痛。

（4）患者为减轻疼痛，无论站立或睡卧都喜采取脊柱前屈的姿势，日久天长，整个脊柱就会形成驼背畸形，和胎儿在子宫内的姿势相似。该畸形早期当属可逆性，久坐加重，平卧则减轻；后期随着脊柱周围韧带纤维环，关节突间关节的骨化，虽平卧也不能使其减轻。

（5）部分患者早期可在大转子、坐骨结节、跟骨结节和耻骨联合等肌腱附着点出现疼痛，压痛和肿胀。约有20%的患者呈急骤的状态发病，患者可有较高的体温及明显的全身症状，除脊柱和骶髂关节外，肩、髋、膝、踝等关节均可同时被累及。

（6）如果脊柱及双侧髋，膝关节均在畸形位强直后，患者多数被迫卧床不起，如勉强行走，必须借助于双拐或板凳；如强直在功能位，患者尚能直立，并能利用身体的转动和踝关节的背伸和跖屈活动缓慢步行。如不幸跌倒，常易导致颈椎骨折、脱位，甚至四肢瘫痪。常有20%的患者经常患有复发性虹膜炎，引起复发性眼痛及视力减退。

（7）脊柱僵硬及姿势改变：早期即可见到平腰（腰前凸减小或消失）及腰椎后伸受限；晚期可见到腰前凸反向变为后凸、脊柱各方向活动均受到限制。除非髋关节有内收、外展畸形，脊柱侧弯很少见到。晚期有脊柱侧弯时可见到弓弦征，即侧弯活动时，凹侧椎旁肌肉象弓弦一样紧张。当患者整个脊柱发展成纤维性或骨性强直时，脊柱活动就完全丧失，脊背呈板状固定。严重者呈驼背畸形，甚至迫使有的患者站立时只能脸向地面，只可向下看，而不能向前看，更不能向上看。有的患者需由家属牵手引路才敢前行。测量脊柱活动度有以下五种方法：①指尖位置测量法。②视诊估计法。③棘突间距测定法。④剑耻间距测定法。⑤颌柄间距测定法。

（8）胸廓呼吸运动减少：一般认为，胸部的周径扩张度少于3cm者为阳性，表示其扩张受限。严重时甚至可消失。

（9）骶髂关节检查法：挤压或旋转骶髂关节而引起的疼痛是骶髂关节炎的可靠体征。一般可用以下四种方法：①骨盆分离试验。②骨盆挤压试验。③骶骨下压试验。④床边试验。

（10）周围受累关节的体征：早期可见受累关节肿胀、积液、局部皮肤发热，颇似类风湿关节炎的体征。晚期可见各种畸形髋关节常出现屈曲挛缩、内收、外展或旋转畸形、骨性强直机会多；膝关节可见屈曲挛缩畸形。

（11）肌腱附着点病变体征：尽管大转子、坐骨结节、髂骨嵴，耻骨联合和跟骨结节都能发生病变，但因前四者都接近该病的中心发病区，症状、体征易被掩盖，而跟骨结节远离发病中心部位，且位置表浅，故症状，体征易引人注目，特别突出明显。早期即可见跟腱附着处红、肿、热、压痛、走路跛行，如合并跟腱前，后滑囊炎，则肿胀更著。晚期因骨质增生，可看到或触知局部骨性粗大畸形。

（12）实验室检查：本病实验室检查多无特异性，故对诊断帮助不大。早期活动期，80%的患者血沉增快，但亦有20%的患者并不增快。但若临床表现和X线片所见尚不足以诊断本病时，血沉的增快有其一定的诊断参考价值。如拟行手术治疗，血沉能降至正常或接近正常，无疑能增加手术的安全性。脑脊液蛋白稍增加，可见于合并坐骨神经痛的病例。90%以上的患者组织相容抗原为阳性。

（13）X线检查：主要包括以下几方面的内容。

①骶髂关节改变这是诊断本病的主要依据之一。可以这样说，一张正常的骶髂关节X线片几乎可以排除本病的诊断。本病早期骶髂关节的X线片改变比腰椎更具有特点，更容易识别。一般地说，骶髂关节可有三期改变：

a. 早期：关节边缘模糊，并稍致密，关节间隙加宽。

b. 中期：关节间隙狭窄，关节边缘骨质腐蚀与致密增生交错，呈锯齿状，髂骨侧致密带增宽，最宽可达3cm。

c. 晚期：关节间隙消失，致密带消失，骨小梁通过已呈骨性强直。

②脊柱改变：病变发展至中晚期可见到：

a. 韧带骨赘（即椎间盘纤维环骨化）的形成，甚至呈竹节状脊柱融合。

b. 方椎畸形。

c. 普遍骨质疏松。

d. 关节突关节的腐蚀，狭窄，骨性强直。

e. 椎旁韧带骨化，以黄韧带、棘间韧带和椎间纤维环的骨化最常见。

f. 脊柱畸形，包括腰椎及颈椎前凸消失或后凸；胸椎生理后凸加大，驼背畸形多发生在腰段及上胸段。

g. 椎间盘，椎弓和椎体的疲劳骨折及寰枢椎半脱位。

③髋膝关节的改变：早期可见骨质疏松，闭孔缩小及关节囊膨胀；中期可见关节间隙狭窄、关节面腐蚀破坏，髋臼外上缘韧带骨赘明显增生、髋臼内陷及骨盆变形；晚期可见关节间隙消失、骨小梁通过，骨性强直于各种畸形位。

④肌腱附着点的改变：多为双侧性，早期骨质浸润致密及表皮腐蚀，晚期可见韧带骨赘形成（骨质疏松、边缘不整）。

【诊断标准】

临床上对于该病的诊断标准已分别在罗马（1963年）和纽约（1968年）会议上通过确定，供参考。

1. 罗马标准

（1）腰痛和腰僵3个月以上，休息也不缓解。

（2）胸部疼痛及僵硬感。

（3）腰椎活动受限。

（4）胸廓扩张活动受限。

（5）虹膜炎的历史，现象或后遗症。

双侧骶髂关节炎加上以上临床标准之一，即可认为强直性脊柱炎存在。

2. 纽约标准

（1）各方面的腰椎活动（前屈、后伸、侧弯）受限。

（2）胸腰段或腰椎过去痛过，现在仍痛。

（3）在第4肋间测量，胸廓的扩张活动度等于或少于2.5cm。

肯定型脊柱炎成立：

（1）3～4度双侧骶髂关节炎，加上至少一条临床指标。

（2）3～4度单侧或2度双侧骶髂关节炎加上第一或第二、三个临床指标。可能性脊柱炎成立：仅有3～4度双侧骶髂关节炎而无临床指标。

【鉴别诊断】

1. 类风湿关节炎和强直性脊柱炎鉴别要点（表4-1）

表4-1 类风湿关节炎和强直性脊柱炎鉴别要点

鉴别要点	类风湿关节炎	强直性脊柱炎
性别（男:女）	1:25	10:1
好发年龄（岁）	16～55	16～30
皮下结节	存在于20%	少见
眼合并症	复发性巩膜炎	复发性巩膜炎
心脏合并症	二尖瓣	主动脉瓣
好发部位	腕及手足小关节	脊柱、骶髂、髋
病变特点	关节破坏多	骨性强直多
RF 阳性率	60%～80%	15%～20%
HLA-B27 抗原	与正常对照相同	90%以上阳性
放射治疗	无效	有效
治疗	有效	无效

2. 致密性骨炎

多见于经产妇，病变只侵犯髂骨，出现三角形均匀硬化区，尖端向上，关节间隙清晰。不发生关节强直。

3. 脊柱结核

以椎体破坏为主，椎间隙变窄，脊柱后突畸形，椎体周围软组织出现脓肿。

4. 脊柱肿瘤

有椎体破坏，椎间隙保持正常，可有椎弓根破坏，椎体两旁有球形阴影。

5. 脊柱退化性骨性关节病

脊柱退行性疾病的症状十分复杂，体征也因其病变部位而异，其共同之处是疼痛麻木等神经反射或神经根受压征象，或椎间关节失稳、僵硬所致的功能紊乱。

6. 老年性脊柱骨质疏松症

多见70岁以上老年，绝经期后的妇女，腰背痛，呈圆背型脊柱后突畸形，椎体呈"鱼椎"状或楔形变。

7. 合并脊柱炎和骶髂关节炎的其他疾病

如牛皮癣、瑞特（Reiter）病、溃疡性结肠炎、克隆病、韦波莱病。

【中医治疗】

（一）辨证分型

1. 肾虚督空型

证候：背脊酸痛，伴见胸胁疼痛，呼吸欠畅，周身酸困乏力，俯仰不利，腰脊强直如板，或背俯佝偻，活动受限。舌淡胖、苔薄白、脉沉细。

治法：治宜温肾补髓、舒筋通络。

主方：方用三痹汤、健步虎潜丸等加减，如加巴戟天、仙灵牌、山萸肉等。

2. 淫邪阻闭型

证候：腰骶部疼痛，背脊僵硬，伸屈不利，阴天、劳累加剧，得温则舒、痛减。舌淡、苔薄腻、脉沉弦。

治法：祛风除湿、温经散寒。

主方：麻桂温经汤、乌头汤、蠲痹汤等加减。痛重者加威灵仙、乳香、没药；风盛者加秦艽、防风、川芎；寒盛者加附子、肉桂、干姜；湿盛者加防己、泽泻、薏苡仁；骨质疏松者加龟甲、鹿角胶。

（二）中成药

草药雷公藤对该病的治疗不亚于对类风湿关节炎的疗效，止痛效果在1周后出现，消肿和功能改进的作用亦比较好。

（1）雷公藤片或雷公藤多苷片：每次1~2片，每日2~3次。

（2）昆明山海棠：每次2~3片，每日3次，可连服3~6个月。

（三）中医外治

1. 中药外用

参照"类风湿关节炎"部分。

2. 小针刀

首先让患者采取俯卧位，暴露脊背部凸起部位，进行手术常规消毒，局部皮下浸润麻醉，按无菌技术要求操作，选择脊背部凸起程度较严重的胸椎或腰椎骨为中心，以小针刀刺入椎旁间隙，分别对挛缩的棘上、棘间韧带和肌腱、筋膜等粘连的软组织施行纵行切开、横向分离和松解术。

每次可治疗1~2个脊椎关节，配合适当手法按摩和功能锻炼，每隔5天左右重复治疗一次，7次为一疗程。一般连续做2~3个疗程均能收到显著疗效。

小针刀疗法不仅能将脊柱各个关节粘连的肌腱、韧带等软组织和挛缩筋脉实施分离、切开和松解，还有刺激脊背部的各脏腑俞穴的功能，调节脏腑经脉平衡，同时还可改善局部的循环，为恢复强直的脊柱各椎体的功能活动度起了关键性的作用。

3. 推拿疗法

局部肿痛者，可选用点穴镇痛和舒筋手法；关节活动不利、功能障碍者；可选用活节展筋手法。

（四）简易疗法和偏方

间断使用支具，可预防和矫正各种畸形，有一定意义。

【西医治疗】

1. 西药治疗

西药对强直性脊柱炎一线首选药目前认为是阿司匹林，主要适应轻型患者。如阿司匹林效果不佳，可改用保泰松、消炎痛、炎痛喜康等，临床应用最广，为首选药物。还可用吲哚美辛，每晚一次纳肛，可缓解夜间疼痛和晨僵。保泰松对本病特别有效，解除症状最明显。如因胃肠刺激不能忍受，可改用肠溶保泰松或羟基保泰松，每日用量300mg。但对肾脏病、心脏病、高血压及溃疡病应禁用。

皮质类固醇和促进肾上腺皮质激素，有迅速止痛、消炎的作用，强的松和地塞米松应用最广，但停药后症状即可复发，不能作为常规用药，主要用于抗风湿药不能控制症状的重症患者，宜从小剂量开始，泼尼松每日不应超过10mg，逐渐减量停药有困难者可配合应用雷公藤制剂或中药。

2. 封闭治疗

物理治疗深部X线可以减轻疼痛，缓解肌肉痉挛。一般都按腰、胸、颈椎及一侧骶髂关节各2Gy的放射剂量治疗。由于其并发症多而顽固，目前只选择于常规治疗无效的病例。

3. 手术治疗

对晚期有脊柱严重弯曲畸形者，可施行腰部后凸处楔形截骨矫形术。双侧髋关节强直者，可考虑施行髋关节成形术或全髋关节置换术。

【预防与调护】

只要能充分发挥患者的主观能动性，树立与疾病作斗争的决心与信念，运用中、西医结合的方法，对于大多数患者来说，可以起到减轻疼痛，缓解关节破坏，预防和纠正关节畸形，改进或重建关节功能的作用。具体如下：

（1）加强营养，食用高蛋白及富含维生素的食物，骨质疏松者应加服钙剂。

（2）适当休息，避免风寒湿邪的侵袭，避免长期从事弯腰工作。适当理疗、休养。

（3）保持良好的生理姿势，宜卧硬板床，低枕或不用枕睡眠，尽量采用俯卧睡姿。

（4）坚持功能锻炼，做深呼吸操，脊柱和髋关节伸肌锻炼，温水中游泳等。

（5）起床时带支具，以防驼背形成。

（6）树立战胜疾病的信心。

【营养配餐】

应食用富含蛋白质及维生素饮食，骨质疏松的应加服钙剂和鱼肝油。

【结语】

治疗和类风湿关节炎一样，本病虽无根治良方，但及时、积极和妥善的治疗，加上患者的主动配合，确实可以做到减轻疼痛、缩短疗程、预防畸形、减少病残和改进功能的目的。

四、痛风性关节炎

痛风是一种尿酸代谢异常所引起的全身疾病，主要表现为血尿酸增高，反复发作的关节炎，是关节、肾脏或其他组织中尿酸盐沉积而引起这些器官的损害和痛风石的形成。

根据有无特殊原因，可分为原发性痛风和继发性痛风两种。原发性痛风中10%～60%有家族遗传特点。继发性痛风常继发于血液病、肾脏病、恶性肿瘤。痛风的种类可分原发性和继发性两种：原发性痛风可分为家族性和非家族性，继发性痛风包括：血液病、肾病、恶性肿瘤、肥胖、饥饿、药物、糖原储存病、类肉瘤、牛皮癣等。

痛风一证，中医经典中曾作了较详细的记载。传统的"痛风"包括了本节所有介绍的痛风性关节炎及其他一些疼痛性关节疾患。

【临床表现与诊断】

（1）痛风为一种忽发忽愈，有急性症状的慢性无菌性关节炎，多有家族史，好发于30～50岁的男性。

（2）通常第一次发作多在夜间，患者常因跖趾关节极度疼痛而被惊醒，并发现局部红肿，表皮干燥发亮，稍活动或轻触患趾即可引起难以忍受的疼痛。但一到天亮疼痛即可自动缓解。如能即时给予适当治疗，症状可在12～24小时内完全消失。否则，夜间疼痛即可加剧。

（3）疾病发作时常伴有发热、多汗、头痛、心悸等症状。这种日轻夜重的疼痛如不治疗，也可能持续1～3周后逐渐减轻或自愈。间歇期间，患者可完全无症状，间隔数日或数年后以上症状可再次发作。

（4）多次发作后，关节可变形、僵直，皮肤破溃后常流出牙膏样物质。部分患者在耳轮及尺骨鹰嘴处可发生结节样痛风石。60%～70%的患者始发于趾跖关节，其次为踝、手、腕关节，膝、肘、肩、髋和脊柱关节偶可受累。肌腱、腱鞘和滑囊亦为尿酸盐常侵犯的组织。约有1/3的患者可有肾脏损害的表现。

（5）化验检查：血尿酸增高，超过5mg/dl为可疑，超过6mg/dl可肯定诊断。白细胞计数可以增至（10～15）×10^9/L。痛风石镜检可见针状结晶。痛风石尿酸盐试验可呈阳性反应。

（6）X线检查：痛风早期多无阳性发现。少数患者尿酸盐含钙质较多，X线可显示阳性阴影，但多数尿酸盐系尿酸钠结晶，故X线只能显示透明的凿形缺损影像，且大多位于关节面及近关节面的部位。此外，尚可见到软组织肿胀，关节间隙狭窄、关节不规则、骨赘、骨刺等增生关节炎的改变。

（7）诊断标准：患者具有下列症状及实验室检查阳性发现，即可确诊为痛风症。①30～50岁男性。②有阵发性急性炎症发作的慢灶关节炎，间歇期间症状完全或几乎完全消失。③有阳性家族史。④血清尿酸增高至5～6mg/dl以上。⑤有尿酸类痛风石。⑥有慢性肾脏炎的发现。⑦对治疗痛风药物反应良好。

【鉴别诊断】

（1）急性初发期，应与急性风湿热、急性化脓性关节炎等鉴别，从病史、发作部位、关节液的检查有助于诊断。

（2）慢性期关节畸形、僵硬，应与类风湿关节炎、牛皮癣性关节炎等鉴别，牛皮癣性关节炎可伴发痛风性关节炎，可从病史、体征、血清尿酸浓度、对治疗痛风药的反应及 X 线的表现来鉴别。

【中医治疗】

（一）辨证分型

1. 风湿热型

证候：关节疼痛剧烈，红肿明显，扪之发热，痛不可触，屈伸不利，得冷则舒，遇热加剧。风热偏胜者兼见发热、口渴、汗出咽喉肿痛，舌红、苔薄黄或黄燥，脉浮数。湿热偏胜者兼见胸脘烦闷、身重，肿痛以下肢为甚，舌苔黄腻，脉滑数。

治法：祛风除湿，退热清痹。

主方：清痹汤加减。风热胜加连翘 15g，葛根 9g；湿热胜者加防己 10g，白花蛇草 10g。

2. 风寒湿型

证候：肢体关节疼痛，屈伸不利，冬春阴雨天气易发作，局部皮色不红，触之不热，遇寒痛增、得热痛减。风偏胜者，疼痛游走不定或呈放射性、闪电样，涉及多个关节，以上肢居多，或兼有表证，舌苔薄白，脉浮缓；寒偏胜者，痛有定处，疼痛较重着不移，肿胀明显或兼有表证，舌苔薄白，脉浮缓；湿偏胜者，痛有定处，疼痛较重着不移，肿胀明显或兼有麻木感，腰及下肢关节多见，舌苔白腻，脉濡。

治法：祛风散寒，除湿通痹。

主方：通痹汤加减。风偏胜者加防风、羌活、威灵仙；寒偏胜者加制川乌、制草乌、桂枝、细辛；湿偏胜者加薏苡仁、萆薢。

3. 瘀血型

证候：关节疼痛呈针刺、刀割样，固定不移，压痛明显，局部皮色紫暗，肌肤甲错，关节及其附近可能触到瘀结，日久者关节畸形僵硬，舌质紫暗，有瘀斑，脉弦涩。

治法：活血化瘀，通络除痹。

主方：化瘀通痹汤加减。偏寒者加桂枝、制川乌、制草乌、细辛；偏热者加败酱草、丹皮；气虚者加黄芪；久痹关节畸形者加穿山甲、乌梢蛇、地龙、蜈蚣、全蝎、制马钱子。外用药方面，可用如意金黄散、四黄消肿软膏、双柏膏等外敷，亦可用舒筋活络、止痛、消炎的药水外擦。

（二）中成药

（1）人参归脾丸，养血健脾，适用于正虚邪恋型痛风。每次 1 丸，每日 3 次，温水送服。

（2）四妙散，化痰通络，理气止痛，适用于痰阻血瘀型痛风，每次 3 克，日 3 次，姜汁送服。

（3）金匮肾气丸，温补肾阳，适用于肝肾不足偏阳虚者。每次 1 丸，日 3 次，淡盐水送服。

（三）中医外治

1. 中药外用

可用如意金黄散、四黄消肿软膏、双柏膏等外敷，亦可用舒筋活络、止痛、消炎的药水外擦。

2. 推拿疗法

可用针灸疗法和物理疗法，在痛区周围取穴及循经取穴。耳针取压痛点。此外，可用山慈菇 10g，生南星 10g 加 75％酒精浸泡，作痛区离子导入。

（四）简易疗法和偏方

（1）大白菜 250g 加植物油 20g 炒食。宜常服，适用于痛风缓解之时。

（2）大白菜 250g 加植物油 15g 炒将熟，浇入牛奶 150ml 直至炒熟后食。宜常服。适用于痛风缓解之时。

（3）茄子 250g 洗净后蒸熟，切成条，稍加酱油、麻油、盐、味精拌匀后食。隔日服。适用于痛风发作者。

（4）土豆 250g，植物油 30g 先煸，继加酱油 30g、盐少量至烧熟后食。宜常服。适用于痛风发作者。

（5）萝卜 250g 洗净切块、植物油 50g 同煸，继加柏子仁 30g、水 500ml，同煮至熟，加盐少量。食萝卜及汤。可常服。适用于痛风发作时。

【西医治疗】

1. 西药治疗

（1）为增加尿酸排泄，可给予丙磺舒每日 1～2g，分俩次与碳酸氢钠同服。内源性尿酸过多者，可给别嘌醇，每日 200～600mg，分 3 次口服。配用碱性药物使尿碱化可预防结石形成。

（2）最有效的药物是秋水仙碱，每次 0.5mg，每小时一次。第一日总量 4～6mg，至症状控制或出现腹泻等胃肠反应改为维持量，每次 0.5mg，每日 2～3 次。其药理作用目前尚不明确，但并无减低血中尿酸及促进尿酸排泄作用。

（3）保泰松、吲哚美辛、ACTH 或肾上腺皮质素均可酌情使用。

2. 物理治疗

3. 手术治疗

慢性期患者，除采用药物治疗措施外，如局部痛风石巨大，影响功能或破溃经久不愈，可手术刮除痛风石。

【预防与调护】

高血尿酸症虽非痛风的直接病因，但它的存在可以引起痛风复发。所以设法减少体内尿酸的产生、堆积和促进尿酸的排泄为预防痛风发作的中心环节。具体治疗措施如下。

（1）节制饮食：禁食富含嘌呤和核酸的食物，如肝、脑、肾、鱼子、蟹黄、豆类等，避免精神刺激、受凉或过劳等。

（2）急性期应卧床休息，局部固定冷敷；24 小时后可热敷，并大量饮水。

（3）有痛风家族史的男性应经常检查血尿酸：如可疑，即给预防性治疗。

（4）为了防止复发，可长期服用小剂量秋水仙碱，也可服用小剂量丙磺舒（0.5g，每日 2 次）。

（5）若有高血压、肾炎、肾结石等合并症者均应于适当治疗。

（6）局部破溃者，可按一般外科处理。

【营养配餐】

节制饮食，禁食富含嘌呤和核酸的食物，如肝、脑、肾、鱼子、蟹黄、豆类等，避免精神刺激、受凉或过劳等。多饮水、多运动。

【结语】

治疗痛风必须从下列 7 个方面入手。

（1）应随诊有阳性家族史的患者，如有可疑，立即予以预防治疗。

（2）制止即将复发的痛风。

（3）治疗已经复发的急性症状。

（4）注意间歇期的治疗。

（5）必要时处置痛风石。

（6）注意慢性期间的治疗。

（7）注意合并症的治疗。

第三节　骨 痈 疽

一、急性化脓性骨髓炎

急性化脓性骨髓炎是化脓性细菌引起的骨组织感染。其病变不仅在骨髓，而且是在整个骨组织（骨膜、骨、骨髓），甚至周围的软组织。其致病菌，最常见的是金黄色葡萄球菌，其次是溶血性链球菌，较少见的有白色葡萄球菌、肺炎双球菌、大肠杆菌、绿脓杆菌等。感染途径：大多数是致病菌由身体其他部位的化脓病灶，经血液循环注入骨组织内，故又称血源性骨髓炎。另一部分是由开放性创口带入细菌，或由邻近软组织感染直接蔓延到骨组织。血源性骨髓炎大都发生在长骨的干骺端，因儿童期间长骨干骺端具有丰富的血管网，血流缓慢，有利于细菌的停留，再加全身抵抗力下降，局部损伤，可造成骨骺附近骨组织内小出血和细胞破坏，有利于细菌繁殖，引起骨髓炎。本病多见于 10 岁以下儿童，好发于四肢长骨的干骺端，尤以胫骨、股骨为最多，其次是肱骨、桡骨等。无论感染途径如何，化脓性细菌存在，是造成急性骨髓炎的先决条件。也就是说，骨髓炎发病与否很主要一个因素是取决于机体的抵抗力，如果抵抗力弱、营养条件差，细菌就有可能繁殖扩散，分泌毒素而发病。相反，如果抵抗力很强，即使有细菌存在也因体内免疫机制的抑制，而无法繁殖及扩散，骨髓炎也就不可能发生。

中医学称"附骨痈"，其原因是热毒侵袭、正气虚弱、损伤感染，热毒是致病因素、正虚是发病基础、损伤是常见诱因。这与中医学的观点是一致的。

【临床表现与诊断】

（1）身体其他部位或既往有化脓性感染病灶。或患肢有损伤史。

（2）初期：初起有短暂的全身不适，倦怠，恶寒发热，继而寒战，高热，体温高达 39～40℃，汗出而热不退，胃纳差，尿赤，便秘，甚则恶心，呕吐，脉象洪数，舌苔薄白转黄腻。患肢剧痛，1～2 日内即不能活动，压痛，肿胀局限在骨端。化验检查，白细胞计数增高［可达（20～30）×10⁹/L 以上］，血沉增快，血细菌培养常为阳性。

（3）成脓期：发病后 3～4 日，上述症状、体征明显加剧，全身虚弱，壮热不退，甚至烦躁不安，神昏谵语等。患肢剧烈胀痛或跳痛，环形漫肿，压痛显著，皮温增高，约持续 1 周左右，剧痛可骤然减轻（此乃骨膜下脓肿破裂之征）。但局部压痛加剧，整个患肢漫肿，皮肤红热，可触及波动感，局部穿刺抽出脓液。

（4）溃后：骨膜下脓肿破裂后，脓液流到周围软组织内，引起软组织感染化脓，约 3～4 周后，穿破皮肤而外溃，形成窦道。疮口流脓，初多稠厚，渐转稀薄。此时，身热和肢痛均逐步缓解，但全身衰弱征象更加突出，神情疲惫，少气无力，形体瘦弱，面色㿠白，舌淡苔少，脉象细数等。

（5）单纯局限性骨脓肿，初起常无明显症状，于数月甚或数年后始发局部疼痛、压痛、肿胀，皮肤红热等，并可反复发作，尤其在过度疲劳和体质虚弱时易复发。

（6）全身高热，干骺端剧痛、胀痛，皮肤灼热，压痛明显，肢体呈环状肿胀，肌肉痉挛，关节屈曲，患肢不能活动，患者往往拒绝作被动活动检查，血白细胞计数增高，血沉增快。若患者抵抗力特别低时，白细胞计数可能不高或者甚至低于正常，这表示机体反应能力差，是病情严重的表现。

（7）发病 3～4 日后，在肿胀及压痛最明显处穿刺抽吸，将抽出液作涂片和培养检查。早期局部分层穿刺，用骨髓穿刺针，于压痛最明显处先穿入软组织内，如未抽得脓液，再穿至骨膜下，如果仍无脓液则穿破骨皮质穿入骨髓腔内。切勿一次穿入骨内，以免将单纯软组织感染的细菌带入骨内，人为导致骨髓内感染。

（8）X 线检查：早期常无阳性发现。一般在发病后 2～3 周以后，始可见到骨质疏松，骨小梁紊乱，干骺端处有一模糊区，骨皮质有薄层状骨膜反应或骨质破坏，可出现病理性骨折。并可见到软组织阴影。4 周以后，X 线片显示，有明显骨质破坏，范围广泛，可累及全骨干的皮质及髓腔，形成多数透亮破坏区。当病变继续发展，骨膜下新生骨也逐渐丰富，在 X 线片上可见到形成的包壳围绕病变骨干周围或死骨形成。局限性骨脓肿，X 线片上可见到长管状骨干骺端处有一圆形或椭圆形透光区，中央偶有小碎片死骨，周围有境界明显、密度增高的硬化骨。

（9）CT 和 MRI 检查：CT 可直接测量骨髓腔密度改变，显示新骨形成与破坏，并可以明确疾病的范围。化脓性骨髓炎早期可发现骨髓腔密度增高现象。并可清楚地显示软组织的变化，明确炎症定位。骨髓炎时 MRI 图像可见骨髓腔透亮度下降，信号异常变化更早。

【鉴别诊断】

本病须与急性风湿热、化脓性关节炎、软组织化脓性感染、骨结核、骨肉瘤相鉴别。

1. 急性风湿热

虽有发热和关节疼痛，但急性风湿热呈多关节游走性肿痛，局部症状和体征主要在关节而不在干骺端，且患者多呈慢性病容，心悸，心脏听诊闻及杂音。

2. 化脓性关节炎

发病多急剧，开始就有高热，剧烈疼痛，白细胞总数及中性粒细胞均明显增高。细菌培养和病理检查可以帮助诊断。

3. 软组织化脓性感染

虽有化脓性感染的全身和局部表现，但大多数全身症状较急性化脓性骨髓炎为轻，局部红肿热痛较表浅，且多偏于肢体一侧。

4. 骨关节结核

详见本章第四节骨关节结核。

5. 骨肉瘤

多发生于10～25岁的青少年。位于长骨的骨肉瘤多起于干骺端，疼痛肿胀为常见症状，开始为隐痛、阵痛，迅速转为持续剧痛，不能忍受，尤以夜间为甚。肿块坚硬，压痛明显，表面有静脉怒张，发热不似化脓性骨髓炎严重，白细胞数稍升高，血清碱性磷酸酶、乳酸脱氢酶常增高，X线片显示，肿瘤性新骨增生常呈日光放射状排列。

6. Ewing 肉瘤

Ewing 肉瘤和化脓性骨髓炎两者都引起体温升高，白细胞计数升高和 X 线片表现为"葱皮"样骨膜反应。但是，肉瘤病变靠近骨干，破坏区广泛，早期产生放射状骨膜反应。全身症状及局部症状均不如急性骨髓炎强烈。活体组织检查找到肿瘤细胞可以确诊。

【中医治疗】

（一）辨证分型

1. 初期

（1）证候：初起证见恶寒发热，肢痛不剧，脉浮数，苔薄白。

治法：清热解毒。

主方：仙方活命饮加黄连解毒汤或五味消毒饮。

（2）证候：证见高热寒战，脉滑数，舌质红，苔黄腻。

治法：清营退热。

主方：黄连解毒汤合五味消毒饮，加乳香，没药；如便秘尿赤加大黄、车前子。

（3）证候：证见高热神昏，身现出血点，烦躁不安。

治法：凉血、清热、开窍。

主方：清热地黄汤合黄连解毒汤，配服安宫牛黄丸、紫雪丹等。亦可按感染性休克处理，积极行中西医结合治疗。

2. 成脓期

成脓前期，即骨膜下脓肿刚形成时，如能得到及时有效的治疗，预后仍佳。若延误至骨膜下脓肿破裂，软组织化脓感染形成后才进行治疗，则难免形成慢性骨髓炎的可能。此期治疗原则是先清营托毒，后托里透脓。治疗方法是中西医结合，内外同治。

（1）证候：见高热肢端剧烈胀痛。

治法：清热止痛。

主方：五味消毒饮、黄连解毒汤合透脓散加减化裁。

（2）证候：患肢环形胖肿，红热疼痛。

治法：托里止痛。

主方：托里消毒饮加减。

（3）证见神昏谵语，身现出血点者，治疗同初期。

3. 溃后

脓毒已溃。治则：挟正托毒，去腐生新。治疗方法是中西医结合，内外同治，以恢复个体正气，助养新骨生长，使疮口早日愈合。

（1）证候：脓多稠厚，略带腥味，为气血充实。

治法：托里排脓。

主方：托里消毒饮。

（2）证候：溃后脓液清稀，量多质薄，为气血虚弱。

治法：补益气血。

主方：八珍汤，如偏阳虚畏寒者方用十全大补汤；如脾胃亏虚，纳谷不佳者用四君子汤加陈皮、山楂、谷麦芽；如证见气阴两亏，口干纳差，舌光无苔，方用生脉散加山楂；谷麦芽。此外，应配合高营养饮食。

（二）中成药

（1）四季青片，每次4片，日3次。

（2）梅花点舌丹，每日2次，每次1粒，开水化服，或将丸放入舌下，待舌麻时吞下之，孕妇忌服。本品适应证为疔疮、有头疽。

（3）醒消丸，每日3~6g，儿童减半，婴儿服1/3。热陈酒送下或温开水送下，连服7天，停用3天。孕妇忌服。适应证为痈、流注等证。

（三）中医外治

1. 初期

选用拔毒生肌散、双柏散、金黄膏、玉露膏等外敷患肢肿痛处。亦可选用蒲公英、紫花地丁、犁头草、四季青、马齿苋、野菊花、芙蓉花叶等，捣烂外敷患处。配合患肢制动，可用小夹板或持续牵引，以缓解肌肉痉挛，减轻疼痛，防止畸形和病理性骨折及脱位。

2. 成脓前期

即骨膜下脓肿刚形成时，如能得到及时有效的治疗，预后仍佳。局部继续外敷拔毒消疽散，患肢行牵引制动。

如经初期治疗3~4日后，疗效不明显，且全身和局部症状日趋严重，骨膜下抽

吸出脓液时可选用手术治疗

3. 溃后即脓毒已溃

治则为挟正托毒，去腐生新。治疗方法是中西医结合，内外同治，以恢复个体正气，助养新骨生长，使疮口早日愈合。

（1）疮口可用冰黄液冲洗，并根据有无脓腐情况，分别选用九一丹、八二丹、七三丹、五五丹、生肌散药捻，或黄连液纱条插入疮口中，换药每日一次。外敷玉露膏或生肌玉红膏。

（2）如疮口太小或疮口僵硬，腐肉不脱，可选用白降丹、红升丹、千金散药捻，插入疮口内，使疮口扩大，脓腐易出。

（3）溃后而身热不退，局部肿痛，脓泄不畅者，多数是引流不畅，常需扩大疮口，以利引流脓毒。

（4）疮口腐肉已脱，脓水将尽时，选用八宝丹、生肌散（膏）换药，促其生肌收口。

（四）简易疗法和偏方

1. 偏方1

鲜独角莲、樟丹备1份，香油（花生油、豆油亦可）2份。

用法：先将独角莲切成片，放入油中，待煎至焦黑色时即将其捞出，继以微火炼油，至滴水成珠（珠不散为度），将火移开，慢慢将樟丹倒入油中，边倒边搅，充分搅匀，再用微火将油、丹熬成黑色即高火放至冷水中，即成独角莲膏。将膏药烤软摊在布上，贴于患处。如患处已破溃，须将膏药中间剪一小孔，使破溃面露出膏药外面，便于脓汁流出。

2. 偏方2

山石榴根60g，猪骨适量。

用法：加水2碗半，与猪骨共煮，煮存1碗，冲酒，空腹服，每天一剂，30天为一疗程。

3. 偏方3

鲜常春藤叶适量。

用法：捣烂敷患处。

【西医治疗】

1. 西药治疗

西药可应用抗生素肌内注射或静脉滴注。一般应选用两种以上足量有效广谱抗生素联合使用。如青霉素、洁霉素、红霉素。若效果不佳，亦可选用氨苄青霉素、羧苄青霉素、庆大霉素、先锋霉素等。待血液细菌培养或脓液培养、药物敏感试验结果出来后，再调整使用对细菌敏感的抗生素。供给必要的体液和热量，并给予大量的维生素，维持水电解质平衡和酸碱平衡。可酌情给予多次少量输血，以新鲜血为好。保证病人充分休息，必要时用镇静止痛药物，高热患者宜用物理降温。

2. 支持对症处理

注意休息，加强营养，增强身体的抵抗力。给予足量维生素，液体疗法维持水、电解质的平衡，预防和纠正酸中毒。如果中毒症状严重，可少量多次输入新鲜血液，大量维生素 C 静脉滴注，补充维生素 B_1 保护心脏。

3. 手术治疗

（1）穿刺吸引术和局部注射抗生素或中药冰黄液疗法。

（2）切开引流或钻孔开窗引流术。当患肢剧烈胀痛、彻骨难忍时，乃骨髓腔内因炎性渗出液或脓液形成髓内高压，动脉血流受阻，静脉回流障碍。此时作骨髓穿刺，钻孔、开窗、排脓、减压，解除髓内血管受压，改善血流，减少感染菌栓栓塞，防止骨坏死，且利于大量抗生素进入病灶，控制感染。骨膜下脓肿破裂，软组织化脓性感染形成，局部肿胀，按之有波动者，应及时切开排脓。

（3）闭合性持续冲洗吸引疗法。手术清除脓肿冲洗创面后，在骨髓脓肿腔内放置两根 0.8～1.0cm 的硅胶管或塑料管，一端剪成斜面，在置于脓腔底部的管子上剪数个侧孔，以利引流。另一端于切口旁 5cm 处戳孔斜形引出。一根作进液管，一根作出液管，管放妥固定后一期缝合切口。立即将进液管接在盛有冲洗液的吊瓶上，将出液管接于负压吸引器上，调整冲洗液滴入速度，50～60 滴/分钟。注意必须保持出液管通畅，液体进出量基本相等，缝合的切口无液体渗出等。

【预防与调护】

（1）对急性骨髓炎的预防首先应增加机体抵抗力，防止机体受到细菌侵袭。良好的个人卫生习惯，加强营养，增强对疾病的认识能力。诸如疖、痈、急性扁桃腺炎已经发生，就应及早治疗，阻断细菌进入血液循环。如果还患有糖尿病、高血压，则必须好好控制。

（2）对开放性损伤及时彻底清创，预防化脓性骨髓炎发生。对急性化脓性骨髓炎患者注意饮食营养，增强机体抵抗力，对体温高于 39℃ 者，配合使用物理降温，根据病情需要予以输液、输血。

（3）在日常生活中，也不可疲劳过度，过于劳累会造成人体抵抗力下降，免疫功能低下，此时细菌可乘虚而入导致骨髓炎及其他疾病的发生。

（4）抬高患肢，以利减轻肿胀，限制患肢活动，必要时用石膏托固定患肢，防止发生病理性骨折。患肢早期红肿无破溃伤口，可外敷清热解毒之中药。慢性骨髓炎患者，伤口流脓，须及时更换敷料，保持引流通畅。

【营养配餐】

（1）骨髓炎患者在早期要加强营养，鼓励患者进食营养丰富易消化饮食，强调并提倡清淡可口的素食。忌烟酒。一般给流质或半流质饮食，随时给患者饮水或果汁，二便通畅，增强机体抵抗力。素食中所含碱性物质最丰富，如在体内最活跃的钙、钾等离子，水果之中含量很高。忌大量吃肉，少食蔬菜水果。

（2）中期热毒炽盛，应给以清热解毒，调和营血清解之类食物。如酸奶、豆浆及富含维生素 C 类食物，忌食辛辣刺激，生冷腥发之物，

（3）后期身体虚弱，气血不足者，应给以滋补肝肾，补益气血之品。如瘦肉雪

耳汤，黄芪炖排骨，各种动物肝脏，煮食桂圆等。同时适当补充维生素 D 和钙质，以预防病理性骨折的发生。

【结语】

急性化脓性骨髓炎争取早期诊断，早期治疗。根据疾病的发生过程初期（骨髓腔内炎症）、成脓期（骨膜下或软组织内脓肿形成）、溃后（脓肿溃破皮肤），结合患者抵抗力（正气）的强弱和致病菌（邪气）毒力的大小选择有效的中、西药物，采用局部固定，手术疗法达到治愈疾病的目的。

二、慢性化脓性骨髓炎

慢性化脓性骨髓炎的致病因素与急性化脓性骨髓炎相同。目前虽然由于临床诊断水平的提高，有效抗生素的及时应用及治疗方法的进展，但仍有一部分急性患者迁延成慢性；或是由于急性化脓性骨髓炎失治误治，或治疗不彻底，当急性感染消退后留有死骨、死腔和窦道，形成骨组织的慢性化脓性感染。也有一开始即表现为慢性过程，常可由于细菌毒力低或机体抗力差或治疗方法不当等因素造成。

慢性骨髓炎，又称附骨疽，是整个骨组织的慢性化脓性疾病。本病的特点是感染的骨组织增生、硬化、坏死、死腔、包壳、瘘孔、窦道、脓肿并存，反复化脓，缠绵难愈，病程可长达数月、数年，甚至数十年。

【临床表现与诊断】

（1）有急性化脓性骨髓炎或开放性骨折合并感染的病史。

（2）患肢长期隐痛、酸痛，时轻时重。局部有压痛、叩击痛。皮肤上有长期不愈或反复发作的窦道口一至数个，时常流出稀薄脓液，淋漓不尽，或流出小碎死骨片。窦道口常有肉芽组织增生，周围有色素沉着，用探针经窦道插入探查，常可触及死骨的粗糙面和骨瘘孔。脓液排出不畅通时，局部肿胀疼痛加剧，并有发热和全身不适等症状。有时在症状消失，疮口愈合后数月或数年，患肢突发剧痛，伴有全身寒热交作，原窦道口处（或他处新发）红肿，继而破溃流脓，经休息治疗后，症状又消退，如此反复发作。

（3）患肢增粗，皮肤上留有凹陷窦道疤痕，紧贴于骨面，可触及病骨表面凹凸不光整，轮廓不规则，皮下组织变硬。

（4）由于病变经年累月，局部肌肉萎缩，全身表现为形体瘦弱，面色㿠白，神疲乏力，盗汗或自汗，食欲减退，舌质淡，苔薄白，脉细弱等脾肾不足，气血两虚症状。

（5）并发症：慢性骨髓炎有可能出现下列并发症。

①关节强直：多由于感染邪毒扩散到关节内，关节软骨面破坏，使关节呈纤维性或骨性强直。或因患肢长时间制动（如石膏固定）所致。

②屈曲畸形：多因急性期患肢未作牵引，以致软组织疤痕挛缩所引起。

③患肢增长：儿童患者，因骨骺受到炎症刺激而生长过度，使患肢较健肢略长。

④患肢缩短：儿童患者，因骨骺板遭炎症破坏，影响长度生长，使患肢较健肢为短。

⑤关节内翻或外翻：儿童患者，因感染使骨骺板一侧受累，另一侧未受累，以致骨骺生长发育不对称，使关节发生内翻或外翻畸形。

⑥病理性骨折或脱位：感染造成骨质破坏，以致发生骨折，由于肌肉的牵拉而发生脱位。

⑦癌变：窦道口皮肤因长期炎症刺激，可恶变为鳞状上皮癌，表现为突出皮肤的菜花状新生物，易出血、坏死、有恶臭。

（6）X线检查：X线片显示骨干不规则的增粗、增厚，密度增高，周围有新生的包壳。髓腔变窄或消失，同时有大小不等的死骨，死骨的密度较周围骨密度为高。有一个至多个破坏空洞透光区，骨质增生和骨质破坏并存征象，骨质增生范围大于骨质破坏范围。应注意了解死骨的大小、数目和位置。

（7）其他检查：①红外线热扫描，系利用红外线辐射温度计测定体表温度，再把测得的温度变化转变为电信号进行摄影的一种无损伤检查技术，慢性骨髓炎在热扫描上显示病变区为高温区。②^{99m}Tc（锝）照像，系利用趋骨的同位素^{99m}Tc进行γ-照像，可显示患病部位放射性浓集。特别是在X线像上因骨硬化使其中的骨空洞不明显时进行检查，可以清楚地显示骨空洞范围的大小。

【鉴别诊断】

1. 急性风湿热

虽有发热和关节疼痛，但急性风湿热呈多关节游走性肿痛，局部症状和体征主要在关节而不在干骺端，且患者多呈慢性病容，心悸，心脏听诊闻及杂音。

2. 软组织化脓性感染

虽有化脓性感染的全身和局部表现，但大多数全身症状较急性化脓性骨髓炎为轻，局部红肿热痛较表浅，且多偏于肢体一侧。

3. 骨结核

患者多体瘦乏力，潮热盗汗，有结核中毒症状。局部胀痛不剧烈，化验有血沉增高，当冷脓肿穿溃形成窦道。边缘不红不热，稀薄淡白色液体溢出，经抗痨治疗易于愈合。骨髓炎窦道口多发红，脓液为稍稠淡黄色，久治难愈。影像学检查可明确鉴别。

4. 骨肉瘤

多发生于10~25岁的青少年。位于长骨的骨肉瘤多起于干骺端，疼痛肿胀为常见症状，开始为隐痛、阵痛，迅速转为持续剧痛，不能忍受，尤以夜间为甚。肿块坚硬，压痛明显，表面有静脉怒张，发热不似化脓性骨髓炎严重，白细胞数稍升高，血清碱性磷酸酶、乳酸脱氢酶常增高，X线摄片显示，肿瘤性新骨增生常呈日光放射状排列。

【中医治疗】

（一）辨证分型

1. 急性发作期

治法：清热解毒，托里排脓。

主方：透脓散合五味消毒饮，或用托里金银地丁散等。症状急剧者可参照急性骨髓炎选方用药，或行中西医结合治疗。

2. 非急性发作期

治法：扶正托毒，益气化瘀。

主方：神功内托散加减，可配服醒消丸、小金片、十菊花汤。正气虚弱，气血两亏者，宜用十全大补汤、八珍汤、人参养荣汤加减。

3. 辅助治疗

配合高蛋白、高营养饮食。选用适量的抗生素和维生素。

（二）中成药

（1）四季青片，每次4片，日3次。

（2）梅花点舌丹，每日2次，每次1粒，开水化服，或将丸放入舌下，待舌麻时吞下之，孕妇忌服。本品适应证为疔疮、有头疽。

（3）醒消丸，每日3~6克，儿童减半，婴儿服1/3。热陈酒送下或温开水送下，连服7天，停用3天。孕妇忌服。适应证为痈、流注等证。

（三）中医外治

1. 急性发作期

（1）初起局部微红微肿，外敷金黄膏、玉露膏、拔毒消疽散。

（2）成脓后，即行切开引流排脓。

（3）已溃破或切开的疮口，用冰黄液或三黄液冲洗，黄连液纱条填入疮口内，外用玉露膏或生肌玉红膏敷盖。

（4）卧床休息，患肢用夹板固定或持续皮肤牵引。

2. 非急性发作期

（1）局部皮肤无疮口或窦道，虽有骨坏死但无大块游离死骨者，外敷拔毒消疽散。

（2）皮肤窦道经久不愈者，用七三丹或八二丹药线插入疮口内，外贴生肌玉红膏。

（3）外有窦道内有死骨难出者，宜用千金散或五五丹药线插入疮口，以腐蚀窦道使疮口扩大便于死骨和脓腐排出。脓尽后改用生肌散。

【西医治疗】

1. 西药治疗

对慢性骨髓炎长期不愈的，有人在病灶清除后用庆大霉素链珠或先锋霉素链作短期或长期（1~3个月）埋藏于病灶内，以期达到局部抗菌消炎目的。

2. 硝酸银离子电透入疗法

用3%硝酸银溶液浸湿棉条，将其置入窦道深部，以1~10mA直流电导入银离子，有杀菌作用，适用于有窦道无死骨者。

3. 手术治疗

闭合性持续冲洗引流法适用于死骨、死腔、窦道并存，脓腐甚多时，用冰黄液灌注引流，亦可用中药制剂持续冲洗疮口。

对经久不愈的瘘管、窦道，可以搔刮其管壁以促进愈合。疮口换药时如触及死骨松动者，可用镊子钳出。大块死骨，长期不愈瘘管和窦道，经以上治疗无效时，宜施行病灶清除手术，目的是彻底摘除死骨，清除疤痕肉芽组织，切除瘘管窦道，消灭死腔，在病灶处凿成碟形，创面出血点用电灼止血，不予缝合。用明胶海绵和凡士林纱布充填，术后 3 ~ 7 天取出充填的凡士林纱布。改用涂有生肌膏及生肌散（珍珠散）的棉片覆盖创面，多次换药后骨创面及软组织创面皆可为健康致密的肉芽组织覆盖，即创面骨的"肉芽岛"形成。以后在肉芽组织表面形成"皮岛"，创面可逐渐愈合。在摘除大块死骨需在包壳形成后方可施行，以免骨质缺损，造成病理性骨折或骨不连。

4. 简易疗法和偏方

高压氧吸入法，一般用 8 ~ 10atm，每天一次，每次 60 分钟，30 次为一个疗程，休息一周后可再用一个疗程。能改善骨病低氧分压状态，增强机体抵抗感染能力。

【预防与调护】

参照"急性化脓性骨髓炎"部分。

【营养配餐】

参照"急性化脓性骨髓炎"部分。

【结语】

慢性骨髓炎由于病变经年累月不愈，导致全身正气虚弱，总的病机是虚中夹实。所以虽然局部症状表现突出，但决不能忽视全身情况，在治疗上应局部与整体结合起来，挟正祛邪，内外同治。

三、急性化脓性关节炎

化脓性关节炎属中医关节流注和骨痈疽范畴，系关节腔内的化脓性感染。

古代文献对本病的记载颇多，如明·汪机《外科理例·流注》说："大抵流注之症，多因郁结，或暴怒，或脾虚湿气逆于肉理，或腠理不密，寒邪客于经络，或闪扑，或产后，瘀血流注关节，或伤寒余邪未尽为患，皆因真气不足，邪得乘之"。清·高憩云《外科医镜》指出："流注病多生十一二岁，或七八岁，三两岁小儿最多，大多先天不足，寒乘虚入里"。清·祁坤《外科大成》描述环跳疽（化脓性髋关节炎）的症状："生环跳穴，漫肿隐痛，尺脉沉紧，腿不能伸"等等，对本病的病因、证治都有较详细的论述。

本病多见于小儿和青少年，男多于女。发病以膝、髋关节最多见，其次是肘、肩、踝和骶髂关节。通常是单个关节受累，个别病例亦可几个关节同时受侵犯。

西医学认为本病是关节内受化脓性细菌感染所致。感染途径多为细菌由身体其他部位的化脓性病灶，经血液循环传播所致。少数可由外伤创口直接感染，或由附近的骨髓炎直接蔓延所引起。关节感染后，首先引起滑膜水肿、充血，白细胞浸润，产生渗出液。早期的渗出液呈清稀的浆液状，此时，如患者抵抗力强，得到及时治疗，渗出液逐渐减少可获痊愈，关节功能不受影响。若治疗不当，病变继续发展，渗出液变成浆液纤维蛋白性，呈混浊絮状，含有大量粒性白细胞，细菌培养多为阳性。此期如能积极治疗，炎症仍可控制，但可引起关节粘连，有一定的功能受限。

如病情再进一步恶化，渗出液变成脓性，关节软骨和关节面骨质遭到破坏，不仅治疗难度加大，而且治疗后遗有关节强直，功能障碍，或病理脱位。一般青少年和成人，多发生关节软骨破坏，形成骨性强直，儿童发生骨端破坏吸收，引起病理性脱位。

【临床表现与诊断】

（1）初期：全身不适，食欲减退，很快出现恶寒发热，舌苔白薄，脉紧数。病变关节疼痛、压痛，不能完全伸直，活动受限，局部肿胀、灼热。实验室检查，白细胞计数略增高，中性上升。关节穿刺，抽出浆液性渗出液。

（2）湿热酿脓期：上述症状进一步加强。全身呈中毒性反应，寒战、高热、出汗，体温可达 $40 \sim 41℃$，脉数、口干、苔黄腻；局部肿、热，皮肤潮红、剧痛、胀痛或跳痛、拒按，彻夜难眠。因炎症刺激，肌肉痉挛，使病变关节处于畸形位置，不能活动。如病变在髋关节，则该关节呈屈曲外旋位；如病变在膝关节，则患膝呈屈曲位，甚至发生脱位、半脱位或骨骺分离移位。化验检查，白细胞计数增高达 $20 \times 10^9/L$ 以上，中性粒细胞80%～90%，血沉增快。关节穿刺液呈絮状浆液，或镜检有脓细胞。

（3）脓溃期：全身热毒炽盛症状如上，局部红肿热痛更加显著，关节穿刺为脓液。如脓肿穿破关节囊到软组织，因关节内张力减低，疼痛稍微减轻，但全身症状和局部红肿依然存在。最后，脓肿突破皮肤而外溃，形成窦道，经久不愈。全身急剧症状减退，而虚弱体征突出，神情疲惫，面白无华，舌淡苔少，脉细而数等。此期可因关节内积脓腐筋蚀骨，使软骨和骨性结构破坏，加上周围肌肉由痉挛而挛缩，造成关节脱位畸形更加明显，活动更加受限。

（4）全身的热毒症状，病变关节的肿痛热红，功能受限，加上关节内穿刺液的改变和细菌培养阳性，即可作出诊断。

（5）婴幼儿化脓性关节炎的早期诊断较困难。最常见的发病部位是髋关节。如患儿有高热，髋痛，局部肿胀，活动受限等，即应考虑为本病。新生儿全身和局部症状不明显，如见躁动不安，无原因啼哭，一侧肢体不能活动，应高度怀疑为本病。

（6）关节穿刺抽液检查，有重要诊断价值。正常关节液无色透明，白细胞计数 $<0.2 \times 10^9/L$，中性粒细胞＜25%，糖含量与血糖相差不超过 0.55mmol/L。化脓性关节炎的关节液可为浆液性或混浊黏稠或脓性，白细胞计数 $>100 \times 10^9/L$，或有脓细胞。关节液中含糖量比血糖低。两者相差 >2.2mmol/L。

（7）X 线摄片：早期关节间隙增宽，脱位、半脱位或骨骺滑脱，关节囊肿胀，骨质稀疏，周围软组织肿胀；晚期关节间隙狭窄，骨质破坏，破坏区周围骨质增生、硬化，关节边缘骨赘增生。最后关节间隙消失，呈纤维强直或骨性强直。有时可见关节周围软组织呈片状或条形钙化，附着于关节邻近骨的边缘。

【鉴别诊断】

本病须与关节结核、风湿热、类风湿关节炎、急性骨髓炎相鉴别，详见本章概论中的鉴别诊断。

1. 关节附近的软组织急性炎症

肌肉受刺激而痉挛收缩，影响关节活动，易误诊为关节内病变。腘窝部，髂腰肌深部脓肿，常使髋关节不能伸直，而误诊为髋关节化脓性关节炎，必须仔细检查予以鉴别。

2. 急性风湿热

虽有发热和关节疼痛，但急性风湿热呈多关节游走性肿痛，局部症状和体征主要在关节而不在干骺端，且患者多呈慢性病容，心悸，心脏听诊闻及杂音。游走性多关节疼痛，对称性，关节周围有红肿、热痛，炎症消退后，关节功能恢复，不留关节功能障碍。

3. 软组织化脓性感染

虽有化脓性感染的全身和局部表现，但大多数全身症状较急性化脓性骨髓炎为轻，局部红肿热痛较表浅，且多偏于肢体一侧。

4. 类风湿关节炎

常累及手足小关节，多呈双侧、对称性发病。无寒性脓肿或窦道，血清类风湿因子常呈阳性。随着病情的发展，可累及其他关节，并可出现关节变形及关节强直。

5. 强直性脊柱炎

病变多由髋、骶髂关节开始，逐渐向上发展至颈椎，四肢大关节可同时受累。多数患者，脊椎的韧带、软骨发生钙化、骨化，椎间形成骨桥，脊柱由僵硬逐渐变为强直，骨质疏松，但无破坏及死骨，无脓肿，常并发虹膜炎。

6. 化脓性骨感染（骨痈疽）

发病多急剧，开始就有高热，剧烈疼痛，白细胞总数及中性粒细胞均明显增高。X线片可见骨质破坏及大量新骨形成。细菌培养和病理检查可以帮助诊断。

7. 小儿髋关节暂时性滑膜炎

亦应与化脓性髋关节炎早期相鉴别。前者虽有髋痛、患肢活动受限、体温稍高等，但症状均较轻，而且白细胞计数和血沉均正常，一般发病2周左右自愈。

【中医治疗】

（一）辨证分型

1. 初期

治法：清热解毒，利湿化瘀。

主方：黄连解毒汤五神汤。因感暑湿邪毒发病者，加佩兰、薏苡仁、六一散等；因热毒余邪发病者加生地、丹皮；因蓄瘀化热而形成者，加桃仁、红花、丹参、三七等。局部肿硬难消，可加穿山甲、三棱、莪术、地龙；痛甚加乳香、没药、延胡索等。

2. 酿脓期

治法：清热解毒，凉血利湿。

主方：五味消毒饮合黄连解毒汤。湿热体征显著者，加薏苡仁、茯苓、泽泻、车前子；热毒内盛，证见高热神昏，甚或谵妄，身现出血点者，属危候，急于上方中加水牛角、生地、丹皮，配服安宫牛黄丸或紫雪丹；若因炽热伤阴，气阴亏损，证见心烦口燥，舌红光无苔者加生脉散。

3. 脓溃期

（1）将溃未溃，或初溃脓泄不畅。

治法：托里透脓。

主方：托里消毒饮或透脓散。热毒体征严重者，加薏苡仁、黄连、蒲公英、败酱草以清热解毒。

（2）溃后正虚。

治法：补益气血。

主方：八珍汤或十全大补汤。脾胃虚弱，纳谷不馨者，用四君子汤加陈皮、山楂、谷麦芽、鸡内金等。如正气虽虚但热毒未尽，或初溃不久，选用补药不宜过温，以防助热为患。

（二）中成药

参照"急性化脓性骨髓炎"部分。

（三）中医外治

局部敷药

选用拔毒生肌散，或玉露膏、金黄膏等。局部外用五加皮、白芷、芒硝水煎湿敷，以促其局限及早日穿溃。

（四）简易疗法和偏方

参照"急性化脓性骨髓炎"部分。

【西医治疗】

1. 西药治疗

早期诊断及早期治疗是治疗化脓性关节炎的关键，迅速控制病情发展，减少全身中毒现象，根据病原菌给以足够剂量、敏感性强的抗生素，以保全患者的生命，保留患肢的功能。所用药物与急性化脓性骨髓炎相同。

抗生素应用，多采用静脉滴注方法。必要时适当输血。注意水电解质和酸碱平衡失调。全身中毒性反应严重，甚至有休克表现者，应按中毒性休克处理。适当输液、输血，增加营养摄入。

支持疗法及对症治疗根据病情输液、输血。补充足够液体，维持水电解质平衡，防止酸中毒；注意休息，给予足够的营养，如蛋白质及各种维生素；给以退热、止痛药物，对原发病灶要及时处理，如有脓肿应尽快切开排脓引流。

2. 关节腔穿刺

病变关节积液肿胀，有波动时，行关节腔穿刺，如抽出液为脓性或镜检有脓细胞者，应吸净关节内积液，用灭菌的等渗盐水灌洗，后再注入冰黄液或抗生素。每日或隔日一次。

3. 患肢持续牵引制动

选用皮肤牵引、骨牵引、夹板或石膏托固定制动。有病理性脱位者，应通过持续牵引使其复位；如关节软骨和关节面有破坏，估计后期关节强直不可避免时，应将患肢固定在功能位。

4. 关节功能锻炼

恢复期炎症消失，病灶愈合，全身情况恢复良好，即应逐步进行关节功能锻炼，可用五加皮汤或海桐皮汤熏洗僵硬关节。如关节粘连，周围软组织挛缩，还可适当按摩和理疗，以促进血液循环，松解粘连，增加关节活动，早日恢复。如关节粘连，周围软组织挛缩，还可适当按摩和理疗，以促进血液循环，松解粘连，增加关节活动，早日恢复。

5. 手术治疗

切开排脓或切排以后加闭合性持续药物冲洗吸引疗法，14 天后拔管。

6. 后遗症的处理原则

本病的后遗症主要是关节强直、病理性脱位和周围软组织瘢痕挛缩。

（1）关节强直

①强直在功能位，坚固不痛，对工作影响不大者，一般不需要特殊处理。

②强直在非功能位，影响生活和工作，或纤维性强直伴有疼痛，位置又不好者，须作手术处理。但手术必须在炎症消退 1 年以后方可进行，否则易遭致炎症的复发。

（2）陈旧性病理性脱位

①关节活动尚好，功能障碍不大，行走时局部不痛，或疼痛轻微者，可不作手术，给予药物内服或外治，消除疼痛。

②脱位严重，功能障碍大，影响生活和工作，或行走时疼痛明显者，须手术处理。周围软组织瘢痕挛缩通过恢复期治疗无效，影响关节活动功能者，须作手术处理。

【预防与调护】

（1）增强体质，提高抗病能力。注意饮食营养调护，补充高蛋白饮食，增加抵抗力，以促进病愈。

（2）患者应卧床休息，患肢制动。对体温高的患者要物理降温。

（3）要密切注意患病关节成脓情况，以便及时采取措施。一旦关节内脓液形成，应及时切开排脓。对采用关节灌注疗法者，要密切观察引流管口是否堵塞，并及时排除堵塞。

【营养配餐】

参照"急性化脓性骨髓炎"部分。

【结语】

急性化脓性关节炎患者，后期脓液对关节面的浸蚀破坏较大，容易发生关节脱位，或关节僵直等并发症，早期要把关节固定在功能位上很重要。

第四节　骨关节结核

一、概论

骨痨，是由结核菌侵入骨或关节而引起的化脓性破坏性病变。西医学称为骨、关节结核（骨组织受累的为骨结核、关节受累的为关节结核）。所谓骨痨，因其病发于骨，消耗气血津液，导致形体虚羸，缠绵难愈而得名。成脓之后，其脓腐状若败絮黏痰，且可流窜他处形成寒性脓肿，故又名流痰。

骨痨多生于儿童和青少年。大部分患者年龄在30岁以下。其中以10岁以下儿童占第一位。在10岁以下儿童中，又以3～5岁的学龄前儿童为最多。发病部位多数在负重大、活动多、容易发生劳损的骨和关节。发病率依其顺序为：脊柱、膝、髋、肘、踝、腕及手足的短骨干、四肢的长骨干，偶可涉及扁骨，如胸骨、肋骨、颅骨等。

【病因病理】

由人型或牛型结核杆菌侵入人体后，继发于骨或关节。原发病灶，多数在肺和胸膜，或在消化道和淋巴结。通常在下列情况下引起感染和发病：

（一）正气虚弱

儿童稚阴稚阳之体，气血未盛，肝肾之气尚未充实，或因先天禀赋不足，肝肾亏虚，以致髓弱骨嫩；成人房劳过度或遗精带下；或因后天失调，伤及脾肾，导致肾亏髓空。人体一旦正气虚亏，抗病能力不强，结核杆菌就乘虚内袭。感染之后，正不胜邪，结核杆菌滋长繁殖，经血液循环播散到全身，留着于骨或关节，特别是血供丰富的松质骨，如椎体、长骨的干骺端及骨骺等最易受侵犯。

（二）筋骨局部伤损

幼儿强坐太早，或因闪挫跌扑，有所损伤，或为风寒外邪客于经络之中，以致气血不和，筋骨失荣，局部抵抗力降低，虚而受邪，结核杆菌蓄结凝聚于该处。留聚于骨或关节的结核杆菌，与气血搏结，津液不得输布，痰浊内生，损筋腐骨。初起，病灶仅局限于骨或关节滑膜。前者称单纯性骨结核，后者称单纯性滑膜结核。单纯骨结核可分松质骨结核、密质骨结核和干骺端结核三类；松质骨结核又可分为中心型和边缘型两种。若失去适当的治疗，单纯骨结核扩散侵入关节，单纯滑膜结核侵及关节软骨面，破坏关节的主要结构，发展成为全关节结核。根据关节软骨面破坏程度范围及病程长短，全关节结核又分为早期和晚期。病灶日久化热，渐至脓腐形成。脓腐增多后，可外溃形成窦道、瘘管；还可以内溃，穿破体内空腔脏器，形成内瘘。无论外在窦道或内瘘均可导致混合感染。

由于骨、关节结核大多是继发于全身性结核杆菌感染之后，或其整个病机是寒、热、虚、实交杂。但从整体来看，以阴虚为主。其始为寒，日久化热，既有全身的先、后天不足，气血不和，肾亏髓空之虚，又有局部的痰浊凝聚，筋骨腐烂之实。化脓之时，不仅寒化为热，阴转为阳，而且随着病变的发展消耗，肾阴更加不足。阴愈亏，则火愈旺故其中、后期常出现阴虚火旺症候。溃后，久不收口，脓水清稀不断，脓为气血所化，必致气血两亏，形体更加羸瘦，正气更加衰败。故本病的预后，轻则骨、关节破坏造成终身残废，重则危及生命。

【临床表现与诊断】

（1）有结核病接触史和病程缓慢，发病隐渐，进行性加重的病变过程。

（2）初期多无明显全身症状，随着病情的发展，渐感全身不适，倦怠乏力，食欲减退，体重减轻。继而午后低热，夜间盗汗，心烦失眠，咽干口燥，形体日渐消瘦，两颧发赤，舌红苔少，脉沉细而数等一派阴虚火旺征象。后期气血亏虚，可见面色无华，舌淡唇白，头晕目眩，心悸怔忡等。如有高热恶寒，全身热毒症状明显者，应考虑合并其他化脓菌混合感染。

（3）疼痛：初期仅感患处隐隐作痛，有叩击痛，活动痛增，呈渐进性加重。侵及关节时，疼痛日趋明显，且多于夜间加剧，因熟睡后，患处肌肉松弛，病变关节失去控制，无意中活动该关节可引起剧痛。故成年人常在夜间痛醒，儿童可有夜啼或夜间惊叫现象。某些部位结核，因刺激附近神经，由于神经的传导关系，而出现远处痛，如髋关节结核可出现膝部痛等。

（4）肌肉痉挛：表现为局部肌肉紧张、敏感，使关节拘紧，活动不利。如腰椎结核，可出现腰部肌肉僵直如板状，伸屈等活动受限。病变关节（多数是单关节）呈梭形肿胀，不红不热。主要是由于滑膜增厚，关节内积液和组织渗液所致。日久周围肌肉萎陷，局部肿胀更加明显。

（5）患肢肌肉萎缩：病变部位的上下肢体肌肉，因活动减少，营养不良，而明显瘦削无力。早期因疼痛和肌肉痉挛而出现被迫体位，功能受限；后期则因关节结构破坏和筋肉挛缩而产生功能障碍。

（6）多数表现为屈曲畸形，如脊柱结核的前佝背驼，髋、膝关节结核的屈曲不能伸直等。畸形的产生，早期是由肌肉痉挛所致，后期是因骨、关节破坏，或病理脱位、肌肉挛缩而形成。

（7）寒性脓肿：病变的骨、关节脓腐形成，肿胀隆起，无明显红、热（将溃时中央可有透红），按之柔软，有波动，即为寒性脓肿（亦称冷脓肿）。脊柱结核的寒性脓肿可沿软组织间隙向下流注，出现在远离病灶处，按之饱满且有囊性感，压痛不著，不易破溃。

（8）窦道、瘘管形成：寒性脓肿穿溃后，即形成窦道，日久不愈，疮口凹陷、苍白，周围皮色紫暗，开始可流出大量稀脓和豆腐花样腐败物，以后则流出稀水，或夹有碎小死骨。如寒性脓肿内溃，穿破肺脏或肠管，则形成内瘘，有时内瘘和外瘘相通，如合并其他化脓细菌感染，窦道排脓明显增多。

（9）X线检查

①单纯骨结核：骨结核病灶的X线征象，主要呈不规则的透光破坏区，其边缘无硬化增密现象，破坏区内，有时可见到较小的密度增高影（死骨）。寒性脓肿形成时，在病灶附近出现软组织肿大阴影；如合并混合感染时，在破坏区周围，可以出现明显的骨质硬化增密和骨膜反应。

骨结核分为松质骨结核和密质骨结核三类。各具一些特有的X线征象。

a. 松质骨结核：包括松质骨中心型结核和松质骨边缘型结核。松质骨中心型结核早期病变以溶骨破坏为主，骨增生硬化不明显，X线表现呈磨砂玻璃样密度增加和骨小梁模糊，继而出现死骨，死骨吸收后出现透光的空洞。松质骨边缘型结核早期病变区骨质疏松，继而呈溶骨性破坏，边缘缺损。

b. 密质骨结核：可见到不同程度的髓腔内溶且性破坏区和骨膜性新骨形成。

c. 干骺端结核：兼有松质骨与密质骨结核的特点，即局部既有死骨形成，又有骨膜新骨增生。

②单纯滑膜结核：X 线表现为关节周围软组织肿胀，附近骨骼骨质疏松，关节间隙呈云雾状模糊不清。如关节腔积液多，可见关节间隙增宽。在儿童和青少年患者中发展缓慢的滑膜型结核，由于慢性充血，增速骨化，两侧对比时，可发现患侧骨骺增大，附近骨骼骨质疏松。

③全关节结核：X 线表现主要为关节边缘局限性破坏凹陷，或边缘不规则。随后，关节面破坏，关节间隙狭窄或消失，或发生关节脱位。关节附近骨骺萎缩，但无明显增生征象。寒性脓肿形成时，病灶附近有软组织肿胀阴影。

（10）CT、MRI 检查一般病例 X 线检查足以明确结核诊断和分型。但 CT 显示寒性脓肿较 X 线检查敏感，MRI 对骨膜下型结核寒性脓疡显示更好。

（11）实验室检查

①血常规：红细胞和血色素可能偏低，白细胞计数正常或稍有增多。如合并混合感染，白细胞总数、中性均明显上升。

②血沉：病变活动期，血沉增快，高出正常 3～4 倍，甚至 10 倍以上；稳定期或恢复期，血沉多数正常。

③结核菌素试验：5 岁以下儿童可试用。阳性则表示已感染过结核病。

④细菌学检查：抽取脓液或关节液作结核菌培养，或涂片寻找抗酸（结核）杆菌。对明确诊断和鉴别诊断有重要价值。

⑤病理学检查：切取病变组织或肿大之淋巴结，作活体组织检查。必要时，亦可行豚鼠接种试验。

【鉴别诊断】

1. 类风湿关节炎

常累及手足小关节，多呈双侧、对称性发病。无寒性脓肿或窦道，血清类风湿因子常呈阳性。随着病情的发展，可累及其他关节，并可出现关节变形及关节强直。

2. 强直性脊柱炎

病变多由髋、骶髂关节开始，逐渐向上发展至颈椎，四肢大关节可同时受累。多数患者，脊椎的韧带、软骨发生钙化、骨化，椎间形成骨桥，脊柱由僵硬逐渐变为强直，骨质疏松，但无破坏及死骨，无脓肿，常并发虹膜炎。

3. 化脓性骨、关节感染（骨痈疽）

发病多急剧，开始就有高热，剧烈疼痛，白细胞总数及中性粒细胞均明显增高。X 线片可见骨质破坏及大量新骨形成。细菌培养和病理检查可以帮助诊断。

4. 骨肿瘤

椎体结核应与椎体网织细胞肉瘤和转移癌鉴别；骨干结核应与未分化网织细胞肉瘤鉴别；掌、指骨结核应与掌、指骨内生软骨瘤鉴别。鉴别要点除根据患者年龄、临床表现和 X 线片表现外，有时需作病理学或细菌检查。

【中医治疗】

骨痨是全身性感染和局部损害并存的慢性消耗性疾病。正气的强弱对病邪的消长和病灶的好转、恶化有直接影响。因此其治疗原则必须整体与局部并重，祛邪与挟正兼顾，内治与外治结合。

（一）辨证分型

祛邪抗痨为消除病因的根本法则。

1. 寒性脓肿形成未溃

治法：扶正托毒。

主方：托里排脓汤加减。

2. 阴虚火旺型

治法：滋肾养阴清热。

主方：六味地黄丸、大补阴丸、清骨散等加减。

3. 气血亏虚型

治法：补气养血。

主方：人参养荣汤加减。

4. 脾胃虚弱型

治法：健脾益气。

主方：四君子汤加陈皮、谷麦芽等。

（二）中成药

一经确诊，即内服抗痨丸，或骨痨敌至痊愈为止。具体用量视患者年龄和体质而定。必要时配合西药抗痨。

（三）外治

1. 初期

用回阳玉龙膏，或阳和解凝膏掺桂麝散，局部外敷。

2. 寒性脓肿形成

脓腐液化，且积脓甚多时，可行穿刺抽脓。如脓腐状若黏痰败絮，抽不出脓液时，可行手术清除，置入链霉素，缝合切口，加压包扎。

3. 脓肿外溃或窦道形成

可选用五五丹、七三丹、八二丹药线插入引流。如脓水将尽，改掺生肌散，促其收口。如窦道久不愈合，或形成瘘管，或脓腐难脱落者，可用三品一条枪或白降丹药线，插入疮口内以化腐蚀管。仍无效，可改行手术切除窦道或瘘管。

（四）简易疗法和偏方

（1）葫芦茶干根 30g，飞扬草 15g。水煎服，连服 1 个月。

（2）鲜钩吻（又断肠草）根皮、鲜南五味子根皮、鲜苎麻根各适量。加酒糟、葱头各少许，同捣烂敷患处。

（3）三叶委陵菜（又地蜂子、三爪金）适量。加食盐少许，捣烂敷患处，每日换药 1 次。

（4）山芝麻（又大山麻、山油麻）根 60g，小公鸡 1 只。鸡宰杀，去肠杂，酌加清水炖熟，分 2～3 次服。

（5）老鸦柿（又山柿子、野柿子）根 15g，化香树根 15g，鱼藤（又毒鱼藤）

1.8g，黄酒 250g。隔水蒸服。

（6）刚前胡（又沙前胡、野茴香）60g。水煎服，连服 2 个月。

（7）生甘草、生川草乌、生白及各 8 两，藤黄 12 两，冰片 5 钱。共研细末，用时以滚热开水调如糊状，外敷患处，用量按病灶大小而定，每周换药一次。

（8）治骨结核皮肉溃烂、面积较大。龙骨、广丹、寒水石各 1 两，梅片 3 钱。共研末撒疮上。如久不收口，再加黄连研末撒疮上。

【西医治疗】

1. 西药抗痨

一般选用链霉素、异烟肼（雷米封）、对氨柳酸、卡那霉素、利福平、乙胺丁醇等。为避免耐药性的产生，以 2～3 种抗痨药联合应用为佳。在用药过程中应特别注意药物的毒副反应。具体用法和用量如下。

一般患者可先给异烟肼和链霉素。成人每日口服异烟肼 3 次，每次 100mg；链霉素每日或隔日 1g，肌内注射。3～6 个月后，可改为异烟肼和对氨柳酸同服。成人口服对氨柳酸，每日 8～10g，分 4～5 次口服。抗痨药物通常须连续应用 1～2 年。

单纯滑膜结核除按上法治疗外，还可采取关节内注射异烟肼和链霉素，每周 1～2 次，成人每次注入异烟肼 200mg，链霉素 1g。3 个月为 1 疗程，可连用 1～3 个疗程。

2. 休息和制动

全身休息，使机体代谢降低，消耗减少，有利于机体的恢复，局部制动，使病变处活动减少，负重减轻，既可减少疼痛，又能防止病变的扩散，有利于组织的修复。休息以卧板床为主，患肢可用皮肤牵引或骨牵引，或用夹板、石膏托、支架制动。

3. 饮食调养

此乃改善全身状况的一个重要措施，不可忽视。应给予可口、易消化、富有营养的食物，如乳类、蛋类、鱼类、青菜、水果等，粗、细粮适当搭配食用。

4. 手术治疗

骨痨患者，大多是气血亏虚，正气不足，应尽量用非手术治疗。中药治疗本病，如果应用恰当，疗效甚佳。手术治疗，不但损伤正气，而且有复发和创口不愈合的可能。但是有下列手术指征时，亦应及时手术，以免延误病机。

（1）手术指征

病灶内有较大死骨，不能自行吸收者。

病灶内或其周围有较大脓肿，不能自行吸收者。

单纯滑膜结核，经非手术治疗 1～2 个疗程无效者。

单纯骨结核，有穿破到关节内的可能。

晚期全关节结核，久治不愈，有严重功能障碍。

脊柱结核有脊髓压迫，出现截瘫症状。

经久不愈合的窦道或瘘管。

（2）手术禁忌证

活动期骨、关节结核，全身症状明显者。

有活动性肺结核、肠结核、肾结核等及心、肝、肺、肾功能有损害者。

全身情况太差，不能耐受手术者。

患者年龄过大或过小，行较大手术如脊柱、髋关节等部位手术应慎重。

（3）手术方法：最常用的是病灶清除术。对于局部病变已静止，但有严重畸形、功能障碍者，可行矫形手术，或植骨融合术，或关节置换术。手术均需在抗痨药物治疗 2~3 周后进行。

二、脊柱结核

脊柱结核又称脊柱痨，是骨痨中最为常见的一种。在整个脊柱中，以腰椎发病率最高，其次为胸椎，继之为胸腰段和腰骶段，颈椎、颈胸段、骶尾椎较少。

【病因病理】

脊柱结核是继发性病变，致病因子是结核杆菌。而结核杆菌之所以能从原发病灶经血液循环侵入脊椎，破坏骨质，是因为具备了一定的发病基础，即正气内虚和椎骨伤损。此外，脊柱本身承重大，容易积劳致损，或因外力作用，局部有所损伤。椎体的松质骨多，营养血管又多为终末动脉，细菌容易滞留，凡此种种，都是脊柱结核的发病基础。结核杆菌一旦侵入脊椎，破坏骨质，其初发病灶 99% 在椎体（称为椎体结核），1% 在椎弓（称为椎弓结核）。椎体结核又可分为中心型、边缘型和韧带下型三种。中心型结核，多见于儿童，以胸椎为多。病灶在椎体的中央，以骨质破坏为主，发展较快，常形成游离死骨，死骨吸收后，形成空洞。椎体被广泛破坏、塌陷后，可穿破上下的椎间盘而侵蚀邻近椎体，甚至可累及相邻的好几个椎体；边缘型结核多见于成人，以腰椎为多，病灶在椎体的边缘。骨质破坏易被吸收，故多形成病椎边缘局限性缺损，很少形成大块死骨。病灶可较久地局限于一个椎间盘，也可沿滑膜下和前纵韧带下，向上下相邻椎体侵蚀，但大多只限于两个椎体，累及三个以上椎体者少见。椎体的破坏和塌陷，不如中心型结核明显，韧带下型结核少见。病灶主要累及椎旁韧带，早期很少侵犯椎体和椎间盘，但常有椎旁脓肿形成。当大量脓液积聚在前纵韧带下时，可使多个椎体前缘产生凹形变，椎间盘可无明显破坏。晚期则椎间盘、椎体均被广泛破坏。但亦有人认为，此型结核系椎旁脓肿的继发病变。椎体结核，因骨质破坏、塌陷，脊柱多出现后突畸形。典型的后突畸形，状如驼峰、龟背，多见于胸椎结核。腰椎和颈椎结核，多表现为短缩僵直、生理前突消失或反弓畸形。结核病灶所产生的寒性脓肿，有的在其附近，有的流窜他处。一般颈椎结核，多形成咽后壁脓肿；胸椎形成梭形椎旁脓肿；腰椎结核的脓肿，有的可沿腰大肌鞘向下经股骨小转子流注到大腿，甚至远及踝部。有的出现在腰部侧后方腰三角处，个别沿骶椎前方进入骨盆。寒性脓肿，可向体外或胸腹腔内脏器（如肺、肠、膀胱等）穿破，形成窦道或瘘管，造成混合感染。

脊柱结核，约90%病例的椎体病变仅在一处。约10%的椎体病灶在两处或两处以上，每处病灶之间，有比较健康的椎体或椎间盘隔开，这种情况，称为跳跃型病变。

脊柱结核可并发截瘫。其中椎体结核的截瘫发生率在10%左右；椎弓因三面环绕脊髓，故椎弓结核的截瘫发生率约25%左右。并发截瘫的脊柱结核，主要在颈椎和胸椎。因这些部位椎管狭窄，而脊髓较粗大，缓冲余地较少。脊髓受病灶破坏产物（脓肿、干酪样物、死骨、肉芽或坏死的椎间盘等）的压迫，即可发生截瘫。因这种截瘫是发生在骨病变的活动期，故称为骨病变活动型截瘫或早期截瘫，手术减压效果较好；当骨病变已治愈，但脊柱有明显后突畸形，脊髓长期受到后突椎体缘的磨损，或椎管内纤维组织大量增生，压迫脊髓，也可逐渐出现截瘫现象，称为骨病变治愈型截瘫或晚期截瘫，因此时脊髓组织已有相当明显的退行性改变，手术减压效果较差。腰椎椎管较宽敞，椎管内为脊髓圆锥和马尾神经，缓冲余地较多，故腰椎结核合并截瘫者很少见，但可因神经根受压而引起相应症状。脊柱结核患者机体的全身变化，始为虚寒，渐转虚热，甚至阴虚火旺。后期阴阳俱虚，气血亏乏。在整个演变过程中，虚实互见，寒热交错，以阴虚为其主要特点。

【临床表现与诊断】

（1）本病多见于儿童和中青年，40岁以上比较少见。临床上可分三期辨证。初期起病缓慢，症状不显，患处仅有隐隐酸痛，常不引起重视继而少气无力，全身倦怠，夜间疼痛明显，脊柱活动障碍，动则疼痛加剧，舌质淡红、苔薄白，脉象沉细。中期则受累部位逐渐肿起，出现潮热或寒热交作，盗汗，失眠，胃纳差，舌质红，少苔或无苔，脉沉而细数。及至后期，窦道形成，时流稀脓，或夹有豆腐花或干酪样物质，久则管口凹陷，周围皮色紫暗，不易收口。若肌肉萎缩，日渐消瘦，精神萎靡，面色无华，心悸失眠，盗汗日重，舌质淡红，苔少，脉细或虚大者，此属元气虚弱，气血两亏；若午后潮热，口燥咽干，食欲减退，咳嗽痰血，舌红少苔，脉象细数者，此属阴虚火旺。

（2）脊柱结核按病变部位可分为颈椎结核、胸椎结核、腰椎结核及骶尾椎结核等，临床及X线表现不尽相同。颈椎结核比较少见，在整个颈椎中以颈5、6的发病率较高。颈部疼痛和活动受限是主要症状。颈1、2受累时，疼痛在枕骨下方，头部旋转受限较明显。来自上部颈椎结核的寒性脓肿常见于咽后壁；来自下部颈椎病变者，则多见于食道后方。脓肿可下垂到一侧或两侧锁骨上窝，也可向体外、咽腔和食道内穿破。椎体破坏严重的，可见后突畸形。患者常用双手托住下颌部。咽后壁脓肿大的，可阻碍呼吸道，患者张口喘气，睡眠时鼾声很大。X线摄片示生理弧度改变，椎体破坏，椎间隙狭窄或消失，椎前软组织阴影增厚。本病应与环椎自发性脱位、强直性脊柱炎、类风湿关节炎、颈椎骨髓炎和骨肿瘤鉴别。自发性脱位常见于儿童，多发生在咽部炎症之后。X线摄片显示环椎向前脱位，但无骨质破坏，椎前软组织阴影稍增厚。骨髓炎发病急骤，X线摄片上可见骨质广泛破坏，大块死骨及骨膜新骨形成。骨肿瘤多不侵犯椎间盘，与结核不同。

（3）胸椎结核：比较常见，但上胸椎发病率较低，从胸6开始发病率逐渐升高。背痛和局限性后突是最早的症状和体征。病变刺激神经根则引起肋间神经痛。脓肿多位于椎旁，少见于背部脊柱两侧。下胸椎病变的脓肿可穿破胸膜形成局限性脓胸，或穿入肺或支气管，形成支气管瘘。X线摄片上可见胸椎后突增加，椎体破坏，椎间隙狭窄或消失，椎旁阴影增大。本病须与骨髓炎和骨肿瘤鉴别。

（4）腰椎结核：其在整个脊柱结核中的发病率最高。腰痛是最常见的症状，因肌肉痉挛活动受限是最早的体征。站立或行走时，头和躯干呈僵硬性后伸。从地上拾物时，尽量屈膝屈髋下蹲，而避免弯腰，即拾物试验阳性。俯卧位脊柱后伸试验亦阳性。病变刺激神经根可引起坐骨神经痛。寒性脓肿常见于两侧髂窝、腰三角或大腿上部，脓肿偶可穿入腹腔或肠管。X线摄片可见腰大肌阴影增宽；椎体破坏，椎间隙变窄或消失骨密度不均。本病应与强直性脊柱炎、骨髓炎和肿瘤等鉴别。腰大肌寒性脓肿应与化脓性腰大肌炎、肾结核或腹腔后淋巴结所引起的脓肿相鉴别。

（5）骶尾椎结核：最少见，因5个骶椎融合在一起，故疼痛和活动受限都不明显。只有在病变压迫骶神经或脓肿增大才出现症状。寒性脓肿常出现在骶骨前方，也可出现在骶骨后方或下垂到肛门附近。骶前脓肿偶可向乙状结肠穿破，肛门附近的脓肿都可向体外或肛管内穿破。X线片可见骶尾椎骨质破坏或死骨形成。本病应与骶骨的脊索瘤、骨巨细胞瘤或单纯肛管鉴别。

（6）在化验室检查方面，脊柱结核的活动期，血沉多增快。白细胞计数及分类正常或稍多。常有轻度贫血。混合感染时，则白细胞明显增多。脓培养在未经治疗者，结核杆菌阳性率为70%左右。病理检查常发现典型病变。

（7）根据病史、症状、体征、实验室和X线检查，大多数患者都能得出比较正确的诊断。确诊须靠细菌学和病理学检查。

【鉴别诊断】

1. 棘突炎

多见于青年，多发于胸椎中段，有敏感、广泛的剧痛和棘突叩痛，以普鲁卡因注射于该棘突骨膜处，疼痛即可消失。

2. 化脓性脊椎炎

发病急骤，体温迅速升高，全身中毒症状及局部症状表现明显，局部疼痛剧烈。白细胞计数明显增高。X线摄片早期即显示有椎体破坏及椎旁阴影。

3. 强直性脊柱炎

多见于青壮年男性，腰椎板直，脊柱各方向活动均明显受限，范围比椎体结核广泛。早期X线摄片仅见骨质疏松，无骨破坏，晚期可见竹节样强直，韧带及椎间盘骨化。

4. 椎体肿瘤

以恶性转移癌多见，多为老年人，健康状况不良，症状呈进行性加重，多受累1个椎体，X线摄片显示椎体有破坏和均匀压缩，椎间隙正常，常侵犯一侧或两侧椎弓。经抗结核治疗无好转，反而加重。

【中医治疗】

（一）辨证分型

1. 早期

由于寒凝瘀滞，宜养肝肾，补气血，温经通络，散寒化痰，用阳和汤或大防风汤等。

2. 中期

由于病变进展，正气愈损，骨质破坏，出现低热及寒性脓肿等各种不同的虚弱症状，治宜扶正托毒，补气益血，化瘀消肿，用托里散或托里透脓汤等随症加减。

3. 后期

气血两亏，宜培补肝肾，补气养血，用人参养荣汤或十全大补汤及先天大造丸；若阴虚火旺，骨蒸劳热，治宜养阴清热，用大补阴丸合清骨散；若兼盗汗不止，宜潜阳敛汗，可加沙参、川贝母、麦冬、牡蛎、丹皮等。

（二）中成药

内服骨痨敌或抗痨丸1日2次，每次3～10克。

（三）中医外治

（1）初期：用回阳玉龙膏、阳和解凝膏，另掺桂麝散外贴，或配合隔姜灸、雷火神针灸等法，以促其消散。

（2）后期：寒性脓肿破溃以后，若脓腋干净，疮面红活时，可用生肌散收口；若疮面苍白、肉芽不新鲜时，可用附子饼灸熨，以宣散寒凝；若窦道长期不愈合，可先用八二丹、五五丹药线插入，提毒祛腐。厚壁窦道，可插入三品一条枪，以腐烂窦道壁。如已发生压疮，应在治疗结核的同时，多注意压疮换药。

（四）简易疗法和偏方

参照"骨关节结核概论"部分。

【西医治疗】

1. 西药治疗

必须坚持早期、联合、适量、规律、全程的原则，一般选用链霉素、异烟肼（雷米封）、对氨柳酸、卡那霉素、利福平、乙胺丁醇等。为避免耐药性的产生，以2～3种抗痨药联合应用为佳。在用药过程中应特别注意药物的毒副反应。具体用法和用量是：

一般患者可先给异烟肼和链霉素。成人每日口服异烟肼3次，每次100mg；链霉素每日或隔日1g，肌内注射。3～6个月后，可改为异烟肼和对氨柳酸同服。成人口服对氨柳酸，每日8～10g，分4～5次口服。抗痨药物通常须连续应用1～2年。

单纯滑膜结核除按上法治疗外，还可采取关节内注射异烟肼和链霉素，每周1～2次，成人每次注入异烟肼200mg，链霉素1g。3个月为1疗程，可连用1～3个疗程。

2. 手术治疗

（1）治疗目的

①缩短疗程，提高疗效。

②保全部分、全部或恢复主要功能。

③防止或矫正畸形。

④防止复发。

⑤防止病灶内毒素吸收。

（2）适应证

①病灶内有大块死骨。

②病灶周围有较大脓肿。

③窦道经久不愈。

④经非手术治疗无效的病变。

⑤有脊髓压迫症状。

（3）手术时机

①全身情况良好，无手术禁忌证。

②抗结核治疗 2 周以上。

③贫血患者应适量输血。

④有混合感染者，应同时使用有效抗生素。

⑤对凝血功能不好者，术前应用维生素 K、卡巴克洛、巴曲酶等。

⑥对以往应用较大剂量激素，近期停药者，应提前 1 周口服激素。

（4）手术方式

①病灶清除术：吸净脓汁、刮除脓壁内的干酪物质，摘除坏死骨及刮除硬化骨，摘除坏死变性间质组织等。

②脊柱后路融合术：对椎体病灶已静止，前路植骨失败，病灶清除后脊椎不稳，椎间隙狭窄，病变局限，无死骨脓肿病灶者采用脊柱融合术。

③脓肿切除或刮除术。

④窦道切除术。

⑤脊柱结核合并截瘫的治疗除针对脊柱结核的治疗外还应针对截瘫的并发症及脊髓压迫进行治疗。a. 脊髓压迫应早期清除病灶减压，稳定脊柱。b. 截瘫的并发症防治。

（5）脊柱结核病灶清除术涉及的几个问题

①肋间神经共有 12 对肋间神经，除第一肋间神经不能切断外，其余在手术过程中，必须切断时均可切断。但每次切断不能超过 3 根。

②病灶清除术后复发的原因：a. 病灶清除不彻底，死骨残留。b. 死骨遗漏。c. 脊柱不稳，过早活动。d. 未坚持药物治疗。e. 有合并化脓感染者。

（6）病灶清除术并发伤的预防及处理

①胸膜破裂：见于剥离肋骨及肋小头，剪断肋骨后远端刺破胸膜，拉钩牵拉损伤，刮匙损伤等。要求严格骨膜下操作，动作轻柔。一旦破裂，用细针线缝合，不能缝合时用游离肌肉堵住破口，无肌肉游离时直接严密缝合周围各层软组织。术后有气胸时予以抽气，有反应性液胸时予以抽液。

②腹膜破裂：由于慢性炎症，腹膜与脓肿壁有粘连，分离时易发生腹膜破裂；二次手术分离腹膜时更易发生破裂，一旦破裂，予以缝合。

③硬膜破裂：后路、侧前方手术时均可发生硬膜破裂。可直接缝合硬膜，如缺损多，采用筋膜瓣覆盖修补。

④脊髓损伤：多因解剖关系不清，操作失手。损伤后后果严重，千万注意。

⑤交感神经损伤：在颈椎损伤颈交感神经时出现霍纳征，在腰椎损伤腰交感神经时出现患侧下肢干热无汗。

⑥腰丛神经干损伤：腰丛神经干可能暴露于脓肿前壁或脓肿之中，切开脓肿壁或刮除脓腔时易损伤。一旦损伤，游离出来对端吻合。

⑦大血管损伤：有下腔静脉，髂总动、静脉损伤。一旦损伤，应阻断血流控制出血，对端吻合血管。

⑧输尿管损伤：剥离腹膜外组织时，牵拉等因素造成损伤。一旦损伤，行对端吻合。

【预防与调护】

（1）休息与支持疗法：病变活动期应卧床休息。病变虽已静止但脊柱尚不够稳定的，应采取制动措施，控制脊柱活动，混合感染患者可加用广谱高效抗生素。对截瘫患者应加强护理。要求在不加重病情的情况下，令患者俯卧、侧卧，多翻身，多变换体位，以预防压疮和泌尿系感染。

（2）并发瘫痪的患者，要防止发生泌尿系统感染、堕积性肺炎、压疮等并发症。一旦发生压疮，要按压疮常规护理，防止创面感染、争取疮面愈合。

【营养配餐】

脊柱结核患者应加强饮食并给予维生素B、维生素C和鱼肝油。贫血者可给予铁剂、叶酸、维生素B_{12}等；严重贫血的可间断少量输血，并给贫血饮食。肝功能不正常者，可进行保肝治疗。

1. 蜜蒸百合

组成：干百合100g，蜂蜜150g。

用法：将百合、蜂蜜隔水蒸熟。

2. 藕汁鸡蛋汤

组成：藕汁100ml，鸡蛋1个，三七粉5g。

用法：藕汁煮沸，加生鸡蛋调匀，加三七粉、调料、煮沸即成。每天2次，连服3天。

3. 银耳冰糖羹

组成：干银耳2g，冰糖20g，鸽蛋1个。

用法：干银耳泡20分钟，揉碎，加水1碗，用大火煮沸，加冰糖，用小火煮烂。鸽蛋打开用小火蒸5分钟，加入银耳冰糖羹中，煮沸即成。

4. 沙参炖鳗鱼

组成：鳗鱼200g，沙参30g，淮山药30g，百合30g。

用法：把鳗鱼去杂，洗净，与沙参、淮山药、百合一同隔水炖熟，加调料。每次食用50g，每天3次。

【结语】

无论患者采取哪一种治疗方法，手术还是非手术治疗，有效的抗结核化疗才是脊柱结核治疗的基础。

三、髋关节结核

髋关节结核，发病率在下肢骨关节结核中居第一位，占全身骨关节结核的第二位，仅次于脊柱结核。患者多数为 10 岁以下的儿童，男性略多于女性。先天禀赋不足，后天营养不良，以致正气虚弱，是易感染结核菌的内在基础。儿童骨骼柔嫩，关节结构正在形成之际，筋骨尚未坚强，髋关节又是负荷载重和运动的枢纽儿童活泼好动，易形成积累性损伤，使局部抗病能力降低；或因跌扑闪挫，关节气血凝滞；或因风寒客于关节，经络不舒，气血不畅等，为结核菌栓留聚繁衍提供了有利条件。若机体在正邪抗争中，正不胜邪，则邪毒日盛而腐筋蚀骨。初发病灶，可在滑膜（单纯性滑膜结核），渐及骨质；也可始于髋臼、股骨颈或股骨头（单纯骨结核），逐渐侵入髋臼内，终致骨质、软骨、滑膜及其周围软组织均遭破坏，形成全关节结核。髋关节的单纯滑膜结核，在未发展成为全关节结核之前，主要病理变化是滑膜充血增厚、肉芽组织增生，形成脓肿的较少。单纯骨结核和全关节结核，则形成脓肿的较多。

其中髋臼结核所产生的脓液，向前可穿至关节内，向内可穿破骨盆内侧壁，向后可流注到臀大肌深层，形成冷脓肿；股骨颈结核的脓液，或破入关节内，或流向大粗隆部及大腿外侧，形成冷脓肿；股骨头结核的脓液，一般早期即破入关节内。全关节结核，破坏严重的，可发生病理性全脱位或半脱位。

【临床表现与诊断】

（1）初期：常无明显症状，或有轻度不规则低热，食欲不振，体童日渐减轻，患髋酸痛不适，或诉膝痛，易感疲劳。走路跑跳过多后出现跛行，夜间熟睡中常惊醒叫痛。体检时，可发现患髋不能过伸（正常儿童可伸 10° ~ 20°），亦不能完全屈曲，或见患侧下肢略长。

（2）中期：精神萎顿，形体消瘦，纳谷不馨，午后低热，眠差盗汗，脉象细数，舌红苔少，血沉增快，患髋屈曲，不能伸直和内收、外展，旋转亦受限。主诉膝痛，检查时痛在髋关节，托马征阳性（即令患者仰卧，腰部放平贴床，尽量屈曲健侧髋及膝关节时，患髋亦随之屈曲，不能伸直）。在患侧臀部或大粗隆部、大腿外侧，或股三角处，可发现饱满、压痛及寒性脓肿。

（3）后期：全身虚弱和局部症状进一步明显。患髋屈曲内收挛缩，活动功能丧失，臀部肌肉萎陷，患肢长度缩短，寒性脓肿穿溃皮肤，形成窦道。合并病理性脱位时，则出现髋关节后脱位体征。

（4）X 线摄片示：早期两侧髋关节对比，可发现患侧关节囊肿胀，髂骨、股骨上端骨质疏松，骨小梁变细，骨质变薄，关节间隙增宽；或因炎症充血患侧骨骺过大或过早出现。中期常见髋臼及股骨头的外上方及邻近髋骨破坏。后期 X 线片显示股骨头、颈、髋臼进一步破坏，或伴有半脱位或完全脱位；成人股骨头面与髋臼模糊不清，显示微小而广泛的破坏，关节间隙变窄，有的股骨头似嵌入髋臼之内（髋臼严重破坏所致）。

（5）本病的临床诊断，一般依据病史、体征、实验室检查和 X 线表现。但常常需要与暂时性滑膜炎、股骨头无菌性坏死、化脓性髋关节炎、骨性关节炎相鉴别，病理学或细菌学检查，可作出鉴别诊断。

【鉴别诊断】

1. 髋化脓性关节炎

发病急骤，全身及局部炎症严重。有高热、寒战、白细胞计数增高等表现，患肢常出现屈曲、外展、外旋等畸形。

2. 类风湿关节炎

多为 15 岁以上男性青年，多有对侧髋关节疼痛及腰部活动受限等表现。

3. 髋暂时性滑膜炎

为一过性滑膜炎，多见于 10 岁以下儿童，患髋疼痛，不敢行走，患髋活动轻度受限，无明显全身症状，手法治疗和局部热敷 2 周可愈。

4. 幼年型股骨头缺血性坏死

多发生于 6~12 岁儿童，一般情况好，体温及血沉正常，患髋疼痛，活动受限，但不肿。X 线片可见股骨头骨骺致密、变扁，关节间隙增宽，以后股骨头囊性变，股骨头可变的光滑扁平如"蘑菇头"样。

【中医治疗】

（一）辨证分型

1. 初期

服用阳和汤煎剂，每周不少于 5 帖，连服 4~5 周。

2. 中期

继续内服抗痨丸，用量同前。同时服用清骨散合六味地黄汤，每日 1 帖。如证见精神疲惫，少气无力，形寒畏冷，面白无华时，在服用抗痨丸同时，配服人参养荣汤加陈皮、谷麦芽。必要时可配合应用抗痨西药。

3. 后期

祛邪与扶正结合，以抗痨为主，中西药合用。扶正则根据具体情况辨证施治，详见概论。同时应增加饮食营养，亦可少量多次输血。

（二）中成药

内服抗痨丸，1 日 2 次，每次 1.5~3g。

（三）中医外治

局部外敷回阳玉龙膏掺桂麝散或阳和解凝膏。如寒性脓肿较大，按之应指的，可行穿刺抽脓，尽量吸尽脓液后，注入链霉素 1g，或异烟肼 100mg，加压包扎。开始每周 1~2 次，以后视积脓情况，可 1~2 周穿刺抽吸 1 次。如抽不出脓液，坏死组织败絮粘稠的，可行病灶清除术，并置入链霉素 1g，将切口缝合，适当加压包扎。无论穿刺抽脓或手术切开，均需无菌操作，以免导致混合感染。

（四）简易疗法和偏方

参照"骨关节结核概论"部分。

【西医治疗】

1. 西药治疗

抗结核药治疗参照"骨关节结核"部分。

2. 手术治疗

如病灶破坏严重（或虽属初、中期病变，但经非手术治疗无效），具备手术指征的，行病灶清除术（或滑膜切除术），术后患肢作持续牵引，或髋人字石膏固定；窦道或瘘管形成的，按概论中介绍的方法处理；髋关节屈曲畸形和继发病理脱位的，行骨骼牵引，如内收肌痉挛先作该肌切断后再牵引予以复位。如髋关节骨性强直合并内收肌屈曲畸形的，可选择截骨矫形术；对 15 岁以上晚期全关节结核，或成人髋关节结核静止期，或病灶清除术后仍有功能障碍及疼痛明显的患者，可进行病灶清除加关节融合术。

【预防与调护】

（1）卧床休息，患肢作皮肤牵引，加强饮食调养。

（2）卧床休息，患肢行胫骨结节或股骨髁上骨牵引，并增加营养摄入。参照"骨关节结核"部分。

（3）行滑膜切除术，术后皮肤牵引固定 3~4 周，儿童可用石膏裤外固定；单纯骨结核术后牵引固定 3~4 周；全关节结核病灶清除术后牵引固定 4~6 周，儿童患者不能合作时可用石膏裤固定，术后 2~3 个月 X 线拍片复查病变治愈则可逐渐丢拐走路；行关节融合术，将关节融合于功能位，石膏裤固定 4~6 个月。

【营养配餐】

参照"脊柱结核"及"髋关节结核"部分。

四、膝关节结核

膝关节结核，发病率据国内资料统计居下肢骨关节结核的第二位，在全身骨关节结核中，仅次于脊柱和髋关节，位列第三。多数是单关节发病，患者以儿童和青壮年多见。

膝关节承重大、劳损多，加之其前、侧方又无丰富肌肉保护，阴寒湿邪易于侵袭，使局部抗病力减弱，结核杆菌随血液流注于此繁衍聚毒为患。因关节内滑膜丰富而广泛，故初发病灶在滑膜的居多（单纯滑膜结核），其次在股骨下端和胫骨上端（单纯骨结核），单纯髌骨、腓骨头、胫骨结节骨结核少见。后期病灶侵犯整个关节，形成全关节结核。

【临床表现与诊断】

（1）初期：单纯滑膜结核，表现为关节肿胀，不红不热，微痛不适，伸屈不利。活动后加重，休息后减轻；单纯骨结核，因病灶位于骨质深部，症状很不明显，或仅有局限性微肿和压痛。

（2）中期：单纯滑膜结核，患膝弥漫性肿胀，活动后更甚，浮髌试验阳性，穿刺可得黄色混浊的液体。伸屈轻度受限、跛行。关节上下肌肉逐渐萎缩，使患膝呈梭形，状如"鹤膝"。

单纯骨结核，局限性肿胀，压痛、疼痛逐渐明显，伸屈功能受限不显著。当上述症状体征进一步加剧，关节功能明显障碍，呈屈曲位不能伸直，穿刺液为浆液或脓液时，表明已演变为全关节结核。可伴有全身症状，与髋关节结核相同。

（3）后期：患侧膝关节屈曲挛缩，或有半脱位畸形，伸屈功能丧失，患膝周围冷脓肿穿溃，窦道形成（少数患者冷脓肿和窦道可出现在小腿的中下部），并容易发生混合感染。

（4）X线片显示：早期膝关节结核无特殊临床表现，常与类风湿关节炎或其他滑膜病变混淆。中期"鹤膝"期，仅见滑膜肿胀、骨质疏松、关节间隙及髌下脂肪垫模糊。当单纯骨结核影响关节功能时，X线可见股骨下端或胫骨上端骨骺有孤立性病灶，中心型呈磨砂玻璃样改变，后可成为空洞，边缘型局部多呈溶骨性破坏。

（5）本病部位表浅，容易发现，临床上根据患者年龄较轻，单关节发病，病程缓慢渐进，及其症状体征，结合X线征象和化验检查即可作出诊断。但有时需与类风湿关节炎、化脓性膝关节炎、骨脓肿、慢性滑膜炎、血友病性关节炎、骨关节肿瘤相鉴别。可通过关节液的结核菌培养和病理学检查来确诊。

【鉴别诊断】

1. 类风湿关节炎

多关节疼痛，晨僵，关节病变常呈对称性，不会形成脓肿、窦道，约70%的病例类风湿因子阳性。可穿刺抽液培养，因结核菌培养阳性率不高，必要时可作滑膜活体组织检查。

2. 色素沉着性绒毛结节性滑膜炎

关节明显肿胀，有咖啡色积液，关节外可触到结节，不自行破溃，血沉不快，病理活检可确诊。

3. 创伤性滑膜炎

有外伤史，无全身症状，血沉不快。X线摄片检查仅见软组织肿胀，骨质不疏松。

4. 骨肿瘤

膝部恶性肿瘤（股骨下端和胫骨上端是恶性骨肿瘤的好发部位），关节旁肿瘤可引起关节腔积液和关节部肿胀疼痛。常不易鉴别，应严密观察，必要时穿刺或取病理组织切片检查。

5. 夏科关节炎

关节肿胀，关节内积液多，但疼痛不剧，活动范围大。X线可见骨质硬化、不疏松，不规则破坏。康－华氏反应可阳性。

【中医治疗】

（一）辨证施治

本着祛邪与扶正结合的原则、抗痨与辨证施治同用。具体方法和药物同髋关节结核。

（二）中成药

参照"骨关节结核"部分。

（三）中医外治

1. 初期

局部外敷回阳玉龙膏掺桂麝散或阳和解凝膏；膝关节伸直位托板固定或用石膏

托固定。

2. 中期

关节内积液不多的，亦可用初期治法，局部敷药制动。若经过 1 个月左右治疗无效，或关节内积液甚多，浮髌和波动明显者，改用关节腔穿刺抽液后，注入链霉素或异烟肼适当加压包扎制动，开始每 2 ~ 3 日一次，以后视渗液的情况，1 ~ 2 周一次，3 个月为一个疗程，可连用 1 ~ 2 个疗程。

3. 后期

具备手术指征的施行手术治疗，手术指征不明显者，患膝伸直位托板或石膏托固定，或作持续牵引制动。有窦道或瘘管者，按概论介绍的方法换药。

（四）简易疗法和偏方

参照"骨关节结核"部分。

【西医治疗】

1. 西药治疗

支持治疗及抗结核药治疗，参照"骨关节结核"部分。

2. 局部治疗

非手术治疗单纯滑膜结核可局部制动和关节内注入抗结核药物。3 个月为 1 疗程，如病情有显著好转，可再继续第 2 个疗程。

第 1 疗程，每周关节内注射异烟肼 1 ~ 2 次，成人每次 200mg，儿童 100mg。必要时可并用链霉素，成人每次 1g，儿童 0.5g（链霉素有刺激性，引起局部疼痛者，可加用 1% 普鲁卡因 3 ~ 4ml。关节内注射药物前，应先将关节积液抽净。注射后，消毒敷料压迫包扎。

3. 手术治疗

单纯滑膜结核非手术治疗无效，滑膜明显增厚者，可滑膜切除。如为晚期膝关节结核关节面破坏严重者，可行病灶清除、关节加压融合术。手术应在全身抗结核药物治疗的配合下。

（1）滑膜切除术：单纯滑膜结核经过上述疗法治疗无显著疗效，行关节滑膜切除，在不损伤侧副韧带及交叉韧带的原则下，将可见滑膜尽量剪除，关节内注入抗结核药物后缝合。

（2）病灶清除术：单纯骨结核有明显死骨及脓肿、病灶位于关节附近易破溃侵入关节者、均应及时作病灶清除术，手术尽量避免通过关节腔，病灶清除后，如骨腔较大且无混合感染时可植骨填补；全关节结核早期无论来自滑膜结核或骨结核，除有手术禁忌证外，均应及时行病灶清除术以挽救关节功能。

（3）膝关节加压融合术：适用于 15 岁以上的全关节结核晚期，使关节融合于功能位，以缩短疗程，提高疗效。髌骨结核病灶较小者搔刮清除，如大部分已破坏则全部摘除。对病变已治愈但遗有严重屈曲畸形者，或发生纤维强直，疼痛严重、影响走路者以及有严重内外翻畸形者，均可作骨端切除，纠正畸形、加压固定术。

【预防与调护】

参照"骨关节结核"部分。行滑膜切除术，术后皮肤牵引固定 1 ~ 2 周，术后 24

小时后开始股四头肌功能锻炼；行加压融合术，将膝关节融合于屈曲 10°左右角度，石膏固定 12~14 周，抬高患肢，注意足趾血运和活动情况。

【营养配餐】

参照"脊柱结核"部分。

第五节　股骨头无菌性坏死

股骨头无菌性坏死是指由于某种原因导致股骨头的活骨组织坏死的一种病理过程，由于其病理机制多为骨质的血供障碍所致，所以也称为股骨头缺血性坏死。引起股骨头坏死的原因尚不十分清楚，经过长期的研究和观察，发现有许多疾病和治疗方法与本病的发生有密切关系，故而将这些因素视为病因，从临床的角度可以将其分为创伤性和非创伤性两类。

1. 创伤因素

包括股骨颈骨折、髋关节脱位、髋臼骨折、髋关节积累性损伤等。股骨头血液供应的来源为旋股内、外侧动脉发出的支持带动脉，股骨干髓腔内的股骨滋养动脉和圆韧带动脉，其中旋股内、外侧动脉为其主要来源。当髋关节受到创伤后，血供即发生障碍，如动脉供血减少或中断；静脉回流障碍而致渗出、水肿，从而导致股骨头坏死。

2. 非创伤因素

非创伤包括内容较多，主要有糖皮质激素、放射线、减压作用、滑膜炎、强直性脊柱炎、骨发育不良、镰状细胞贫血、动脉炎、大量饮酒等 40 余种因素与股骨头坏死的发生有密切关系。

【临床表现与诊断】

（1）股骨头坏死的早期症状和体征均不明显，而后可出现疼痛、跛行、功能障碍。患者早期感觉髋周疼痛，间歇性发作或进行性加重，髋关节内旋受限，以后出现轻度跛行，髋关节屈曲受限，服用消炎止痛药则可减轻症状；后期以跛行为主，局部疼痛可因劳累、受凉而加重，但其程度与病情不成正比，髋关节功能明显受限，止痛药无明显效果。

（2）X 线表现：普通 X 线检查虽然难以早期发现股骨头坏死，但仍是诊断中、晚期患者确定病期、评价治疗效果的重要手段，也是最常用的检查方法，临床上可将 X 线表现分为如下四期。

①I 期：软骨下溶解期。股骨头外形正常，仅在某些区域（如负重区）软骨下出现囊性变或"新月征"。

②II 期：股骨头坏死期。头外形尚正常，在头的外方或外上方及中部可见密度增高区，周围有时出现硬化带。

③III 期：股骨头塌陷期。头部出现阶梯状塌陷或双峰征，软骨下有细微骨折线，负重区变扁，并有周围骨质疏松现象。

④IV 期：股骨头脱位期。坏死区继续向内下方发展，头扁平、增生、肥大，可

向外上方脱位，关节间隙狭窄，髋臼边缘增生硬化。

（3）关于本病的诊断，首先要对其发病特点有足够的认识。患者若出现单髋或双髋疼痛，并有外伤，长期或短期大剂量使用激素类药物、止痛药，大量饮酒等有关致病因素病史者，都应引起足够的重视。检查中，股内收肌起点、腹股沟中点、缝匠肌起点、髋关节外侧大转子、臀中肌、臀上皮神经为常见压痛点；髋关节活动功能受限，以屈曲受限出现最早。

（4）CT检查：正常股骨头表现外形光滑完整，骨小梁于股骨头中央稍粗，向股骨头周围呈放射状分支排列，称之为星状。骨坏死时可见星状结构周围星芒挤在一起或相互融合，晚期星状征消失，头外形改变、碎裂硬化等。

（5）MRI检查：正常股骨头骨皮质为环行低信号，髓腔中因含脂肪组织而成高信号，而在髓腔中央的高信号区还可见有向表面放射分布的低信号，由粗到细，此为髓腔内正常骨小梁结构。股骨头坏死早期因脂肪细胞死亡、减少，于关节面下方可见一带状低信号，均匀一致，边界清楚，有时可延伸至股骨颈；随着病情的发展，股骨头内出现不规则的信号，坏死组织呈低信号，修复组织呈高信号。

（6）核素扫描（ECT）：核素检查也是早期诊断的方法之一，它是通过将骨显象剂注入血中，使其与骨组织的某些成分结合，再通过伽玛照相机成象，股骨头异常的骨扫描表现为"冷区"或"热区"。相对于伽玛照相，ECT的断层图像可以提供三维信息，为许多定量计算和分析提供了依据。

【鉴别诊断】

有几种髋关节病变容易与本病相混淆，应加以鉴别。

1. 风湿性关节炎

症状与早期股骨头坏死相似，均为髋关节疼痛，X线改变不明显，但风湿性关节炎伴有红、肿、热等风湿热表现，痛无定处，血清抗"O"可为阳性，且后期髋关节的骨性结构也不造成损害。

2. 类风湿关节炎

早期疼痛，晚期关节僵直和畸形均与股骨头坏死相似。其发病特点是多发性、对称性，以关节滑膜病变为主，实验室检查血沉加快和类风湿因子阳性，X线变化从关节间隙开始，早期因滑膜水肿、充血而使间隙变宽，以后则出现间隙狭窄等变化，与头坏死病变始发于股骨头有明显区别。

3. 髋关节骨性关节炎

疼痛，关节活动受限，X线表现髋关节间隙变窄，边缘增生、硬化与股骨头坏死相似。但骨性关节炎多发于中老年，起病缓慢，X线改变以关节间隙为主，股骨头无塌陷。

4. 髋关节结核

疼痛、跛行、活动受限、骨质破坏等与股骨头坏死有相似之处，但结核全身症状明显，低热、盗汗、疲倦、消瘦是其发病特点。

5. 强直性脊柱炎

早期有一些症状与股骨头坏死相似，如髋关节疼痛和活动受限。但强直性脊柱炎以腰骶部疼痛为主，挤压或旋转骶髂关节可引起疼痛，X线见骶髂关节边缘模糊，致密，甚至间隙消失；头坏死除髋关节外，其他部位没有变化。近来发现部分强直性脊柱炎患者并发股骨头坏死，其原因有待进一步研究。

【中医治疗】

（一）辨证分型

1. 气滞血瘀型

证候：以髋部疼痛、轻度跛行为主症，可见舌紫暗或有瘀点，脉弦涩。多因外伤或外邪侵入，引起血行失度，流注关节而致气血瘀滞，不通则痛。

治法：活血化瘀，通络止痛。

主方：桃红四物汤、加味三妙散等均为常用方剂。归尾、桃仁、红花、穿山甲、木香、山萸肉、柴胡等为常用药。

2. 肝肾两虚型

证候：以髋关节功能障碍及髋周固定疼痛为主症，伴有下肢乏力、酸软等症，舌淡苔薄，脉沉细弦、此期内外俱伤，损及肝肾。

治法：补益肝肾，养血充髓。

主方：八珍汤、补阳还五汤为常用方剂。熟地、山萸肉、枸杞、当归、黄芪、白芍、党参、茯苓等为主药。

3. 气血两虚，肝肾俱亏型

证候：以髋部间歇性疼痛，下肢乏力，关节屈伸不利为主症。伴有神疲气短等虚象，舌苔薄白脉细滑。此为心脾两虚，肝肾俱亏，乃至筋软无力、神疲失容所致。

治法：固本培元，气血双补。

主方：六味地黄丸、十全大补汤为主方。人参、黄芪、山药、熟地、当归、枸杞等为常用药。

（二）中成药

骨复生口服。

（三）中医外治

1. 中药外用

常用外用药多以活血化瘀之桃仁、红花、山甲、乳没、大黄为主，佐以温经通络止痛的川椒、细辛、南星等，可制成膏药敷于患处，也可煎汁外洗或离子导入等。对缓解软组织痉挛与疼痛有很好的作用。

2. 推拿

对松解软组织、舒筋活血止痛、增加关节活动度均有很好效果。操作时先从点、按、揉等轻手法开始，主要作用于髋周痛点及相应穴位，待充分放松得气后，可用较重手法作用于髋周肌肉及下肢，最后慢慢地活动髋关节，以增加活动度，并以牵抖、拍打手法结束治疗

（四）简易疗法和偏方

1. 限制负重

适用于早期患者，可减轻对股骨头的压力。

2. 牵引疗法

可缓解软组织的痉挛，矫正部分畸形，减低关节内压力，增加髋臼对股骨头的包容量。

【西医治疗】

1. 西药治疗

主要应用扩血管药物。

2. 物理治疗

体外冲击波治疗、高压氧疗法、脉冲电磁疗法及功能锻炼等。

3. 手术治疗

（1）钻孔减压术：为早期患者的常用方法，既可降低骨内压，又可使股骨头重新获得血液灌注，改善血供。此法适用于 I 期患者。

（2）植骨术：包括游离植骨和带蒂植骨，前者是提供机械支撑作用，防止股骨头塌陷，但游离骨成活率较低；后者则从理论上解决了这个问题，还能增加股骨头血供，根据病情可选择带肌蒂或血管蒂植骨。适用于 II、III 期患者。

（3）血管移植术：包括一条血管和多条血管植入，而且有吻合和不吻合的不同，该类手术对重建股骨头血液循环有一定的作用。也适用于 II、III 期患者。

（4）截骨术：其理论根据是应力学说，其目的是改变力线和改善负重面，包括粗隆间、粗隆下、骨盆等多种截骨方法，应根据病情选择运用。适用于 III 期患者。

（5）人工关节置换术：包括股骨头置换和全髋置换，是治疗晚期患者的常用方法，近期疗效较好，远期效果较差，而且属于不可逆手术，因此要严格控制适应证，对年轻患者慎用。一般用于 IV 期的年老患者。

（6）闭孔神经切断术：对于年老、多病，不能做关节大手术的晚期患者，采用闭孔神经切断术作为一种姑息疗法，能起到减轻疼痛、缓解髋关节内收肌痉挛的作用。

【预防与调护】

（1）髋关节因受创伤、骨折、脱位后，要及时正确的治疗，避免发生创伤性股骨头无菌性坏死。

（2）因病使用激素治疗，要在医嘱下进行，医务人员也不能滥用激素。接触放射线要注意防护。

（3）生活中要注意少饮酒、不酗酒。

（4）一旦发生本病，要及早治疗，不要延误病情。患病后减轻负重，少站、少走，以减轻股骨头受压变形。

【营养配餐】

1. 龟鳖猪脊髓膏

水龟、鳖鱼各 2 只，猪脊髓 250g，冰糖 250g，生姜 10g。将龟、鳖去内脏，洗净，猪脊髓洗净，生姜切碎，加水文火煮至烂熟，去骨，加冰糖，文火浓缩成膏。候温装瓶。每日早晚各服一汤匙，温开水送服。可滋阴清热，补肾壮骨，适用于病变后期，体瘦内热，盗汗口干者。

2. 十全大补汤

猪肉500g，猪肚、乌贼鱼各50g，党参、炙黄芪、炒白术、酒白芍、茯苓各10g，肉桂3g，熟地、当归各15g，炒川芎、炙甘草各6g，生姜30g，猪杂骨、葱、花椒各适量。将猪肉、猪肚、乌贼鱼洗净，葱、姜、杂骨拍破，余药布包，同放锅中，加清水、姜、黄酒、食盐适量煮沸后，转文火煮至肉、肚熟后，取出切片、放回汤中，去药包，煮沸即成，每日早晚各服一碗，服完后，隔5日再服下1剂，连续5～10剂，可双补气血，适用于病变后期，气血亏虚，肝肾不足，面色萎黄、肢软心悸者。

3. 二豆苡米粥

绿豆、赤豆、薏苡仁各25g。将二豆及薏苡仁淘洗，先取二豆煮开花后，下薏苡仁煮为稀粥，待熟后调入白糖服食，每日2剂，可清热解毒，消肿止痛，适用于病变初期，髀膝疼痛，局部肌肤灼热，口干苦黏者。

4. 银花莲米粥

银花15g，莲米30g，白糖少许。将银花洗净，水煎煮沸5分钟后，去渣取汁，加莲米，煮至莲米熟透，加白糖调匀服食，每日2剂，可清热解毒，适用于病变初期，热毒内扰，局部灼热疼痛，功能受限者。

5. 苡米粥

薏苡仁30g，木瓜10g，粳米60g，白糖2匙。将薏苡米、木瓜洗净后，倒入小锅内，加粳米及冷水两大碗，先浸泡片刻，再用小火慢炖至薏苡仁酥烂，加白糖，稍炖即可，每日食用，不拘量。有祛风利湿，舒筋止痛之功，适用于关节重着，活动不利等以湿弊为著的股骨头缺血性坏死。

6. 芪蛇汤

黄芪60g，蛇肉1000g，续断10g，生姜15g，熟猪肉30g，料酒、胡椒粉、盐、葱白各适量。先将蛇斩去头尾，剥去内脏洗净，切成片；黄芪、续断用冷水洗去浮灰杂质，再用砂锅盛净冷水浸泡1小时。铁锅烧热，倒入猪油30g，油沸后倒入蛇肉翻炒，烹入料酒，然后将蛇肉倒入沙锅，加入姜片、葱白及盐，用小火炖1小时，加入胡椒粉，拣去葱姜即可。佐餐食用。有补肝肾，益气血，祛风湿之功，适用于骨坏死之骨节疼痛者。

7. 红杞田七鸡

肥母鸡1只，枸杞15g，三七10g，精瘦肉100g，小白菜心250g，面粉150g，黄酒、葱白各30g，姜、味精、胡椒粉、盐各适量。先将鸡宰杀后退净毛杂，除去内脏，斩去爪，冲洗干净；枸杞洗净；三七分成两份，一份研末，一份上笼蒸软后，切成薄片；猪肉斩成茸；小白菜洗净，用沸水烫后斩碎；面粉用水调和，揉成包饺子的面团；葱、姜洗净后，葱少许切成细末，其余切成段，姜切成大片，碎块捣成姜汁。将鸡先放入沸水锅汆一下，捞出，用凉水冲洗后，沥干水份，然后把枸杞、三七、姜片、葱塞入鸡腹，把鸡放入搪瓷碗内；放清汤，加胡椒粉、黄酒，再把三七粉撒在鸡脯上，用湿棉纸封严碗口，用武火上笼蒸约2小时。鸡上笼1小时后，便可将猪肉茸加盐、胡椒粉、黄酒、姜汁和少许清水搅匀成馅，再加小白菜和匀。面团揪成20个小剂子，擀皮后，放肉馅，包成小饺子。待鸡熟时，另起锅放入清水，烧沸，放入饺子，下锅煮熟。同时取出鸡、揭去纸，加味精调好味，将鸡汤、饺子盛入碗内即可。佐餐食用。有补肝益肾，散瘀活血，消肿定痛之功，适用于股骨头缺血性坏死。

【结语】

目前，多数治疗方法对早期股骨头坏死的疗效较为满意，因此，早期诊断就成为诊治本病的关键。CT、MRI、同位素检查的运用，为早期诊断带来可能。目前该病的治疗方法较多，但还没有一种被公认和满意的特效方法。

第六节　骨质疏松症

骨质疏松症是以骨量减少、骨组织显微结构退化为特征，以致骨的脆性增高及骨折危险性增加的一种全身性骨病。对骨质疏松定义的理解和认识：①骨量减少：应包括骨矿物质和其基质等比例地减少。②骨微结构退变：由于骨组织吸收和形成失衡等原因所致，表现为骨小梁结构消失、变细和断裂。③骨的脆性增高、骨力学强度下降、骨折危险性增加，对载荷承受能力降低而易于发生微细骨折或完全骨折。可发生腰椎压缩性骨折，桡骨远端、股骨近端骨折等。

【发病机制与分类】

（一）发病机制

随着年龄的增长，中老年人骨丢失与骨重建处于负平衡：其机制一方面是由于破骨细胞的吸收增加；另一方面是由于成骨细胞功能的衰减导致骨量减少，这就是骨质疏松的细胞学基础，引起中老年人骨质丢失的因素是十分复杂的，近年来研究认为与下列因素密切相关。

（1）中、老年人性激素分泌减少是导致骨质疏松的重要原因之一。

（2）随年龄的增长，钙调节激素的分泌失调致使骨代谢紊乱。人体有 3 种钙调节激素，即降钙素（CT）、甲状旁腺激素（PTH），及 $1,25 (OH)_2D_3$。CT 可降低骨转换，抑制骨吸收，促进骨形成。PTH 使骨代谢活跃，促进骨吸收。$1,25 (OH)_2D_3$ 促进钙的吸收利用。

（3）老年人由于牙齿脱落及消化功能降低，胃纳差，进食少，多有营养缺乏，致使蛋白质、钙、磷、维生素及微量元素摄入不足。

（4）随着年龄的增长，户外运动减少也是老年人易患骨质疏松症的重要原因。卧床 1 周腰椎骨矿信号降低 0.9%，若骨矿含量减少 30% 时极易发生骨折。

（5）近年来分子生物学的研究表明骨质疏松症与维生素 D 受体（VDR）基因变异有密切关系。纯合子 BBAA 基因型 BMD 降低。若对这部分高危人群及早采取防治措施，对预防原发性骨质疏松症具有重要意义。

（二）分类

1. 原发性骨质疏松（表 4-2）

（1）Ⅰ型绝经后骨质疏松症。

（2）Ⅱ型老年性骨质疏松症。

2. 继发性骨质疏松症

（1）内分泌性疾病。

（2）骨髓增生性疾病。

（3）药物性骨量减少。

（4）营养缺乏性疾病。

（5）慢性疾病（明显的实质器官疼病，结缔组织疾病）。

（6）先天性疾病。

（7）废用性骨丢失。

（8）其他能引起骨质疏松的疾病和因素。

3. 特发性骨质疏松症

（1）青少年骨质疏松症。

（2）青壮年、成人骨质疏松症。

（3）妇女妊娠、哺乳期骨质疏松症。

表 4 – 2　原发 Ⅰ 型、Ⅱ 型骨质疏松症鉴别

	Ⅰ 型	Ⅱ 型
年龄	50～70 岁	＞70 岁
性别（女:男）	6:1	2:1
骨丢失	松质骨（腰椎）	皮质骨（四肢）和松质骨
骨丢失率	加速丢失	缓慢丢失
骨折部位	椎体、桡骨远端	椎体、髋部
甲状旁腺功能	降低	亢进
钙吸收	减少	减少
$1,25(OH)_2D_3$ 含量	继发性降低	原发性降低
主要病因	雌激素降低	增龄衰老

（三）危险因素

（1）长期低钙饮食每日＜600mg。

（2）PTH 增加，骨吸收增加。

（3）绝经或卵巢切除雌激素下降，骨吸收增加，肠钙吸收下降。

（4）长期卧床，见阳光少，骨缺乏肌肉活动刺激，成骨活性下降。

（5）营养缺乏，如缺维生素 D 及维生素 K、钙等，但蛋白质过高，产酸过多，使尿呈酸性，尿钙排泄增加，亦可促进骨质疏松。

（6）糖尿病，尿钙增加。

（7）肾功能不全，1α 羟化酶活性下降，$1,25(OH)_2D_3$ 合成减少。

（8）过度饮酒，使尿钙增加。

（9）大量吸烟、饮咖啡、浓茶均使尿钙增加，骨吸收增加。

（10）长期使用皮质激素、巴比妥、大仑丁、肝素均可影响钙的吸收，尿钙排泄

增加，促进骨量丢失。

（11）性别：女性比男性患病率高 2 倍~8 倍，男性骨量比女性高 30%。

（12）年龄：女性 50~60 岁后，男性 60~70 岁后发病率升高，80 岁以上达高峰，女性患病率可达 100%。50~90 岁妇女脊椎骨折发生率是 60 岁以前的 20 倍。

（13）民族：黑人比白人骨量高 10%，黄种比白种人发病率低。

（14）身体瘦小对骨骼负荷小，成骨活性降低，易患骨质疏松症。

（15）胃肠切除，钙吸收下降。

（16）宇航员失重，成骨细胞活性下降。

（17）家族史：基因 BB 型，BMD（骨密度）比 bb 型低 10%。

（18）脂肪泻。

（19）类风湿细胞活性下降，关节肿胀，周围循环障碍，活动受限，骨吸收增加。

（20）慢性肝炎，肝硬化，羟化酶降低。

【临床表现与诊断】

（1）原发性骨质疏松症最常见的症状，以腰背疼痛多见，一般骨量丢失 12% 以上时即可出现骨痛。胸腰椎压缩性骨折，亦可产生急性疼痛。

（2）多在疼痛后出现身长缩短、驼背。正常人每一椎体高度约 2cm 左右，老年人骨质疏松时椎体压缩，每个椎体缩短 2mm 左右，身长平均缩短 3~6cm。

（3）骨折是退行性骨质疏松症最常见和最严重的并发症。骨质疏松症所致骨折在老年前期以桡骨远端骨折（Colles 骨折）多见，老年期以后腰椎和股骨上端骨折多见。一般骨量丢失 20% 以上时即发生骨折。

（4）胸、腰椎压缩性骨折，脊椎后弯，胸廓畸形，可使肺活量和最大换气量显著减少，呼吸功能下降。患者往往可出现胸闷、气短、呼吸困难等症状。

（5）退行性骨质疏松症诊断需依靠临床表现、骨量测定、X 线片及骨转换生物化学的指标等综合分析判断。退行性骨质疏松症有部分患者无明显症状，因此，骨量测量就显得格外重要，再结合生物化学检验，诊断一般不存在困难。

（6）实验室检查

①骨形成指标：a. 碱性磷酸酶（AKP）测骨同功酶 AKP 较敏感，是反映骨代谢的指标，破骨或成骨占优势均升高。绝经后妇女骨质疏松症约 60% 骨 AKP 升高，血清 AKP 升高者仅占 22%，老年骨质疏松症形成缓慢 AKP 变化不显著。b. 骨钙素（BGP）是骨更新的敏感指标。老年性骨质疏松症可有轻度升高。绝经后骨质疏松 BGP 升高明显，雌激素治疗 2~8 周后 BGP 下降 50% 以上。c. 血清 I 型前胶原羧基端前肽简称 PICP，是反映成骨细胞活动状态的敏感指标。PICP 与骨形成呈正相关。老年性骨质疏松症 PICP 变化不显著。

②骨吸收指标：a. 尿羟脯氨酸，简称 HOP，是反映骨更新的指标。老年性骨质疏松症 HOP 变化不显著，绝经后骨质疏松症 HOP 升高。b. 尿羟赖氨酸糖苷，简称 HOLG，是反映骨吸收的指标，较 HOP 更灵敏，老年性骨质疏松症可能升高。c. 血

浆抗酒石酸盐酸性磷酸酶，简称 TRAP，主要由破骨细胞释放，是反映破骨细胞活性和骨吸收状态的敏感指标，TRAP 增高见于甲状旁腺功能亢进、畸形性骨炎、骨转移癌、慢性肾功能不全及绝经后骨质疏松症。老年性骨质疏松症 TRAP 增高不显著。d. 尿中胶原吡啶交联（PYr）或 I 型胶原交联 N 末端肽（NTX）：是反映骨吸收和骨转移的指标，较 HOP 更为特异和灵敏，方法简便、快速。绝经后骨质疏松症显著升高。老年性骨质疏松症增高不显著。

③血、尿骨矿成分的检测：a. 血清总钙：老年性骨质疏松症血钙一般在正常范围。b. 血清无机磷：钙、磷要保持合适比例，$P_2 : Ca_3 = 0.66$ 较为适宜。绝经后妇女骨质疏松症血磷上升，老年性骨质疏松症血磷一般正常。c. 血清镁：低镁可影响维生素 D 活性。肠道对镁的吸收随着年龄增长而减少。绝经后及老年性骨质疏松症血清镁均下降。d. 尿钙、磷、镁：老年性骨质疏松症尿钙、磷在正常范围，尿镁略低于正常。

（7）X 线检查：只能定性，不能定量，且不够灵敏。表现为骨皮质变薄、骨小梁减少或消失、骨小梁的间隙增宽、骨结构模糊、椎体双凹变形或前缘塌陷呈楔形变等。

（8）骨矿密度测量

①单光子吸收测定法（SPA）：常用部位为桡骨和尺骨中远 1/3 交界处，该法不能测定髋骨及中轴骨的骨密度。

②双能 X 线吸收测定法（DEXA）：可测定全身任何部位的骨量，精确度可达到 0.62% ~ 1.3%。对人体危害较小。此法较准确，重复性好。

③定量 CT（QCT）：可以选择性地评价皮质骨和松质骨骨量，但准确度及重复性稍差，受试者接受 X 线量较大，不易普及应用。

④超声波（USA）：可测定骨密度和骨强度。与 DEXA 法相关性良好，该法操作简便，安全无害，价格便宜，值得推广。

（9）诊断标准

骨矿含量诊断标准和峰值骨密度丢失百分率及分级标准（主要用于女性成人、男性参照执行）。

①参考世界卫生组织（WHO）的标准，结合我国国情，制订以汉族妇女 DEXA 测量峰值骨量（M ± SD）为正常参考值，在目前尚无细分标准的情况下，不同民族、地区和性别可参照执行该标准：> M - 1SD，正常；M - 1SD ~ 2SD 骨量减少；< M - 2SD 以上骨质疏松症；< M - 2SD 以上伴有一处或多处骨折，为严重骨质疏松症；< M - 3SD 以上无骨折，也可诊断为严重骨质疏松症。

②参考日本 1996 年修订版的标准，可用腰椎骨量丢失百分率（%）诊断法：> M - 12%，正常；M - 13% ~ 24% 骨量减少；< M - 25% 骨质疏松症；< M - 25% 伴有 1 处或多处骨折，为严重骨质疏松症；< M - 37% 无骨折，也可诊断为严重骨质疏松症。

【鉴别诊断】

1. 骨质软化症

骨质软化症为骨质钙化不良，骨样组织增加，骨质软化，但钙化过程发生障碍，临床上常有脂肪泻、胃大部切除术或肾病病史。骨骼自发性疼痛、以腰痛和下肢疼痛为甚，可产生压缩畸形和不全骨折，全身肌肉多无力，少数患者可发生手足抽搐。X线片可见骨质广泛疏松、压缩畸形、假骨折线即路塞（Looser）线、横骨小梁消失、纵骨小梁纤细、骨皮质变薄等表现。实验室检查血钙、磷较低而碱性磷酸酶则升高。

2. 多发性骨髓瘤

临床表现主要为贫血、骨痛、肾功能不全、出血、关节痛。骨骼病变多见于脊椎、颅骨、锁骨、肋骨、骨盆、肱骨及股骨近端，骨质破坏处可引起病理性骨折。X线片可见脊柱、肋骨和骨盆等处弥漫性骨质疏松，溶骨病变，可出现单发或多发呈圆形、边缘清晰如钻凿状的骨质缺损阴影。实验室检查骨髓象呈增生性反应，骨髓中出现大量骨髓瘤细胞。高球蛋白血症。

3. 遗传性成骨不全症

本病有家族遗传史，由于周身骨胶原组织缺乏，成骨细胞数量不足，致使钙化软骨不能形成骨质，因此骨皮质菲薄、骨质脆弱。由于该病患者的巩膜变薄，透明度增加，使脉络膜色素外露而出现蓝巩。因听骨硬化，不能传达音波，出现耳聋。

4. 原发性甲状旁腺功能亢进症

是由于甲状旁腺腺瘤、增生肥大或腺癌所引起的甲状旁腺激素分泌过多，临床表现为高血钙、低血磷症，病久后出现骨骼畸形，身长缩短，可有病理性骨折。X线片可见骨膜下皮质吸收、脱钙，弥漫性骨质疏松，骨囊性变。实验室检查血钙增高，血磷低，尿钙增多，血清免疫活性甲状旁腺激素明显高于正常值。

同时还应排除肝脏疾病、肾脏疾病、酒精中毒以及类固醇激素所引起的疾患。

【中医治疗】

（一）辨证分型

1. 脾气虚型

治法：健脾益气。

主方：参苓白术散加减。若见饮食不佳，胃脘不适者，可加山楂、厚朴、麦芽等。

2. 肾阴虚型

治法：滋阴壮骨。

主方：左归丸加减。如阴虚火旺之症明显者，可与知柏地黄丸合用，两者皆以知母、黄柏泻火保阴，以六味地黄丸、熟地、龟版滋养肾水，则水能制火矣。也可加血肉有精之品，如鳖甲、鹿茸、紫河车等。

（二）中成药

骨质疏松之症应以调补脾肾为本。

（三）中医外治

高频电疗：如短波、超短波、微波等具有止痛、改善循环的作用。

（四）简易疗法和偏方

1. 运动疗法

持之以恒可增加骨矿含量。

2. 光线疗法

紫外线可促进维生素 D 的合成，增加骨矿含量，可以采用日光浴或人工紫外线照射。要注意保护头部、眼睛，不可过量照射。

【西医治疗】

1. 雌激素

是防治绝经后骨质疏松症的首选药物，有人认为单独使用有增加乳腺癌和子宫内膜癌的危险，建议同时使用一种孕激素如黄体酮可减低癌的发生率。雌激素对骨代谢的作用：降低 PTH 对骨吸收的作用；促进 CT 分泌，抑制破骨细胞功能；促进肾 1α 羟化酶活性，增加 $1,25(OH)_2D_3$ 的生成，促进骨形成；直接作用于骨细胞，促进骨胶原和转化生长因子（$TGF-\beta$）的生成，增加骨的新生。雌激素的副作用：白带增多，乳房肿胀、子宫不规则出血，发生率约为 10%，女性激素可以提高乳癌、子宫癌的发生度，因此，应每半年进行一次有关检查。

（1）雌二醇，$1\sim2mg/d$。

（2）乙烯雌酚，0.25mg，每晚。

（3）复方雌激素，0.625mg/d。

（4）尼尔雌醇，2mg/半月，3 个月后加服安宫黄共体酮 10mg/d，共 7 日。如无出血，可延至 6 个月加服黄体酮 1 个疗程。尼尔雌醇对子宫内膜增殖作用不强。

（5）利维爱（异甲基炔诺酮），它具有雌激素活性使骨量增加，又有孕激素活性，防止增加子宫内膜癌的危险；还可使甘油三酯显著下降，降低心血管病的发病率，每日服 0.25mg，连服 2 年。10% 的患者可有轻度子宫内膜增生。

2. 降钙素（CT）

主要作用是抑制破骨细胞功能，活化 1α 羟化酶，促进 $1,25(OH)_2D_3$ 合成，改善钙代谢。还有中枢性镇痛作用。一般在用药 2 周腰痛即可改善。一般主张同时补钙 $600\sim1200mg/d$。若单独给 CT，使血浆钙下降，PTH 上升，反而增加骨吸收。若与维生素 D 及钙合用效果更好。

（1）降钙素是由甲状腺提取的。40U 肌内或皮下注射，$2\sim3$ 次/周。止痛可用 200U，隔日 1 次，应用前须做过敏试验，$1:100$ 稀释液。

（2）益钙宁（依降钙素）为合成鳗鱼（腮后腺）CT，10U 肌内注射，2 次/周或 40U，1 次/周。最大用量 100U/d 肌内注射。对肿瘤、多发性骨髓瘤、乳癌、甲旁亢引起高钙血症、骨痛显著者，可用 40U 肌内注射，每日 2 次，$2\sim3$ 周显效。

（3）密钙息（合成鲑鱼 CT），一般用量为 $10\sim20U$，2 次/周，皮下注射。现有鼻吸剂，$200\sim400U/d$，分多次鼻吸，吸收率 $20\%\sim30\%$，使用方便。急性胰腺炎可每次用 300U 溶于生理盐水 500ml 静脉滴注连续 6 日，可抑制胰岛素的分泌并有消炎作用。以上 3 种 CT 制剂比较，以密钙息（鲑鱼 CT）作用最强，比猪 CT 强 20 ~ 200 倍，比人 CT 强 10 倍，可能与半衰期长，且不易灭活有关。

3. 活性维生素 D

其作用是促进肠道钙的吸收，调节 PTH 分泌及骨细胞的分化。维生素 D 经肝、肾羟化后形成 1, 25 （OH）$_2$D$_3$ 为最终活性物质，直接参与骨矿代谢。老年人一般维生素 D 吸收代谢（羟化）功能下降，影响钙的吸收，必要时应适当补充。老年人每日维生素 D 摄取量为 400 ~ 800U。

（1）罗钙全（钙三醇）：本品是活性维生素 D［1, 25 （OH）$_2$D$_3$］，无须经肝、肾羟化，直接参与骨矿代谢。每日口服 0.25g ~ 0.5g。

（2）阿法骨化醇是 1 （OH）D$_3$，经肝（无须肾羟化，所以肾功能不全者亦可应用）羟化为 1, 25 （OH）$_2$D$_3$ 参与骨矿代谢。0.5g/d ~ 1.0g/d，长期服用（3 个月 ~ 6 个月以上）。

4. 钙制剂

常用钙制剂分无机钙和有机钙两类，无机钙含钙高，作用快，但对胃刺激性大。有机钙含量低，吸收较好刺激性小。

（1）无机钙：①氯化钙（含钙 27%）每日 400 ~ 800mg 饭后服。②碳酸钙（含钙 50%）每次 0.5 ~ 1.0g，每日 2 ~ 3 次。该药在口服钙制剂中作为首选，含钙量高，吸收率好，与牛奶钙吸收率相同，价廉，服用方便。

（2）有机钙：①葡萄糖酸钙（含钙 11%）：0.4 ~ 2.0g 静脉注射；口服每次 1.5g，每日 3 次。②乳酸钙（含钙 13%）：每次服 1.5g，每日 3 次。③门冬氨酸钙：每次服 0.2 ~ 0.4g，每日 3 次。

（3）活性钙（含钙 55%）是一种可溶性钙盐，生物利用度高。

（4）钙尔奇 D 每片含元素钙 600mg，含维生素 D 约 125U，钙的吸收率较高，每天服 1 ~ 2 片，即可满足人体对钙的需求。

5. 双磷酸盐

能抑制骨吸收，减少骨丢失，并有止痛作用，其机制目前不清楚。

（1）氯甲双磷酸二钠（骨磷），每粒胶囊 400mg，一般每日服用 1 次 400mg，空腹服。

（2）羟乙基二磷酸钠，每片 200mg，200 ~ 400mg/d。针剂每支 300mg/6ml，稀释后静脉滴注。

6. 异丙氧黄酮（依扑拉芬）

是从牧草（紫苜蓿）中的有效成分类黄酮合成的非激素药物，该药具有直接抑制骨吸收的作用，还可协同雌激素促进 CT 分泌：调节钙的代谢，抑制破骨细胞的功能，从而减缓骨质疏松的进程。该药还有显著的镇痛作用，服药 4 周，对腰背痛的止痛效果达 70%，服药 1 年止痛效果达 97%。该药与雌激素合用可减少雌激素用量，提高疗效，是一种良好的雌激素增效剂。

7. 其他药物

（1）雄激素和蛋白同化激素：可以促进骨形成。如氧甲氢龙 10 ~ 20mg/d，康力龙，每次2mg，每日2~3次。苯丙酸诺龙25mg肌内注射，1次/周或3周。

（2）维生素K_2：抑制骨吸收，改善钙平衡，促进骨钙素分泌，加速骨形成。45mg/d口服，无明显副作用。

（3）氟化钠：氟可刺激成骨细胞活性，促进骨形成，每日20~50mg，若与维生素D和钙合用效果更好。副作用较多，约30%出现胃肠症状，10%有急性下肢痛，氟过量还可致骨软化病及甲旁亢，促进骨吸收和骨质疏松，甚至氟骨病。

【预防与调护】

骨质疏松症给患者生活带来极大不便和痛苦，治疗收效很慢，一旦骨折又可危及生命，因此，要特别强调落实三级预防。

（一）一级预防

应从儿童、青少年做起，如注意合理膳食营养，多食用含钙、磷高的食品，如鱼、虾、虾皮、海带、牛奶（250ml含钙300mg）、乳制品、骨头汤、鸡蛋、豆类、精杂粮、芝麻、瓜子、绿叶蔬菜等。尽量摆脱"危险因子"，坚持科学的生活方式，如坚持体育锻炼，多接受日光浴，不吸烟、不饮酒、少喝咖啡、浓茶及含碳酸饮料，少吃糖及食盐，动物蛋白也不宜过多，晚婚、少育，哺乳期不宜过长，尽可能保存体内钙质，丰富钙库，将骨峰值提高到最大值是预防生命后期骨质疏松症的最佳措施。

（二）二级预防

人到中年，尤其妇女绝经后，骨丢失量加速进行。此时期应每年进行一次骨密度检查，对快速骨量减少的人群，应及早采取防治对策。近年来欧美各国多数学者主张在妇女绝经后3年内即开始长期雌激素替代治疗，同时坚持长期预防性补钙，以安全、有效地预防骨质疏松。日本则多主张用活性维生素D及钙预防骨质疏松症，注意积极治疗与骨质疏松症有关的疾病，如糖尿病、类风湿关节炎、脂肪泻、慢性肾炎、甲状旁腺功能亢进症、甲状腺功能亢进症、骨转移癌、慢性肝炎、肝硬化等。

（三）三级预防

对退行性骨质疏松症患者应积极进行抑制骨吸收（雌激素、CT、钙），促进骨形成（活性维生素D）的药物治疗，还应加强防摔、防碰、防绊、防颠等措施。对中老年骨折患者应积极手术，

实行坚强内固定，早期活动，体疗、理疗、心理、营养、补钙、止痛、促进骨生长、遏制骨丢失，提高免疫功能及整体素质等综合治疗。

（1）骨质疏松症的预防，要注意饮食营养，加强体育锻炼。

（2）体育锻炼对于骨量的积累极其有益，并有利于提高机体素质。

（3）重视绝经后和随年龄增大而发生的骨量丢失，注意饮食调养，必须纠正不合适的饮食习惯，多食富含钙、蛋白质及维生素的食物，以保证足量的钙、蛋白质和维生素的摄入。

（4）对已患骨质疏松症的老年人应加强陪护，预防发生骨折。若发生脊柱骨折，应卧床或使用外固定支架制动，卧床制动亦应进行四肢的主动或被动活动，鼓励患者早日起床活动但应防止外伤。另外可使用止痛药物、热敷等物理疗法，以减轻肌

肉痉挛、缓解疼痛。

【营养配餐】

合理配膳，丰富钙、磷、维生素 D 及微量元素（锌、铜、锰），蛋白适量，低钠。

【结语】

骨质疏松症给患者生活带来极大不便和痛苦，治疗收效很慢，一旦骨折又可危及生命，因此，要特别强调落实三级预防。

第七节　骨　肿　瘤

一、概论

骨肿瘤是指发生于骨及骨的附属组织的肿瘤。骨肿瘤学和其他医学学科一样，是在 X 线和显微镜使用于临床后，才较快地发展起来的。虽然近 10 年来在某些方面取得一些进展，但在整个医学领域中，还是一门年轻的学科。

【临床表现与诊断】

骨肿瘤的诊断，往往是较困难的，但只要通过详细问诊，细致体格检查，配合 X 线表现，实验室化验以及病理切片等方面资料综合分析，便可得到有价值的诊断依据。

（一）问诊

详细询问病史，是诊断骨肿瘤的重要手段。

1. 过去史

问清有否外伤、手术及患过肿瘤的病史，对于诊断肿瘤的性质常有很大帮助。若患肢有外伤史，则应考虑是骨巨细胞瘤的可能。若有肿瘤、手术史，则应想到是肿瘤恶变或肿瘤复发。

2. 现病史

肿瘤生长部位、生长速度，以及肿瘤的大小，变化情况，以了解是良性肿瘤或是恶性肿瘤。

3. 年龄

患者年龄不同，生长的肿瘤常不相同。如尤文肉瘤多发生在 8～12 岁少年。骨肉瘤则以 15～25 岁青年人为多。45～50 岁以上老年人则以骨转移癌和骨髓瘤常见。

4. 疼痛

疼痛常是骨恶性肿瘤首先出现的症状。疼痛的程度、性质、持续时间，对诊断骨肿瘤有着重要意义。若开始轻，呈间歇性，继而持续性剧痛，夜间加重，止痛剂不奏效者，多系恶性骨肿瘤。隐痛、钝痛、间歇性轻痛多是良性骨肿瘤。惟有骨样骨瘤以持续性疼痛，夜间尤甚为其持点。临症时要详细审查疼痛的原因，有人认为是由于恶性肿瘤的急骤生长，阻塞骨髓腔，动、静脉血运障碍，导致骨内压力升高，出现安静性疼痛。

5. 肿块

恶性骨肿瘤肿块，常出现在疼痛之后，生长迅速，边缘不清。位于骨膜下或浅表部位的肿块易发现。生长于骨髓内或深层部位的肿块，常在晚期才发现。良性肿瘤则常以局部出现肿块而就诊。

6. 功能障碍

骨肿瘤所致功能障碍，多是疼痛和肿块影响所致，但是差异很大。生长迅速的恶性肿瘤，功能障碍明显。良性骨肿瘤，一般无功能障碍。良性肿瘤恶变或病理骨折时，功能障碍显著。接近关节部位的骨肿瘤，常因关节功能障碍来就诊。

（二）望诊

1. 望全身

良性肿瘤及恶性骨肿瘤早期，一般不影响健康。恶性骨肿瘤晚期，常出现饮食不振，精神萎靡，消瘦，贫血等征象。

2. 望局部

观察肿瘤的大小、形状、皮肤颜色，以及浅表静脉是否怒张，局部是否肿胀等。骨肿瘤早期，肿瘤常不很大，形状规则，皮色如常。晚期，则出现皮薄、紫暗、浅表静脉怒张等。

3. 望舌

舌乃心之苗，舌的变化，常可反应机体的气血盛衰和病情的轻重程度。如恶性骨肿瘤患者的舌象可表现为舌红，苔白腻（兼有湿热）；舌淡，苔薄（气血两虚）；舌紫、苔黄（瘀滞）；舌红降无苔（阴虚）。

（三）切诊

1. 切脉

脉象亦可反映机体盛衰和脏腑功能变化。骨肿瘤常有弦、滑、数、细等脉象。恶性骨肿瘤晚期可见弦、数、芤、结、代等脉。

2. 切肿块大小

应当详细检查肿瘤肿块的长、宽及高度（以厘米计算）。

3. 切肿块形态

良性肿瘤，多呈膨胀性生长，一般不侵犯软组织，边界常较分明；恶性骨肿瘤，呈浸润性生长，形态异常，多数引起皮肤粘连，边界常不清楚。

4. 切淋巴结

主要查颈部，锁骨上、下，腋下，腹股沟处的淋巴结，了解肿瘤侵犯程度以及有否沿淋巴转移。

5. 其他

还应进行听诊、叩诊，以及神经系统、胸、腹部等处的全面检查。

（四）放射学检查

X线摄片，是诊断骨肿瘤必不可少的常规检查。我国广大的基层医院，目前仍以X线摄片为主要检查手段。因他对骨肿瘤的部位、大小、形态、结构以及与周围软组织的比邻关系，都有较清楚的反映。对于初步区分骨肿瘤，或肿瘤样疾病以及是良性还是恶性骨肿瘤，常可提供极其重要的根据。

1. 发病部位

每一种骨肿瘤，都有一定好发部位。如骨肉瘤好发于长骨骨端；骨巨细胞瘤多见于长骨干骺端；尤文氏肉瘤、骨样骨瘤以长骨骨干多见；软骨瘤常见于手、足等处短管状骨；脊索瘤以骶骨最多见；转移癌则以躯干骨最常见。

2. 单发与多发

一般原发性骨肿瘤多系单发，转移性骨肿瘤以多发为主。但是原发性骨髓瘤、软骨瘤、骨软骨瘤等多发者亦不少见。

3. 骨质破坏

骨质破坏，可发生在松质骨或坚质骨。良性肿瘤一般无骨质破坏，若有破坏，亦多是膨胀的、规则的、清晰的；恶性骨肿瘤对骨质破坏，常是侵蚀性的，边界不清，界线模糊。

4. 骨皮质改变图像

肿瘤侵蚀骨皮质在 X 线片上，常有以下三种表现。

（1）虫蚀样变：是肿瘤细胞沿骨皮质的内板，外板及哈弗管破坏吸收的图像。

（2）筛孔样变：早期见于骨肿瘤中心，晚期则见于骨肿瘤两端，主要是伏克曼管和哈佛氏管同时被肿瘤细胞浸润使之扩张，以及周围骨质被溶解所形成的图像。

（3）骨皮质缺损：骨皮质凹凸、残缺、中断，是肿瘤细胞对骨皮质侵蚀性破坏的结果，临床上，易产生病理性骨折。

5. 肿瘤骨骨化的图像

X 线片上，恶性骨肿瘤产生瘤骨，特点是密度高，结构紊乱，又称肿瘤骨的骨化。

（1）均匀性毛玻璃样变：是肿瘤细胞向周围扩张、浸润形成硬化骨，早期仅见于肿瘤中心，晚期可波及大片骨内。

（2）斑片状硬化骨：它是骨小梁被肿瘤细胞侵蚀或取代的表现，可见于肿瘤中心或软组织内。排列致密，分化好者成斑片状，肿瘤恶性度较低；排列紊乱，分化不良者成棉絮状，说明肿瘤恶性度极高。

（3）针状瘤骨：是肿瘤细胞沿着骨皮质垂直生长所形成图像，常有日光状、毛发样状。

6. 骨膜改变

骨肿瘤出现骨膜反应，则应视为恶性肿瘤。但这并非恶性骨肿瘤所独有。如骨折、骨膜炎、骨髓炎等疾患亦有骨膜反应，临症时，应结合多方资料综合分析。

骨膜改变在 X 线片上图像是多种多样的，他是肿瘤细胞侵犯骨膜的表现。常见有：葱皮样变、日光样变、放射状、毛发样变、花边样、波浪状以及柯得曼三角（袖口征）等改变。

7. 软组织中阴影

软组织中出现肿瘤样阴影，说明肿瘤已突破骨皮质侵入软组织，常见图象有：棉花样、棉絮团样、斑点状、斑片状、象牙样等。提示骨肿瘤恶性度高或有恶性变的倾向。

（五）实验室检查

化验室检查有助于骨肿瘤的诊断和鉴别诊断。如多发性骨髓瘤有时以贫血为首要症状；尤文肉瘤可出现白细胞增高；多发性骨髓瘤尿出现蛋白及管型，尿中的苯－琼（Bence－Jones）蛋白阴性，对确诊有重要意义；骨肉瘤、骨转移瘤碱性磷酸酶升高。但是儿童时期或骨折后碱性磷酸酶升高则应排除。甲状旁腺功能亢进患者可出现高血钙，低血磷和碱性磷酸酶增高。多发性骨髓瘤和转移骨癌产生骨广泛破坏时，可有暂时性钙、磷升高。酸性磷酸酶增高仅见于前列腺癌发生骨转移时所独有。

（六）病理检查

病理检查，在诊断和鉴别诊断骨肿瘤上，起着重要的必不可少的作用。但是亦必须与临床表现、X 线片图像等相结合，才能做出可靠确切的诊断。临床上要特别注意由于取病理组织的材料不当，或制片不佳等因素而造成误诊。

【鉴别诊断】

本症主要和骨软化、骨髓瘤、成骨不全以及各种癌性骨病相鉴别，必要时须作骨活组织检查。

（1）骨软化症特别为骨有机基质增多，但矿物化发生障碍。临床上常有胃肠吸收不良、脂肪痢、胃大部切除病史或肾病病史。早期骨骼 X 线常不易和骨质疏松区别。但如出现假骨折线（Looser 带）或骨骼变形，则多属骨软化症。生化改变较骨质疏松明显。

（2）骨髓瘤典型患者的骨骼 X 线表现常有边缘清晰的脱钙，须和骨质疏松区别。患者血碱性磷酸酶均正常，血钙、磷变化不定，但常有血浆球蛋白（免疫球蛋白 M）增高及尿中出现凝溶蛋白。

（3）遗传性成骨不全症可能由于成骨细胞产生的骨基质较少，结果症状如骨质疏松。血及尿中钙、磷及碱性磷酸酶均正常，患者常伴其他先天性缺陷，如耳聋等。

（4）转移性癌性骨病变临床上有原发性癌症表现，血及尿钙常增高，伴尿路结石。X 线所见骨质有侵蚀。

【中医治疗】

（一）辨证分型

1. 瘀阻实证

证候：肢体肿痛，胸胁刺痛，脘腹胀痛，痛有定处，肿块坚硬，大便干，小便涩，舌紫有瘀斑，脉象沉弦。

治法：活血化瘀，攻下软坚。

主方：蟾酥丸、抵当丸、大黄䗪虫丸。

2. 毒热炽盛型

证候：发热身痛，口干舌燥，头痛，大便干结，小便黄赤，局部红肿，灼热压痛，舌苔黄，脉弦数。

治法：清热解毒。

主方：黄连解毒汤或清营汤加减。

3. 肝肾亏虚型

证候：头晕目眩，耳鸣，腰脊酸软，肢体无力，步履艰难，遗精、阳痿或月经不调，舌红少苔，脉细数。

治法：补益肝肾。

主方：调元肾气丸，或六味地黄丸加补中益气汤。

4. 气血不足型

证候：久病体虚，精气耗伤，心慌气短，腰酸腿软，面色苍白，头晕目眩，舌淡少苔，脉沉细。

治法：补益气血。

主方：当归鸡血藤汤，补益消癌汤加减。

5. 癥瘕积聚型

证候：肿块坚硬难化，疼痛不适，纳差腹胀，舌暗苔腻，脉滑。

治法：消癥祛瘕，软坚散结。

主方：抵当丸。

（二）中成药

1. 喜树碱制剂

（1）喜树碱片剂：每片0.4g，内含生药2g。用量及服法：每次服5~6片，每日3次。功效及适应证：解毒散结，用于白血病及骨肿瘤。不良反应：恶心、呕吐、腹泄，血尿。

（2）喜树碱注射液：2ml安瓿中含喜树碱5mg。用量及用法：每次2ml，每日1次，肌内注射。功效及适应证同片剂。

2. 癌敌注射液

2ml安瓿，每毫升含5mg。用量及用法：每次10~20mg，每天2次，肌内注射。功效及适应证：解毒散结止痛，用于多发性骨髓瘤及其他癌肿，并有提高白细胞的作用。

3. 三棱莪术注射液

用法及用量：每次2ml，每日2次，肌内注射。功效及适应证：活血化瘀，用于各种癌症。

4. 核桃注射液

用量及用法：肌内注射，开始用25%或50%的浓度，每日一次，剂量酌定，两周后改用5%或10%的浓度，2~3个月为一疗程，如病情需要时可继续使用；静脉注射，每次5ml，加入生理盐水或葡萄糖20ml内缓慢推注，每日1~2次，1~2周为一疗程，以后改为肌内注射。

（三）简易疗法和偏方

1. 三骨汤

骨碎补、补骨脂、透骨草。用法：按病情酌量，水煎服。适应证：补肝肾，壮筋骨。适用于骨肿瘤疾患。

2. 大车螯散

车螯 1 个，大戟 15g，芫花（醋炒）15g，漏芦 15g，炙甘草 15g，槟榔 15g，甘菊（去梗叶）1g，大黄 1g，腻粉 0.3g。用法：共为末，每服 6g，车螯粉、腻粉拌和。于更初用瓜蒌酒下。适应证：破积消癥，用于骨关节恶性肿瘤。

3. 大黄䗪虫丸

大黄 1 份，黄芩 2 份，甘草 3 份，桃仁 1 份，杏仁 1 份，芍药 4 份，干漆 1 份，虻虫 1 份，水蛭 1 份，蛴螬 1 份，䗪虫半份，蜜糖适量。用法：共为细末，炼蜜为丸如绿豆大，每服 5 丸，日服 2 次，黄酒送下。适应证：祛瘀生新，通络攻毒，用于骨肿瘤瘀阻实证。

4. 抗癌止痛散

三七 1 份，重楼 1 份，延胡索 1 份，山慈菇 1 份，芦根 1 份，黄药子 1 份，川乌 1 份，冰片 2 份。用法：共研细末，每服 3g，每日 3 次。适应证：行气止痛，用于骨肿瘤疼痛。

【西医治疗】

1. 放射治疗

利用放射线或放射性同位素对肿瘤的直接杀伤作用以达治疗目的。这是目前治疗恶性肿瘤的一个重要方法，而且已成为一门专门技术和专门学科，此不赘述，仅就放疗适用于骨肿瘤一些问题简介如下。

（1）适用放疗者：良性肿瘤中的血管瘤、动脉瘤样骨囊肿，恶性肿瘤中的尤文肉瘤、恶性淋巴瘤、骨髓瘤等。因放疗后几年或十余年后局部放疗还有恶变可能，故除多发或手术困难部位的肿瘤外，一般不采用放疗。

（2）辅助性放疗：有些肿瘤手术不够彻底，如脊椎、骨盆部位，术前、后皆可放疗，以减少复发。有些恶性肿瘤，放疗与化疗并用，常可收到良好效果，如骨髓瘤、恶性淋巴瘤等。

（3）姑息性放疗：某些发展快、症状严重的肿瘤，有时放疗可暂时缓解症状。

（4）禁用放疗者：如良性骨来源的肿瘤和软骨来源的肿瘤，因放疗可促进恶变。

2. 化学药物治疗

即化疗，是利用化学药物抑制或杀伤肿瘤细胞，以达到治疗目的。这种疗法近年逐渐上升到重要地位，他的有效作用在于杀伤实体瘤，同时也能控制亚临床病灶。抗癌药物种类很多，现仅介绍常用于骨肿瘤的几种药物。

（1）烷化剂：具有烷化基因，能和细胞中蛋白和核酸中的氨基、巯基、羟基等作用，破坏细胞分裂，导致瘤细胞死亡。常用的有如下几种。

①盐酸氮芥：用作体外循环动脉灌注，每 10 分钟注入 10mg，一次灌注总量为 40～60mg。

②环磷酰胺：静脉滴注，一次大剂量为 600～1000mg。总量为 8～10g。

③噻替派：常用于局部注射，每次用 10～20mg。总量 300mg。

④抗代谢药：其中以抗叶酸代谢的氨甲喋呤（MTX）为主，且以大剂量为好，100～150mg/kg，一次 3～10g 或更多。注射 6 小时后必须用甲酰四氢叶酸钙解毒。给

药前一日和当日需输液，碱化尿液，维持尿量在每日300ml左右。

（2）抗生素

①阿霉素：每次疗程60～90mg，分2～3次静脉滴入。总量450mg。对心脏有损害。

②丝裂霉素C（自力霉素C）：一次静脉滴注4mg，总量为40mg。

③争光霉素：30mg静脉滴注，总量300mg。

④植物药：常用长春新碱，每次1～2mg静脉滴注。总量10mg。

⑤顺铂（CDDP）：每次20mg/d，连续用5～6日，一次疗程150mg左右，静脉或动脉滴入。

化疗方案多为综合用药，有协同作用的药物合用后效果更好。化疗中毒症状有骨髓抑制。必须定期检查血常规。凡白细胞低于3×10^9/L，血小板低于50×10^9/L时应停药；胃肠功能紊乱，肝肾功能损害者，一方面定期检查，同时配合中药治疗，常可收到良好效果。

3. 免疫治疗

免疫学是近20年才发展起来的一门新的学科，它涉及面积极为广泛，内容丰富。免疫疗法就是应用免疫学的方法，使机体产生免疫反应，用以制止癌瘤的生长。动物实验证明，免疫反应可以消除瘤细胞的小病灶，因此手术后残留的少量瘤细胞，可以通过免疫疗法来杀灭，而延长患者生命。

4. 手术治疗

（1）刮除术：主要适用于一些良性骨肿瘤及瘤样病变，术中遗留的空腔可予以植骨。此种手术简单，破坏正常组织少，术后功能好。但是因手术在肿瘤中进行，不彻底，易复发。

（2）切除术适用于良性和生长缓慢低恶性度的骨肿瘤。要求骨膜外暴露，在肿瘤周围或正常骨质内切除，遗留残缺，可植骨。

（3）截除术：适用于低恶性度及早期诊断的恶性骨肿瘤。要求截除连同肿瘤的一段骨骼，应在正常组织内进行手术。截除缺损区，有的不必处理。需要恢复骨连续性者，可用异体/假体或采用灭活再植术等法。

（4）截肢及关节离断术：对高度恶性肿瘤、复发的恶性骨肿瘤，不能施行截除术保留肢体者，应考虑牺牲肢体，防止肿瘤扩散、转移，以挽救患者生命。此类手术给患者造成损害严重，所以决定手术之前，必须经过周密研究，充分讨论。

【预防与调护】

（1）增强体质，提高抗病能力，避免外伤，外伤后需及时正确的处理，有些肿瘤与外伤未及时处理或处理不当有关。

（2）骨肿瘤无论良性或恶性，宜早诊断，早治疗，有些良性肿瘤，其中有可能发生恶性变。对于恶性骨肿瘤，早诊断，早治疗，效果要好得多。对并发病理性骨折的患者要用石膏外固定，避免加重损伤，减轻疼痛，争取修复。

（3）晚期恶性骨肿瘤患者往往全身情况很差，注意饮食调养，清洁卫生。若久病卧床不起者，应注意防止发生压疮等并发症；对止痛药的应用防止吗啡类、哌替啶等药物成瘾，可与其他止痛药交替使用。

【营养配餐】

（1）核桃仁150g，黑芝麻150g，蜂蜜250g，先将核桃仁及黑芝麻捣成泥状，再加入蜂蜜调匀，口服每次1匙，每日3次，服完后再按上法配制。

（2）薏苡仁30g，绿心豆30g，赤小豆30g，加水适量煮熟当粥，喝其汤或当粥食，每日1次。

（3）山羊血30g，猪肉丝60g，香菇、海米、豆腐、笋片适量，加入佐料煮熟成羹，佐餐食用。

（4）小麦30g，胡萝卜30g，加水煮熟成粥，每日1次。

（5）杏仁酥10g，豆腐100g，羊脑1具，加入佐料煮熟，佐餐食用。

（6）小苋菜50g，核桃6枚，加水共煮，喝汤食核桃，每日1次。

（7）慈姑片、玉兰片、香菇、猴菇适量，加入佐料同炒，佐餐食用。

（8）附片9g，瘦猪肉150g，加入佐料及水，文火焖煮4小时，食肉喝汤，一日内分2～3次服下。

（9）社仲12g，猪腰250g，加入佐料煮熟，佐餐食用。

（10）猪脊髓30g，牛脊髓30g，煮熟后服，每日1次。

【结语】

近十余年，由于电镜问世，免疫学、化学药物、中医药的进展，对骨恶性肿瘤的治疗上又有所突破。不过在发病学研究方面，仍处于盲目阶段，疗效也仍不理想，尚待进一步研究。

近年来，采用手术加中医中药，或手术加化疗、放疗、免疫治疗等综合治疗骨恶性骨瘤，可以延长患者生命，有的可以治愈。中医的扶正固本，主要是调动机体内部积极因素，提高人体自卫能力。从免疫角度看，与提高机体的免疫能力有相同的意义。有些能治疗肿瘤的中药，其药理作用与提高机体免疫力有关。如人参、灵芝能提高淋巴细胞和白细胞数量，仙灵脾能增加胸腺依赖细胞（T细胞）的数量，白花蛇舌草、夏枯草、山豆根、杨梅根、鱼腥草、银花、黄芩、黄连、大黄、丹皮有刺激网状内皮系统增生，增强吞噬的作用。人参、蝮蛇能促进抗体生成，仙灵脾、黄芪、洋金花、夏枯草、山豆根、麻黄、丹皮、秦艽、防己、枳壳、枳实、牛膝等有抗过敏反应、抗敏介质、抗组织胺和抗乙酰胆碱的作用，洋金花可使溶瘤细胞酶增加。当肿瘤患者产生某种病毒感染时，产生干扰素，干扰致癌病毒或癌变细胞的生长。从而看出中药治疗肿瘤，还有广阔的发展前景。

二、骨肿瘤的分类及发生率

原发性骨肿瘤是指来源于骨、软骨及其附属组织（如肌肉、肌腱、血管、神经等）的肿瘤，发病率并不高，我国原发性骨肿瘤约占全身肿瘤的2%～3%。据美国统计的资料，原发性恶性骨肿瘤的发病率大约为每年10/100万人口。

在良性骨肿瘤中，最常见的是骨软骨瘤，其次为软骨瘤、骨巨细胞瘤、骨样骨瘤等。在恶性肿瘤中，依次为骨肉瘤、软骨肉瘤、尤文氏肉瘤。

原发性骨肿瘤一般以病理组织学为依据，按肿瘤的组织来源进行分类。世界卫生组织 1963 年组织了美国、意大利、荷兰等国的学者制定了一个骨肿瘤的试行分类，1993 年由 Sehajowicz 等 13 位病理专家重新修订。

（一）成骨性肿瘤

1. 良性

（1）骨瘤

（2）骨样骨瘤

（3）良性骨母细胞瘤

2. 恶性

（1）骨肉瘤

（2）皮质旁骨肉瘤

（二）成软骨性肿瘤

1. 良性

（1）软骨瘤

（2）骨软骨瘤

（3）软骨母细胞瘤

（4）软骨黏液样纤维瘤

2. 恶性

（1）软骨肉瘤

（2）皮质旁软骨肉瘤

（3）间叶性软骨肉瘤

（三）骨巨细胞瘤

（四）骨髓肿瘤

（1）尤文氏肉瘤

（2）骨淋巴肉瘤

（3）骨髓瘤

（五）脉管肿瘤

1. 良性

（1）血管瘤

（2）淋巴管瘤

（3）血管球瘤

2. 中间型

（1）血管内皮瘤

（2）血管外皮瘤

3. 恶性

血管肉瘤

（六）其他结缔组织肿瘤

1. 良性

（1）成纤维性纤维瘤

（2）脂肪瘤

2. 恶性

（1）纤维肉瘤

（2）脂肪肉瘤

（3）恶性间叶瘤

（4）未分化肉瘤

（七）其他肿瘤

（1）脊索瘤

（2）长骨牙釉质瘤

（3）神经鞘瘤

（4）神经纤维瘤

（八）未分类肿瘤

（九）肿瘤样疾病

（1）孤立性骨囊肿

（2）动脉瘤样骨囊肿

（3）临关节性骨囊肿

（4）非骨化性纤维瘤

（5）嗜酸性肉芽肿

（6）骨纤维结构不良

（7）骨化性肌炎

（8）甲状旁腺功能亢进性棕色瘤

三、常见良性骨肿瘤

（一）骨瘤

骨瘤是良性肿瘤，绝大多数位于颅骨、颌面骨，最好发于颅窦，如额窦和上颌窦。多见于成人，好发于男性。由于其发展缓慢，可长期无症状，故可能在儿童或青春期即已发病。

多发性骨瘤合并小肠息肉、软组织纤维瘤和上皮样囊肿称为 Gardner 综合征。

1. 临床表现

骨瘤常常在很长时间内无症状，偶在 X 线检查时才发现。当肿瘤压迫周围组织引起疼痛，或影响颅窦的内容物引流出现鼻窦炎或引起眼眶畸形时才出现症状。少数病例向颅内发展或进人眼眶可引起相应症状。个别生长在肢体上的肿瘤则以生长缓慢、症状极为少见为特征。

2. X 线特征

较典型。肿瘤在颅窦内生长并在窦壁上有相当宽的基部，表面平滑，边缘清楚，显示为致密成熟的半圆形皮质骨。

3. 病理学特征

大体观察，骨瘤为表面光滑、覆盖着骨膜、突出于颅骨骨板的肿块。显微镜下骨瘤与正常骨结构区别不大，在成骨性的结缔组织内形成丰富的新骨组织。骨小梁粗大、互相连接成网状。

4. 治疗与预后

对无症状的骨瘤不需治疗。如出现症状可手术切除。完全切除后极少复发，无恶变报道。

（二）骨软骨瘤

又称外生骨疣，是最常见的良性骨肿瘤。好发于男性，有单发及多发。最常发生于股骨远端、胫骨近端和肱骨近端，发生于躯干者少见。

1. 临床表现

早期多无症状。主要症状体征是无痛性局部不活动的硬块缓慢长大，有的引起局部畸形，肿瘤可压迫邻近骨骼产生变形。少数近骨骺处、形体较大的肿瘤可影响关节功能。进人成年期后肿瘤即停止生长。如肿瘤突然增大，或停止生长后再次开始生长，则有恶变的可能。

2. X 线特征

骨软骨瘤的 X 线表现典型，其特征为宿主骨的骨皮质呈指状向外突出，肿瘤的松质骨与干骺端松质骨延续，因基底形状不同，分为广基与带蒂两型。瘤体边界清楚。

3. 病理学特征

肿瘤大体观察形态各异，一般分为基底与冠部两部分。冠部为软骨层，形成软骨帽。镜下肿瘤分为三层，表层为纤维组织，基底部由海绵状松质骨构成，中间为软骨层，主要为透明软骨。

4. 治疗与预后

如肿瘤无症状，不需治疗，但应随诊观察。当肿瘤出现症状，影响功能，或静止后突然增大有恶变可疑时，则应手术切除。预后良好，一般不易复发。约 1% 的骨软骨瘤可发生恶变。如发生恶变，应尽早手术切除。

5. 多发性骨软骨瘤

又称遗传性多发性骨软骨瘤，好发于男性，以四肢长骨干骺端发病率最高，多合并骨骼畸形。X 线表现为广基和带蒂型骨突起，呈多发对称性，形态多样，受累骨增粗变宽，约 5% ~25% 可发生恶变。手术一般仅切除较大者或引起症状的肿瘤。为矫正肢体畸形可行截骨术。

（三）软骨瘤

软骨瘤又称内生软骨瘤，是由分化良好的软骨组成的良性骨内肿瘤。有单发和多发。发病率仅次于骨软骨瘤。多发于 10 ~50 岁之间，男性略多于女性，最好发于手部指骨，也可见于四肢长骨和躯干骨，足部少见。

1. 临床表现

生长缓慢且症状轻。主要症状是轻微疼痛与压痛。位于浅表者有局部肿胀，合并病理骨折后会出现畸形与疼痛。位于长骨者可呈梭形膨胀。患部功能轻度受限。

2. X 线特征

软骨瘤位于髓腔内，表现为边界清楚的局限性溶骨性破坏。病变中可见形状不规则的小骨脊，有时可见小斑点状或小环状的钙化影，骨质膨胀变薄，边缘硬化，无骨膜反应。可合并病理骨折。

3. 病理特征

大体观察肿瘤组织为灰白色，呈半透明状或熟米样，部分部位呈黏液样改变。镜下所见肿瘤主要由软骨细胞和软骨基质构成，软骨细胞排列成分叶状，大小不一，可见黏液变和钙化。

4. 治疗与预后

单纯刮除术后可复发。在刮除病灶后应以化学药物烧灼瘤壁，如石炭酸溶液、50%氯化锌溶液等，并植骨。位于躯干和长骨的软骨瘤以截除为宜。如有恶变则需切除病变。

5. 多发性内生软骨瘤

较少见。多发性内生软骨瘤好发于男性，临床症状主要是多发性肿块，局部膨胀，常合并各种畸形。可行肿瘤刮除术。肢体畸形可行截骨术。较单发性内生软骨瘤易复发和恶变。如发生于肢体的多个病变同时合并发育畸形则称为 Ollier 病。Maffucci 综合征是指多发性内生软骨瘤合并皮肤或软组织的血管瘤。

（四）骨囊肿

孤立性骨囊肿是常见的骨内良性、膨胀性瘤样病变，好发于儿童和青年，男性多见，好发于肱骨和股骨近端。

1. 临床表现

常无自觉症状，或仅有轻微疼痛或压痛，多数患者在外伤后发生病理骨折始被发现。

2. X 线特征

为均一透光的圆或椭圆形病变，多位于干骺端，边界清楚，皮质变薄，无骨膜反应，囊肿内可有骨嵴，但无真正的分格。有时合并病理骨折。

3. 病理特征

肿瘤大体观察为灰白色膜状纤维组织碎片，可附有少许刮下的碎骨。囊内含淡黄色清亮液体，囊壁光滑，有骨嵴向囊内突出但并不形成间隔。骨皮质菲薄。镜下囊壁由纤维结缔组织构成。可见散在的多核巨细胞、含铁血黄素等。伴骨折时局部可见骨痂形成。

4. 治疗与预后

预后好，罕见恶变。单纯刮除术后可复发。在刮除病灶后应以深低温冷冻或化学药物烧灼瘤壁并植骨。近年开展的囊内注入皮质激素药物也有较好疗效。

四、骨巨细胞瘤

骨巨细胞瘤是侵袭性肿瘤，富于血管，肿瘤组织中散布大量破骨细胞型多核巨细胞，故又称破骨细胞瘤。是我国常见的肿瘤，多发于青壮年，男女发病率相近。好发于四肢长骨的干骺端，以股骨下端和胫骨上端多见。也可发生于脊柱和骨盆。约30%的骨巨细胞瘤是恶性。

（一）临床表现

主要症状是患处疼痛和压痛。位于浅表部位者，早期即可出现局部肿胀或形成肿块，表面皮温升高，如肿瘤生长过大、或穿破骨皮质形成软组织包块，表面皮肤可呈暗红色，静脉充盈扩张。因肿瘤侵犯使骨皮质膨胀变薄时，压之似乒乓球状。位于脊柱的肿瘤可并发脊髓压迫症状。少数患者可并发病理骨折。如局部疼痛剧烈，肿瘤迅速长大，或并发全身症状，为恶性骨巨细胞瘤的表现。

（二）X线特征

具有典型的X线表现。肿瘤呈溶骨性破坏，常位于长骨的干骺端，破坏直达关节软骨下骨，呈偏心性生长。受累骨皮质变薄、膨胀，形成菲薄的包壳。瘤腔内残存的骨性间隔相互交错形成肥皂泡状阴影。与正常骨界限清楚，无骨膜反应。恶性骨巨细胞瘤则表现为生长迅速，破坏区边界模糊不清，骨性包壳破坏，侵犯软组织形成肿块。

（三）病理特征

肉眼所见肿瘤组织呈褐红色，质松脆，含血丰富，常见因出血、坏死而形成大小不等的空腔，内含棕红色液体。镜下见肿瘤由间质细胞与多核巨细胞组成。间质细胞是肿瘤的主要成分，代表着肿瘤的性质。1940年Jaffe等按间质细胞的分化程度、多核巨细胞形态与多少将骨巨细胞瘤分为三级。该病理学分级与肿瘤的临床生物学行为及预后并不肯定相符，但仍有一定的参考价值。有些作者将骨巨细胞瘤只分为良恶性或低度恶性与恶性。

Jaffe的分级为：

Ⅰ级为良性骨巨细胞瘤，间质细胞分化好，形态大小一致，异型性不明显，数量少。多核巨细胞体积大、核多，数量多，均匀散布于间质细胞之间。

Ⅱ级为中间型骨巨细胞瘤，间质细胞多，呈漩涡状排列，有异型性。多核巨细胞数目少，体积小，分布不均，可出现轻度间变。

Ⅲ级为恶性骨巨细胞瘤。间质细胞数量极多，分化极差，有明显间变，排列密集，呈不规则的漩涡状。多核巨细胞少，大小不一，体积较小，散在分布。

（四）治疗与预后

骨巨细胞瘤的治疗应根据肿瘤的部位、良恶性程度、有无病理骨折或合并关节的变形等选择应用肿瘤刮除或根治性切除手术。恶性骨巨细胞瘤尚需辅以化疗和放疗。良性骨巨细胞瘤单纯刮除术后复发率可达30%～50%，瘤壁经冷冻或化学物质烧灼后（如石炭酸溶液、50%氯化锌溶液）术后复发率可降至10%～20%以下。有报道局部广泛切除术疗效甚佳，复发率极低。但良性骨巨细胞瘤一般采取刮除术。

恶性骨巨细胞瘤、或关节附近的良性骨巨细胞瘤合并病理骨折肿瘤侵入周围软组织，可行肿瘤所在的大段骨段及软组织包块一并切除。骨缺损采用异体骨关节移植或人工关节置换术。累及脊柱的病变因不能像肢体病灶一样刮除彻底，可于术后行预防性放疗。

五、恶性骨肿瘤

（一）骨肉瘤

骨肉瘤是最常见的原发性恶性骨肿瘤，其特征是瘤细胞能直接形成肿瘤骨样组织。年发病率约为（0.11～0.28）／（10 万人口），占人类恶性肿瘤的 0.2%。男性多于女性，最好发于青春期。好发部位依次为股骨远端、胫骨近端和肱骨近端，约占骨肉瘤总数的 3/4。也可发生于其他长骨和躯干骨。骨肉瘤可分为原发与继发。继发性骨肉瘤是指在原先某种骨疾患基础上发展而来，如骨母细胞瘤、软骨瘤、骨软骨瘤等，但少见。骨肉瘤恶性程度高，预后差。

1. 临床表现

早期症状常是性质不同的疼痛，初为间断性，后为持续性，休息不能缓解。随病程进展出现局部肿胀、皮温增高、表面静脉曲张等。因疼痛或肿瘤侵犯关节可伴有功能障碍。部分患者合并病理骨折。如有肺部转移则出现咳嗽、胸痛、咳血甚至呼吸困难。

骨肉瘤可有全身症状，如发热、消瘦等。化验检查有贫血、血沉加快、碱性磷酸酶增高等。碱性磷酸酶在手术切除后降低，肿瘤复发后又可增高，可作为预后的检测指标。

2. X 线特征

骨肉瘤的 X 线表现是其病理变化的反映，复杂多样。好发于干骺端。其基本 X 线表现有：①肿瘤性骨破坏和软骨破坏。破坏呈浸润性弥漫性，边界不清，可与瘤骨混合存在，肿瘤也可侵及骺板、骨骺和关节软骨。②瘤骨形成。是骨肉瘤的特征性改变。表现为形态多样、密度不均、排列紊乱的致密影。③骨膜反应。是肿瘤破骨与成骨活动引起改变，表现为层状、梳状、放射状。肿瘤向软组织内发展，原有增生的骨膜破坏，并在软组织内形成瘤骨，呈三角状，称为 Codman 三角。④软组织改变。肿瘤生长迅速，侵入软组织中形成肿块，密度较正常软组织高，边界不清。

3. 病理特征

骨肉瘤由明显间变的瘤细胞组成，能直接产生肿瘤性骨样组织。瘤细胞大小形状不一，易见病理性核分裂像。肿瘤样骨样组织构成不规则的编织状，是骨肉瘤的组织学特点。但骨肉瘤成分复杂，各例组织结构差异较大，因此又分为若干组织亚型：骨母细胞型、软骨母细胞型、纤维母细胞型、混合型及血管扩张型等。

4. 治疗与预后

早年单纯行根治性截肢，5 年生存率为 10%～20%，80% 左右的患者在术后 1～2 年内死于肺转移。近年来骨肉瘤综合治疗特别是辅助化疗使术后 5 年生存率提高到 50%～60%。并根据患者的分期选择行保肢手术。目前常用的保肢手术方法有自体骨移植、异体骨移植、人工关节置换及肿瘤灭活再植术。

在原发性恶性骨肿瘤中，骨肉瘤对化疗较为敏感。目前通行的方法是超大剂量、联合药物化疗，手术前即开始。术前化疗的意义是杀灭体内的微小转移灶，并根据术后组织学检测肿瘤细胞的坏死率来选择敏感药物及判定预后。常用化疗药物有氨甲喋呤、阿霉素、顺铂、异环磷酰胺、长春新碱等。骨肉瘤化疗反应剧烈、花费大，应在有经验的肿瘤治疗中心进行。

一旦发生肺转移，患者多在 6 个月左右死亡。除化疗外，局部放射治疗或手术切除转移灶对肺转移有一定疗效。

（二）软骨肉瘤

软骨肉瘤的发病率仅次于骨肉瘤，其特点是肿瘤细胞能形成软骨而不是形成骨。男性多于女性，好发年龄 30~70 岁，较骨肉瘤发病年龄晚。好发部位为股骨、骨盆、肱骨近端、肩胛骨、胫骨近端等。也可发生于其他长骨和躯干骨。软骨肉瘤可分为原发与继发。继发性软骨肉瘤多来自于软骨瘤、骨软骨瘤等。软骨肉瘤预后较骨肉瘤好。

1. 临床表现

主要症状为疼痛和肿胀，并形成质地坚硬的肿块，症状轻，生长缓慢，病程长。如肿瘤发生在脊柱、骨盆，压迫神经会引起相应症状。肿瘤侵犯关节可伴有功能障碍。病理骨折发生少。部分患者碱性磷酸酶增高。

2. X 线特征

瘤体大部位于骨内者为中心性软骨肉瘤，其特点是骨内溶骨性破坏，边界不清，可穿破骨皮质形成软组织包块。肿瘤内可见小环状、棉絮状或斑片状钙化影像。瘤体大部位于骨外者为周围性软骨肉瘤。肿瘤除可见钙化影像外，并可见于骨干呈直角的放射状骨针，相邻部位的骨髓腔可不受侵犯。

3. 病理特征

瘤体为蓝白色，略带光泽，呈半透明状，或似熟米，质脆，呈分叶状。肿瘤中有的部位呈胶胨状黏液物质，并形成大小不等的囊腔，可见黄色钙化灶。镜下主要由肿瘤性软骨细胞和细胞间软骨基质组成，因肿瘤的分化不同而有不同的细胞形态表现。

4. 治疗与预后

根据软骨肉瘤侵犯范围、恶性程度、所在部位，可行局部切除术或截肢术。软骨肉瘤生长缓慢，转移发生较少较晚，10 年生存率约为 40%。对化疗与放疗均不敏感。

（三）纤维肉瘤

纤维肉瘤约占软组织肉瘤的 10%，原发与骨的纤维肉瘤少见。男性多于女性，可于任何年龄发病。好发部位为大腿、躯干等。儿童好发于手和足。

1. 临床表现

表现为单一的球形肿块，或呈分叶状，质地硬，边缘清楚。除非压迫神经引起相应症状，绝大多数无明显疼痛。

2. X 线特征

无特征表现，偶尔可见钙化影，并可侵蚀相邻的骨骼。CT 和 MRI 显示清楚。

3. 病理特征

肉眼所见瘤体呈致密瘢痕状或粉红色胶冻状。镜下见肿瘤由瘤性成纤维细胞和胶原纤维组成。因肿瘤细胞分化程度不同决定肿瘤有不同恶性程度。

4. 治疗与预后

行根治性切除。如切除不净易复发，局部复发率可达 50%。有时需要做截肢。并可转移到肺、骨骼和肝脏。预后取决于组织学分级。化疗、放疗仅能取得中度或不肯定的疗效，只能作为辅助治疗。

（四）尤文氏肉瘤

尤文氏肉瘤是起源于骨髓的恶性肿瘤，发病率仅次于骨肉瘤和软骨肉瘤。男性多于女性，好发年龄为 10～20 岁，较骨肉瘤发病年龄早。长骨好发部位为股骨、肱骨、胫骨，躯干骨好发于骨盆、脊柱和肩胛骨等。

1. 临床表现

最早出现的症状为疼痛，间断发作且轻微，以后逐渐加剧。发病后不久出现局部肿胀。伴有全身症状者如发热、消瘦、贫血、血沉加快、嗜中性粒细胞增高提示预后不佳。早期通过血行转移到肺、肝等脏器。易误诊为骨髓炎。

2. X 线特征

X 线表现复杂多样。好发于干骺端及骨干。其基本表现有：①骨破坏。其特点是沿髓腔及骨皮质的哈佛氏管和伏克曼氏管浸润蔓延，形成筛孔状和虫蚀状骨质破坏。②骨膜反应。呈葱皮状和针状骨膜增生，可形成 Codman 三角。③软组织肿块。

3. 病理特征

肉眼观察瘤组织主要位于骨髓腔内，呈灰红色，常有出血和坏死。镜下见瘤细胞呈圆形和多角形，形态一致。瘤组织被纤维组织分隔成大小不等的片块，肿瘤周围有反应性新生骨。

4. 治疗与预后

尤文氏肉瘤病程进展迅速，早期可发生转移，对化疗、放疗均敏感。在未应用化疗前，5 年生存率低于 10%。单独应用放疗局部复发率可达 30% 以上。应用联合药物化疗（长春新碱、环磷酰胺、阿霉素等）5 年生存率可达 50% 以上。因此，手术及化疗仍是主要的方法。有些部位不能手术切除，可在化疗的基础上联合局部放疗。

（五）继发性骨恶性肿瘤

继发性或转移性骨肿瘤是指由骨外其他组织、器官的恶性肿瘤经循环系统转移至骨，包括癌症和肉瘤，以骨转移癌多见。好发于中老年人。发病率超过原发骨肿瘤。明显好发于脊柱、骨盆、股骨近端和肱骨近端，常为多发性。原发病主要来自于乳腺、肺、前列腺、甲状腺、肾等器官的癌症。

1. 诊断原则

癌症患者出现骨骼肌系统的疼痛与功能障碍是提示骨转移的早期信号，部分患者会发生病理骨折。X 线平片常可查见骨转移病灶，多为溶骨性破坏，少见成骨性改变或混合型。边缘不清，一般不形成软组织肿块。核素骨扫描可一次发现全身骨骼系统的多处病变，CT、MRI 检查可更清晰了解病灶特征。部分患者是先发现骨转移，再追踪查见原发肿瘤。病理检查发现骨内病变有原发癌的细胞学特征和组织学结构，即可确诊。

2. 治疗原则

多数骨转移癌患者年龄较大，全身情况差，生存期限一般在 1～2 年之内，患者的全身情况直接影响对治疗的接受程度和预后。因此，治疗选择必须个体化，并充分考虑到患者与家属对治疗的期望，目的是提高患者终末期的生存质量，减轻痛苦。骨转移癌的治疗分为两部分：针对原发肿瘤的治疗和骨转移病灶局部治疗。局部转移病灶可采取放疗和手术治疗。放疗能减轻疼痛，控制肿瘤发展。骨转移癌的手术治疗适应证可考虑为：①长骨病理骨折或有骨折危险性。②脊柱不稳定或脊髓受压。在长骨做预防性的髓内固定或病变切除、骨段移植髓内固定或人工关节置换。在脊柱则行减压术及内固定术。此外，止痛和应用二磷酸盐类药物也是骨转移癌治疗中的重要内容。

第五章　创伤急救

第一节　创伤急救处理

创伤是指机体受到外界某种原因，如机械（打击、钝挫、挤压等）、物理性（高热、冷冻、电流、放射等）、化学性（酸、碱、毒气等）和生物性（虫、蛇咬等等）因素所造成的皮肤、皮下组织、骨骼和其他器官的损伤。急救是指在现场对危重伤员采用的一种紧急医疗措施。其目的在于挽救伤员的生命，并防止其进一步恶化，尽量减少其痛苦和并发症。

【临床表现与诊断】

创伤可以引起很多症状，这里举例说明。

（1）如患者出现烦躁，焦虑或激动，面色苍白，发绀，皮肤湿冷，颈静脉及外周静脉不充盈，甚至萎缩，脉细数，尿量减少，呼吸困难，口渴，出汗，这是创伤性休克的临床症状。

（2）如患者呼吸加快，有呼吸窘迫感，可无明显呼吸困难和紫绀，但用一般的吸氧法不能得到缓解或患者有明显的呼吸困难和紫绀，呼吸道分泌物增多，肺部有罗音，X线胸片有广泛性点、片状阴影。多数患者有意识障碍，如烦躁、谵妄或昏迷。体温可升高，白细胞计数增多，这是创伤后发生呼吸窘迫综合征的表现。

（3）如患者受伤部位有压痕，迅速肿胀，并持续增剧，皮肤发硬，有水疱，片状红斑及皮下淤血，远端皮肤发白发凉。伤后 1~2 次排尿时出现茶褐色或棕红色，或 24 小时尿量不足 400ml 则多见创伤后引发的挤压综合征。创伤可致多种疾病的发生，这里就不一一列举。

【中医治疗】

中医讲急则治其标，缓则治其本。故如当遇到急症时，一定要治疗目前较严重的症状。如创伤引起闭合性骨折的患者，当患肢出现疼痛，肿胀，运动及感觉障碍，血管搏动减弱，则此时可能出现了肌筋膜间隔综合征，故此时要切开减压就先不要处理骨折的问题。类似的情况还有很多，这里就不一一列举。

（一）紧急治疗

遇到创伤的患者，应保持其呼吸道通畅，有急性大出血者，应及时有效的进行止血。出现休克者，应积极进行抗休克的治疗，同时可采用针刺或指压人中、十宣、涌泉、列缺等穴位，以提高循环及呼吸的兴奋和人体的应激能力。

（二）内服中成药

（1）云南白药，用量一般为每次 0.2~0.3g，症状较重的每次服 0.5g，每日 2~3 次。该药盒内装有保险子，凡遇较重的跌打损伤，可先用黄酒送服 1 粒，但轻症及其他病症不可服用。孕妇不能服用本品，在服用期间，忌食蚕豆、鱼类、辛辣、酸冷等刺激性食物。

（2）三七伤药片，每次服 3 ~ 5 片，每日 3 次。孕妇慎服。

（3）中华跌打丸，每次服 1 丸，每日 2 ~ 3 次。孕妇忌服。

（三）外用中成药

（1）正红花油：主要用于救急止痛，消炎止血。只可外搽，不可内服。

（2）治伤酊：具有活血祛瘀、消肿止痛的功能。使用时，涂擦患处，每日数次。本品专供外用，切忌内服。

（四）简易疗法和偏方

（1）葱白、砂糖各适量，共捣烂如泥，敷于患处，盖以纱布，以纱布固定，每日更换一次。主治跌打肿痛。

（2）野菊花洗净阴干，每 30g 野菊花加童便和酒 1 碗煎汤内服。主治跌打损伤血流不止。

（3）绿茶 2g、珠兰 20g、甘草 10g。加水 400ml，煎沸 5 分钟，分 3 次饭后饮服。主治跌打损伤，外伤出血。

【西医治疗】

1. 抢救休克

严重开放性损伤多合并创伤性休克，必须立即采取平卧位，和安静、保温、输液、输血和给氧等紧急措施。

2. 止血

视伤口和血管损伤情况与出血的严重程度采用暂时的（指压、加压包扎、止血带等）或彻底的（血管结扎、缝合、电凝止血等）止血法。一般用较厚的棉垫与纱布将伤口进行加压包扎，一般不使用止血带。外露组织及骨端在未清创前不宜还纳，以免将污染物带入伤口深部而使清创不易彻底，以致增加感染的机会，可原位包扎固定即可。

3. 止痛、伤肢固定

如无呼吸困难或呼吸减慢者，可肌内注射哌替啶 50mg 或皮下注射 10mg，妥善固定伤肢以减少疼痛和避免继发性损伤。

4. 抗感染

抗生素的应用需有的放矢，在未作细菌培养和药敏试验前可使用广谱抗生素。如青霉素 80 万 U 皮试后肌内注射，每日 3 次，链霉素 0.5g 皮试后肌内注射，每日 2 次等。开放性损伤应常规注射破伤风抗毒素与气性坏疽抗毒血清，以预防特异性感染。

5. 局部伤口的处理

伤后 6 小时以内的伤口经彻底清创后可一期缝合。伤后 6 ~ 12 小时的伤口给予敞开，等待延期缝合。伤后超过 17 小时，不应进行彻底清创，只将血块及异物除去，轻轻冲洗伤口并建立充分引流，气性坏疽及某些颅骨开放骨折例外；进行清创时不宜采用止血带，以免健康组织缺血，增加辨别上的困难和伤口感染的机会。清创术宜用快刀切除一切失去生机的组织，对重要的有活力的组织结构，如大血管、主要神经等必须妥为保存，不能损伤，并注意修复；对切割伤、擦伤、裂伤的早期，伤口宜彻底清创后一期缝合，对刺伤者应挑出断留的异物，挤血以带出污染物，然后消毒包扎。对撕脱伤者应将撕脱组织及创面彻底清创，把撕脱组织的真皮以下组织完全切除，然后原位缝合真皮，覆盖创面，注意清除坏死组织及异物，消灭死腔，加压包扎、固定，以利皮瓣存活；对开放骨折要及时做彻底的清创处理，骨折断端是否作内固定可酌情处理，但必须妥善固定以利创面的处理和防止感染。对污染严重，清创不彻底的伤口，不允许一期缝合，可考虑延期缝合。有肌腱损伤不应作广泛切除，若不能修复应妥善覆盖，不使其暴露在外面；对肢体软组织损伤肿胀较重者，应作广泛的筋膜切开以减压，对战伤、火器穿透伤等，皮肤及皮下组织应敞开，不作一期缝合，但头面部伤可以缝合。

【营养配餐】

创伤后的营养配餐可参照骨折患者。创伤后机体因而产生严重的应激反应，能量消耗明显增加，同时也会影响胃肠道功能。胃肠功能减退，胃酸分泌物减少，小肠吸收不良致血钙降低，因此，宜采用高钙饮食。选用含钙较多的食物，如奶类，多吃蔬菜和水果，多补充蛋白质，足量维生素 C 可使胶原组织成熟，特别是葡萄等水果。适宜食物：主食及豆类的选择各类谷物随便选择，尽量多食用粗粮，多变换种类，如糙米、大米、莜麦、玉米、小麦粉、小米等；肉蛋奶类的选择以提供优质蛋白质和丰富的矿物质的食物为主，如禽蛋、瘦肉、猪血、牛奶、鱼、虾等；蔬菜类的选择宜多食用富含维 C 的新鲜蔬菜，如青椒、苦瓜、青蒜、番茄、韭菜、红枣、菜花等；水果的选择宜多食用富含维 C 或保健效果很好的新鲜水果，如柑、橙、梨子、葡萄、苹果、猕猴桃等。限制吸烟、饮酒、饮茶、饮咖啡。避免进食刺激性食物，尽量减少对消化道及呼吸道的刺激。

1. 花烧鱼肚

组成：水发鱼肚 600g，月季花 3 朵。

用法：水发鱼肚放锅内，烧沸炖 1 小时取出切块，用沸水略焯，捞出过凉。另锅将鱼肚入鲜汤 1.5L 中煨 20 分钟，去异味。炒锅上火，放麻油烧，下入调料，放鲜汤，汤沸后取葱、姜，鱼肚挤净原汤，放锅内，小火焖 30 分钟调味。鱼肚勾芡，将月季花 1 朵撕在鱼肚身上。另 2 朵月季花放盘内，鱼肚起锅，淋上鸡油，盖花上。烧好服食。治跌打损伤。

2. 童子鸡栀子花

组成：栀子花 6 朵，香菇（香菇食品）适量，小公鸡 1 只，冬笋少许。

用法：花朵取瓣，切细末，入碗，加清水、黄酒、味精、湿淀粉拌匀，撒上白糖溶化；香菇适量泡发，切片；小鸡 1 只宰杀，破肚除杂后再清洗干净。酱油、黄酒、生姜片、葱白、白糖调和成汁后，将鸡入调味汁中浸渍 1 小时。然后置大碗中，加冬笋片、香菇片上笼蒸 15 分钟，取出浇上栀子花茸，上笼再蒸 1 分钟熟食。主治跌打损伤。

3. 海棠花蒸茄子

组成：海棠花 50g，紫茄子 3 个，蒜茸、精盐、味精、麻油、食醋各适量。

用法：海棠花50g入锅，加水适量水煎沸，去渣后取海棠花汤汁，与紫茄子3个共放碗中隔水蒸熟，入蒜茸、精盐、味精、麻油、食醋各适量拌匀服食。主治跌打损伤。

4. 猪肉木瓜米粥

组成：猪肉200g，木瓜20g，粳米100g。

用法：猪肉洗净，切成小块；木瓜洗净，切成小片。将猪肉、木瓜、粳米同置锅中，加清水500ml，急火煮开3分钟，去浮沫，改文火煮30分钟，成粥，趁热食用。功效补虚续损，通络止痛。

5. 猪腰白芷饮

组成：猪腰子2只，白芷20g。

用法：猪腰子剖开，洗净，切成小块，开水浸泡2小时，去浮沫，清水再次洗净，置锅中，加清水500ml；加白芷，加黄酒、姜、葱、精盐等，急火煮开3分钟，文火煮30分钟，分次食用，连服2月。功效补气行气止痛。

6. 秋海棠花栗子粥

组成：栗子肉100g，粳米160g，冰糖30g（打碎），秋海棠花50g（去梗柄）。

用法：栗子肉去内皮，切碎米粒，与粳米入锅，加清水适量，旺火烧沸后改小火煮至米熟烂加入冰糖、秋海棠花，再用小火熬略煮，熟后服食。主治跌打损伤。

7. 桃根猪肉

组成：瘦猪肉150~200g，桃根100~150g。

用法：二物共入砂锅，加水适量。一开后改文火煮烂，临睡前服用。主治：消肿散结，活血止痛。用于，跌打损伤、血瘀。

8. 莴苣子乳没方

组成：白莴苣子30g、粟米6g、乌梅肉、乳香、没药各5g。

用法：白莴苣子和粟米分别炒香，与乌梅肉、乳香、没药共研细末，加蜂蜜（蜂蜜食品）少许做丸，每丸6g。每日1丸，温酒送服。功能活血壮腰，消肿止痛。主治跌打损伤。

9. 炸芙蓉山茶

组成：鲜白山茶花40朵，鸡蛋6个，清水60ml，淀粉100g、白糖50g，精制植物油（油食品）1L烧热。

用法：鲜白山茶花40朵去花萼，稍干，保持其花形；鸡蛋6个打开，去蛋黄、留蛋清，放碗中，加清水60ml、淀粉100g、白糖50g，搅匀成蛋清糊。炒锅上中火，放精制植物油1L（实耗约50ml）烧热，用筷子夹住白茶花，裹上蛋清糊，逐个依次下入油锅离开火，待油温降低后再上火，炸至浅黄色时捞出温食。主治跌打损伤。

【结语】

急救措施，应从现场开始，如大血管损伤在现场就应采取有效的止血措施。脊柱骨折脱位的伤员则应妥善搬运以免损伤脊髓，造成患者的截瘫。出现创伤性休克应初步纠正休克后，再行运送。开放性损伤者应现场初步包扎，保护伤口，以防继续污染，骨折部位应给予简单固定，以防止周围神经血管损伤，然后再转送。总之，对各种不同原因的损伤，都应及时判断损伤的程度和部位，并针对具体情况，分别采取有效的措施进行急救处理，以保证伤员的生命安全和减轻伤员的痛苦。

第二节 创伤性休克

　　创伤性休克是休克的一种。它是由于机体遭受严重创伤、重要脏器损伤等造成大出血或血浆丢失，使有效循环血量锐减。一般来讲，一次突然失血量不超过总血量的15%（约750ml）时，机体通过神经体液的调节，可代偿性地维持血压于正常范围；失血量达到总血量的25%（约1250ml）时，有效循环血量减少，微循环灌注不足，全身组织和器官的氧代谢障碍，即发生轻度休克；当失血量达到总血量的35%（约1750ml）时，即为中度休克；当失血量达到总血量的45%（约2250ml）时，为重度休克。除此之外，尚因剧烈疼痛、恐惧，加上组织破坏后分解产物的释放和吸收等因素可加重休克的过程。因此，创伤性休克较失血性休克病因病理复杂得多，其器官衰竭并发症发生率亦高于单纯的失血性休克，在治疗时应注意密切观察和及时治疗。创伤性休克属于中医脱症的范畴，系由损伤使血液及津液大量耗损，而致本元不固，形成"气随血脱"、"气随津脱"的病变。

【临床表现与诊断】

　　（1）休克代偿期：患者精神紧张，或有烦躁不安。面色、皮肤苍白，口唇和甲床可有紫绀，前额及手足心出冷汗，四肢湿冷。脉搏增快，呼吸深而快，血压正常，可有偏高或稍偏低，脉压减小，尿量少。这是由于机体的代偿作用，患者中枢神经系统兴奋性提高，交感神经活动增加的表现。

　　（2）休克抑制期：患者神志淡漠，反应迟钝，甚至出现神志不清，口唇肢端发绀，出冷汗，脉搏细数，血压下降，脉压差更小。重度休克时，全身皮肤黏膜明显紫绀，呼吸急促，脉搏摸不清，血压测不出，四肢冰冷，无尿，甚至昏迷。

　　（3）休克晚期：可发生DIC和广泛的内脏器质性损害。前者引起出血，可有皮肤、黏膜和内脏出血、消化道出血。后者可发生心力衰竭、急性呼吸衰竭、脑功能障碍和急性肝功能衰竭等。

【鉴别诊断】

晕厥

　　晕厥是由于强烈的精神刺激（悲伤、恐惧、剧痛等）引起短暂性血管舒缩功能失调而产生的一过性脑缺血。临床上表现为面色苍白、肢体发凉、出冷汗、甚至意识模糊等类似休克的现象，但经过卧床休息后可自行恢复。

【中医治疗】

（一）辨证分型

1. 气脱

证候：神情昏倦，面色清白，目视不明，息微失声，汗出肢冷。舌质淡白润，脉细微弱。

治法：益气固脱。

主方：独参汤，亦可以黄芪、白术代之。若汗出不止者，加黄芪、五味子以益气敛汗。

2. 血脱

证候：神情淡漠或烦躁，面色苍白，目涩无神，动则汗出，心悸气短，头晕目暗。舌质淡白而干燥，脉沉微或芤或细数欲绝。

治法：益气养血。

主方：当归补血汤或圣愈汤。若面色苍白，出血不止者，加仙鹤草、藕节、侧柏叶、地榆等，以养血止血；若心悸不宁，加酸枣仁、远志、五味子，以养血安神；若头晕目暗者，加首乌、山萸肉，以养血补肝肾。

3. 阴脱

证候：神情淡漠或烦躁不安，面色潮红，两眶内陷，皮肤皱褶，身热心烦，口渴欲引，少尿或无尿。舌红干燥，脉细数。

治法：救阴固脱。

主方：生脉散、固阴煎加减。

4. 阳脱

证候：神智昏愦，冷汗淋漓，四肢厥冷，面赤唇紫，口开目闭，手撒遗尿。舌淡或紫，脉微欲绝或散大无根。

治法：回阳救逆。

主方：参附汤。若手足湿冷者，加干姜以增强附子回阳救逆之力；若冷汗不止者加龙骨、牡蛎，以潜阳敛汗。

（二）中成药

（1）生脉胶囊，口服，一次3粒，一日3次。可益气复脉，养阴生津。

（2）八珍丸，休克后期补益气血，口服，水蜜丸一次6g，大蜜丸一次1丸，一日2次。

（3）生脉注射液，参麦注射液，参附注射液针剂注射治疗。

（三）中医外治

1. 针灸

（1）电针：取人中、涌泉。轻者取单穴，重者取双穴或三穴，电压6～9V，频率100～120次/分。

（2）耳针：取肾上腺、皮质下、心等，两耳交叉取穴，间歇留针1～2小时。

（3）艾灸：用艾条灸关元穴15分钟，或艾条灸气海穴数十壮，以复阳气。

2. 按摩治疗

患者取平卧位，术者立于患者身旁，掐揉肩井、极泉、天宗等穴，手法先掐后揉，由重到轻，即先用泻法刺激3～5次，约5～10分钟，然后轻揉3～5分钟。

（四）简易疗法和偏方

1. 简单处理

可给予含食盐的饮料或姜汤、热茶、淡酒等，少量多次饮用。

2. 民间偏方处方

（1）仙桃草焙干研末，每服 1 钱，热黄酒送服，一日 2～3 次。

（2）苦篮盘汁 10 钱、蝶仔草汁 4 钱，温酒调和，一日 3 次。

【西医治疗】

1. 补充血容量

临床上趋向使用低分子 706 代血浆，每日总量不超过 1000ml。输入血液和体液的量与速度，可根据休克的轻重程度与临床表现，以及尿量等客观指标随时进行调整。必要时，应测定中心静脉压，根据其变化来调节补液量。

2. 血管活性药物的应用

（1）血管收缩药，如去甲肾上腺素和间羟胺（阿拉明）。

（2）血管扩张药，如苄胺唑啉、苯苄胺、异丙肾上腺素、阿托品、山莨菪碱。

3. 纠正酸中毒

一般以保持血浆二氧化碳结合力不低于 18mmol/L（40% 容积）为原则。

4. 应用肾上腺皮质激素

主张用于感染性休克，过敏性休克，但抢救休克是否常规应用激素尚无统一意见。

5. 预防并发症

（1）心功能不全：纠正酸中毒和电解质紊乱，中心静脉压高而动脉压低时，可考虑使用洋地黄制剂。

（2）急性肾功能衰竭：每小时尿量少于 20ml 要考虑急性肾功能衰竭的可能，可快速静滴 20% 甘露醇 100～200ml。

（3）呼吸衰竭：休克患者呼吸频率超过 35 次/分钟，有缺氧的临床表现，应考虑呼吸衰竭的可能。

6. 中药针剂

（1）阴脱：可选用参脉注射液或生脉注射液 20ml，加 25% 葡萄糖注射液 20ml，每隔 10～15 分钟，静脉注射，连续 3～5 次；或以 50～100ml，加 5% 葡萄糖注射液 250～500ml，静脉滴注，直到病情好转。

（2）阳脱：可选用参附注射液 8ml，加 25% 葡萄糖注射液 20ml，静脉推注；继以 50～100ml，加 5% 葡萄糖注射液 500ml，静脉滴注。

【预防与调护】

（1）患者平卧，保持安静，避免过多的搬动，注意保温和防暑。

（2）适当给予止痛剂，除颅脑、腹部、呼吸道损伤外，可考虑用强镇痛剂止痛。

（3）保持呼吸道通畅，消除口鼻咽部异物，清醒患者鼓励咳痰，排出呼吸道分泌物。昏迷患者头应偏向一侧，并用舌钳将舌牵出口外。根据病情，置鼻咽管或气管插管吸氧，必要时行气管切开，以吸除其分泌物，避免阻塞。间歇吸入氧气，保持较充分的气体交换，有利心脏搏血能力恢复。

（4）根据具体情况，可适当使用激素和能量合剂。激素使用时间不超过 48 小时；能量合剂中三磷腺苷 20mg，辅酶 A 50U，细胞色素 C15～30mg，加入 5%～10%

的葡萄糖液中静脉滴入（对细胞色素 C 过敏者不用）。

【营养配餐】

参照"创伤急救处理"部分。

【结语】

应用高渗盐水明显优于林格氏液或等渗盐水。输入少量可有明显的血浆增量效应，且能降低颅内压，但其缺点是作用时间短，有可能导致出血增多。高渗盐水右旋糖酐用于休克的复苏，不但具有较好的扩容，还能改善血流动力学及抗血栓的作用。中药针剂，如参附注射液、生脉注射液等，它可起到稳定血压和改善机体状态的效应。枳实注射液用于抗休克亦取得了好的疗效。

第三节　创伤后呼吸窘迫综合征

创伤后呼吸窘迫综合征是急性呼吸衰竭的一种类型。主要表现为进行性呼吸困难和顽固性低氧血症。其病理特征有肺血管内皮和肺泡的损害，肺间质水肿以及其后继发的其他病变。本综合征曾有"休克肺"、"伤后肺功能不全"、"肺泵"等不同名称，自 20 世纪 70 年代以来一直称为"成人呼吸窘迫综合征"，但本症亦可发生在青少年，且为创伤后急性发病，故称创伤后呼吸窘迫综合征。

【临床表现与诊断】

（1）初期：患者呼吸加快，有呼吸窘迫感，可无明显呼吸困难和紫绀，但用一般的吸氧法不能得到缓解，肺部病理学检查和 X 线摄片可无明显异常。

（2）进展期：患者有明显的呼吸困难和紫绀，呼吸道分泌物增多，肺部有罗音，X 线胸片有广泛性点、片状阴影。多数患者有意识障碍，如烦躁、谵妄或昏迷。体温可升高，白细胞计数增多。此时必须气管插管加以机械通气支持，才能缓解呼吸困难症状。

（3）后期：患者陷入深昏迷，心律失常，心跳变慢乃至停止。此时实行心、肺、脑复苏术鲜有效果。

【鉴别诊断】

1. 左心衰竭

多见于先天性心脏病，风湿性心脏病，心肌炎等。表现为中至重度呼吸困难，端坐呼吸，发绀，咳白色或粉红色泡沫痰，发病初期双肺可闻及啰音，X 线片显示心影增大。

2. 肺水肿

多见于各种全身感染，吸入毒气，肺栓塞等。表现为严重呼吸困难，端坐呼吸，发绀，咳嗽剧烈，咳出大量白色或血痰，双肺下野或全肺可听到大、中、小湿性啰音。X 线摄片显示肺野弥漫小片影，边缘模糊，重叠或融合成片。

【中医治疗】

（一）辨证分型

1. 瘀血犯肺型

证候：多见于外伤致暴喘者。外伤之后有外出血或内出血，随后喘促气逆，胸高息粗，鼻翼煽动，口唇、指甲青紫。舌色紫暗，脉涩。

治法：逐瘀通腑，益气救肺。

主方：桃核承气汤合二味参苏饮。

2. 水饮泛肺型

证候：多见于外伤之后，水饮泛滥，上逆犯肺。暴发喘促气逆，胸高息粗，鼻翼煽动，咳吐白痰，胸闷呕恶。舌苔白腻，脉弦滑。

治法：宣肺渗湿，活血化瘀。

主方：宣肺渗湿汤。若神惫衰竭，面色㿠白，脉沉细弱，加用红参20g或高丽参10g，另炖兑服。若四肢厥冷，脉微欲绝，血压下降，加熟附子、干姜、炙甘草以回阳救逆。

3. 痰瘀化火型

证候：损伤胸肺后又复感外邪，暴发喘促气急，气粗息高，发热恶寒，咳嗽痰黄稠，不易咳出，大便秘结，尿黄。舌红苔黄而干，脉洪数。

治法：清火化痰，泄热降火

主方：清金化痰汤，并送服牛黄承气丸以助通腑泄热，清肺降火之功。

4. 热入营血型

证候：多见于外伤后瘀血化热，热毒内陷，暴发喘促气急，气粗息高，高热不退，头痛，心烦急躁，呕恶，继而喘促加重，神昏谵语，抽搐、惊厥、皮肤发斑。舌质红绛，舌苔黄糙，脉洪数。

治法：清营解毒凉血。

主方：犀角地黄汤。若热毒内盛，呼吸困难，神昏谵妄，躁扰不安，寒战高热者，可用清瘟败毒饮，并送服安宫牛黄丸或局方至宝丹；亦可用梅花点舌丹，具有清热解毒，消除痈肿之功。

（二）中成药

（1）开窍醒脑类：清开灵注射液，醒脑静注射液，安宫牛黄丸或至宝丹。

（2）活血化瘀类：丹参注射液，舒血宁注射液。

（3）清热解毒类：双黄连粉针剂，六神丸。

（三）中医外治

针刺大椎、风门、人中、肺俞，手法为点刺，不留针，起针后加火罐。喘而欲脱者，加内关、三阴交，急灸气海、关元穴。

【西医治疗】

主要使用呼吸机和氧气，施行定容、定压的人工呼吸，以纠正低氧血症和改善肺泡换气功能，同时注意保持体液平衡，患者若有低血容量，必须及时输液以支持循环。应用抗生素及大量皮质激素纠正低氧血症。

【预防与调护】

对有创伤、休克、大手术和严重感染患者，必须严密观察，特别注意呼吸情况，定时做血气分析，做到早期诊断，及时处理。同时保持呼吸道通畅，可用人工呼吸。

【营养配餐】

参照"创伤急救处理"部分。

【结语】

创伤性呼吸窘迫综合征，预后较为严重，重在早期预防及治疗。一旦确诊，处理必须及时果断，除继续治疗原发疾病或创伤外，应采取积极措施消除肺间质水肿，克服肺泡萎陷，使肺泡满意扩张以增加肺功能残气量，改善与保护组织的灌注。还应积极防止危及生命的并发症的发生。

第四节　挤压综合征

挤压综合征是指四肢或躯干肌肉丰厚部位，遭受重物长时间的挤压作用（或长期固定体位的自压）而造成肌肉组织的缺血性坏死，解除压迫后出现以肢体肿胀、肌红蛋白尿、高血钾为特点的急性肾功能衰竭。该征早期不易被认识，常延误诊断和治疗，死亡率较高。其发生是通过创伤后肌肉缺血性坏死和肾缺血两个中心环节，肌肉组织坏死和肾缺血所产生对肾脏有害的物质导致急性肾功能衰竭的发生。中医学称之为"压连伤"，挤压伤可引起人体内部气血、经络、脏腑功能紊乱。

【临床表现与诊断】

1. 局部表现

受伤部位有压痕，迅速肿胀，并持续增剧，皮肤发硬，有水疱，片状红斑及皮下瘀血，远端皮肤发白发凉。

2. 全身表现

（1）休克：由于血浆大量急剧渗出，可出现明显休克症状。但部分患者仅有脉压变小而休克表现不明显。

（2）肌红蛋白尿：多在伤后 1～2 次排尿时出现茶褐色或棕红色肌红蛋白尿。肌红蛋白尿持续时间不等，一般为 12～24 小时，持续时间愈长，发生急性肾功能衰竭的机会就越高。

（3）急性肾功能衰竭：

①少尿期：24 小时尿量不足 400ml（每小时少于 17ml）为少尿，24 小时尿量小于 100ml 则为无尿。少尿期一般为 7～14 天，超过 1 个月者预后不良。尿中出现蛋白和管型，血钾和血尿素氮增长甚速。少尿后如不控制入水量很快可发生水中毒。短期内死亡的病因大多是高血钾症、肺部并发症和 DIC 等。

②多尿期：经治疗后，一般 7～14 天进入多尿期，尿量增到每日 400ml 以上，但此时肾小管浓缩功能尚未恢复，溶质储流不能排出，尿素氮继续上升。患者常死于心血管并发症、电解质紊乱和感染。

③恢复期：尿量逐渐恢复正常，但肾小管功能仍未完全恢复，尿比重仍在 1.020

以下，经数月或更长时间方能恢复正常，部分患者转为慢性肾衰。

【鉴别诊断】

1. 筋膜间隔综合征

与挤压综合征有相同的病理基础和临床表现，不过挤压综合征系人体肌肉丰厚部位受挤压，当解压后出现肌红蛋白血症、肌红蛋白尿、高血钾和急性肾功能衰竭等全身表现。而筋膜间隔综合征系指某部位受到挤压，出现因缺血而引起的肢体局部症状和体征，实际上是属挤压综合征病理过程的一部分。

2. 感染、深静脉血栓形成和动脉损伤

根据病史和临床表现分析区别，必要时行肌电图、多普勒、动脉造影等检查来加以鉴别。

【中医治疗】

（一）辨证分型

1. 瘀血内阻型

证候：小便短赤，滴沥不畅，大便闭结，小腹胀满，局部肌肤瘀肿紫斑。舌红降苔黄，脉涩或数。

治法：逐瘀攻下，活血利水。

主方：大成汤。小便不通者，可加大腹皮破气行水；神昏者，可加安宫牛黄丸清热开窍。

2. 湿热蕴结型

证候：小便灼热，短赤不畅，头胀昏沉，口苦口黏，渴不多饮，胸腹痞闷，大便秘结。舌质红，苔灰白或厚黄，脉滑数。

治法：清热利湿。

主方：甘露消毒丹。热盛者，加用三黄泻心汤；湿盛者，加用三仁汤；大便秘结甚者，加用大黄通腑泄热。

3. 脾肾阳衰型

证候：小便清长，面浮身肿，腰以下尤甚，脘腹胀闷，纳减便溏，神疲肢冷，面色灰滞或㿠白。舌体胖大，舌质淡，脉沉细或沉迟无力。

治法：温补脾肾，利水消肿。

主方：济生肾气丸，加服紫河车粉。小便清长者，去车前子、泽泻，加用缩泉丸、菟丝子以温肾祛寒，固涩小便；五更泄者，加用四神丸以温补脾阳，涩肠止泻。

（二）中成药

局部肿胀疼痛者，可选用消炎镇痛散、双柏散、消瘀止痛药膏、消肿散等。有肾衰者，可用复方大蒜软膏（大蒜油 4.8ml，芒硝 600g，麝香 0.03g，甘油 200ml，大黄 300g，蒸馏水 800ml，调成软膏），取 50~70g，分成两份，分别敷贴于双肾区，每日 1~2 次，每次敷贴 6 小时，4~7 日为一疗程。葱白敷关元，甘遂敷神阙以逐水。

（三）中医外治

1. 药物透析

中药理疗与透热疗法联合应用。取板蓝根 30g，大青叶 30g，黄芩 9g，蒲公英9g，金银花 9g，萹蓄 9g，大蓟 9g，车前子 9g，泽泻 9g，煎汁在肾区透热治疗。

2. 灌肠降浊，温肾益气法

①温补脾肾，通脏降浊法：制附子 15～30g，黄芪 30～60g，芒硝 10～30g，益母草 15～30g，煎汁 200ml，早晚各 1 次，保留灌肠。胃热上逆者，重用生大黄、芒硝；胃寒停饮者，重用附子、肉桂；血压偏高者，加生石决明 30g、生牡蛎 30g。②化湿清热法：生大黄（后下）15～30g，六月雪 15g，徐长卿 12g，皂荚子 9g，生牡蛎（先煎）30g，浓煎取汁 100ml，保留灌肠，每日 1 次。热盛者，加蒲公英 30g。

（四）简易疗法和偏方

早期防治休克，早期切开减压，尽早采用透析疗法，防治多器官功能不全。

【西医治疗】

1. 切开减压

（1）适应证：①有明确挤压伤史。②伤肢明显肿胀，局部张力高，质硬，有运动和感觉障者。③尿潜血或肌红蛋白试验阳性。

（2）切开方法：①应该沿肢体纵轴方向，切开每一个受累的肌筋膜间，皮肤与筋膜切口一致，从上到下充分暴露肌肉。②上臂和前臂取掌侧切口，手部取背侧切口，大腿取外切口，小腿取前外侧和后内侧切口。脉细缓。③小腿部减张，必要时可将腓骨上 2/3 切除或截除，以便将小腿四个筋膜间区充分打开。

（3）切开处理：伤肢早期切开减张，可使筋膜间隔区内组织压下降，改善静脉回流，恢复动脉血供，避免肌肉发生缺血坏死，或缓解其缺血受压的过程。发现有坏死肌肉组织，必须彻底切除，不可姑息，否则容易造成继发感染，往往需要再次手术清创，不利伤肢的愈合。一般在剪除肌肉时不出血，或夹之无收缩反应者，均表明肌肉已坏死。坏死肌肉组织范围大，一次切除对机体打击过大，可分期切除。切开后伤口用敷料包扎，不能加压。切口不大，伤肢肿胀消退后多能自行愈合，若伤口过大，而局部又无感染者可以二期缝合伤口，内置引流条。引流可防止坏死分解产物进入血液，减轻中毒症状，减少感染的发生或减轻感染程度，有利伤肢功能恢复，伤口不能自行愈合时应植皮。

2. 截肢

截肢适应证：①伤肢肌肉已坏死，无血运或有严重的血运障碍，并见尿肌红蛋白试验阳性或早期肾功衰的迹象。②患肢的毒素吸收所致的全身中毒症状严重，经切开减张等处理并不能缓解其症状，已危及伤员生命者。③伤肢并发特异性感染，如气性坏疽等。

3. 防治功能衰竭

（1）防止休克：可用胶体液（如乳酸钠林格液、血浆或右旋糖酐）补充血容量，要计算其出入量。已发生挤压综合征者，要控制其输液量。休克纠正后，每日补液总量应控制在 1000ml 左右。

（2）碱化尿液：口服碱性饮料或静脉输入 5% 碳酸氢钠，每日量为 25 ~ 30mg。

（3）利尿：可选用 20% 的甘露醇 125 ~ 250ml（每日量不超过 500mg 或速尿 40 ~ 100mg（每日量不超过 500mg），静脉滴注。

（4）解除肾血管痉挛：滴入甘露醇的同时可输入血管扩张剂缓解肾血管的痉挛，以增加肾脏的血流。但在休克未纠正之前必须先用血管收缩剂多巴胺，纠正休克同时不收缩肾血管，从而避免对肾脏的损害。可选用的药物配制如下：氨茶碱 250mg，加入 50% 葡萄糖液 40ml 静脉缓慢注入；普鲁卡因 1 ~ 3g，加入 10% 葡萄糖液配制成 0.1% ~ 0.3% 的溶液静脉滴入；或用利尿合剂加入 10% 葡萄糖液 500ml 静脉滴入。

（5）肾功能衰竭治疗：应及早进行透析疗法，可以明显降低由于急性肾功能衰竭所致高钾血症等造成的死亡。有关急性肾功能衰竭的治疗详见本章第一节创伤性休克。

4. 其他治疗

纠正电解质紊乱，随时监测血钾、钠、氯和钙的浓度，严格控制使用含钾量高的药物和食物，不用长期库存血，发生酸中毒立即给予纠正。

【预防与调护】

伤肢制动，但不应抬高，不应按摩，不应热敷。肢体应暴露在凉爽的空气中（冬季应防冻伤），或用凉水降低伤肢温度。开放性伤口活动性出血应止血，但禁用加压包扎，更不能用止血带。对疑有挤压综合征的伤员，均可给予碱性饮料，以利尿和碱化尿液，预防肌红蛋白在肾小管中沉积。不能进食者可静脉滴注 5% 碳酸氢钠 150ml。

【营养配餐】

参照"创伤急救处理"部分。

【结语】

挤压综合征的治疗分全身和局部两部分。局部治疗是在出现筋膜间隔综合征时切开减压引流，使部分毒素排除体外，减轻肾脏负担。当发现患肢毒素释放所致全身中毒表现，危及生命者必须截肢。全身治疗应及时纠正休克，尽早使用碱性药物和利尿剂。一旦急性肾功能衰竭诊断成立，早期使用透析疗法可降低死亡率。

第五节　肌筋膜间隔综合征

筋膜间隔区是由肌间隔、筋膜隔、骨膜、深筋膜与骨等构成，间隔区内保持一定的压力，当间隔区内的容积突然减少（肢体外部受压）；内容物突然增大（组织肿胀或血肿）；大血管受阻，如血管损伤、痉挛、梗死、血栓形成等，致使间隔区内组织压升高，血管、肌肉和神经组织遭受挤压。肌肉因缺血而产生类组胺物质，从而使毛细血管扩大，通透性增加，大量血浆和液体渗入组织间隙，形成水肿，使肌内压更为增高，形成缺血 - 水肿恶性循环，最后导致肌肉坏死，神经麻痹。前臂和小腿创伤后易发生筋膜间隔区综合征。

【临床表现与诊断】

（1）疼痛：在原创伤疼痛的基础上，随着病情发展因肌肉缺血又出现进行性持续剧痛，但到晚期因感觉神经纤维麻痹则疼痛随之减弱或消失。

（2）肿胀及压痛：局部肿胀显著，皮肤发亮，可出现水疱，压之张力很大，肌肉发硬，有明显压痛。

（3）被动牵拉痛：被动活动伤肢远侧的关节使受累区肌肉受牵拉时，产生剧痛，这是该病征早期的可靠体征。

（4）运动及感觉障碍：受累区神经支配的肌肉肌力减弱或丧失，感觉减退或消失。

（5）脉搏改变：早期肢体远侧脉搏可无改变，病情发展严重时脉搏可减弱或消失。检查时脉搏无改变不能否定该病征的存在。

（6）挛缩畸形：因肌肉长时间缺血坏死，晚期纤维化而出现挛缩畸形。

（7）测量间隙内压力：对于明确诊断有意义，用一根充满注射液的输液管，一端带针刺入组织，另一端自输液瓶中拔出，约在 40～100cm 间升降输液管，寻找液体的稳定面，即相当于组织压的水柱高度，除以 1.36 即为毫米汞柱数值。一般前臂为 65mmHg，小腿 55mmHg，小动脉则关闭，此时即使远端动脉能摸到，组织已产生供血障碍。有高压表现时，组织内压超过 30mmHg 即可诊断。

【鉴别诊断】

挤压综合征与筋膜间隔综合征，两者具有相同的病理基础和临床表现，不过挤压综合征系人体肌肉丰厚部位受挤压，当解压后出现肌红蛋白血症、肌红蛋白尿、高血钾和急性肾功能衰竭等全身表现。而筋膜间隔综合征系指某部位受到挤压，出现因缺血而引起的肢体局部症状和体征，实际上是属挤压综合征病理过程的一部分。

【中医治疗】

（一）辨证分型

1. 气滞血瘀型

证候：伤肢剧痛拒按，肿胀或光亮如镜，或硬如皮革，肢端发冷，舌淡红或紫暗、苔白、脉弦数或沉涩。

治法：活血祛瘀、消肿止痛。

主方：桃仁四物汤或祛瘀止痛汤加减。刺痛者加乳香、没药，麻木者加三七、橘络、木通，肿胀明显者加紫荆皮、泽兰，红肿者加栀子、黄柏、防风、金银花以清热消肿。

2. 积瘀化热型

证候：发热，心烦，口渴，尿黄，甚或高热，烦躁不安，神昏谵语，伤肢肿胀剧痛，皮肤灼热，喜冷恶热，舌红或红绛、脉弦滑数。

治法：清热解毒、祛瘀通络。

主方：仙方活命饮加黄连解毒汤或五味消毒饮加减。

3. 肝肾亏损型

证候：伤肢拘挛，麻木不仁，肌肉萎缩，屈伸不利，甚或畸形，伴腰膝酸软，头晕目眩，舌淡苔白、脉细。

治法：补肝益肾。

主方：六味地黄丸、左归丸、右归丸加减。

（二）中成药

外敷药物，如消瘀止痛药膏，消肿散，双柏散等。

（三）中医外治

对恢复期的筋膜间隔区综合征用理筋手法治疗效果较好：对前臂或小腿屈肌群从远端向近端，用摩、揉、推等手法，由浅入深，反复施行5分钟；然后逐一揉捏每个手指（足趾），被动地牵拉伸指（趾），以患者略感疼痛为度，不可用暴力；而推、摩、揉与屈伸腕或踝关节，幅度由小渐大，3分钟左右；在患部外循经点揉穴位，上肢可取曲池、少海、合谷、内关等穴，下肢可取足三里、丰隆、委中、承山、血海等穴；后以双手揉搓前臂或小腿，放松挛缩肌群。

【西医治疗】

筋膜间隔区综合征的治疗原则是早诊早治，减压彻底，减小伤残率，避免并发症。

（1）解除所有外固定，将患肢放置水平位，不可将其抬高，以避免缺血加重，促使本病形成。

（2）切开减压：确诊后即将所有的间隔区全长切开，解除间隔区内高压，打断缺血-水肿恶性循环链，促进静脉淋巴回流，加大动静脉的压差，恢复动脉的血运，让组织重新获得血供，消除缺血状态。且越早效果越好，肌肉完全坏死则肌挛缩将无法避免。彻底解压后，局部血液循环应迅速改善。若无改善，则可能是间隔区外主干动静脉有损伤等，应扩大范围仔细检查，防止漏诊失治。

①切开位置：通常沿肢体纵轴方向作切口，深部筋膜切口应与皮肤切口一致或略长，以便充分减压。上臂和前臂均在旁侧作切口；手部在背侧作切口；大腿应在外侧切开；小腿应在前外侧和后内侧切开；必要时可在前臂掌、背侧，小腿内、外侧同时切开减压。

②切口范围：应切开每一个受累的筋膜间隔区，否则达不到减压的目的。小腿切开减压时，可将腓骨上2/3切除，以便将小腿四个筋膜间隔区充分打开。

③切开后的处理：a. 尽量彻底清除坏死组织，消灭感染病灶。暂不缝合切口，以便更换敷料时密切观察组织的存活情况。如切口不大，可待其自行愈合或二期缝合；若创面较大，可植皮覆盖。b. 切口不可加压包扎，避免再度阻断血循环。c. 切口创面可用凡士林纱布、生理盐水纱布或生肌橡皮膏加珍珠粉换药。d. 严格无菌操作，预防破伤风与气性坏疽。e. 注意观察伤口分泌物的颜色，必要时可将分泌物送细菌培养和药敏试验，以便选用适合的抗生素。

（3）防治感染及其他并发症：根据病情需要，选用适当的药物对症处理，防治其他并发症。

【预防与调护】

（1）肢体骨折创伤后，采用外固定治疗，松紧度要合适，切不可固定过紧，并随时调整。

（2）若怀疑本征发生，要解除所有外固定，将患肢放置水平位，不可将其抬高，以避免缺血加重，而促使本征形成。通常肢体缺血30分钟，即发生神经功能异常；完全缺血4~12小时后，则发生永久性功能障碍，出现感觉异常、肌肉挛缩与运动丧失等后遗症。

（3）本征的后期要进行积极的练功活动，以尽量恢复肢体的功能。上肢用健肢协助患肢作屈伸腕、指关节、握拳与前臂的旋转动作，下肢练习屈伸踝、趾关节与站立行走。

【营养配餐】

参照"创伤急救处理"部分。

【结语】

肌筋膜间隔综合征贵在"早"字，肢体肿胀是最早的体征，一般在前臂和小腿等处，常起水疱，早期肢体末端颜色大多正常，但是脉搏常减弱甚至摸不清楚。

参考文献

1. 王亦璁，等．骨与关节损伤．北京：人民卫生出版社，1980.

2. 陆裕朴，等．实用骨科学．北京：人民军医出版社，1991.

3. 董福慧，等．中医正骨学．北京：人民卫生出版社，2005.

4. 孙树春，等．中医筋伤学．北京：人民卫生出版社，2001.

5. 夏治平．中国推拿全书．上海：上海中医学院出版社，2000.

6. 邓铁涛．中医诊断学．上海：上海科学技术出版社，1995.

7. 郭效东．骨伤科临床检查法．北京：人民卫生出版社，1992.

8. 窦群立，管清杰．新编颈肩腰腿痛中医诊疗全书．北京：化学工业出版社，2008.

9. 刘保健．颈肩腰腿痛中医药防治．兰州：兰州大学出版社，2009.

10. 王维．食疗大全．内蒙：内蒙古科学技术出版社，2006.

11. 孟明达．百病食疗全书．哈尔滨：哈尔滨出版社，2009.

12. 黄荣宗．骨伤方剂学．北京：人民卫生出版社，1989.

13. 段富津．方剂学．上海：上海科技出版社，1998.

14. 徐三文．颈肩腰腿痛中医外治法．北京：科学技术出版社，2007.

15. 周秉文．腰背痛．北京：人民卫生出版社，1989.

16. 丁继华．中医骨伤科基础．北京：人民卫生出版社，2006.

17. 王国华，夏焕德．新编骨伤科秘方大全．北京：北京协和医科大学出版社，1997.

18. 胡熙明．中国中医秘方大全．上海：文汇出版社，1989.

19. 孙之镐．中西医结合骨伤科学．北京：中国中医药出版社，2005.

20. 磊子．穴位按摩健康疗法．北京：中医古籍出版社，2010.

21. 张喜德．中医方法全书．西安：陕西科学技术出版社，1997.

附方索引

二　画

二妙丸（《太平惠民和剂局方》）

[组成] 半夏 15g　陈皮 15g　茯苓 9g　炙甘草 5g　乌梅 1 个　生姜 7 片

[功效与适应证] 燥湿化痰，理气和中。适用于痰湿内阻，中脘不适或痰窜经络，气滞痹阻等。

[制用法] 为粗末，水煎服。

二味参苏饮（《正体类要》）

[组成] 人参 30g　苏木 60g

[功效与适应证] 益气补血。主治出血过多，瘀血入肺，面黑喘促。

[制用法] 水煎服。

十灰散（《卜药神书》）

[组成] 大蓟　小蓟　荷叶　侧柏叶　白茅根　茜草根　大黄　山栀　棕榈皮　牡丹皮各 9g

[功效与适应证] 凉血止血。治损伤所致呕吐血、咯血、创面渗血。

[制用法] 各烧灰存性，研极细末保存待用。每服 10～15g，用鲜藕汁或鲜萝卜汁调服。

十全大补汤（《医学发明》）

[组成] 党参 10g　白术 12g　茯苓 12g　当归 10g　川芎 6g　熟地黄 12g　白芍 12g　黄芪 10g　炙甘草 5g　肉桂 0.6g（冲服）

[功效与适应证] 补气补血。治损伤后期气血衰弱。

[制用法] 水煎服，日 1 剂。

十味参苏饮（《正体类要》）

[组成] 人参　紫苏　半夏　茯苓　陈皮　桔梗　前胡　葛根　枳壳各 3g　甘草 1.5g

[功效与适应证] 益气降逆，祛瘀止咳。治肺伤气逆，血蕴上焦者。

[制用法] 水煎服。

七三丹（《中医外科学讲义》）

[组成] 熟石膏 7 份　升丹 3 份

[功效与适应证] 提脓拔毒祛腐。用于流痰、附骨疽、瘰疬、有头疽等证，溃后

腐肉难脱，脓水不净者。

[制用法] 共研细末，米糊为条，阴干备用。用时将药条插入瘘管中。

七厘散 （《良方集腋》）

[组成] 血竭30g　麝香0.36g　冰片0.36g　乳香4g　没药4.5g　红花4.5g　朱砂3.6g　儿茶7.2g

[功效与适应证] 活血散瘀，定痛止血。治跌打损伤，瘀滞作痛，筋伤骨折，创伤出血。

[制用法] 共研极细末，每服0.2g，日服1~2次，米酒调服或酒调敷患处。

八二丹 （《外伤科学》广东中医学院）

[组成] 熟石膏8份　升丹2份

[功效与适应证] 提脓祛腐。主治溃疡脓流不畅。

[制用法] 为细末，掺于疮面。或制成药线插入疮中，外用膏药或油膏贴盖。

八正散 （《太平惠民和剂局方》）

[组成] 车前子　木通　瞿麦　萹蓄　滑石　栀子仁　大黄　甘草

[功效与适应证] 清热泻火，利水通淋。治腰部损伤后少腹急满、尿频、尿急、尿痛、淋沥不畅或癃闭。

[制用法] 上药各等分，共研细末，用灯芯汤送服，每服6~10g，每日服4次。亦可酌量水煎服，每日服1~3次。

八珍汤 （《正体类要》）

[组成] 党参10g　白术10g　茯苓10g　炙甘草5g　川芎6g　当归10g　熟地黄10g　白芍10g　生姜3g　大枣2枚

[功效与适应证] 补益气血。治损伤中后期气血俱虚，创面脓汁清稀，久不收敛者。

[制用法] 清水煎服。日1剂。

八厘散 （《医宗金鉴》）

[组成] 煅自然铜10g　乳香10g　没药10g　血竭10g　红花3g　苏木3g　古铜钱3g　丁香1.5g　麝香0.3g　番木鳖3g（油炸去毛）

[功效与适应证] 行气止痛，散瘀接骨。治跌打损伤。

[制用法] 共研细末，每服0.2~0.3g，黄酒送服，每日1~2次。

八仙逍遥汤 （《医宗金鉴》）

[组成] 防风3g　荆芥3g　川芎3g　甘草3g　当归6g　苍术10g　丹皮10g　花椒10g　苦参15g　黄柏6g

[功效与适应证] 祛风散瘀，活血通络。治软组织损伤之后瘀肿疼痛，或风寒湿邪侵注，筋骨酸痛。

[制用法] 煎水熏洗患处。

人参养荣汤 (《三因极一病证方论》)

[组成] 人参6g　白术10g　炙黄芪10g　炙甘草10g　陈皮10g　肉桂心1g　当归10g　熟地7g　茯苓7g　远志5g　白芍10g　大枣10g　生姜10g

[功效与适应证] 补益气血,养心宁神。治气血虚弱或虚损劳热者。

[制用法] 作汤剂,水煎服,日1剂。或做丸剂,每服10g,日2次。

九一丹 (《医宗金鉴》)

[组成] 熟石膏9份　升丹1份

[功效与适应证] 提脓祛腐。用于溃烂,瘘管流脓未尽者。

[制用法] 研极细末,掺于疮面,或制成药线插入疮口或瘘管。

九分散

[组成] 生川乌30g　当归30g　土鳖虫(炒)30g　血竭30g　乳香(制)30g　没药(制)30g　自然铜(煅)30g　古铜钱6g(可用骨碎补30g代替)　麝香0.9g

[功效与适应证] 接骨,破血,活血,止痛,补益肝肾。治老年性陈旧性骨折不愈合。

[制用法] 上药共研为细末,每次3g,每日1次,睡前黄酒送服。

三　画

三妙丸 (《医学正传》卷五方)

[组成] 黄柏120g(酒炒)　苍术180g　牛膝60g

[功效与适应证] 清热燥湿,强腰壮膝。主治湿热下沉,两脚麻木,或如火烙之热。

[制用法] 共研细末,面糊为丸,每服9g,空腹姜、盐汤送下。

三痹汤 (《妇人良方》)

[组成] 独活6g　秦艽12g　防风5g　细辛3g　川芎5g　当归12g　生地黄15g　芍药10g　茯苓12g　肉桂1g(冲)　杜仲12g　牛膝12g　党参12g　甘草3g　黄芪12g　续断12g

[功效与适应证] 补肝肾,祛风湿。治气血凝滞,手足拘挛、筋骨萎软、风湿痹痛等。

[制用法] 水煎服,日1剂。

三色敷药 (《中医伤科学讲义》)

[组成] 蔓荆子(去衣炒黑)8份　紫荆皮(炒黑)8份　全当归2份　木瓜2份　丹参2份　羌活2份　赤芍2份　白芷2份　片姜黄2份　独活2份　甘草半份　秦艽1份　天花粉2份　怀牛膝2份　川芎1份　连翘1份　威灵仙2份　木防己2份　防风2份　马钱子2份

[功效与适应证] 消肿止痛,祛风湿,利关节。治损伤初、中期局部肿痛,亦治风寒湿痹痛。

[制用法] 共研细末。用蜜糖或饴糖调拌成厚糊状。

三子养亲汤（《韩氏医通》）

[组成] 白芥子6g　苏子9g　莱菔子9g

[功效与适应证] 降气消食，温化痰饮。治咳嗽喘逆，痰多胸痞，食少难消。

[制用法] 水煎。每剂不过9g，用生绢小袋盛之，煮作汤啜饮，代茶水温服，不宜煎熬太过。若大便素实者，临服加熟蜜少许，若冬寒加生姜3片。

下肢损伤洗方（《中医伤科学讲义》）

[组成] 伸筋草15g　透骨草15g　五加皮12g　三棱12g　莪术12g　秦艽12g　海桐皮12g　牛膝10g　木瓜10g　红花10g　苏木10g

[功效与适应证] 活血舒筋，治下肢损伤挛痛者。

[制用法] 水煎熏洗患肢。

大成汤（《仙授理伤续断秘方》）

[组成] 大黄20g　芒硝10g（冲服）　当归10g　木通10g　枳壳20g　厚朴10g　苏木10g　川红花10g　陈皮10g　甘草10g

[功效与适应证] 攻下逐瘀。治跌仆损伤后，瘀血内蓄，昏睡，二便秘结者，或腰椎损伤后伴发肠麻痹，腹胀。

[制用法] 水煎服，药后得下即停。

大防风汤（《外科正宗》）

[组成] 党参10g　防风6g　白术6g　附子5g　当归6g　白芍10g　川芎5g　杜仲6g　黄芪6g　羌活6g　牛膝6g　甘草5g　熟地黄12g　生姜3片

[功效与适应证] 温经通络，祛风化湿，补益气血。治附骨疽、流痰，病变局部皮色不变，漫肿酸痛，或腰部损伤后期。

[制用法] 水煎服，日1剂，日服3次。

大活络丹（《兰台轨范》引《圣济总录》）

[组成] 白花蛇100g　乌梢蛇10g　威灵仙100g　两头尖100g　草乌100g　天麻100g　全蝎100g　首乌100g　龟板100g　麻黄100g　贯众100g　炙甘草100g　羌活100g　肉挂100g　藿香100g　乌药100g　黄连100g　熟地黄100g　大黄100g　木香100g　沉香100g　细辛50g　赤芍50g　没药50g　丁香50g　乳香50g　僵蚕50g　天南星50g　青皮50g　骨碎补50g　白蔻50g　安息香50g　黑附子50g　黄芩50g　茯苓50g　香附50g　玄参50g　白术50g　防风125g　葛根75g　虎胫骨（代用品）75g　当归75g　血竭25g　地龙25g　犀角（代用品）25g　麝香25g　松脂25g　牛黄7.5g　龙脑7.5g　人参150g　蜜糖适量

[功效与适应证] 行气活血、通利经络。治中风瘫痪，痿痹痰厥，拘挛疼痛，跌打损伤后期筋肉挛痛。

[制用法] 为细末，炼蜜为丸。每服3g，日服2次，陈酒送下。

大黄白茅根汤（经验方）

［组成］大黄 9g　黄芪 15g　白茅根 15g　芒硝 15g　桃仁 6g

［功效与适应证］清热利尿，用于严重挤压伤发生水湿潴留者。

［制用法］水煎服。

万应宝珍膏（亦称万应膏，成药）

［组成］荆芥　山楂　麻黄　刘寄奴　羌活　藁本　柴胡　地黄　生川乌　防风　苍术　川芎　独活　续断　威灵仙　何首乌　生草乌　赤芍　附子等

［功效与适应证］舒筋活血、解毒。用于跌打损伤，风湿痹痛，痈疽肿痛等。

［制用法］黑膏药。加温软化，贴于患处。阴疽肿痛慎用。

上肢损伤洗方（《中医伤科学讲义》）

［组成］伸筋草 15g　透骨草 15g　荆芥 9g　防风 9g　红花 9g　千年健 12g　刘寄奴 9g　桂枝 12g　苏木 9g　川芎 9g　威灵仙 9g

［功效与适应证］活血舒筋。用于上肢骨折、脱位、扭挫伤后筋络挛缩酸痛。

［制用法］煎水熏洗患肢。

千金苇茎汤（《备急千金要方》）

［组成］苇茎 60g　薏苡仁 30g　冬瓜仁 24g　桃仁 9g

［功效与适应证］清肺化痰，逐瘀排脓。主治胸部内伤后肺热咳嗽或瘀热而成肺痈。

［制用法］水煎服。

小活络丹（《太平惠民和剂局方》）

［组成］制南星 3 份　制川乌 3 份　制草乌 3 份　地龙 3 份　乳香 1 份　没药 1 份　蜜糖适量

［功效与适应证］温寒散结，活血通络。治跌打损伤，瘀阻经络，风寒湿侵袭经络作痛，肢体不能伸屈及麻木，日久不愈等症。

［制用法］共为细末，炼蜜为丸，每丸重 3g，每次服 1 丸，每日服 1～2 次。

小柴胡汤（《伤寒论》）

［组成］柴胡 9g　黄芩 9g　人参 3g　炙甘草 6g　半夏 9g　生姜 9g　大枣 4 枚

［功效与适应证］和解少阳，祛邪扶正，除热降逆。治寒热往来，胸胁胀满，心烦喜呕，口苦咽干，苔白脉弦等少阳证。

［制用法］水煎，去渣再煎，分 3 次温服。

四　画

云南白药（成药）

［组成］（略）

[功效与适应证] 活血止血，祛瘀定痛。治损伤瘀滞肿痛，创伤出血，骨疾病疼痛等。

[制用法] 内服每次0.5g，隔4小时一次。外伤创面出血，可直接撒在出血处然后包扎；亦可调敷。

五五丹 （《外伤科学》广东中医学院）

[组成] 煅石膏、升丹各15g

[功效与适应证] 提脓祛腐。主治流痰、附骨疽、瘰疬等溃后腐肉难脱，脓水不净者。

[制用法] 为细末，掺于疮面；制成药线插入疮中，外盖膏药或油膏，每日换药1~2次。

五苓散 （《伤寒论》）

[组成] 茯苓9g 猪苓9g 白术9g 泽泻15g 桂枝6g

[功效与适应证] 化气利水，温阳化气。用于外有表寒，内停水湿，证见头痛发热、烦渴饮水或水入则吐、小便不利，或吐泻频作，舌苔白腻，脉浮者。可用本方加减或与其他方剂配伍，治疗各种原因之水肿、水泻、黄疸等。

[制用法] 捣为散，以白饮和服方寸匕（6g），日3服，多饮暖水。

五虎丹 （《全国中药成药处方集》北京方）

[组成] 当归 红花 防风 制南星各105g 白芷72g

[功效与适应证] 活血止痛。主治跌打损伤，瘀血作痛。

[制用法] 为细末，每服6g，黄酒调下；外用黄酒调敷肿处。

五神汤 （《洞天奥旨》）

[组成] 茯苓12g 金银花15g 牛膝10g 车前子12g 紫花地丁15g

[功效与适应证] 清热利湿，用于附骨疽等湿热凝结而成者。

[制用法] 水煎服，日1剂。

五加皮汤 （《医宗金鉴》）

[组成] 当归（酒洗）10g 没药10g 五加皮10g 皮硝10g 青皮10g 川椒10g 香附子10g 丁香3g 地骨皮3g 丹皮6g 老葱3根 麝香0.3g

[功效与适应证] 和血定痛舒筋，用于伤患后期。

[制用法] 煎水外洗（可去麝香）。

五味消毒饮 （《医宗金鉴》）

[组成] 金银花15g 野菊花15g 蒲公英15g 紫花地丁15g 紫背天葵10g

[功效与适应证] 清热解毒。治附骨痈初起，开放性损伤创面感染初期。

[制用法] 水煎服，每日1~3剂。

化瘀通淋汤 （《林如高正骨经验》）

[组成] 木通9g 泽泻9g 怀牛膝9g 桃仁6g 续断9g 制乳香4.5g 当归6g

防己 9g　川芎 4.5g　茯苓 9g　赤芍 9g　炙甘草 3g　车前子 9g

[功效与适应证] 祛瘀血，利小便。治腰腹部损伤或严重挤压伤后，湿聚瘀阻，小便不利。

[制用法] 水煎服。

化瘀通痹汤 （《山东中医杂志》）

[组成] 党参　独活　泽泻　木瓜　牛膝各 12g　白术　茯苓　炒黄柏各 15g　薏苡仁　丹参　赤小豆各 30g　柴胡　土鳖虫　防己各 10g　黄芪 20g

[功效与适应证] 活血化瘀，利湿蠲痹。主治慢性膝关节滑膜炎。

[制用法] 水煎服。

风痛灵

[组成] 乳香　血竭　没药　冰片　麝香草脑　水杨酸甲酯

[功效与适应证] 活血散瘀，消肿，风湿痹痛，扭挫伤痛，冻疮红肿等。

[制用法] 外用。适量涂擦患处至热感，每日 3~4 次或多次，必要时用湿热毛巾热敷后，随即用本品涂擦，收效尤为显著。

乌头汤 （《金匮要略》）

[组成] 制川乌 9g　麻黄 9g　芍药 9g　黄芪 9g　炙甘草 9g

[功效与适应证] 散寒祛风除湿。适于肢体关节疼痛活动受限者。

[制用法] 水煎内服。

乌药顺气散 （《伤科汇纂》）

[组成] 乌药　橘红各 6g　麻黄　白芷　桔梗　枳壳各 3g　僵蚕（去丝）　炮姜　甘草各 1.5g

[功效与适应证] 行气活血，祛风止痉。用于跌打损伤兼风之证，通身顽麻，骨节疼痛，步履艰难，语言謇涩，口眼斜，喉中气急有痰者。

[制用法] 加姜、葱、水煎服。

六味地黄（丸）汤 （《小儿药证直诀》）

[组成] 熟地黄 25g　淮山药 12g　茯苓 10g　泽泻 10g　山萸肉 12g　牡丹皮 10g

[功效与适应证] 滋水降火。治肾水不足，腰膝酸痛，头晕目眩，眼干耳鸣，潮热盗汗，骨折后或迟缓愈合等。

[制用法] 水煎服，日 1 剂。作丸，将药研末，蜜丸，每服 10g，日 3 次。

双柏散 （《中医伤科学讲义》）

[组成] 侧柏叶 2 份　黄柏 1 份　大黄 2 份　薄荷 1 份　泽兰 1 份

[功效与适应证] 活血解毒，消肿止痛。治跌打损伤早期，疮疡初起，局部红肿热痛，或局部包块形成而无溃疡者。

[制用法] 共研细末，作散剂备用，用时以水、蜜糖煮热调成厚糊状外敷患处。亦可加入少量米酒调敷，或用凡士林调煮成膏外敷。

五 画

玉露散（膏）（《外伤科学》）

［组成］木芙蓉叶

［功效与适应证］清热解毒凉血。治各种感染局部红肿热痛者。

［制用法］单味研成细末。水、蜜调煮外敷，或以麻油、菊花露调敷。亦可用凡士林 8/10，药末 2/10 调煮成膏外敷。

正骨紫金丹（《医宗金鉴》）

［组成］丁香 1 份　木香 1 份　血竭 1 份　儿茶 1 份　熟大黄 1 份　红花 1 份牡丹皮半份　甘草 1/3 份

［功效与适应证］活血祛瘀，行气止痛。治跌仆堕坠，闪挫伤之疼痛、瘀血凝聚等症。

［制用法］共研细末，炼蜜为丸，每服 10g，黄酒送服。

左归丸（《景岳全书》）

［组成］熟地黄 4 份　淮山药 2 份　山萸肉 2 份　枸杞子 2 份　菟丝子 2 份　鹿角胶 2 份　龟甲 2 份　川牛膝 1 份半　蜜糖适量

［功效与适应证］补益肾阴。治损伤日久或骨疾病后，肾水不足，精髓内亏，腰膝腿软，头昏眼花、虚热、自汗盗汗等症。

［制用法］药为细末，炼蜜为丸如豆大。每服 3g，每日 1～2 次，饭前服。

右归丸（《景岳全书》）

［组成］熟地黄 4 份　淮山药 2 份　山萸肉 2 份　枸杞子 2 份　菟丝子 2 份　杜仲 2 份　鹿角胶 2 份　当归 1 份　制附子 1 份　肉桂 1 份　蜜糖适量

［功效与适应证］补益肾阳。治骨及软组织伤患后期，肝肾不足、精血虚损而致神疲气怯，或心跳不宁，或肢冷痿软无力。

［制用法］共为细末，炼蜜为小丸，每服 10g，每日 1～2 次。

龙胆泻肝汤（《医宗金鉴》）

［组成］龙胆草（酒炒）10g　黄芩（炒）6g　栀子（酒炒）6g　泽泻 6g　木通 6g　当归（酒洗）1.5g　车前子 3g　柴胡 6g　甘草 1.5g　生地黄（炒）6g

［功效与适应证］泻肝经湿热。治肝经所过之处损伤而有瘀热者，或痈疽之病表现有肝经实火而津液未伤者均可使用。

［制用法］水煎服，日 1～2 剂。

归脾汤（《济生方》）

［组成］白术 10g　当归 3g　党参 3g　黄芪 10g　酸枣仁 10g　木香 1.5g　远志 3g　炙甘草 4.5g　龙眼肉 4.5g　茯苓 10g

［功效与适应证］养心健脾，补益气血。治骨折后期气血不足，神经衰弱，慢性溃疡等。

[制用法] 水煎服，日 1 剂。亦可制成丸剂服用。

四物汤 （《仙授理伤续断秘方》）

[组成] 川芎 6g　当归 10g　白芍 12g　熟地 12g

[功效与适应证] 养血补血。治伤患后期血虚之证。

[制用法] 水煎服，日 1 剂。

四逆汤 （《伤寒论》）

[组成] 熟附子 15g　干姜 9g　炙甘草 6g

[功效与适应证] 回阳救逆。治损伤或骨疾病出现汗出肢冷，脉沉微或浮大无根等的亡阳证。

[制用法] 水煎服。现亦有制成注射剂，供肌内注射或静脉注射用。

四君子汤 （《太平惠民和剂局方》）

[组成] 党参 10g　炙甘草 6g　麦冬 12g　白术 12g

[功效与适应证] 补益中气，调养脾胃。治损伤后期中气不足，脾胃虚弱，肌肉消瘦，溃疡日久未愈。

[制用法] 水煎服，日 1 剂。

四妙勇安汤 （《验方新编》）

[组成] 金银花 90g　玄参 90g　当归 30g　甘草 15g

[功效与适应证] 清热解毒，活血止痛。用于脱疽，热毒炽盛，患肢暗红微肿灼痛，溃烂腐臭，疼痛剧烈。

[制用法] 水煎服，一连 10 剂，药味不可少，并忌抓擦为要。

四肢损伤洗方 （《中医伤科学讲义》）

[组成] 桑枝　桂枝　伸筋草　透骨草　牛膝　木瓜　乳香　没药　红花　羌活　独活　落得打　补骨脂　淫羊藿　萆薢

[功效与适应证] 温经通络，活血祛风。用于四肢骨折、脱位、扭挫伤后筋络挛缩酸痛。

[制用法] 煎水熏洗患处。

四黄消肿软膏

[组成] 大黄 6kg　黄芩 6kg　黄柏 8kg　山栀 9kg

[功效与适应证] 清热凉血消肿。一切外伤科之瘀血红肿热痛症。

[制用法] 以上诸药切碎磨细筛过密藏备用，用时以清水浸菊花，烧开滤汁调匀，再加蜂蜜少许，贴敷患处。

生脉散 （《内外伤辨惑论》）

[组成] 人参 1.6g　麦冬 1.6g　五味子 7 粒

[功效与适应证] 益气敛汗，养阴生津。治热伤气津，或损伤气血耗损，汗出气短，体倦肢凉，心悸脉虚者。

［制用法］水煎服，或为散冲服，日 1 ~ 4 剂，或按病情需要酌情使用。现代亦有制成注射剂，供肌内注射或静脉注射，在急救情况，亦有用来作心腔内注射。

生肌（膏）散 （《外伤科学》经验方）

［组成］制炉甘石 50 份　滴乳石 80 份　滑石 100 份　琥珀 30 份　朱砂 10 份　冰片 1 份

［功效与适应证］生肌收口。治溃疡脓性分泌已经比较少期待肉芽生长者。

［制用法］研极细末。掺创面上，外再盖膏药或油膏。亦可用凡士林适量，调煮成油膏外敷，其中冰片亦可待用时才掺撒在膏的表面再敷。

生血补髓汤 （《伤科补要》）

［组成］生地黄 12g　芍药 9g　川芎 6g　当归 9g　红花 5g　黄芪 9g　杜仲 9g　续断 9g　牛膝 9g　五加皮 9g

［功效与适应证］益气补血，补髓壮骨。用于损伤中后期，气血两虚。

［制用法］水煎服，日 1 剂。

生肌玉红膏 （《外科正宗》）

［组成］当归 5 份　白芷 12 份　白蜡 5 份　轻粉 1 份　甘草 3 份　紫草半份　血竭 1 份　麻油 40 份

［功效与适应证］活血祛腐，解毒镇痛，润肤生肌。治溃疡脓腐不脱，新肌难生者。

［制用法］先将当归、白芷、紫草、甘草 4 味，入油内浸 3 日，慢火熬微枯，滤清，再煎滚入，血竭化尽，次入白蜡，微火化开。将膏倾入预放水中的盅内，候片刻，把研细的轻粉末放入，搅拌成膏，将膏匀涂纱布上，敷贴患处。并可根据溃疡局部情况的需要，掺撒提脓、祛腐药在膏的表面上外敷，效果更佳。

仙方活命饮 （《校注妇人良方》）

［组成］金银花 40g　陈皮 20g　当归 20g　赤芍 20g　白及 10g　贝母 10g　防风 10g　甘草 10g　皂角刺 10g　炮山甲 10g　天花粉 15g　乳香 10g　没药 10g

［功效与适应证］控制感染，解毒生肌。治疗开放性骨折。

［制用法］水煎 450ml，分 3 次温服，日 2 ~ 3 次。

圣愈汤 （《正体类要》）

［组成］熟地黄 5g　生地黄 5g　人参 5g　川芎 5g　当归 2.5g　黄芩 2.5g

［功效与适应证］清营养阴，益气除烦。治创伤出血过多，或化脓性感染病灶溃后，脓血较多，以至热躁不安，或晡热作渴等症。

［制用法］水煎服。

六　画

夺命丹 （《伤科补要》）

［组成］归尾 60 份　桃仁 60 份　血竭 10 份　地鳖虫 30 份　儿茶 10 份　乳香 20

份 没药20份 红花10份 自然铜40份 大黄60份 朱砂10份 骨碎补20份
麝香1份

[功效与适应证] 祛瘀宣窍，治头部内伤昏迷及骨折的早期重伤。

[制用法] 共为细末，用黄明胶熟化为丸如绿豆大，朱砂为衣，每次服10～15g，每日服3～4次。

托里透脓散 （《医宗金鉴》）

[组成] 人参 土炒白术 穿山甲片（炒研） 白芷 升麻 甘草节 当归 生黄芪 皂角刺 青皮

[功效与适应证] 托里透脓，治痈疽脓肿已成未溃而气血衰弱者。

[制用法] 按病情确定药量，水煎服，日1剂，日服3次。服时加适量米酒。

托里消毒饮 （散） （《医宗金鉴》）

[组成] 生黄芪10g 皂角刺10g 金银花12g 甘草6g 桔梗10g 白芷6g 川芎6g 当归10g 白术10g 茯苓12g 党参12g 白芍10g

[功效与适应证] 补益气血，托里消毒。治疮疡体虚邪盛，脓毒不易外达者。

[制用法] 水煎服，日1剂，日服3次。或制成散剂冲服。

当归四逆汤 （《伤寒论》）

[组成] 当归12g 桂枝9g 芍药9g 细辛3g 通草6g 炙甘草6g 大枣8枚

[功效与适应证] 温经散寒，养血通脉。治血虚寒厥证，手足厥寒，口不渴，或腰、股、腿冷痛。

[制用法] 水煎服。

当归补血汤 （《内外伤辨惑论》）

[组成] 黄芪15～30g 当归3～6g

[功效与适应证] 补气生血。治血虚发热，以及大出血后，脉芤，重按无力，气血两虚等症。

[制用法] 水煎服。

当归鸡血藤汤 （《中医伤科学》）

[组成] 当归15g 熟地15g 桂圆肉6g 白芍9g 丹参9g 鸡血藤15g

[功效与适应证] 补气补血，用于骨伤患者后期气血虚弱患者，肿瘤经放疗或化疗期间有白细胞及血小板减少者。

[制用法] 水煎服，日1剂。

回阳玉龙膏 （散） （《外科正宗》）

[组成] 草乌（炒）6份 干姜（煨）6份 赤芍（炒）2份 白芷2份 南星（煨）2份 肉桂1份

[功效与适应证] 温经散寒通络，治阴证肿疡。

[制用法] 共研细末作散剂。直接撒在疮面上，或水调外敷。亦可用凡士林

8/10，药散 2/10，调煮成软膏，外用。

伤湿止痛膏（成药）

［组成］白芷　山楂　干姜　五加皮　肉桂　落得打　荆芥　毛姜　防风　老稻草　樟脑　乳香　没药　生川乌　生草乌　马钱子　公丁香　冰片　薄荷脑　冬绿油　颠茄流浸膏　芸香膏

［功效与适应证］祛风湿止痛。用于风湿病、神经痛、扭伤及肌肉酸痛。

［制用法］将皮肤洗净后外敷贴患处。但对橡皮膏过敏者禁用。

血府逐瘀汤（《医林改错》）

［组成］当归 10g　生地黄 10g　桃仁 12g　红花 10g　枳壳 6g　赤芍 6g　柴胡 3g　甘草 3g　桔梗 4.5g　川芎 4.5g　牛膝 10g

［功效与适应证］活血逐瘀，通络止痛。治瘀血内阻，血行不畅，经脉闭塞疼痛。

［制用法］水煎服，日 1 剂。

壮筋养血汤（《伤科补要》）

［组成］当归 9g　川芎 6g　白芷 6g　续断 12g　红花 5g　生地 12g　牛膝 9g　牡丹皮 9g　杜仲 6g

［功效与适应证］活血壮筋，用于软组织损伤。

［制用法］水煎服。

壮筋续骨丸（《伤科大成》）

［组成］当归 60g　川芎 30g　白芍 30g　熟地 120g　杜仲 30g　川断 45g　五加皮 45g　骨碎补 90g　桂枝 30g　三七 30g　黄芪 90g　虎骨（代用品）20g　补骨脂 60g　菟丝子 60g　党参 60g　木瓜 30g　刘寄奴 60g　地鳖虫 90g

［功效与适应证］壮筋续骨。用于骨折、脱位、伤筋中后期。

［制用法］共研细末，糖水泛丸，每次服 12g，温酒下。

安宫牛黄丸（《温病条辨》）

［组成］牛黄 4 份　郁金 4 份　黄连 4 份　黄芩 1 份　栀子 4 份　水牛角 4 份　雄黄 4 份　朱砂 4 份　麝香 1 份　冰片 1 份　珍珠 2 份　蜜糖适量

［功效与适应证］清心解毒，开窍安神。治神昏谵语，身热，狂躁，痉厥以及头部内伤晕厥。

［制用法］研极细末，炼蜜为丸，每丸 3g，每服 1 丸，每日 1～3 次。

导赤散（《小儿药证直诀》）

［组成］生地黄　木通　甘草梢各等份

［功效与适应证］清热利水。用于急性泌尿系感染，尿时刺痛。

［制用法］加入竹叶适量，水煎服。

阳和汤（《外科证治全集》）

[组成] 熟地 30g　肉桂 3g　麻黄 2g　鹿角胶 9g　白芥子 6g　姜炭 2g　生甘草 3g

[功效与适应证] 温阳通脉，散寒化痰。用于流痰、附骨疽和脱疽的虚寒型。

[制用法] 水煎服。

阳和解凝膏（《外科全生集》）

[组成] 鲜牛蒡子根、叶、梗共 90g　鲜白凤仙梗 12g　川芎 12g　附子 6g　桂枝 6g　大黄 6g　当归 6g　肉桂 6g　草乌 6g　地龙 6g　僵蚕 6g　赤芍 6g　白芷 6g　白蔹 6g　白及 6g　乳香 6g　没药 6g　续断 3g　防风 3g　荆芥 3g　五灵脂 3g　木香 3g　香橼 3g　陈皮 3g　菜油 500g　苏合油 12g　麝香 3g　黄丹 210g

[功效与适应证] 行气活血，温经和阳，祛风化痰，散寒通络。治各类疮疡属阴证者。

[制用法] 先将鲜牛蒡，白凤仙入锅中，加入菜油，熬枯去渣，次日除乳香、没药、麝香、苏合油外，余药俱入锅煎枯，去渣滤净，加入黄丹，熬至滴水成珠，不粘指为度，离火后，再将乳没、麝香、苏合油入膏搅和，半月后可用。用时加热烊化，摊于布上贴患处。

如圣金刀散（《外科正宗》）

[组成] 松香 5 份　生矾 1 份　枯矾 1 份

[功效与适应证] 止血燥湿。治创面渗血或溃烂流液。

[制用法] 共研细末，掺撒溃创面。

如意金黄散

[组成] 天花粉　姜黄　陈皮　生南星　黄柏　白芷　甘草　大黄　厚朴　苍术

[功效与适应证] 清热解毒，消肿止痛。用于疮痈初起的红肿热痛，坚硬无头及妇女乳痈，小儿丹毒，烧烫伤等。

[制用法] 先将患处洗净，用清茶，蜜或醋调敷患处，已破者慎用。

七　画

杜仲汤（《伤科补要》）

[组成] 肉桂　乌药　杜仲　生地黄　赤芍药　牡丹皮　当归　延胡索　桃仁　续断各 3g

[功效与适应证] 舒筋活络，化瘀定痛。主治腰脊伤痛。

[制用法] 童便、酒煎服。

坚骨壮筋膏（《中医伤科学讲义》）

[组成] 第一组：骨碎补 90g　川断 90g　生草乌 60g　生川乌 60g　牛膝 60g　透骨草 60g　羌活 30g　独活 30g　马钱子 60g　白及 60g　硼砂 60g　苏木 60g　杜仲 60g　伸筋草 60g　麻黄 30g　五加皮 30g　皂角核 30g　红花 30g　泽兰叶 30g　虎骨

（代用品）24g　香油 5000g　黄丹 2500g

第二组：血竭 30g　冰片 15g　丁香 30g　肉桂 60g　白芷 30g　甘松 60g　细辛 60g　乳香 30g　没药 30g　麝香 1.5g

［功效与适应证］强壮筋骨。用于伤筋骨折后期。

［制用法］第一组药，熬成膏药后温烊摊贴。第二组药，共研为细末，临贴时撒于药面。

身痛逐瘀汤（《医林改错》）

［组成］秦艽 9g　川芎 9g　桃仁 6g　红花 6g　甘草 3g　羌活 9g　没药 9g　五灵脂 9g　香附 9g　牛膝 9g　地龙 9g　当归 15g

［功效与适应证］活血行气，祛瘀通络，通痹止痛。主治气血痹阻经络所致的肩、腰、腿或周身疼痛，经久不愈。

［制用法］水煎服。忌生冷油腻，孕妇忌服。

皂角通关散（经验方）

［组成］皂角 6g　知母 9g　黄柏 9g　小葱 30g　路路通 7 个

［功效与适应证］通关开窍，清泄下焦。治严重挤压伤瘀阻下焦，尿少黄赤者。

［制用法］水煎服。

龟鹿二仙胶汤（《兰台轨范》）

［组成］鹿角 6 克　龟板 9g　枸杞子 9g　人参 6g

［功效与适应证］填精养血，助阳益气。治气阴两虚，精血亏虚所致腰膝酸软。

［制用法］水煎服，日 1 剂，日服 3 次。

羌活胜湿汤（《内外伤辨惑论》）

［组成］羌活 15g　独活 15g　藁本 15g　防风 15g　甘草 6g　川芎 10g　蔓荆子 10g

［功效与适应证］祛风除湿，治伤后风湿邪客者。

［制用法］水煎服。药渣可煎水热洗患处。

补筋丸（《医宗金鉴》）

［组成］沉香 30g　丁香 20g　川牛膝 30g　茯苓 30g　白莲蕊 30g　肉苁蓉 30g　当归 30g　木瓜 24g　人参 9g　广木香 9g　熟地 30g　丹皮 30g

［功效与适应证］补肾壮筋，益气养血，活络止痛。治跌仆，伤筋，血脉塞滞，青紫肿痛。

［制用法］共为细末，炼蜜为丸，用无灰酒送下。

补中益气汤（《东垣十书》）

［组成］黄芪 15g　党参 12g　白术 12g　陈皮 3g　炙甘草 5g　当归 10g　升麻 5g　柴胡 6g

［功效与适应证］补中益气。治损伤后元气亏损，气血虚弱，中气不足诸症。

［制用法］水煎服。

补阳还五汤 （《医林改错》）

［组成］黄芪 30g　归尾 6g　赤芍 4.5g　地龙 3g　川芎 3g　桃仁 3g　红花 3g

［功效与适应证］活血补气，疏通经络。治气虚而血不行的半身不遂、口眼㖞斜，以及外伤性截瘫。

［制用法］水煎服。

补肾壮筋汤 （丸） （《伤科补要》）

［组成］熟地黄 12g　当归 12g　牛膝 10g　山萸肉 12g　茯苓 12g　续断 12g　杜仲 10g　白芍 10g　青皮 5g　五加皮 10g

［功效与适应证］补益肝肾，强壮筋骨。治肾气虚损，习惯性关节脱位等。

［制用法］水煎服，日 1 剂。或制成丸剂服。

补肾活血汤 （《伤科大成》）

［组成］熟地 10g　杜仲 3g　杞子 3g　破故纸 10g　菟丝子 10g　归尾 3g　没药 3g　萸肉 3g　红花 2g　独活 3g　淡苁蓉 3g

［功效与适应证］补肾壮筋，活血止痛。治伤患后期各种筋骨酸痛无力等症，尤以腰部伤患更宜。

［制用法］水煎服。

驳骨散 （《外伤科学》 经验方）

［组成］桃仁 1 份　黄连 1 份　金耳环 1 份　川红花 1 份　栀子 2 份　生地黄 2 份　黄柏 2 份　黄芩 2 份　防风 2 份　甘草 2 份　蒲公英 2 份　赤芍 2 份　自然铜 2 份　土鳖 2 份　侧柏 6 份　大黄 6 份　骨碎补 6 份　当归尾 4 份　薄荷 4 份　毛麝香 4 份　牡丹皮 4 份　金银花 4 份　透骨消 4 份　鸡骨香 4 份

［功效与适应证］消肿止痛，散瘀接骨。治骨折及软组织扭挫伤的早中期。

［制用法］共研细末，水、酒、蜂蜜或凡士林调煮外敷患处。

八　画

苓桂术甘汤 （《伤寒论》）

［组成］茯苓 2g　桂枝 9g　白术 9g　炙甘草 6g

［功效与适应证］温化痰饮，健脾渗湿。治中焦阳虚，水饮内停所致诸症。

［制用法］水煎服，日 1 剂，日服 3 次。

虎潜丸 （《丹溪心法》）

［组成］虎骨代用品 （炙） 2 份　干姜 1 份　陈皮 4 份　白芍 4 份　锁阳 2 份　半熟地 4 份　龟甲 （酒炙） 8 份　黄柏 16 份　知母 （炒） 2 份

［功效与适应证］滋阴降火，强壮筋骨。治损伤之后，肝肾不足，筋骨痿软，腿足瘦削，步履乏力等症。

［制用法］为末，用酒或米糊制丸如豆大小。每服 10g，每日 1～2 次，空腹淡盐

汤送服。

知柏八味丸 （即知柏地黄丸，《医宗金鉴》）

［组成］知母　黄柏　熟地黄　淮山药　茯苓　泽泻　山萸肉　牡丹皮

［功效与适应证］滋阴降火。治骨病阴虚火旺，潮热骨蒸等症。

［制用法］按病情拟定药量，水煎服。或制成丸剂，用淡盐汤送服。

和营止痛汤 （《伤科补要》）

［组成］赤芍9g　当归尾9g　川芎6g　苏木6g　陈皮6g　桃仁6g　续断12g　乌药9g　乳香6g　没药6g　木通6g　甘草6g

［功效与适应证］活血止痛，祛瘀生新。治损伤积瘀肿痛。

［制用法］水煎服。

金黄膏 （《医宗金鉴》）

［组成］大黄2500g　黄柏2500g　姜黄2500g　白芷2500g　制南星500g　陈皮500g　苍术500g　厚朴500g　甘草500g　天花粉5000g

［功效与适应证］清热解毒，散瘀消肿。治感染阳证，跌打肿痛。

［制用法］研细末。用酒、油、菊花、金银花膏、丝瓜叶或生姜等捣汁调敷，或按凡士林8份、金黄膏2份的比例调制成膏外敷。

金不换膏 （成药）

［组成］川乌18g　草乌18g　苦参15g　皂角5g　大黄3g　当归24g　白芷24g　赤芍24g　连翘24g　白及24g　白灰42g　木鳖子24g　乌药24g　肉桂24g　羌活24g　五灵脂24g　穿山甲24g　两头尖24g　透骨草24g　槐枝13cm　桃枝13cm　桑枝13cm　柳枝13cm　香油1250g　炒黄丹625g　乳香30g　没药20g　麝香0.6g　苏合香油6g

［功效与适应证］行气活血，祛风止痛。治跌打损伤，气血凝滞，筋骨酸痛。

［制用法］制用膏药，贴患处。

金铃子散 （《太平圣惠方》）

［组成］金铃子　延胡索各等量

［功效与适应证］理气止痛。治跌仆损伤后心腹胸胁疼痛，时发时止，或流窜不定者。

［制用法］共为细末，每服9～12g，温开水或温酒送下，每日2～4次。

金匮肾气丸 （即肾气丸，《金匮要略》）

［组成］熟地24g　山药12g　山萸肉12g　泽泻9g　茯苓9g　丹皮9g　附子3g　肉桂3g

［功效与适应证］温补肾阳：用于肾阳不足所致的腰膝冷痛或下半身发凉，小腹拘急、小便不利或失禁，或夜间尿频，以及痰饮咳喘，消渴，水肿，久泻等。

［制用法］上为细末，炼蜜和丸，如梧桐子大，酒下15丸（6g），日再服。

肢伤一方（《外伤科学》）

[组成] 当归 13g　赤芍 12g　桃仁 10g　红花 6g　黄柏 10g　防风 10g　木通 10g　甘草 6g　生地黄 12g　乳香 5g

[功效与适应证] 行气活血，祛瘀止痛。治跌打损伤，瘀肿疼痛。用于四肢骨折或软组织损伤初期。

[制用法] 水煎服。

肢伤二方（《外伤科学》经验方）

[组成] 当归 12g　赤芍 12g　续断 12g　威灵仙 12g　生薏仁 30g　桑寄生 30g　骨碎补 12g　五加皮 12g

[功效与适应证] 祛瘀生新，舒筋活络。治跌打损伤，筋络挛痛。用于四肢损伤的中、后期。

[制用法] 水煎服。

肢伤三方（《外伤科学》）

[组成] 当归 12g　白芍 12g　续断 12g　骨碎补 12g　威灵仙 12g　川木瓜 12g　天花粉 12g　黄芪 15g　熟地黄 15g　自然铜 10g　土鳖虫 10g

[功效与适应证] 补益气血，促进骨合。治骨折后期。

[制用法] 水煎服。

狗皮膏（成药）

[组成] 枳壳　青皮　大风子　赤石脂　赤芍　天麻　乌药　牛膝　羌活　威灵仙　生川乌　续断　桃仁　生附子　川芎　生草乌　杜仲　穿山甲　青风藤　木香　肉桂　轻粉　乳香　没药　血竭　樟脑　植物油　铅丹

[功效与适应证] 散寒止痛。

[制用法] 烘热外敷患处。

宝珍膏（成药）

[组成] 生地 1 份　茅术 1 份　枳壳 1 份　五加皮 1 份　莪术 1 份　桃仁 1 份　山奈 1 份　当归 1 份　川乌 1 份　陈皮 1 分　乌药 1 份　三棱 1 份　大黄 1 份　首乌 1 份　草乌 1 份　柴胡 1 份　香附 1 份　防风 1 份　牙皂 1 份　肉桂 1 份　羌活 1 份　赤芍 1 份　南星 1 份　荆芥 1 份　白芷 1 份　藁本 1 份　续断 1 份　良姜 1 份　独活 1 份　麻黄 1 份　甘松 1 份　连翘 1 份　冰片 1 份　樟脑 1 份　乳香 1 份　没药 1 份　阿魏 1 份　细辛 1 份　刘寄奴 1 份　威灵仙 1 份　海风藤 1 份　小茴香 1 份　川芎 2 份　血余炭 7 份　麝香 2/3 份　木香 2/3 份　附子 2/3 份　东丹 30 份

[功效与适应证] 行气活血，祛风止痛。治风湿关节痛及跌打损伤疼痛。

[制用法] 制成药膏贴患处。近年来药厂制成粘胶布形膏药，名为伤湿宝珍膏，使用更方便。

定痛膏（《疡医准绳》）

[组成] 芙蓉叶 4 份　紫荆皮 1 份　独活 1 份　生南星 1 份　白芷 1 份

［功效与适应证］祛风消肿止痛。治跌打损伤肿痛。疮疡初期肿痛。

［制用法］共研细末。用姜汁、水、酒调煮热敷；可用凡士林调煮成软膏外敷。

定痛和血汤 （《伤科补要》）

［组成］桃仁　红花　乳香　没药　当归　秦艽　川断　蒲黄　五灵脂

［功效与适应证］活血定痛。用于各部损伤，瘀血疼痛。

［制用法］水、酒各半，煎服。

参附汤 （《世医得效方》）

［组成］人参12g　附子（炮去皮）10g

［功效与适应证］回阳救逆。治伤患阳气将脱，表现休克，四肢厥冷，气短呃逆，喘满汗出，脉微细者。

［制用法］水煎服。

参黄散 （《伤科补要》）

［组成］参三七30g　大黄120g　厚朴20g　枳实30g　桃仁90g　归尾90g　赤芍45g　红花15g　穿山甲15g　郁金30g　延胡索20g　肉桂15g　柴胡18g　甘草12g　青皮30g

［功效与适应证］攻下逐瘀，疏通经络。治体实伤重者。

［制用法］共为细末，每服6g，酒调送下。

九　画

茴香酒 （《中医伤科学讲义》）

［组成］茴香15g　丁香10g　樟脑15g　红花10g　白干酒300g

［功效与适应证］活血行气止痛，治扭挫伤肿。

［制用法］把药浸泡在酒中，1周以后去渣取酒即可。外涂擦患处，亦可在施行理伤手法时配合使用。

骨刺丸 （《外伤科学》）

［组成］制川乌1份　制草乌1份　细辛1份　白芷1份　当归1份　草薢2份　红花2份　蜜糖适量。

［功效与适应证］祛风散寒，活血止痛。治损伤后期及骨刺所致的疼痛，或风寒湿痹痛。

［制用法］共为细末，炼蜜为丸。每丸10g，每次服1~2丸，日服2~3次。

骨科洗药 （《赵炳南临床经验集》）

［组成］泽兰15g　丹参15g　五加皮15g　羌活15g　透骨草30g　伸筋草30g　急性子6g　片姜黄15g　苏木15g　马齿苋30g　桂枝9g　海桐皮15g　大青盐15g　刘寄奴　乳香3g　牛膝9g　川断15g　寄生15g　红花15g

［功效与适应证］舒筋活血，散风去寒。主治跌打损伤。

［制用法］水煎腾洗患处。

骨科外洗方 (《外伤科学》经验方)

[组成] 宽筋藤 30g　钩藤 30g　忍冬藤 30g　王不留行 30g　刘寄奴 15g　防风 15g　大黄 15g　荆芥 10g

[功效与适应证] 活血通络，舒筋止痛。治损伤后筋肉拘挛，关节功能欠佳，酸痛麻木或外感风湿作痛等。用于骨折及软组织损伤中后期或骨科手术后已能解除外固定，作功能锻炼者。

[制用法] 煎水熏洗

骨科外洗二方 (《外伤科学》)

[组成] 桂枝 15g　威灵仙 15g　防风 15g　五加皮 15g　细辛 10g　荆芥 10g　没药 10g

[功效与适应证] 活血通络，祛风止痛。治损伤后期肢体冷痛，关节不利及风寒湿邪浸注，局部遇冷则痛增，得温稍适的痹证。

[制用法] 煎水熏洗，肢体可直接浸泡，躯干可用毛巾湿热敷擦。但注意防止水温过高引起烫伤。

复元活血汤 (《医学发明》)

[组成] 柴胡 15g　天花粉 10g　当归尾 10g　红花 6g　穿山甲 10g　酒浸大黄 30g　酒浸桃仁 12g

[功效与适应证] 活血祛瘀，消肿止痛。治跌打损伤，血停积于胁下，肿痛不可忍者。

[制用法] 水煎，分 2 次服，如服完第一次后，泻下大便，得利痛则停服，如 6 个小时之后仍无泻下者，则服下第二次。以利为度。

复原通气散 (《正体类要》)

[组成] 木香　茴香 (炒)　穿山甲 (炙)　陈皮　白芷　甘草　漏芦　贝母各等分

[功效与适应证] 理气止痛。治打扑损伤气滞作痛。

[制用法] 共研细末，每次服 3～6g，温酒调下。

香砂六君子汤 (《中国医学大辞典》)

[组成] 人参　白术　茯苓　甘草　陈皮　半夏　木香　砂仁　生姜

[功效与适应证] 健脾和胃，补益中气。治气虚痰饮，呕吐痞闷，纳减消瘦者。

[制用法] 水煎服，每日 1 剂。

顺气活血汤 (《伤科大成》)

[组成] 苏梗　厚朴　枳壳　砂仁　归尾　红花　木香　赤芍　桃仁　苏木香附

[功效与适应证] 行气活血，祛瘀止痛。用于胸腹挫伤、气滞胀满作痛。

[制用法] 按病情拟定药量，水煎，可加入少量米酒和服。

追风膏 （《天津市中成药规范》方）

[组成] 麻油 7500g　黄丹 2812.5g　怀牛膝　麻黄　桃仁　当归　草乌（生）草　大戟（生）　天麻　羌活　穿山甲（生）　细辛　乌药　白芷　高良姜　独活　赤芍药　海风藤　红花　威灵仙各 78g　苏木　生地黄　熟地黄　续断各 37.5g　蛇蜕　川乌（生）　五加皮各 19g　蜈蚣 9g　肉桂 78g　没药　乳香　雄黄　檀香　血竭各 12g　丁香　冰片　麝香各 4g

[功效与适应证] 舒筋活血追风散寒。主治由风寒湿所致之筋骨疼痛，四肢麻木，腰背疼痛，行步艰难。

[制用法] 将牛膝至蜈蚣 26 味酌予碎断，同麻油共置锅中，炸至药枯，滤去渣，取油慢火煎炼至滴水成珠不散为度，下黄丹，不住手搅，使老嫩得所，倾入水中浸 10～15 日，去火毒，取膏药 7500g 加热溶化，待爆音停止，水气去尽，将余药末加人，搅匀推膏，每大张油重 31g，每小张油重 16g，贴患处。

独参汤 （《景岳全书》）

[组成] 人参 10～20g

[功效与适应证] 补气、摄血、固脱。治失血后气血衰虚，虚烦作渴，气随血脱之危症。

[制用法] 水煎，顿服，近年来亦有制成注射剂用。

独活寄生汤 （《千金要方》）

[组成] 独活 6g　防风 6g　川芎 6g　牛膝 6g　桑寄生 18g　秦艽 12g　杜仲 12g　当归 12g　茯苓 12g　党参 12g　熟地黄 15g　白芍 10g　细辛 3g　甘草 3g　肉桂 2g

[功效与适应证] 益肝肾，补气血，祛风湿，止痹痛。治腰脊损伤后期，肝肾两亏，风湿痛及腿足屈伸不利者。

[制用法] 水煎服。可复煎外洗患处。

活血酒 （《中医正骨经验概述》）

[组成] 活血散 15g　白酒 500g

[功效与适应证] 通经活血。用于陈旧性扭挫伤，寒温偏胜之腰腿痛。

[制用法] 将活血散泡于白酒中，7～10 天即成。

活血散 （《中医正骨经验概述》）

[组成] 乳香 15g　没药 15g　血竭 15g　贝母 9g　羌活 15g　木香 6g　厚朴 9g　制川乌 3g　制草乌 3g　白芷 24g　麝香 1.5g　紫荆皮 24g　生香附 15g　炒小茴香 9g　甲珠 15g　煅自然铜 15g　独活 15g　续断 15g　虎骨（代用品）15g　川芎 15g　木瓜 15g　肉桂 9g　当归 24g

[功效与适应证] 活血舒筋，理气止痛。治跌打损伤，瘀肿疼痛，或久伤不愈。

[制用法] 共研细末，开水调成糊状外敷患处。

活血止痛汤 （《伤科大成》）

[组成] 当归 12g　川芎 6g　乳香 6g　苏木 5g　红花 5g　没药 6g　地鳖虫 3g

三七3g　赤芍9g　陈皮5g　落得打6g　紫荆藤9g

[功效与适应证] 活血止痛。治跌打损伤肿痛。

[制用法] 水煎服。目前临床上常去紫荆藤。

活血止痛散（胶囊）（成药）

[组成] 当归　三七　乳香（制）　冰片　土鳖虫　自然铜（煅）

[功效与适应证] 活血散瘀，消肿止痛。用于跌打损伤，瘀血肿痛。亦可用于冠心病。

[制用法] 散剂，1次1.5g；胶囊，1次6粒（粒重0.25g）。口服，1日2次。温黄酒或温开水冲服。孕妇忌服。本品只宜于损伤时在短期内服用，久服易影响胃。慢性胃病者慎用或忌用。

[禁忌] 孕妇忌服。

活血祛瘀汤（《中医伤科学》经验方）

[组成] 当归15g　红花6g　地鳖虫9g　自然铜9g　狗脊9g　骨碎补15g　没药6g　乳香6g　三七3g　路路通6g　桃仁9g

[功效与适应证] 活血化瘀，通络消肿，续筋接骨。用于骨折及软组织损伤的初期。

[制用法] 水煎服，日1剂。

活血散瘀汤（《医宗金鉴》）

[组成] 当归尾6g　赤芍6g　桃仁6g　大黄（酒炒）6g　川芎5g　苏木5g　丹皮3g　麸炒枳壳3g　槟榔2g

[功效与适应证] 活血祛瘀，治瘀毒所成的疮疡。

[制用法] 水煎服，日1剂，日服3次。

济生肾气丸（《济生方》）

[组成] 炮附子9g　熟地6g　山药6g　山萸肉6g　泽泻6g　茯苓6g　丹皮6g　车前子6g　肉桂3g　川牛膝6g

[功效与适应证] 温补肾阳，利水消肿。治肾（阳）虚水肿，腰重、脚肿，小便不利。

[制用法] 上为细末，炼蜜和丸，如梧桐子大，每服70丸（9g）。

宣痹汤（《温病条辨》）

[组成] 防己15g　杏仁15g　滑石15g　连翘9g　山栀9g　薏苡仁15g　半夏（醋炒）9g　晚蚕沙9g　赤小豆皮9g

[功效与适应证] 清利湿热，宣通经络。治湿热痹证，症见寒战热炽，骨节烦痛，小便短赤，舌苔灰滞或黄腻。

[制用法] 水煎服。

祛瘀止痛汤（北京中医药大学经验方）

［组成］酒当归 12g　酒赤芍 9g　川芎 6g　红花 9g　桃仁 9g　泽兰 9g　三棱 6g　木通 9g　甘草 9g　降香 6g

［功效与适应证］有祛瘀止痛作用。适用于损伤初期，瘀血凝聚，肿胀疼痛。

［制用法］水煎服，每日 1 剂。

神功内托散

［组成］当归 6g　白术　黄芪　人参各 4.5g　白芍药　茯苓　陈皮　川芎　附子各 3g　木香　炙甘草各 1.5g　炒穿山甲 2.4g

［功效与适应证］托疮生肌，温经溃坚。主治痈疽疮疡，久不腐溃，疮不高肿，身凉脉细者。

［制用法］为粗末，加煨姜 3 片、大枣 2 枚，水煎，食远服。

十　画

桂枝汤

［组成］一方：（《伤寒论》）桂枝 9g　芍药 9g　甘草 6g　生姜 9g　大枣 4 枚

二方：（《伤科补要》）桂枝　赤芍　枳壳　香附　陈皮　地黄　归尾　延胡索　防风　独活

［功效与适应证］祛风胜湿，和营止痛。用于失枕、上肢损伤，风寒湿侵袭经络作痛等症。

［制用法］一方水煎服；二方各等分，童便、陈酒煎服。

桃仁四物汤（《中国医学大辞典》）

［组成］桃仁 25 粒　川芎 3g　当归 3g　赤芍 3g　生地黄 2g　红花 2g　牡丹皮 3g　制香附 3g　延胡索 3g

［功效与适应证］通络活血，行气止痛。用于骨伤患有气滞血瘀而肿痛者。

［制用法］水煎服。

桃红四物汤（又名元戎四物汤，《医宗金鉴》）

［组成］当归　川芎　白芍　生地黄　桃仁　红花

［功效与适应证］活血祛瘀。用于损伤血瘀。

［制用法］水煎服。

根痛平冲剂（经验方）

［组成］伸筋草　牛膝　红花　没药（制）　乳香（制）等

［功效与适应证］活血通络，舒筋止痛。用于风寒阻络所致颈椎病，肩颈疼痛，活动受限，上肢麻木等。

［制用法］12g/袋，开水冲服，1 袋/次，2~3 次/日，饭后服，孕妇忌服。

损伤风湿膏（《中医伤科学讲义》）

［组成］生川乌 4 份　生草乌 4 份　生南星 5 份　生半夏 4 份　当归 4 份　黄金

子4份　紫荆皮4份　生地4份　苏木4份　桃仁4份　桂枝6份　僵蚕4份　青皮4份　甘松4份　木瓜4份　山楂6份　地龙4份　乳香4份　没药2份　羌活2份　独活2份　川芎2份　白芷2份　苍术2份　木鳖子2份　穿山甲片2份　川断2份　山栀子2份　地鳖虫2份　骨碎补2份　赤石脂2份　红花2份　丹皮2份　落得打2份　白芥子2份　细辛1份　麻油320份　黄铅粉60份

［功效与适应证］祛风湿，行气血，消肿痛。治损伤肿痛或损伤后期并风湿痹痛。

［制用法］用麻油将药浸泡7～10天后以文火煎熬，至色枯，去渣，再将油熬，约2小时左右，滴水成珠，离火，将黄铅粉徐徐筛入搅匀，成膏收贮，摊用。

柴胡疏肝散 （《景岳全书》）

［组成］柴胡　芍药　枳壳各6g　甘草3g　川芎　香附　陈皮各6g

［功效与适应证］疏肝理气止痛，治胸胁损伤。

［制用法］按病情拟定药量，并酌情加减，煎服。

逍遥散 （《太平惠民和剂局方》）

［组成］柴胡　炒当归　白芍药　白术　茯苓各30g　炙甘草15g

［功效与适应证］疏肝解郁，健脾养血。主治肝郁血虚而致的两胁作痛，头痛目眩，口燥咽干，神疲食少，或见寒热往来，月经不调，乳房作胀。

［制用法］为粗末，每服6g，加煨姜1块，薄荷少许，水煎，不拘时服。

透脓散 （《外科正宗》）

［组成］生黄芪12g　穿山甲片（炒）6g　川芎6g　当归9g　皂角刺5g

［功效与适应证］托毒排脓。治痈疽诸毒，脓已成，不易外溃，或因气血虚弱不能化毒成脓者。

［制用法］共为末，开水冲服。亦可水煎服。

健步虎潜丸 （《伤科补要》）

［组成］龟胶2份　鹿角胶2份　虎骨（代用品）2份　何首乌2份　川牛膝2份　杜仲2份　锁阳2份　当归2份　熟地2份　威灵仙2份　黄柏1份　人参1份　羌活1份　白芍1份　白术1份　大川附子1份半　蜜糖适量

［功效与适应证］补气血，壮筋骨。治跌打损伤，血虚气弱，筋骨痿软无力，步履艰难。

［制用法］共为细末，炼蜜为丸如绿豆大。每服10g，空腹淡盐水送下，每日2～3次。

健脾养胃汤 （《伤科补要》）

［组成］党参　黄芪　淮山药各15g　当归身12g　白术　茯苓　白芍　泽泻各10g　小茴香6g　陈皮5g

［功效与适应证］调理脾胃，治伤损后脾胃功能失调者。

［制用法］水煎服。

息伤乐酊 （成药）

［组成］血竭　三七　草乌　大黄　透骨草　白芷　冰片等

［功效与适应证］温经通络，消瘀化滞，宣痹解凝。治急慢性扭挫伤、跌打损伤、骨折、关节脱位、肌腱断裂、风湿痹证等。

［制用法］加酒精制成药水，外涂患处。

消肿止痛膏 （《外伤科学》）

［组成］姜黄　羌活　干姜　栀子　乳香　没药

［功效与适应证］祛瘀、消肿、止痛。治损伤初期瘀肿疼痛者。

［制用法］共研细末，用凡士林调成 60% 软膏外敷患处。

消肿化瘀散 （《刘寿山正骨经验》）

［组成］当归　赤芍　生地　延胡索　血竭　制乳香　红花　大黄　姜黄　鳖甲　茄根　红曲　赤小豆各等分

［功效与适应证］活血祛瘀，止痛消肿。用于脱位、伤筋疾患而肿胀显著，瘀血作痛者。

［制用法］共为细末，醋调敷伤处。

［禁忌］孕妇忌用，皮肤过敏或有皮肤病者忌用。

消炎镇痛膏

［组成］苯海拉明 380g　麝香草酚 1700g　樟脑 1700g　水杨酸甲酯 120g　颠茄浸膏 2000g　冰片 2700g　二甲苯麝香 1000g　薄荷脑 7000g　桉叶油 220g　氧化锌　橡皮膏基质适量

［功效与适应证］消炎镇痛药。用于神经痛，关节痛，牙痛及各种酸痛等症。孕妇慎用。

［制用法］外用，贴于患处。

消瘀止痛药膏 （《中医伤科学讲义》）

［组成］木瓜 60g　栀子 30g　大黄 150g　蒲公英 60g　地鳖虫 30g　乳香 30g　没药 30g

［功效与适应证］活血祛瘀，消肿止痛。用于骨折伤筋，初期肿胀疼痛剧烈者。

［制用法］共为细末，饴糖或凡士林调敷。

海桐皮汤 （《医宗金鉴》）

［组成］海桐皮 6g　透骨草 6g　乳香 6g　没药 6g　当归 5g　川椒 10g　川芎 3g　红花 3g　威灵仙 3g　甘草 3g　防风 3g　白芷 2g

［功效与适应证］活络止痛，治跌打损伤疼痛。

［制用法］共为细末，布袋装，煎水熏洗患处。亦可内服。

宽筋散 （《伤科补要》）

［组成］羌活 2 份　续断 2 份　防风 2 份　白芍 2 份　桂枝 1 份　甘草 1 份　当

归 1 份

　　[功效与适应证] 舒筋止痛。治损伤后期筋肉挛痛。

　　[制用法] 共为末,每服 30g,陈酒送下,每日 3 次。

展筋丹 (《中医伤科学讲义》)

　　[组成] 人参 1.5g　珍珠 1.5g　琥珀 1.5g　当归 1.5g　冰片 1.5g　乳香 1.5g
没药 1.5g　血竭 6g　麝香 0.9g　牛黄 0.3g

　　[功效与适应证] 活血,舒筋,止痛。用于软组织损伤,局部肿痛者。

　　[制用法] 共为极细末,收贮瓶中待用。宜收藏于阴干之处。搽擦用。

通痹汤 (《孔伯华医集》)

　　[组成] 茯苓皮 12g　桑寄生 24g　旋覆花 4.5g　狗脊 6g　炒秫米 12g　威灵仙 9g
代赭石 4.5g　橘核 12g　黛蛤粉 18g　汉防己 3g　川牛膝 6g　杜仲 3g　滑石 12g
知母 6g　黄柏 6g　冬瓜皮 30g。

　　[功效与适应证] 清通柔肝,导湿达络。主治痹证,症见腿部痹痿无力,周身常
发疼痛,眩晕,脉弦滑数。

　　[制用法] 水煎服。

十一画

黄连解毒汤 (《外台秘要》引崔氏方)

　　[组成] 黄连　黄芩　黄柏　山栀

　　[功效与适应证] 泻火解毒。治创伤感染,

　　[制用法] 按病情拟定药量,水煎。

黄芪桂枝五物汤 (《金匮要略》)

　　[组成] 黄芪　芍药　桂枝各 90g　生姜 60g　大枣 12 枚(一方有人参)

　　[功效与适应证] 益气温经,和营通痹。主治血痹,肌肤麻木,脉微涩小紧。

　　[制用法] 水煎,分 3 次服。

接骨丹

　　[组成] 一方(又名十宝散,《外科证治全生集》):真血竭 4.8g　明雄黄 12g
上红花 12g　净儿茶 0.72g　朱砂 3.6g　净乳香 3.6g　当归尾 30g　净没药 4.2g　麝
香 0.09g　冰片 0.36g

　　二方(又名夺命接骨丹,中医伤科学讲义):归尾 12g　乳香 30g　没药 30g　自
然铜 30g　骨碎补 30g　桃仁 30g　大黄 30g　雄黄 30g　白及 30g　血竭 15g　地鳖虫
15g　三七 15g　红花 15g　儿茶 15g　麝香 15g　朱砂 6g　冰片 6g

　　[功效与适应证] 活血止痛接骨,用于跌打损伤筋断骨折。

　　[制用法] 每服 2~3g,每日服 2 次。

接骨散 (《丹溪心法》)

　　[组成] 没药　乳香各 15g　自然铜(煅淬)30g　滑石 60g　龙骨　赤石脂各

90g　麝香（另研）0.3g

［功效与适应证］和营定痛，接骨续筋。主治骨折疼痛。

［制用法］为末，好醋浸没，煮干、炒燥，临卧时以麝香少许留舌上，温酒送药末。若骨已接、尚痛，去龙骨、赤石脂。

接骨紫金丹 （《杂病源流犀烛》）

［组成］土鳖虫　乳香　没药　自然铜　骨碎补　大黄　血竭　硼砂　当归各等量

［功效与适应证］祛瘀、续骨、止痛。治损伤骨折，瘀血内停者。

［制用法］共研细末。每次3～6g，开水或少量酒送服。

接骨续筋药膏 （《中医伤科学讲义》）

［组成］自然铜3份　荆芥3份　防风3份　五加皮3份　皂角3份　茜草根3份　续断3份　羌活3份　乳香2份　没药2份　骨碎补2份　接骨木2份　红花2份　赤芍2份　地鳖虫2份　白及4份　血竭4份　硼砂4份　螃蟹末4份　饴糖或蜂蜜适量

［功效与适应证］接骨续筋。治骨折，筋伤。

［制用法］共为细末，饴糖或蜂蜜调煮外敷。

麻桂温经汤 （《伤科补要》）

［组成］麻黄　桂枝　红花　白芷　细辛　桃仁　赤芍　甘草

［功效与适应证］通经活络祛瘀，治损伤之后风寒客注而痹痛。

［制用法］按病情决定剂量，水煎服。

鹿角胶丸 （《医学正传》）

［组成］鹿角胶15g　鹿角霜15g　熟地30g　人参9g　当归12g　牛膝9g　茯苓9g　白术9g　菟丝子15g　杜仲15g　虎骨（代用品）20g　龟板30g

［功效与适应证］扶正固本。治腰痛，腿膝酸软，食欲不振，气短神疲，足跟疼痛，舌淡红，脉沉细无力。

［制用法］蜜丸，每次服9g，日2次。又可作汤剂，日1剂，日服3次。

清骨散 （《证治准绳》）

［组成］青蒿6g　鳖甲10g　地骨皮10g　秦艽10g　知母10g　银柴胡6g　胡黄连5g　甘草3g

［功效与适应证］养阴清热。治流痰溃久，骨蒸潮热者。

［制用法］水煎服，日1剂，日服3次。

清营退肿膏 （《中医伤科学讲义》）

［组成］大黄2份　芙蓉叶2份　黄芩1份　黄柏1份　花粉1份　滑石1份　东丹1份　凡士林适量

［功效与适应证］清热祛瘀消肿。治骨折、软组织损伤初期，或疮疡，锨热

作痛。

　　［制用法］共为细末，凡士林调煮成膏外敷。

颈复康冲剂（成药）

　　［组成］黄芪15g　党参15g　川芎15g　白芍15g　桃仁15g　生地黄15g　红花9g　地龙30g　葛根15g　穿山甲9g　威灵仙9g　丹参9g　王不留行15g　羌活15g　秦艽15g　乳香15g　没药15g　生石决明9g

　　［功效与适应证］益气养血，活血通络，散风止痛。治颈椎骨质增生引起的脑供血不足，症见头痛，头晕，颈项僵痛，肩背酸痛，手臂麻。每袋10g，开水冲服，1次1～2袋，1日2次，饭后服。

续骨活血汤《中医伤科学讲义》

　　［组成］当归尾12g　赤芍10g　白芍10g　生地黄15g　红花6g　地鳖虫6g　骨碎补12g　煅自然铜10g　续断12g　落得打10g　乳香6g　没药6g

　　［功效与适应证］祛瘀止血，活血续骨。治骨折及软组织损伤。

　　［制用法］水煎服。

续断紫金丹（《中医伤科学讲义》）

　　［组成］酒炒当归4份　熟地8份　酒炒菟丝子3份　骨碎补3份　续断4份　制首乌4份　茯苓4份　白术2份　丹皮2份　血竭2份　淮牛膝5份　红花1份　乳香1份　没药1份　虎骨（代用品）1份　儿茶2份　鹿角霜4份　煅自然铜2份

　　［功效与适应证］活血止痛，续筋接骨。治筋伤骨折。

　　［制用法］共为细末，每次服3～5g，每日2～3次。

十二画

散瘀和伤汤（《医宗金鉴》）

　　［组成］番木鳖15g　红花15g　生半夏15g　骨碎补9g　甘草9g　葱须30g　醋60g（后下）

　　［功效与适应证］活血祛瘀止痛。治软组织损伤瘀肿、疼痛及骨折、关节脱位后期筋络挛痛。

　　［制用法］用水煎药，沸后，入醋再煎5～10分钟，熏洗患处，每日3～4次，每次熏洗都把药液煎沸后用。

紫雪丹（《太平惠民和剂局方》）

　　［组成］石膏　寒水石　滑石　磁石　玄参　升麻　甘草　芒硝　硝石　丁香　朱砂　木香　麝香　水牛角　羚羊角　沉香

　　［功效与适应证］清热解毒，宣窍镇痉。治高热烦躁，神昏谵语，发斑发黄，疮疡内陷，疔毒走黄及药物性皮炎等症。或颅脑损伤后高热昏迷。

　　［制用法］剂量、制法详见《医方集解》，每服1～2g，重症可每次服3g，每日1～3次。

紫荆皮散 (《证治准绳》)

[组成] 紫荆皮 南星 半夏 黄柏 草乌 川乌 当归 川芎 乌药 补骨脂 白芷 刘寄奴 牛膝 桑白皮备等份

[功效与适应证] 消肿止痛，治跌打损伤，伤处浮肿，及一切肿痛未破者。

[制用法] 共研细末，饴糖调敷。

跌打膏 (《中医伤科学讲义》)

[组成] 乳香150g 没药150g 血竭90g 香油10kg 三七17.5kg 樟脑90g 东丹5kg

[功效与适应证] 活血祛瘀，消肿止痛。用于跌打损伤，骨折筋伤，肿胀疼痛。

[制用法] 先将乳香、没药、血竭、三七等药用香油浸，继用慢火煎2小时，改用急火煎药至枯去渣，用纱布过滤，取滤液再煎，达浓稠似蜜糖起白烟时，放入东丹，继煎至滴水成珠为宜。离火后加入冰片。樟脑调匀，摊膏药纸上即成，外贴患处。

舒筋丸 (又称舒筋壮力丸，《刘寿山正骨经验》)

[组成] 麻黄2份 制马钱子2份 制乳香1份 制没药1份 血竭1份 红花1份 自然铜（煅，醋淬）1份 羌活1份 独活1份 防风1份 钻地风1份 杜仲1份 木瓜1份 桂枝1份 怀牛膝1份 贝母1份 生甘草1份 蜂蜜适量

[功效与适应证] 散寒祛风，舒筋活络。用于各种筋伤肢冷痹痛。

[制用法] 共为细末，炼蜜为丸，每丸5g。每服1丸，日服1~3次。

舒筋活血汤 (《伤科补要》)

[组成] 羌活6g 防风9g 荆芥6g 独活9g 当归12g 续断12g 青皮5g 牛膝9g 五加皮9g 杜仲9g 红花6g 枳壳6g

[功效与适应证] 舒筋活络。治软组织损伤及骨折脱位后期筋肉挛痛者。

[制用法] 水煎服。

舒筋活血洗方 (《中医伤科学讲义》)

[组成] 伸筋草9g 海桐皮9g 秦艽9g 独活9g 当归9g 钩藤9g 乳香6g 没药6g 川红花6g

[功效与适应证] 舒筋活血止痛，治损伤后筋络挛缩疼痛。

[制用法] 水煎，温洗患处。

温胆汤 (《三因极一病证方论》)

[组成] 半夏 竹茹 枳实各6g 橘皮9g 炙甘草3g 白茯苓4.5g

[功效与适应证] 理气化痰，清胆和胃。治胆胃不和，痰热内扰证。

[制用法] 水煎服。

犀角地黄汤 (《千金要方》)

[组成] 生地黄30g 赤芍12g 丹皮9g 水牛角（锉细末冲）0.6g

[功效与适应证] 清热凉血解毒。治热入血分，疮疡热毒内攻表现吐血、衄血、便血，皮肤瘀斑；高热神昏谵语，烦躁等症。

[制用法] 水煎服。生地黄先煎，水牛角锉末冲，或磨汁和服。

疏风定痛丸

[组成] （略）

[功效与适应证] 祛风散寒，活血止痛。用于风寒麻木、腰疼腿寒，足膝无力．跌打损伤，血瘀疼痛。

[制用法] 每服1丸，日服2次，温开水送下。

[禁忌] 按定量服用，不宜多服。孕妇忌服。

十三画及以上

碎骨丹（《中医伤科学讲义》）

[组成] 骨碎补4500g　白及片2000g　陈皮4500g　茄皮4500g　虎骨代用品4对　冰片500g　麝香250g　三七4500g　血竭2000g　地鳖虫2000g　乳香4500g　川断2000g　硼砂1000g　没药4500g　雌雄活鸡各2只（捣成泥）

[功效与适应证] 接骨续损。用于骨折。

[制用法] 共为细末，蜂蜜、冷水调成药膏摊贴患处。

腾洗药（《刘寿山正骨经验》）

[组成] 当归　羌活　红花　白芷　防风　制乳香　制没药　骨碎补　续断木瓜　透骨草　川椒各等量

[功效与适应证] 活血散瘀，温经活络，消肿止痛，舒筋接骨。用于骨折、脱位、筋伤及陈伤、痹证等适于熏洗者。

[制用法] 上药共为粗末，每用120g加入大青盐、白酒各30g拌匀，装入白布袋内缝妥，备用。

洗用：煎水熏洗患处。每日2次，翌日仍用原汤煎洗，如此复煎，可用数天。

腾用（即热熨）：用药2袋，干蒸热后轮换敷在患处，每次持续1小时左右，每日2次。用毕后药袋挂在通风阴凉处，翌日再用时，在药袋上洒上少许白酒，每袋可用4~7天。

新伤续断汤（《中医伤科学讲义》）

[组成] 当归尾12g　地鳖虫6g　乳香3g　没药3g　自然铜（醋煅）12g　骨碎补12g　泽兰叶6g　延胡索6g　桑枝12g　桃仁6g

[功效与适应证] 活血祛瘀，止痛接骨。用于骨损伤初、中期。

[制用法] 水煎服。

熨风散《疡科选粹》

[组成] 羌活　白芷　当归　细辛　芫花　白芍　吴茱萸　肉桂各等量　莲连须赤皮葱适量

［功效与适应证］温经散寒，祛风止痛。治流痰，附骨疽及风寒湿痹证所致的筋骨疼痛。

［制用法］共研细末，每次取适量药末与适量莲须、赤皮葱捣烂混和，醋炒热，布包，热熨患处。

麝香壮骨膏

［组成］麝香　虎骨（代用品）　当归　苍术　生川乌　生草乌　麻黄

［功效与适应证］镇痛、消炎。用于风湿痛、关节痛、腰痛、神经痛、肌肉酸痛、扭伤、挫伤。

［制用法］贴患处。孕妇慎用。

蠲痹汤（《百一选方》）

［组成］羌活 6g　姜黄 6g　当归 12g　赤芍 9g　黄芪 12g　防风 6g　炙甘草 3g　生姜 5 片

［功效与适应证］活血通络，祛风除湿。治损伤后风寒乘虚入络者。

［制用法］水煎服。